重症患者
疼痛管理

PAIN MANAGEMENT
IN CRITICAL CARE

主　编　康　焰

副主编　廖雪莲　张中伟　谢筱琪

人民卫生出版社
·北京·

图书在版编目（CIP）数据

重症患者疼痛管理 / 康焰主编 . —北京 : 人民卫
生出版社，2024.4
ISBN 978-7-117-35757-9

I.①重… Ⅱ.①康… Ⅲ.①险症 – 疼痛 – 诊疗
Ⅳ.①R459.7

中国国家版本馆 CIP 数据核字（2024）第 007459 号

重症患者疼痛管理
Zhongzheng Huanzhe Tengtong Guanli

主　　编	康　焰
出版发行	人民卫生出版社（中继线 010-59780011）
地　　址	北京市朝阳区潘家园南里 19 号
邮　　编	100021
E - mail	pmph @ pmph.com
购书热线	010-59787592　010-59787584　010-65264830
印　　刷	北京华联印刷有限公司
经　　销	新华书店
开　　本	787×1092　1/16　印张 : 28
字　　数	596 千字
版　　次	2024 年 4 月第 1 版
印　　次	2024 年 4 月第 1 次印刷
标准书号	ISBN 978-7-117-35757-9
定　　价	169.00 元

打击盗版举报电话	010-59787491	E - mail	WQ @ pmph.com
质量问题联系电话	010-59787234	E - mail	zhiliang @ pmph.com
数字融合服务电话	4001118166	E - mail	zengzhi @ pmph.com

编者

（以姓氏笔画为序）

习丰产　（中国人民解放军东部战区总医院）

王　波　（四川大学华西医院）

王　斌　（北京大学人民医院）

王小亭　（中国医学科学院北京协和医院）

文　谦　（四川大学华西医院）

尹万红　（四川大学华西医院）

邓一芸　（四川大学华西医院）

邓丽静　（四川大学华西医院）

田永明　（四川大学华西医院）

白　雪　（四川大学华西医院）

华玉思　（四川大学华西医院）

刘　飞　（四川大学华西医院）

刘　欢　（四川大学华西医院）

刘　慧　（四川大学华西医院）

汤　铂　（中国医学科学院北京协和医院）

安友仲　（北京大学人民医院）

杜爱平　（四川大学华西医院）

李　宁　（四川大学华西医院）

李　娜　（四川大学华西医院）

李孝锦　（四川大学华西医院）

李维勤　（中国人民解放军东部战区总医院）

杨邦祥　（四川大学华西医院）

肖　菲　（四川大学华西第二医院）

吴　骎　（四川大学华西医院）

何　敏　（四川大学华西医院）

邹同娟　（四川大学华西医院）

张中伟　（四川大学华西医院）

张耀丹　（四川大学华西医院）

陈　瑶　（四川大学华西医院）

陈军军　（四川大学华西医院）

陈思源　（四川大学华西医院）

陈敏英　（中山大学附属第一医院）

欧晓峰　（四川大学华西医院）

金晓东　（四川大学华西医院）

周　琰　（四川大学华西医院）

周　然　（四川大学华西医院）

周永方　（四川大学华西医院）

周建新　（首都医科大学附属北京天坛医院）

郑碧鑫　（四川大学华西医院）

胡成功　（四川大学华西医院）

钟　西　（四川大学华西医院）

聂　垚　（中山大学附属第一医院）

夏　庆　（四川大学华西医院）

徐　禹　（四川大学华西医院）

徐宏伟　（四川大学华西医院）

郭　军　（四川大学华西医院）

基　鹏　（四川大学华西医院）

常志刚　（北京医院）

康　焰　（四川大学华西医院）

康　慧　（四川大学华西医院）

梁国鹏　（四川大学华西医院）

梁冠林　（四川大学华西医院）

隆　云　（中国医学科学院北京协和医院）

董　薇　（四川大学华西医院）

董再全　（四川大学华西医院）

景雯雯　（四川大学华西医院）

傅　敏　（四川大学华西医院）

谢筱琪　（四川大学华西医院）

楚　歆　（北京医院）

赖　巍　（四川大学华西医院）

廖雪莲　（四川大学华西医院）

潘华英　（四川大学华西医院）

薄　虹　（四川大学华西医院）

魏春燕　（四川大学华西医院）

主编简介

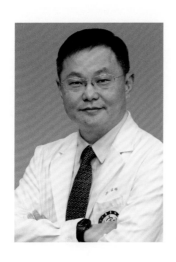

康　焰

教授,主任医师,博士研究生导师。四川大学华西天府医院院长,四川大学华西医院重症医学科学科主任,四川大学华西医院重症医学研究室主任。中华医学会重症医学分会候任主任委员,国家重症医学医疗质控中心副主任,中国医师协会体外生命支持分会副主任委员,中国医师协会重症医学医师分会常委,中国病理生理学会危重病医学专业委员会常委,四川省重症医学质量控制中心主任。

序

　　如果疼痛时应该镇痛已经是临床常规，那么将疼痛作为重症的组成部分，把镇痛看成重症整体治疗策略中的一个单元，就需要更多的知识积累，并对临床医疗行为按照新的思维方式进行梳理。康焰教授主编的这部《重症患者疼痛管理》就是从这个高度起始。

　　"病痛"的提法，自古有之。病就会痛，痛就是病，病痛相通，浑然一体。随着斗转星移，病，又生出了许多的病；痛，也变成了不同的痛。由此逐渐出现了不同的医师治疗不同的病；不一样的药物镇住不一样的痛。可见，人类认识的发展深入到病和痛的深层机制，带来了分而治之的临床行为。在期盼的疗效带来的短暂狂喜之后，不禁发现，无论临床医疗行为如何改变，病与痛依然相通，经过同一条共同通路，影响同一个机体。认识路途中的分道扬镳，只是因为人们对自我认知的目的地，要么尚未发现，要么距离尚远。

　　重症医学研究疾病或损伤导致机体走向死亡的特点和规律，并根据这些特点和规律，对重症患者进行临床治疗。无论何种疾病或损伤，经过共同通路，将机体推向重症，推向一个新的、发展与挑战交锋的知识空间。跟寻这条共同通路，发现重症形成机制的关键位点，并将这个位点与医疗行为相关联，才是重症临床管理真正的核心作用点。疼痛，无论是作为病症，还是作为损伤，不仅是重症形成机制中的重要组成部分，还是重症临床监测和治疗行为中的关键作用位点。

　　翻开这本书，可以感受到人类在与病痛作斗争中的经历和体验，从生理的变化、心理的磨难，到社会的艰难；可以体会到，对疼痛的关注不仅是出于人文关怀，而且已经成为专业技术的必然要求，并且有着广阔的可操作空间；可以发现，病与痛之间千丝万缕的连线，分分合合之间，浑然一体，人们的认识和理解不断改变，也在不断发展；可以体会到，疼痛作为保护机制对机体生命存在基本形式的内在调节，并由此而起到的强大防御功能；可以看到，疼痛作为损伤机制对细胞功能直接和间接的损害，以及这种损害通过器官或系统功能的集中表现；可以跟踪到，疼痛与重症之间的联系途径，并发现关键的作用位点；更可以学习到，作者们的临床经验，每章每节、字里行间，从机制出发、实践的凝练，到临床的借鉴。

疼痛从痛苦的体验到生命相关，从给予患者生理及心理的关怀到面对重症的挑战，不妨将这本书，放在案头、床边，发现其中的答案。

刘大为

2023 年 10 月于北京

前言

经过 30 余年的发展,中国的重症医学在人民健康的迫切需求中快速发展,如今已成为一门具有完整理论体系、被国家批准的临床医学二级学科,重症医学科也成为了一级临床诊疗科目。随着对重症患者发病机制研究的不断深入及管理水平的逐渐提高,疼痛管理已成为重症患者器官功能监测与支持中必不可少的手段,这不仅是对重症医学科救治先进水平的衡量指标,更是对重症患者人文关怀的最基本而具体的体现。早在 2006 年,中华医学会重症医学分会即组织编写了国内第一部有关重症患者疼痛管理的指南——《中国重症加强治疗病房患者镇痛和镇静治疗指导意见(2006)》,并于 2018 年更新为《中国成人 ICU 镇痛和镇静治疗指南(2018 版)》。这些指导性文件基于重症患者疼痛管理的循证医学证据给出了临床镇痛的推荐意见,有效地提升了我国重症患者镇痛治疗的水平、质量与流程的规范化。随着临床重症镇痛镇静的深入研究与广泛开展,如何更恰当地管理重症患者的疼痛、体系化地打造"无痛 ICU",就需要对疼痛的发病机制、疼痛对机体器官的影响、疼痛的评估与管理、镇痛药物的药理学、疼痛护理、疼痛与镇痛科研及镇痛的组织管理等方面进行更为详细的介绍和阐述。通过查阅国内外文献及专著,我们发现这一领域多数专著均来自麻醉或围手术期的疼痛管理,尚缺乏针对重症患者疼痛管理的专著。重症患者在病理生理特点上与普通患者有显著不同,无论从基础还是临床角度出发,都迫切需要尽快完善重症患者疼痛管理的理论知识和临床技能,尽快提升现有的重症疼痛管理策略。

因此,2019 年四川大学华西医院重症医学科组织了编写小组积极筹备本专著的撰写。同时,编写团队还邀请了部分国内知名的重症医学中青年专家及疼痛管理的多学科专家加入编写小组。他们均长期身处临床医疗及护理一线,涉及重症、麻醉、疼痛、药理、中西医结合、精神卫生、神经内外多个科室,具有深厚的理论积淀和丰富的实践经验,以确保本书的理论先进性和临床的实用性。《重症患者疼痛管理》拟从疼痛在重症患者中的流行病学、发病机制、评估及监测方法、镇痛药物的药理学、镇痛的治疗方法及不同重症患者的疼痛管理要点、疼痛的护理、疼痛相关的研究设计等方面对重症患者的疼痛管理进行全方位、多角度的深入介绍与阐述。着重从实战的角度对不同类型的重症患者疼痛管理要点进行分别阐述,力图为从事重症医学及相关领域工作不同层次的医师、护士、呼吸治疗师在重症患者镇痛的临床、教学及科研工作上提供帮助。本书从初拟目录到完成初稿,共开了6次审稿会,历时1年多。初稿经核心编写小组初审、交叉审稿及查重等各项工作,再经主编、副主编通读并校正全书,最终得以顺利完成书稿。

本书的编写凝聚了四川大学华西医院重症医学科医、护、技人员多年来在重症患者镇痛实践中积累的丰富理论与临床经验,得到了重症领域和兄弟科室专家的大力支持;凝结了整个编写小组的心血与智慧,希望能切切实实为优化重症患者疼痛管理作出努力。限于医学的快速发展与进步、医学问题的复杂与变化,限于编写小组对相关知识与信息的掌握与把控,书中难免有不可避免的疏漏或者错误,恩请读者予以批评指正,大家的意见和建议是本书不断完善的重要保证。

康 焰
2023 年 5 月于成都

目录

第一章

总论

第一节　疼痛学概述

一、疼痛的定义

早在 17 世纪人们就已将疼痛视为身体受到伤害的一种信号。疼痛是一种复杂的生理心理感受,包括伤害性刺激作用于机体所引起的痛感觉,以及机体对伤害性刺激的痛反应(躯体运动性反应和/或内脏植物性反应,常伴随有强烈的情绪色彩),但当时很少关注到它的非生理学表现。直到 20 世纪,研究者们基于生理解剖学和病理学的实验研究,对疼痛的认识才逐渐深化,从而提出了制定疼痛概念或定义的建议。1979 年,国际疼痛研究学会(International Association for the Study of Pain,IASP)将疼痛定义为"An unpleasant sensory and emotional experience associated with actual or potential tissue damage,or described in terms of such damage",即"疼痛是一种与组织损伤或潜在组织损伤相关的不愉快的主观感觉和情感体验"。不同性别、年龄患者在疼痛感觉、经验及应对策略上均有差异,即使是同一个体,在不同时期对疼痛的反应都可能存在高度变异性。该定义强调"痛觉是人的主观感觉",承认了疼痛作为客观的生理感觉与主观、情感的心理元素之间的相互作用,高度概括疼痛的特征,明确提出产生疼痛的主要原因。这一定义沿用至今已 30 余年,为理解和治疗急性和慢性疼痛以及疼痛学科的发展提供了强大的理论基础。

近年来,随着"生物—心理—社会"医学模式的发展,多学科交叉和慢性疾病模型的出现,对于疼痛的理解更加深入。不仅要关注个人疼痛体验,更要从感觉、情感、认知和社会特征等多个维度进行综合判断。疼痛会影响人的情感、决策、社会认知和交流倾向,社会环境也决定了人们暴露于疼痛时的想法、感受以及行为。1979年的定义仅考虑了疼痛的感觉和情绪特征,忽略了临床上慢性疼痛最棘手的认知和社会特性。此外,该定义使用"不愉快"(unpleasant)来形容疼痛体验,无形中弱化了疼痛的严重程度,实际上大部分急性或慢性疼痛患者经历着"痛苦体验"(distressing experience)。基于上述考虑,2016年IASP提出的疼痛新定义为"Pain is a distressing experience associated with actual potential tissue damage with sensory, emotional, cognitive, and social components",即"疼痛是一种与组织损伤或潜在组织损伤相关的感觉、情感、认知和社会维度的痛苦体验"。

二、疼痛医学发展史

疼痛医学是在人类长期同疾病、伤痛做斗争中发展而来的。疼痛的历史也是医学(科学)和宗教(神学)相互促进的历史。早期人们对疼痛的理解集中体现在心理层面,英文"pain"一词来源于拉丁语"poena"和希腊语"poine",意思是上帝的惩罚。在公元前3世纪,希腊哲学家Theophrastus第一次记载了阿片的应用。公元前1500年,古埃及就用大麻、罂粟等进行止痛。我国《黄帝内经》记载了针灸治疗头痛、耳痛、腰痛和胃痛等症状。希波克拉底(Hippocrates)在《希波克拉底全集》中曾上千次描述到疼痛。

19世纪30年代是现代疼痛治疗发展的重要阶段。1930年法国外科医师Leriche首先提出"慢性疼痛是一种疾病状态"的观点。随后Woodbrige R等推荐应用神经阻滞控制疼痛。1936年美国麻醉学家Rovenstine教授创建了疼痛门诊(pain clinic)。20世纪90年代后期,疼痛诊疗工作更加普及,疼痛管理的实施不仅限于麻醉科医师,还涉及其他领域(物理治疗师、外科医师、肿瘤科医师、精神科医师和神经内科医师)以及非医疗工作人员(心理学家、理疗师、针灸师和催眠师)。目前在世界上大多数国家,疼痛治疗被规定为医院的一项基本服务内容,由疼痛专科医师主导实施。如今,随着重症医学的发展,重症患者的疼痛管理也是一门非常专业的学问。

祖国传统医学为我国疼痛医学的发展提供了重要的帮助。中医提出"不通则痛,痛则不通,通则不痛"的理论,使用针灸可以疏通人体经络,行气导滞,活血化瘀,促进气血正常运行,达到通则不痛的效果。在20世纪50年代,针刺镇痛被广泛用于治疗各种慢性顽固性疼痛。1997年美国国立卫生研究院(National Institutes of Health, NIH)举办"针刺疗法听证会",对针刺具有镇痛和止吐两种作用加以肯定。现代医学对针灸镇痛原理的研究也证实,针刺确实可以产生明确的生理效应,并已找到了确切的物质基础。在动物实验中,针刺的机械刺激或一定频率的脉冲电刺激可以在脑和脊髓中释放出类似吗啡的肽类物质(脑啡肽、内啡肽、强啡肽等),发挥显著的镇痛作用。在人体上可明确观察到,低频电刺激引起脑脊液中脑啡肽含量升高,高频电刺激引起强啡肽含量升高。

随着现代医学的发展和临床经验的积累,对疼痛的认识也不断发展,疼痛医学的内涵逐渐丰富。疼痛已被现代医学列为继呼吸、脉搏、血压、体温之后的第五大生命体征。1999 年在维也纳召开的第九届世界疼痛大会上，首次提出疼痛不仅是一种症状，也是一种疾病。2004 年国际疼痛研究学会提出，"免除疼痛是患者的基本权利"。为了提醒公众关注疼痛，推动疼痛健康教育，IASP 倡议在每年发起"世界抗痛年"主题活动，确定每年 10 月 11 日为"世界镇痛日"（global day against pain）。中华医学会疼痛学分会又把每年 10 月第三周定为"中国镇痛周"。10 余年来已经开展了"关注老年疼痛""关注女性疼痛""抗击癌痛""关注手术后疼痛""关注神经病理性疼痛"等多个主题活动。

我国在 1989 年成立了国际疼痛学会中国分会，1992 年成立了中华医学会疼痛学分会。随着国内疼痛医学的兴起，各大医院不断进行疼痛诊疗服务的探索与实践。经过不懈努力，卫生部于 2007 年发布 227 号文件，在《医疗机构诊疗科目名录》中增加一级诊疗科目"疼痛科"，业务范围为慢性疼痛的诊断治疗，极大地推动了疼痛医学的发展。疼痛医学（科）是一个新学科，近 10 年来我国疼痛医学发展迅猛，学科定位、理论体系、临床诊疗规范、核心诊疗技术已逐步完善，与其他相关临床学科的合作和交流日益增多。多学科合作开展疼痛管理是疼痛医学发展的重要动力。2016 年，国家卫生和计划生育委员会颁布的《三级综合医院医疗服务能力指南（2016 年版）》中首次将疼痛科纳入一级临床医学专科，明确规定了三级医院疼痛科应具有的诊治能力（包括颈源性头痛、三叉神经痛、糖尿病周围神经病变、脊髓损伤后疼痛、带状疱疹后神经痛、癌性疼痛等疾病的诊治），疼痛科应具有的关键医疗技术（神经阻滞技术、脊柱内镜技术、射频治疗技术、等离子技术、鞘内药物输注系统植入等技术），对疼痛科的定位与发展给出了明确的发展方向。2018 年，国家卫生健康委员会正式发布国际疾病分类-11（international classification of diseases-11，ICD-11）中文版，"疼痛"已作为一类疾病被单列出来，更加凸显了疼痛医学在现代医学中的重要地位。

重症医学是一门新兴的临床专业，其在国内的发展仅有不到 30 年的时间，然而，在不断的临床实践中，重症患者的疼痛管理日益成为大家关注的重点和难点。2006 年，中华医学会重症医学分会颁布了国内第一版《中国成人 ICU 镇痛和镇静治疗指南》，提出重症患者"镇痛优先"的理念。2018 年在原有指南的基础上进行了更新和修订，提出镇痛治疗是器官功能支持的一部分。

三、疼痛的分类

按照持续时间、发生原因、部位及性质可将疼痛分为不同的类别。

（一）按照疼痛的持续时间分类

根据疼痛的持续时间可分为急性疼痛（acute pain）和慢性疼痛（chronic pain）。一般而言，急性疼痛是一种症状，慢性疼痛则是一种疾病。

1. **急性疼痛**　急性疼痛是各种物理、化学、创伤及感染等作用下出现的急剧、短暂、局部的疼痛,持续时间不超过 3 个月。常见的类型包括创伤后、术后疼痛和分娩痛,以及急性内科疾病引起的疼痛,如心肌梗死、胰腺炎和肾结石。大多数形式的急性疼痛都为自限性,在数天或数周内经过治疗就能缓解。当急性疼痛因为愈合不良或治疗不当而没有缓解就会转变成慢性疼痛。

2. **慢性疼痛**　慢性疼痛为超过正常组织愈合时间(一般为 3 个月)之后仍持续存在的疼痛,可以是伤害感受性、神经病理性或者混合性疼痛。患者常有神经内分泌应激反应的减弱或缺失,并存在明显的睡眠及情感障碍。

(二) 按照疼痛的发生原因分类

1. **伤害性疼痛**　伤害性疼痛主要是皮肤、肌肉、韧带、筋膜、骨损伤引起的疼痛,如骨折、急性或慢性腰扭伤、烧伤、刀刺伤等。

2. **炎性疼痛**　由于细菌或病毒感染,或由创伤、外科手术引起的外周组织损伤导致炎症时所发生的疼痛。如关节软骨的慢性、无菌性炎症,造成骨关节结构上的破坏,导致骨关节炎性疼痛。强直性脊柱炎因骶髂关节、脊柱关节及外周关节的慢性自身免疫性炎症反应而导致疼痛。软组织炎性痛,如肩周炎是肩周肌肉、肌腱、滑囊及关节囊的慢性损伤性炎症导致的疼痛。

3. **神经病理性疼痛**　神经病理性疼痛(neuropathic pain)是躯体感觉神经系统的损害或疾病引起的疼痛,其病因包括:外伤、代谢紊乱、感染、中毒、血管病变、营养障碍、肿瘤、神经压迫、免疫与遗传等。神经病理性疼痛可分为周围性(如带状疱疹后神经痛、糖尿病性周围神经病变、三叉神经痛、残肢痛等)和中枢性(如脑卒中后疼痛、脊髓空洞症疼痛、多发性硬化相关性疼痛等)。

神经病理性疼痛具有一些特征性的临床表现:①自发痛(在没有任何外伤、损伤性刺激情况下,局部或区域可出现疼痛);②痛觉过敏(对正常情况下引起疼痛的刺激反应增强或延长);③痛觉超敏(由非伤害性刺激引起的疼痛,疼痛部位因轻微碰触,如接触衣服或床单,或温度的微小变化而诱发疼痛);④感觉异常(疼痛部位常伴有紧束样感觉、麻木、蚁行感或瘙痒感,也可出现客观的感觉异常:如感觉迟钝或减退,温度觉和振动觉异常)。

4. **癌痛**　由肿瘤压迫、浸润周围器官、神经引起的疼痛。癌痛(cancer pain)属于混合型疼痛,兼具伤害性疼痛和神经病理性疼痛的特点。肿瘤本身或其治疗相关的致痛因素主要包括:①直接损伤感觉神经;②肿瘤及周围炎性细胞释放大量致痛因子(如肿瘤坏死因子 α、P 物质等);③肿瘤侵犯并破坏血管造成缺血,肿瘤侵犯空腔脏器造成梗阻,或肿瘤侵犯实质脏器造成包膜张力过高。肿瘤不断的生长,还可造成急性疼痛持续存在,形成外周和/或中枢敏化。常见于肺癌、乳腺癌、胰腺癌、肝癌、胃癌等恶性肿瘤转移。

5. **精神(心理)性疼痛**　主要是由心理障碍引起的疼痛,往往无确切的躯体病变和阳性检查结果,患者常主诉周身痛或多处顽固性痛,并伴有异常感觉(如虫爬感),疼痛位置不固定,为游走性疼痛。患者常常存在明显的抑郁和焦虑症状,可伴其他心理障碍表现,如失眠、多梦、困倦等。

(三) 按照疼痛发生的组织器官分类

1. **躯体痛** 疼痛部位在躯体浅部或较浅部。浅表躯体痛来源于皮肤、皮下组织和黏膜传入的伤害性刺激;深部躯体痛来自肌肉、关节及骨骼。躯体痛多为局部疼痛,通常较为剧烈、定位清楚。如原发性头痛、肩周炎、膝关节炎疼痛等。

2. **内脏痛** 疼痛位于深部组织,可由机械性牵拉、痉挛、缺血和炎症等刺激所致。内脏痛一般定位不准确,可呈隐痛、胀痛、牵拉痛或绞痛。如胆石症的胆绞痛、空腔脏器梗阻或扩张(如泌尿道结石梗阻)、腹腔内血管梗阻(如肠系膜上动脉栓塞)、肿瘤内脏疼痛等。

3. **中枢痛** 由脊髓、脑干、丘脑和大脑皮质等神经中枢神经系统的病变或功能失调所引起的疼痛。包括脑或脊髓的损伤、炎症、肿瘤、出血、梗死、多发性硬化等。中枢痛难以定位,大多数中枢痛呈广泛分布的特点,而非散在、局限性疼痛,病变位置决定疼痛部位。中枢痛可扩展到身体整个右侧或左侧或下半身,也可仅累及一只手或手的桡侧或尺侧。

(四) 按照疼痛所在躯体部位分类

根据疼痛所在躯体部位,可以将其分为头痛、颌面部痛(或头、颜面和脑神经痛)、颈部疼痛、肩及上肢痛、胸痛、腹痛、腰痛、骶尾部痛、下肢痛、盆腔痛、肛门及会阴痛等。每个部位的疼痛又包含各种疼痛性疾病或综合征。

(五) 按照疼痛性质分类

1. **刺痛** 刺痛又称锐痛或快痛,其痛刺激冲动经外周神经中的 Aδ 纤维传入中枢。痛觉主观体验的特点是定位明确,痛觉产生迅速,消失也快,常伴有受刺激的肢体出现保护性反射。

2. **烧灼痛** 又称慢痛或钝痛,其痛觉信号经外周神经中的 C 纤维传入。其主观体验的特点是定位不明确,往往难以忍受,痛觉的形成慢,消失也慢。

3. **酸痛** 其痛觉冲动经外周神经中的 Aδ 纤维和 C 纤维传入。其主观体验的特点是痛觉难以描述,感觉定位差,很难确定痛源部位。

(六) ICD-11 对疼痛的分类

《国际疾病分类第十一次修订本(ICD-11)中文版》于 2019 年正式发布,相比于上一版本(ICD-10),ICD-11 新增并制定了一套全新实用的慢性疼痛分类方法,将慢性疼痛(编码为:MG30)分为慢性原发性疼痛、慢性癌症相关性疼痛、慢性术后和创伤后疼痛、慢性继发性肌肉骨骼疼痛、慢性继发性内脏痛、慢性神经病理性疼痛和慢性继发性头痛或颌面痛七大类。ICD-11 中急性疼痛的编码为 MG31。

以上是疼痛的经典分类方法,通常适用于诊断明确,意识清醒的患者。对于重症患者而言,其所存在的疼痛往往不能用一种分类就概括其分类,因为多种因素都可能参与其中,包括:长期慢性疾病的疼痛、本次急性疾病引起的疼痛,医源性因素引起的疼痛(如穿刺置管、制动等),心理因素等。但了解疼痛的基本分类,并分析重症患者可能存在哪些因素所引起的疼痛,有助于我们选择合理的镇痛治疗手段。

四、疼痛的解剖学基础

(一) 伤害性感受器和传入纤维

伤害性感受器广泛分布于皮肤、角膜、牙髓、血管壁、肌肉、关节和内脏器官。伤害性感觉常被分为两部分:快速、尖锐和易于定位的感觉("快痛"),其经 Aδ 纤维短暂延迟(0.1s)后传导(由针刺测试);慢触发、钝性并且常定位不准确的感觉("慢感觉"),其由 C 纤维传导。精辨觉由感觉神经元的特异末梢器官转换(如环层小体转换触觉),粗触觉主要由游离神经末梢转换。伤害性感受器的特征是兴奋阈值高,并能通过成等级地提高放电频率来识别刺激的强度。在反复刺激下,伤害感受器就会出现特征性的延迟性适应、敏化和后放电。

(二) 背根神经节

背根神经节(dorsal root ganglion,DRG),属外周感觉神经节,位于每个脊髓节段的椎间孔。背根神经节内含有躯干、四肢痛觉的初级传入神经元,神经元胞体发出单个轴突在背根神经节内延伸一段长度后分为两支:一支为周围神经轴突,伸向外周组织,接受感觉信息;另一支为中枢轴突,将外周信息传入送至脊髓背角,完成初级感觉信息的传递。DRG具有传输和调节机体感觉、接受和传导伤害性感受的功能。痛觉产生过程中,背根神经节作为痛觉传入的初级神经元,在疼痛机制中发挥重要作用。背根神经节的神经元上表达的与疼痛机制密切相关的离子通道及 G 蛋白偶联受体是实现镇痛的关键靶点。

(三) 脊髓

脊髓由白质、灰质和充满脑脊液的中央管组成。白质由上行和下行的神经纤维组成,灰质是神经元胞体和突起、神经胶质和血管等的复合体。脊髓背角由初级感觉传入末梢、脊髓中间神经元、脊髓投射神经元和脊髓上结构的下行纤维组成,构成复杂的神经网络,是感觉信息传入的门户和整合的初级中枢。瑞典解剖学家 Rexed 根据神经的形状、大小、走向和密度,按罗马字母 Ⅰ~Ⅹ将猫的脊髓灰质分为 10 层,Ⅰ~Ⅳ 板层是皮肤外感受性(痛、温、触、压觉)的初级传入纤维终末和侧支的主要接受区,属于外感受区。Ⅰ层主要对来自皮肤和躯体深部组织的伤害性刺激产生反应。Ⅱ层含大量的中间神经元,被认为在加工和调节来自皮肤的伤害性刺激中发挥着重要作用。该层也因被认为是阿片类药物的效应位点而受到重点关注。Ⅲ层和Ⅳ层主要接受传入的非伤害性刺激。Ⅶ层与Ⅸ层组成脊髓前角(运动)。Ⅶ层是脊髓中间外侧柱,包含节前交感神经元的胞体。内脏传入纤维主要终止于Ⅴ层,少数终止于Ⅰ层。这两层是中枢汇聚内脏与躯体输入信息的部位。Ⅴ层对伤害性和非伤害性感觉输入都有反应,也接收来自内脏与躯体传入的痛觉。

(四) 丘脑

丘脑是痛觉信息传递重要的中继站,脊髓传入的痛觉信息在此被分类处理并传递到大脑皮质和皮质下核团。丘脑核团分为负责感觉-分辨的外侧核群和负责动机-情感的内侧核群。

(五) 大脑皮质

大脑皮质作为人类感觉整合的最高级中枢,接受各种感觉传入信息并进行加工处理,最终上升到意识。近年研究表明,前扣带回(anterior cingulate cortex,ACC)、岛叶、大脑皮质体感区(SⅠ、SⅡ)、前额皮质、丘脑和小脑这些脑区可能参与急性疼痛的中枢信息加工。

疼痛信号的传导通路如图 1-1 所示。

在正常的生理条件下,伤害性刺激激活伤害性感受器和传入纤维(Aδ 和 C 纤维),疼痛信号经 DRG 传入脊髓背角(SDH),SDH 释放兴奋性神经递质(如谷氨酸),P 物质和神经激肽 A。谷氨酸盐和神经肽激活了脊髓背角神经元,并将疼痛信号投射传递至脊髓上结构

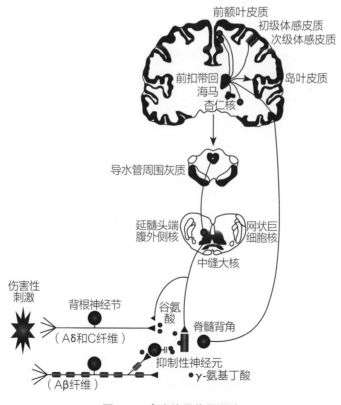

图 1-1　疼痛信号传导通路

神经元。脊髓传入的痛觉信息经丘脑被分类处理并传递到大脑皮质和皮质下核团。五个主要的皮质区域被激活：前扣带回(ACC)、岛状皮质(IC)、初级体感皮质(SⅠ)、次要体感皮质(SⅡ)和前额叶皮质(PFC)，有助于疼痛感知的不同成分。海马中的神经元也被激活，并且可以促进疼痛相关的空间记忆和情绪反应的形成。杏仁核(以及 ACC)的激活与疼痛相关的恐惧记忆和疼痛调节相关。作为对有害刺激的保护性反应，机体的逃避反射被触发。在不可逃避的情况下，下行抑制系统激活，并从脊髓背角的下行投射纤维中释放 5-羟色胺和去甲肾上腺素等神经递质，抑制脊髓背角突触传递。中脑导水管周围灰质(PAG)和延髓头端腹内侧区(RVM)是内源性镇痛系统的关键组成部分。脊髓非伤害感受纤维还可以释放谷氨酸，作用于脊髓背角抑制性神经元，引起抑制性神经元释放 γ-氨基丁酸(GABA)和甘氨酸，减少疼痛传递。

五、疼痛的发生机制

急性疼痛是机体对伤害性刺激产生的一种正常的、一过性的功能性反应，机体感知疼痛的强度和产生的反应通常与刺激强度有密切的联系，是机体对潜在的组织损伤产生的一种保护性指示信号，机体通过对痛的感知和反应避免进一步或更严重的组织损伤。机体对伤害性刺激(或疼痛信息)的处理一般经过四个过程，即转导(transduction)、传递(transmission)、感知(perception)、调控(modulation)。这些过程都有特定的解剖学和生理学基础，任何一个过程超出正常生理性调控范围都会导致疼痛异常或导致急性疼痛慢性化。

随着神经生理学、神经解剖学、神经影像学、细胞与分子医学的进步，我们对疼痛感知以及痛觉传递与调制通路的结构和功能必将有更深入的了解，并帮助不断完善现有的假说，甚至提出新的假说来彻底阐明疼痛机制。

(一) 疼痛信息的转导

机体受到伤害性刺激(如热、冷、机械性刺激)或组织损伤后，外周伤害性感受器会将刺激或损伤信号转换为神经电信号(动作电位)，这一过程称为疼痛信息的转导。完成疼痛信息的转导至少需要三个必备条件：①感受伤害性刺激的伤害性感受器；②激活伤害性感受器的物质(内源性或外源性致痛因子)；③将刺激信号转换为电信号的结构基础(感受器上的受体、离子通道等)。

机体受到伤害性刺激后，受累区域的神经末梢和损伤组织、血液系统中会产生和/或释放多种物质包括神经递质/神经调质、细胞因子等，这些化学物质作用于各自的受体或通道，或者通过胞内第二信使系统，引起一系列生化反应，发挥其生物学效能，其中有些化学物质可直接作用于伤害性感受器，使之激活从而产生疼痛；有些介质可敏化伤害性感受器，使之对刺激过度敏感。激活伤害性感受器的物质主要包括：5-羟色胺和组胺、蛋白酶、细胞因子、趋化因子和生长因子、缓激肽、前列腺素、P 物质和降钙素基因相关肽等。

伤害性刺激通过与伤害性感受器上的受体形成受体电位,改变膜传导特性和膜上离子泵活性,产生由相应离子通道介导的膜内外的离子交换[包括钠离子(Na^+)、钙离子(Ca^{2+})、钾离子(K^+)和氯离子(Cl^-)],最终导致膜的去极化,产生可扩布的动作电位。

(二) 疼痛信息的传递

伤害性刺激转换为电信号后,编码疼痛信息的动作电位沿着痛觉解剖通路传递最终到达与痛感知相关脑区。神经系统可分为中枢神经系统和周围神经系统。中枢神经系统包括位于颅腔中的脑和位于椎管内的脊髓;而周围神经系统主要是与脑相连的脑神经和与脊髓相连的脊神经,以及与脑神经和脊神经相连的内脏神经的周围部。感觉信息的传递开始于伤害感受器激活所导致的周围神经轴突去极化。周围神经的轴突将感觉信息传递至其胞体所在位置(DRG)。感觉信息经脊神经后根进入脊髓背角,在背角受到不同神经元的调节。而后,感觉信息通过脊髓上行传导通路,如前外侧束(脊髓丘脑束)和后柱传递至网状系统和丘脑,最终经丘脑投射至大脑皮质。

脊髓上行传导通路:伤害感受刺激的传入信息经过脊髓背角的传递和调节后,发出纤维经脊髓丘脑束传递至丘脑,经脊髓中脑束、脊髓网状束传递至脑干,经脊髓下丘脑束传递至下丘脑;还可通过间接上行传导通路向大脑传递信息,如经后柱突触后系统,脊髓颈丘脑束以及脊髓臂旁通路。

(三) 疼痛信息的感知

疼痛信号在皮质(如体感区 S I 和 S II)及相关脑结构(如前扣带回、岛叶和前额叶皮质)进行整合,产生与意识相关的多维性痛的主观感受和情感体验,该过程称为痛的感知。

(四) 疼痛信息的调控

当机体感知疼痛后,调动所有的调控机制改变伤害性信号的传递或抑制伤害性感受的产生以避免进一步的组织损伤,或避免急性疼痛转化为慢性疼痛,这一过程称为疼痛的调控。

闸门控制学说(gate control theory of pain)是指伤害性信息在脊髓的节段性调制,非伤害性刺激通过激活脊髓水平的抑制性神经元抑制伤害性投射神经元将伤害性刺激上传。1965 年,Ronald M 和 Patrick W 在特异性学说和模式学说的基础上提出了闸门控制学说。他们设想外周传入冲动进入三个系统:①闸门控制系统;②中枢控制的触发系统;③作用系统。把脊髓背角中传递痛觉信号的第一个神经元叫作 T 细胞,闸门控制系统调制着外周传入冲动至 T 细胞的传递,一旦 T 细胞的活动达到或超过临界水平时,便激活作用系统,引起痛觉和一系列痛反应。外周传入冲动还沿着传导速度很快的神经通路上行,触发特定高级中枢,反过来控制闸门系统。闸门控制学说的核心是闸门控制系统,认为 T 细胞的活动由脊髓背角胶状质(SG)细胞控制,SG 细胞构成"闸门"。粗纤维的冲动通过兴奋SG 细胞而使初级传入末梢去极化,产生 T 细胞的突触前抑制;而细纤维的冲动则通过抑制 SG 细胞而使传入末梢超极化,产生 T 细胞的突触前易化。粗纤维冲动使闸门关闭,易于镇痛,细纤维冲动使闸门开放,易于致痛,粗细纤维冲动的数量和比例决定 T 细胞的活动水平。这一假说可以解释许多现象,例如,带状疱疹后神经痛就是因为粗纤维丧失,使 T 细胞处于较高的活动水平,因此轻触就引起痛觉。而摩擦皮肤或振动可能由于使粗纤维兴奋而止痛。该假说发表后,激起了学界对疼痛的热烈讨论和相关的实验研究,发现了不少与之矛盾的实验结果和临床事实,以致该学说不断修改。闸门控制学说的提出在一定程度上推动痛觉生理学的发展,其核心是突触前抑制,但直到今天也没有充分的形态学和电生理学证据支持。

下行抑制(descending inhibition):主要由中脑导水管周围灰质,延髓头端腹内侧核群(中缝大核及邻近的网状结构)和一部分脑桥背外侧网状结构(蓝斑核)等组成,它们的轴突经脊髓背外侧束和腹外侧束下行对脊髓背角痛觉信息传递产生调制作用。在疼痛状态下,这些核团中的神经元被伤害性刺激激活,进而通过下行投射在脊髓水平释放某些抑制性神经递质,这些神经递质作用于脊髓伤害性投射神经元抑制伤害性信息上传,从而产生内源性镇痛效应。在下行抑制系统中,去甲肾上腺素和 5-羟色胺是重要的神经递质,阿片肽是最重要的激活及调节因子。在脑干中还发现存在着一个与下行抑制系统作用相反的下行易化系统,但是对其结构和功能的了解还不是十分清楚。

(五) 外周和中枢敏化

组织损伤和持续性炎症是非常强烈和长期的有害刺激。一定强度的刺激在长期传入后,增强了疼痛通路的反应性,这种现象称为敏化(sensitization)。敏化可表现为对伤害性刺激的反应增强或对广域刺激(包括非伤害性刺激)的重新获得性反应。敏化可发生在周围的伤害性感受器到脊髓和大脑的任何部位。

伤害感受性受体敏化导致兴奋阈值的下降,对相同强度刺激的反应频率增加,反应潜伏期缩短,甚至在刺激终止后自发放电(后放电)称为外周敏化(peripheral sensitization)。这种敏化通常由损伤后致痛物质释放诱发。

痛觉超敏(allodynia):痛觉纤维发生敏化后,其对正常情况下的非伤害性刺激产生反应。痛觉超敏常见于许多神经性疾病,如带状疱疹后神经痛、慢性局部疼痛综合征以及某些外周神经病变。

痛觉过敏(hyperalgesia):对正常情况下引起疼痛的刺激反应增加,是由伤害性感受器传入处理过程异常所致。

中枢敏化(central sensitization):由于外周炎症或损伤等原因引起的伤害性刺激长时间作用,使脊髓和相关脑区神经元兴奋性增加(神经元膜兴奋性增加、突触传递增强、伤害性神经元去抑制等原因),进而对传入信号产生显著的放大效应,表现为对伤害性的反应增强(行为上表现为痛觉过敏)或对非伤害性刺激产生伤害性反应(行为上表现为痛觉异常或自发痛)。中枢敏化的发生机制有:①次级神经元的上扬效应:同样的重复刺激下使广动力范围(wide dynamic range,WDR)神经元增加放电频率且延长放电时限;②感受域扩大:脊髓背角神经元感受域增加,使邻近神经元对原本不在其接受范围内的刺激(无论是伤害性还是非伤害性)也产生反应。

(郑碧鑫　杨邦祥　刘　慧)

参考文献

[1] WILLIAMS A C,CRAIG K D. Updating the definition of pain[J]. Pain,2016,157(11):2420-2423.

[2] 韩济生.针刺镇痛:共识与质疑[J].中国疼痛医学杂志,2011,17(1):9-14.

[3] ZHAO Z Q. Neural mechanism underlying acupuncture analgesia[J]. Prog Neurobiol,2008,85(4):355-375.

[4] 中华医学会疼痛学分会,《国疼痛医学杂志》编辑部,北京济生疼痛医学基金会."全球抗痛年"的来源与意义[J].中国疼痛医学杂志,2011,17(09),580.

[5] 中华医学会重症医学分会.中国成人ICU镇痛和镇静治疗指南[J].中华危重病急救医学,2018(6):497-514.

[6] 国家卫生健康委员会.癌症疼痛诊疗规范(2018年版)[J].临床肿瘤学杂志,2018,23:937-944.

[7] TREEDE R D,RIEF W,BARKE A,et al. Chronic pain as a symptom or a disease:the IASP Classification of Chronic Pain for the International classification of diseases(ICD-11)[J]. Pain,2019,160(1):19-27.

[8] APKARIAN A V,BALIKI M N,GEHA P Y. Towards a theory of chronic pain[J]. Progress in Neurobiology,2009,87(2):81-97.

[9] BALIKI M N,APKARIAN A V. Nociception,pain,negative moods,and behavior selection[J]. Neuron,2015,87(3):474-491.

[10] SNEDDON L U,LYNNE U. Comparative physiology of nociception and pain[J]. Physiology,2018,33(1):63.

[11] MENDELL,LORNE M. Constructing and deconstructing the gate theory of pain[J]. Pain,2014,155(2):210-216.

[12] MOAYEDI M,DAVIS K D. Theories of pain:from specificity to gate control[J]. Journal of Neurophysiology,2013,109(1):5.

[13] EDITOR P N. Pain mechanisms:a new theory[J]. Science,1967,11(150):971-979.

第二节　疼痛对机体及器官功能的影响

疼痛是机体受到伤害时产生的一种保护性反应,为躯体提供外界环境危险或受到威胁的警报信号,提醒人类及时躲避灾难或有害刺激,或者提醒人们去积极地治疗躯体疾病;当病理性疼痛长期存在时,其报警作用可能会消失,并且给机体带来痛苦的感受和体验,甚至对机体及器官功能产生有害的影响。对于重症患者而言,本身的器官功能就有损伤,如果不恰当地处理疼痛,则可能雪上加霜。

为了更好地对疼痛进行治疗干预,有必要了解疼痛对机体及器官功能的影响。疼痛对机体及器官功能的影响,很大程度取决于疼痛导致的应激反应强度。如果疼痛导致的应激是一种适度应激,则有利于提高机体对外界环境改变的适应能力、维持内环境稳定;但如果是一种强烈的和/或持续的剧烈疼痛,则可能引起强烈的应激反应,导致机体各器官系统及内环境平衡失调,从而对机体造成损害,引起严重并发症,使病情加重,影响生活质量,甚至死亡。疼痛对机体及器官功能的影响,大多数情况下不仅仅只是由于疼痛本身所致,更多的是那些引起疼痛发生的原因(如创伤、感染、缺氧、低温、恐惧等)和疼痛导致的一系列继发后果同时或先后对机体的代谢和器官功能产生的影响。其中涉及以蓝斑—交感—肾上腺髓质和下丘脑—垂体—肾上腺皮质轴兴奋为主的神经内分泌反应、免疫系统、体液反应的变化及疼痛导致的机体代谢和器官功能的变化等。

一、疼痛对神经内分泌系统的影响

(一) 疼痛导致蓝斑—交感—肾上腺髓质系统兴奋

当疼痛发生时,疼痛的感觉传入并刺激神经中枢的蓝斑核,使人产生紧张、焦虑的情绪反应,交感神经兴奋,促进交感神经纤维末梢释放去甲肾上腺素增多,同时还会使肾上腺髓质分泌迅速增加(以肾上腺素为主),导致血中儿茶酚胺浓度大量上升,从而引发一系列的生理效应。这些生理效应主要包括:①对心血管系统的影响:一方面会使心率增快,心肌收缩力增强,心排量增加;另外一方面,该系统也会对外周血管发生作用,使外周血管收缩,血管阻力增加,引起血压升高;②对机体其他各器官血流动力学的影响:疼痛可收缩皮肤、腹腔内脏和肾的血管,而对重要器官(如心、脑)的血管无明显收缩作用,反而可以扩张冠状血管及骨骼肌血管,使体内血液再分布,从而保证心、脑和骨骼肌的血液供应;③对呼吸系统的影响:疼痛可使呼吸增快,潮气量增加,支气管扩张,改善肺泡通气,使氧供增加;④对物质代谢的影响:疼痛会对物质代谢产生一定的影响,主要表现为促进糖原和脂肪分解,使血糖、血浆游离脂肪酸升高,这样可以满足机体组织细胞在应激状态下对能量物质的更多需求;这些物质代谢的变化与机体状态的需求是一致的,它可以促使机体紧急动员,从而有利于应对各种新的变化或环境。但如果是剧烈的疼痛,会引起过度的交感-肾上腺髓质系统兴奋,导致明显的能量消耗和组织过度分解、血管痉挛、血小板聚集,甚至引发某些部位组织缺血和致死性心律失常。

(二) 疼痛引起下丘脑—垂体—肾上腺皮质系统激活

疼痛会刺激下丘脑分泌大量的促肾上腺皮质激素释放激素(corticotropin releasing hormone,CRH),促进腺垂体促肾上腺皮质激素(adrenocorticotropic hormone,ACTH)的分泌,作用于肾上腺皮质后可加速肾上腺糖皮质激素的合成释放。糖皮质激素分泌增多是提高机体在恶劣条件下生存能力的重要因素,其对机体的影响主要包括:①对物质代谢的影响:

促进蛋白、脂肪分解,增强糖异生,使血糖升高,从而保证重要器官(如心、脑)的能量供应;②改善心血管系统功能;③降低毛细血管的通透性,有利于维持血容量;④稳定溶酶体膜,防止或减轻组织损伤;⑤增加肾小球的滤过率,促进代谢废物的排出;⑥可抑制中性粒细胞的活化,抑制炎症介质和细胞因子的生成,从而具有抗炎症、抑制应激的作用。

(三)疼痛对胰高血糖素和胰岛素的影响

疼痛产生后会导致交感神经兴奋,交感神经作用于胰岛 A 细胞使胰高血糖素分泌增多,作用于胰岛 B 细胞则会抑制胰岛素的分泌,这两个过程都可以促进糖原分解和糖异生增加,使血糖明显升高。所以,疼痛兴奋交感神经后会导致血糖升高,提高对机体的能量供应,有助于满足机体在疼痛应激时对能量的需求。另外,在疼痛状态下,儿茶酚胺、皮质醇也会分泌增多,它们与胰高血糖素对提高血糖水平具有协同作用。如果发生严重创伤、非常剧烈的疼痛,过度的应激反应也许会使患者对胰岛素的反应性降低,出现胰岛素抵抗,可以减少胰岛依赖组织(如骨骼肌)对糖的利用,以保证其他重要组织(如脑、心等)能获得充分的葡萄糖供应。

(四)疼痛对抗利尿激素和醛固酮的影响

疼痛通过对肾上腺的影响来影响水钠代谢。疼痛发生时,机体肾素—血管紧张素—醛固酮系统会被激活,引起抗利尿激素(antidiuretic hormone,ADH)分泌增多,血浆中醛固酮的浓度也增加。抗利尿激素和醛固酮均可作用于肾的远曲小管和集合管,促进水、钠重吸收,使尿量减少,有利于维持血容量。另外,抗利尿激素是强效血管收缩剂,可通过收缩血管来维持血压。

(五)疼痛对 β-内啡肽的影响

发生疼痛应激时,机体内的 β-内啡肽(endorphin)分泌增加。β-内啡肽主要在腺垂体合成,有很强的镇痛作用,除了可以直接减轻疼痛之外,还可以减少由于疼痛诱发的其他不良应激反应。此外,β-内啡肽还可抑制垂体的活性,减少 ACTH 和糖皮质激素的分泌,在一定程度上可抑制疼痛应激反应对机体的其他影响与损害;也可反馈抑制交感-肾上腺髓质系统,减少儿茶酚胺的分泌,拮抗疼痛对心血管等系统的影响。

除此以外,疼痛还可引起其他多种神经内分泌的变化,包括可抑制促甲状腺激素释放激素、促甲状腺激素、甲状腺激素和黄体生成素等激素的分泌,升高血中生长激素和催乳素等激素的浓度,并引起相应的机体变化。

二、疼痛对机体免疫系统的影响

免疫反应可分为非特异性和特异性免疫反应,它是当机体的免疫系统受到异己成分或者变异成分攻击时作出的一种防御反应。非特异性免疫反应构成人体防卫功能的第一道防线，并协同参与特异性免疫反应。按介导免疫反应的介质不同，特异性免疫反应又可分为 T 淋巴细胞介导的细胞免疫反应和 B 淋巴细胞介导的体液免疫反应。机体的免疫反应是一把双刃剑，它对机体的影响主要取决于反应的强弱和机体的状态，免疫反应过强和过弱都不利于机体。疼痛对机体免疫系统的影响主要通过疼痛引起应激反应来体现，因为免疫反应是应激反应的重要组成部分。在疼痛导致应激反应的过程中，可激活补体系统、免疫细胞和其他基质细胞如血管内皮细胞等，从而引发局部和全身的防御反应，表现为炎症反应。如果该炎症反应较适中，产生的细胞因子和其他炎症因子则可增加机体的抵抗力；但是，如果发生失控的或过度激活的防御或炎症反应，则会对机体产生损伤作用。

疼痛对非特异性免疫反应的作用主要通过以下途径：①疼痛可激活补体系统。导致疼痛的原发疾病（如组织损伤、病原微生物等）可通过经典途径或替代途径激活补体系统，在激活补体系统的过程中产生活性补体片段，这些补体片段具有炎症介质的作用，可产生扩张血管，增加毛细血管通透性，收缩平滑肌等效应；②疼痛可激活磷脂酶 A_2。当组织缺血或再灌注损伤导致疼痛时，自由基被释放，然后激活细胞膜的磷脂酶 A_2，在磷脂酶 A_2 的作用下细胞膜磷脂又可生成前列腺素（prostaglandin，PG）、白三烯（leukotriene，LT）和血小板激活因子（platelet activating factor，PAF）等炎症介质。这些炎症介质会促使中性粒细胞聚集于病灶区，并黏附于血管内皮细胞。聚集的中性粒细胞与血管内皮细胞相互作用后会释放出氧自由基、花生四烯酸代谢产物（如血栓素、白三烯）、蛋白酶（如弹性蛋白酶、胶原酶）和溶酶体酶类等，这些物质会导致微血栓形成、血管通透性增加，形成局部水肿；③疼痛可激活单核-巨噬细胞系统。该系统除了产生和中性粒细胞相同的炎症介质外，更重要的是，还会产生肿瘤坏死因子（tumor necrosis factor，TNF）、白细胞介素-1（interleukin-1，IL-1）、白细胞介素-6（Interleukin-6，IL-6）、白细胞介素-8（interleukin-8，IL-8）、干扰素（interferon，INF）、集落刺激因子（colony-stimulating factor，CSF）等细胞因子，其中以 TNF 的作用最为重要。这些细胞因子会以自分泌或旁分泌的形式作用于自身细胞和邻近细胞，从而发挥其生物效应。产生的细胞因子既有免疫调节及抗炎作用，同时又具有致炎作用。在适量的情况下，这些因子对机体会发挥有益的作用，包括杀菌、增强免疫活性、动员代谢底物、清除受损组织和异物等；反之，如果上面的细胞因子产生过多则可引起过度的全身炎症反应，降低免疫功能，损伤机体的组织细胞。

疼痛对免疫系统的作用受中枢神经内分泌系统的影响，因为中枢神经内分泌反应与免疫系统有着密切关系。不论是中枢还是外周的免疫器官或免疫细胞都受着神经内分泌系统的影响与支配。神经内分泌系统可通过神经纤维、神经递质和激素来调节免疫系统的功能。在免疫细胞如巨噬细胞和 T 淋巴细胞、B 淋巴细胞中发现有肾上腺素受体和糖皮质激素受体等多种神经内分泌激素受体的表达，因此在应激状态下神经内分泌的改变可通过与受体结合来调节免疫系统的功能。强烈持续的疼痛应激也可造成免疫功能抑制，因为应激状态下分泌增多的糖皮质激素和儿茶酚胺对免疫系统的主要效应都是抑制。反之,免疫系统也可通过产生多种神经内分泌激素和细胞因子影响神经内分泌系统的活动,如免疫细胞释放的多种神经内分泌激素,促肾上腺皮质激素、β-内啡肽和生长激素等,在局部或全身发挥作用;TNF可促使星形胶质细胞表达脑啡肽,并促进下丘脑分泌促肾上腺激素释放激素,从而使促肾上腺激素和糖皮质激素分泌增加;IL-1也可直接作用于中枢,使代谢增强、体温升高,食欲减退等。

三、疼痛对细胞体液反应的影响

疼痛对细胞体液反应的影响主要体现在疼痛后的应激反应会导致体内合成一些特殊的蛋白。其中热休克蛋白(heat shock proteins,HSP)和急性期反应蛋白(acute phase protein,APP)就是两种比较有代表性的重要蛋白。

(一) 热休克蛋白

HSP是机体在应激时细胞新合成或合成增加的一组高度保守的蛋白质,属非分泌型蛋白质,最初是从经受热应激(从25℃到30℃环境)半个小时后的果蝇唾液中分离发现的,故称之为热休克蛋白。后来的研究不断发现在很多对机体有害的应激环境下,如创伤、缺血缺氧、疼痛等,都可以诱导热休克蛋白的产生,所以热休克蛋白又被称为应激蛋白(stress protein,SP)。热休克蛋白主要有两个功能:一是发挥分子伴侣的作用。由于其本身不是蛋白质代谢的产物或底物,但始终伴随着蛋白质代谢的许多重要步骤,故被形象地称之为"分子伴侣",它能够帮助新生蛋白质折叠、移位、维持和修复、移除和降解受损的蛋白质。二是热休克蛋白有保护细胞的作用。热休克蛋白通过激活蛋白激酶C和生成超氧化物歧化酶等增强细胞对损害的耐受能力,具有协同免疫、抗炎、抗氧化和抗凋亡等作用。

(二) 急性期反应蛋白

另一种具有代表性的特殊蛋白是急性期反应蛋白。机体在创伤、感染、疼痛和大手术等应激状态下可诱发机体产生快速的防御反应,使体温升高,血糖升高,分解代谢增强,负氮平衡及血浆中的某些蛋白质迅速变化等反应,在这种急性期反应中体内血浆浓度迅速增高,体内产生一系列蛋白质的总称叫做急性期反应蛋白。常见的急性期反应蛋白主要有:C反应蛋白、血清淀粉样蛋白A、α_1-酸性糖蛋白、α_1-抗糜蛋白酶、纤维蛋白原、铜蓝蛋白和补体C3等。大多数急性期反应蛋白在急性反应中是增多的,但也有少数急性期反应蛋白在急性反应中反而减少,如白蛋白、前白蛋白、运铁蛋白等。急性期反应蛋白主要功能有:一是抑制蛋白酶活性。剧烈疼痛等应激时,体内蛋白分解酶增多,导致组织损伤。急性期反应蛋白中的蛋白抑制剂在血浆中含量迅速增加,抑制蛋白水解酶的作用,从而保护组织;二是具有抗炎症、抗损伤的作用。如在发生疼痛应激时,血浆中C反应蛋白、血清淀粉样蛋白A和补体等合成增多,在血浆中的浓度迅速升高,具有快速非特异地清除异物和坏死组织的作用,其中

C 反应蛋白的作用最明显;三是可抑制自由基的产生。在急性期反应中铜蓝蛋白的增加可加强超氧化物歧化酶(superoxide dismutase,SOD)活性,促进自由基清除,从而保护组织器官。

四、疼痛对机体代谢和其他器官功能的影响

(一) 疼痛对机体代谢的总影响

疼痛对机体代谢的影响主要体现在剧烈的疼痛会增加机体的应激反应,在应激状态下,物质代谢的改变是在应激激素、细胞因子(TNF、IL-1、IL-6 等)及交感神经系统的共同作用下发生的。机体在开始阶段处于高代谢状态,主要表现为能量物质分解增多、合成减少。这种高代谢的程度通常与疼痛的性质及持续时间长短有关。疼痛导致的应激反应可使大量的糖皮质激素、胰高血糖素、儿茶酚胺等分泌增多并共同作用使机体处于高代谢状态。其主要表现为:高氧耗量,通气量增加,基础代谢率明显升高,且不能通过减少活动而降低其代谢率。如果在这个阶段,既有疼痛又合并有感染、体温升高等因素时,机体则会表现出更高的能量消耗。此时,患者的高代谢可产生大量的能源物质,为机体应对紧急情况提供充足的能量,这在一定程度上可以适应当时的状况;但是,如果这种持续高代谢状态时间过长,会使蛋白质和脂肪消耗过多,导致患者体重下降,机体免疫力和组织修复能力降低等。

(二) 疼痛对糖、脂肪和蛋白质代谢的影响

疼痛对糖、脂肪和蛋白质三大物质代谢的影响主要是由于对物质代谢的激素变化所致。在疼痛导致应激后,机体内的儿茶酚胺、胰高血糖素、糖皮质激素和生长激素等激素分泌增加,同时血浆胰岛素浓度下降,在这些与物质代谢相关的激素及细胞因子的共同作用下,机体的糖、脂肪、蛋白质会发生相应的代谢改变。对于糖代谢而言,表现为糖原分解、糖异生明显增强,同时外周组织对糖的利用率下降,最终使血糖升高。严重代谢紊乱时,输注葡萄糖也不能阻止糖异生,如果输注过多的葡萄糖,机体不但不能充分利用,反而会产生有害的作用,此时增加外源性胰岛素可以改善糖的利用。而脂肪的代谢则表现为脂肪动员、分解加强,成为体内主要能源,血浆游离脂肪酸、酮体会有不同程度的增高。此时,给予输注脂肪乳剂不但能提供能量,还能提供必需脂肪酸,并且与葡萄糖同样具有"节氮效应"。对于蛋白质代谢,轻度的应激时,蛋白质的分解变化不大,主要是蛋白质的合成率下降。中至重度应激时,蛋白质的合成和分解率都会明显加快,而分解率增加更明显,尿氮排出量增多,呈负氮平衡。

(三) 疼痛对中枢神经系统的影响

中枢神经系统是应激反应的调控中心。与应激最密切相关的中枢神经系统包括边缘系统的皮质、杏仁体、海马、下丘脑和脑干蓝斑等结构。动物在丧失意识、全身麻醉或者昏迷状态下对应激的反应性降低,这说明大脑的认知功能在应激反应中具有一定意义。持

久的剧烈疼痛不但可以引起躯体的功能、代谢变化,还可能引起负面的心理反应,烦躁与孤独,睡眠方式的改变,精神障碍,自尊丧失甚至有自杀倾向,甚至抑郁,个体可表现出悲观情绪。持久的疼痛引起神经障碍和抑郁、悲观等情绪的发病机制目前尚未完全明确,可能与5-羟色胺能和去甲肾上腺素能系统的调节障碍及心理社会方面的因素有关。

(四) 疼痛对循环系统的影响

疼痛对循环系统的影响主要取决于疼痛的程度。轻至中度的疼痛可通过交感-肾上腺素能反应,使心率加快、血压升高、心肌收缩力增强以及血管收缩,最后使心排血量增加。如果发生剧烈疼痛时,可使交感神经持续兴奋,引起微血管舒缩功能失调,液体转移到组织间隙使血管内容量减少,或者导致心功能异常,严重者可导致神经源性休克。剧烈疼痛引起心功能异常的可能机制有:儿茶酚胺增加心肌耗氧量,心脏的氧供需失衡,使心肌发生功能性缺氧;电解质的紊乱,使心肌细胞的钙内流增加,形成钙超载,导致心肌生物电活动和收缩功能发生改变;儿茶酚胺的氧化产物对心肌的损伤;儿茶酚胺自氧化过程产生的氧自由基会对心肌膜造成损害;交感神经兴奋直接导致冠状动脉痉挛;儿茶酚胺可诱发血小板聚积,使血液高凝,导致心肌缺血和缺血再灌注损伤;交感神经兴奋可降低室颤阈值,易于发生心律失常,甚至心室纤颤或心搏骤停。

(五) 疼痛对呼吸系统的影响

疼痛对呼吸系统的影响也要分两种情况。一方面,疼痛可引起交感神经兴奋、肾上腺素、儿茶酚胺分泌增多,使呼吸加深、加快,同时也会刺激腹式呼吸,潮气量增大,支气管扩张,肺泡通气量增加,从而提高肺的通气功能(氧输送)。另一方面,如果是局部的疼痛或外科手术后的疼痛,如胸腹部手术后发生的急性疼痛则可能限制患者的呼吸。患者因为疼痛不敢或拒绝深呼吸,会导致急性限制性通气功能障碍、潮气量减少,另外,疼痛也会导致患者不敢做深呼吸或咳嗽,导致咳嗽咳痰能力下降,容易引起肺不张、呼吸衰竭和肺部感染的发生。

(六) 疼痛对消化系统的影响

剧烈疼痛导致强烈的应激,此时对消化系统最重要的病理变化是应激性溃疡(胃、十二指肠黏膜的急性病变),主要表现为胃、十二指肠黏膜的糜烂、浅表性溃疡、渗血等,严重时可出现穿孔和大出血。应激性溃疡的发生可能与以下因素有关:①应激时交感-肾上腺髓质系统兴奋,胃肠血管收缩,血流量减少,胃肠黏膜缺血,造成黏膜的损害;②由于糖皮质激素、β-内啡肽分泌增多,黏膜缺血使黏膜内生性前列腺素及上皮生长因子产生减少,以及酸中毒引起黏膜屏障作用减弱,导致黏膜发生糜烂、溃疡、出血。应激性溃疡通常是一种可逆性的变化,若能迅速有效控制疼痛等控制原发应激因素,通常会在数天内完全愈合。疼痛还会引起胃肠血管收缩,胃肠蠕动减弱,甚至发生胃扩张、呕吐等表现。胃肠血管收缩还可使门静脉血流减少,肝脏的营养血供减少,甚至影响肝功能。

(七) 疼痛对血液系统的影响

疼痛导致应激时,可发生外周血中白细胞增多,核左移,血小板计数增多,黏附力增强,纤维蛋白和凝血因子Ⅴ、Ⅷ浓度升高;血液表现出高凝状态,血液黏度增高,红细胞沉降率增快;骨髓检查可见髓系和巨核细胞系增生。在临床上,疼痛本身会使血液处于高凝状态,另外,疼痛还会限制患者的活动及康复运动,高凝状态再加上长时间卧床,就更容易导致患者静脉淤滞和血栓形成。

五、疼痛对心理和精神的影响

疼痛,尤其是慢性疼痛对患者不仅会产生生理、免疫和神经内分泌等作用,而且对患者的心理和精神也会造成重要影响。疼痛对心理和精神的影响有其生理解剖学基础。根据现代神经生理学的研究,任何因素(包括疼痛)所触发的负性心理活动(如抑郁状态、情绪低落、表情淡漠),都是大脑皮质和边缘脑的高级神经活动,往往首先表现出情绪反应。情绪活动的中枢主要是大脑边缘系统,并直接影响下丘脑,然后引起内分泌系统、自主神经系统的变化。

疼痛与心理因素相互作用,相互影响。疼痛对情绪的影响会形成恶性循环。疼痛发生时,开始可能只限于某一器官、系统,随着疼痛时间的延长和程度的增加,疼痛可引起靶器官的生理学和组织学改变,从而又在靶器官形成伤害性痛源,加重负面的心理情绪,最终形成心理—疼痛—病理—心理的恶性循环。不论是急性或慢性疼痛,根据负性心理情绪的不同程度可表现为沮丧、抑郁、烦躁、暴怒、恐惧、焦虑、易激惹等;在行为反应方面除了及时的反射性动作之外,还可出现神经症、变态行为、自伤行为,特别是因长期使用麻醉、镇痛药而成瘾的患者,往往就会表现出人格变态,甚至轻生行为。另外,疼痛是一种主观感受,心理状态也可影响疼痛感受。心理学及人类学的相关研究表明:疼痛不只是简单地反映身体的损伤程度,它还取决于人们以往的经验和对疼痛的记忆,也取决于人们对疼痛产生的原因及后果的认识,甚至人们所受的教育和修为也在疼痛的感知中起着重要作用。例如,有研究通过对进行多次手术的患者观察后得知,如果患者在第一次手术时未感到剧痛及由此引起的恐惧,那么在第二次手术时患者对疼痛的担心和疑问就会明显减少;相反,如果在第一次手术中曾经历过难以忍受的疼痛,那么在第二次手术时就会对疼痛极度恐惧。又比如对于受伤的士兵而言,创伤是一种慰藉,他们庆幸能通过手术治疗从战伤中活过来,并感到高兴;而对于非军事人员来说,大手术则可能是一件令人担忧和恐惧的事件。

疼痛作为人类一种身体、心理及情感的综合感知,具有重要的生存意义。但对于重症患者而言,在病理条件下,过度的、持续的疼痛可通过激活过度的应激反应,导致一系列有害的生理作用;疼痛还会限制患者运动和康复锻炼,使血液呈高凝状态,容易导致静脉淤滞和血栓形成;同时疼痛是谵妄的高危因素,会增加谵妄的发生,而谵妄越来越被认为是导致重症患者预后不良甚至长期认知功能障碍的因素。另外,疼痛不仅对患者个人造成危害,而且还会影响到患者的家庭生活乃至社会。疼痛常伴随有自主神经功能的紊乱,导致负面情绪的产生,如精神抑郁等,这给患者身边的亲戚朋友及家庭生活带来极大的痛苦和负面影响。患有疼痛,特别是慢性疼痛的患者,其人格独立性受到影响,往往会影响其正常工作能力,导致经济收入下降。疼痛的折磨还会使患者感到无助无望,生活失去意义,使他们放弃工作,排斥和亲友间正常的人际交往,还会使患者离婚率增加,导致自杀危及社会。因此,我们要正确认识疼痛、控制疼痛。

(欧晓峰　华玉思　康　焰)

参考文献

[1] DEVLIN W, SKROBIK Y, GELINAS C, et al. Clinical practice guidelines for the prevention and management of pain, agitation/sedation, delirium, immobility, and sleep disruption in adult patients in the ICU [J]. Crit Care Med, 2018, 46(9): e825-e873.

[2] MOLANDER P, DONG H J, ÄNG B, et al. The role of pain in chronic pain patients' perception of health-related quality of life: a cross-sectional SQRP study of 40 000 patients [J]. Scand J Pain, 2018, 18(3): 417-429.

[3] SMITH D, WILKIE R, CROFT P, et al. Pain and mortality: mechanisms for a relationship [J]. Pain, 2018, 159(6): 1112-1118.

[4] GRIFFIS C A, COMPTON P, DOERING L. The effect of pain on leukocyte cellular adhesion molecules [J]. Biological Research For Nursing, 2006, 7(4): 297-312.

[5] KOGA C, ITOH K, AOKI M, et al. Anxiety and pain suppress the natural killer cell activity in oral surgery outpatients [J]. Oral Surgery Oral Medicine Oral Pathology, 2001, 91(6): 654-658.

[6] PÉREZ C, MARGARIT C, SÁNCHEZ-MAGRO I, et al. Chronic pain features relate to quality of life more than physiopathology: a cross-sectional evaluation in pain clinics [J]. Pain Pract, 2017, 17(7): 866-878.

[7] FLINK I K, REME S, JACOBSEN H B, et al. Pain psychology in the 21st century: lessons learned and moving forward [J]. Scand J Pain, 2020, 20(2): 229-238.

第三节　重症患者疼痛管理现状

一、重症患者疼痛的管理概述

长期以来,疼痛和重症监护是独立的研究领域,直到20世纪80年代末,才开始针对重症患者的疼痛进行研究。疼痛现已成为重症监护病房(intensive care unit, ICU)住院患者的主要应激源之一,常给患者留下痛苦经历。确认的原因包括基础疾病、创伤、近期手术、侵入性操作,或者伤害性刺激等。ICU内常见治疗如气管插管、鼻胃管、机械通气或常规护理(如吸痰、翻身、穿刺)等也是诱发疼痛的常见原因。

(一)重症患者疼痛的流行病学调查

ICU患者疼痛普遍存在,患病率可达40%~77%。Chanques G等纳入总共230例疼痛患者的分析显示,创伤及手术源性154例(12例创伤,142例术后患者)和内科重症源性76例,其中腹部手术136例,疼痛总体发生率为51%,外科组和内科组疼痛发病率之间并无显著统计学差异(52% vs.50%;P=0.78),两组患者疼痛评分值也无显著统计学差异(11.0 vs.9.0;P=0.43)。

胸部是术后患者最常见的疼痛部位。心脏术后疼痛也是患者常见不良经历,Gelinas C等分析93名心脏术后ICU监护患者显示,疼痛病例72例(77.4%,其中16例轻度疼痛,21例中度疼痛,25例严重疼痛),有61例(65.6%)经历有创机械通气,47.3%患者表现为胸腔的疼痛,翻身或体位改变成为重要的疼痛诱因。这项研究也与数年前Puntillo KA的研究结果类似,说明心脏术后疼痛仍需更多地关注。此外,胸部手术后疼痛控制不佳所带来的患者呼吸或咳嗽受限,可能直接导致肺不张和分泌物潴留,进而影响术后康复,并增加并发症和住院时间。因此,有必要对开胸手术后的急性疼痛进行有效处理。

危重症癌痛研究也得到类似结论,Nelson JE等在一所教学医院ICU中进行为期8个月的前瞻性观察性研究中,将ESAS评分用于评价可自主表述疼痛的危重症癌症患者的疼痛感觉,结果显示55%~75%的患者报告有疼痛、不适、焦虑、睡眠障碍或饥饿或口渴不适等表现,并且均是中度及重度疼痛;抑郁及呼吸困难分别占40%及33%;严重疼痛均与ICU内相关手术或有创操作相关,沟通不畅、睡眠夺获等是主要诱因。在一项有ICU经历的4 824名癌症患者中的调查显示,超过30%的患者经历了中度至重度疼痛刺激,这些常见刺激包括:气道内吸引,翻身,动脉血气穿刺,动脉导管置入,中心静脉导管置入或外周静脉置管等。Puntillo KA等在美国西部一家三级医院开展了一项共计171名高危死亡风险的危重症产妇的访视研究,研究者每天对患者进行一次访视,最多访视14天,重点关注患者的十种症状(即疼痛,疲倦,呼吸急促,躁动不安,焦虑,悲伤,饥饿,害怕,口渴,困惑),研究共完成了405次访视,平均年龄58岁,64%的男性患者中机械通气比例为34%,最终院内死亡率为22%;40%的患者自诉疼痛,44%感到呼吸困难,71%自诉口渴。

ICU中由于病情的特殊性,侵入性操作较普通病房明显增加。研究显示,翻身是成人患者中最痛苦的护理操作,而在心脏和腹部手术后,气管内(ET)吸引和/或拔出胸腔引流管所带来的疼痛十分明显,达到中度至重度疼痛。Thunder Project Ⅱ在全美167个ICU中进行的6 000多名患者评估中发现翻身、气管内吸引、活动、呼吸训练、体位搬动等操作为引起ICU患者疼痛的常见原因(表1-1)。机械通气是ICU内常见的有创操作及治疗措施,在教学医院进行的一项关于96名接受机械通气大于24h的患者的前瞻性观察研究中,通过视觉模拟评分进行疼痛及焦虑评估,发现47%患者表述疼痛及呼吸困难等不适,通过调整呼吸机后35%的患者可以得到改善,而未改善者,3天内脱机的比例明显降低。然而,目前在认知障碍人群的疼痛方面的研究仍较少。

表 1-1　有创操作前、操作时疼痛程度的差异

操作	N/%	操作前疼痛评分中位数	操作中疼痛评分中位数	平均差异	P值
拔胸腔引流管	292(6.1)	2(0~4)	5(3~7)	2.5(0.5~4)	<0.000 1
拔伤口引流管	75(1.6)	2(0~4)	4.5(2~7)	2(0~4.5)	<0.000 1
动脉导管置入	199(4.1)	1(0~2.5)	4(2~6)	2.75(0~5)	<0.000 1
气管内吸引	767(15.9)	1(0~4)	4(1~6)	1.5(0~4)	<0.000 1
外周静脉置管	315(6.5)	1(0~3)	3(1~5.5)	1(0~3)	<0.000 1
外周静脉采血	328(6.8)	0.5(0~3)	3(1~5)	1(0~3)	<0.000 1
翻身	873(18.1)	1.75(0~4)	3(0.25~6)	1(0~2.5)	<0.000 1
呼吸训练	439(9.1)	2(0~4)	3(1~5)	1(0~2)	<0.000 1
体位搬动	371(7.7)	1(0~4)	3(0~5)	1(0~2)	<0.000 1
伤口护理	301(6.3)	2(0~4)	3(1~6)	0.5(0~2)	<0.000 1
活动	526(10.9)	1(0~3)	2(0~5)	0(0~2)	<0.000 1

我国古代也有大量的关于疼痛的记载,包括《黄帝内经》《伤寒杂病论》《五十二病方》《肘后备急方》《千金要方》等均有记载。《黄帝内经》涉及疼痛,如痛而兼呕吐、痛而腹泻、痛而胸闷不舒等。《伤寒杂病论》是东汉张仲景所著,是专注于外感伤寒的著作,其中对痛证有较多的描述,共计70条原文、33首方剂与疼痛相关,占全书的1/3,具体包括:头项疼痛(8首),身体及四肢疼痛(12首),咽痛(5首),心胸疼痛(4首),胸膈疼痛(3首),腹痛(10首),腰痛、少腹痛、阴痛(1首)。《五十二病方》对疼痛的论述以外伤痛证为主,如金刃所伤、狂犬噬人、隆病、痔痛、疽痛等,也诞生了诸多历史名方,如九味羌活饮、川芎茶调散、血府逐瘀汤等。

近年来,国内ICU学者进行了疼痛管理的全国多中心调查研究。来自中国158个城市的704家医院关于疼痛管理的问卷调查显示,共计完成1 011份有效调查问卷(答复率为80.37%)。分项研究结果显示,诊疗过程中疼痛、躁动、谵妄的评估率分别为75.77%、90.21%和66.77%。而在评分工具的选择上,视觉模拟量表、Richmond躁动镇静量表和ICU谵妄评估方法是首选评估量表。在滴定式治疗中,738份(73%)问卷显示临床医师会根据拟议的镇静水平对镇静剂进行滴定,268个(26.61%)临床医师仅依赖于临床经验。而在治疗方式的选择上,共有519位(51.34%)临床医师从未对镇痛镇静及谵妄处理上使用其他非药物策略。而从研究参与单位的地域划分,西南地区进行疼痛评分和镇静评分的比率最高,而华北最低。在中国四个地区的调查结果显示,谵妄评估和得分的比率相近;四个地区的PAD评估首选量表也相同。但是,在四个区域中,PAD治疗的前三大药物选

择并不相同。

此外,国内临床研究也得出与国外类似的结果。术后患者疼痛研究中,胸外科术后60%~80%的患者存在显著未缓解的疼痛,其中86%的患者表现为中、重度疼痛。而对术后患者的小样本调查显示,96.5%的术后患者存在不同程度疼痛,其中,中、重度疼痛的比例达72.8%。

由此可知,即使经过20年的发展,术后镇痛不足的现象仍未得到明显改善,疼痛的及时控制仍任重道远,这不是一个医院的问题,也不是某一个国家的问题,而是一个全球性的问题。

(二)疼痛评估现状

如上所述,重症患者常常伴随疼痛,且伴高比例的中重度疼痛,因此恰当的疼痛评估对于疼痛的管理至关重要。成年患者疼痛、躁动和谵妄管理的临床实践指南(PAD指南)建议在重症监护室进行疼痛评估。但其依从性仍差,很大程度归因于许多重症患者由于插管,镇静或认知障碍而无法表达疼痛等不适感。同时,根据Georgiou E等的系统评价也可以看出,进行常规的疼痛评估有助于恰当地镇痛治疗、缩短ICU住院日、机械通气时间、降低呼吸机相关性肺炎等,可以减少镇痛药物的使用剂量。然而,由于研究的异质性较大,目前的证据水平仍不足以得出明确的结论。

由于患者类型不同及对控制疼痛需求的表达能力各不相同等,评估标准因人而异。对于可交流的患者,疼痛评估方法包括:连续视觉模拟评分法(VAS),该量表为一条直线,最小值代表无痛、最大值代表可能最严重疼痛,患者选取其中任意一点;数字评定量表(NRS),患者在一条0~10的直线上选择一个整数,NRS预期的目标<4分;以及口诉言词评分法(VRS),患者可从所描述的疼痛强度逐渐增加的几个词语或短语中选择一个。这些量表每种都有效且通常可靠。不可交流的患者,包括疼痛行为量表(BPS)和重症监护疼痛观察工具(CPOT),BPS<5分和CPOT<3分。这些工具既采用了疼痛相关行为,也包括生理指标,有非常好的效度和信度,得到了危重病医学会《疼痛、激越状态和谵妄(PAD)指南》的推荐。必要时,患者家属可参与到疼痛评估过程,然而,ICU团队在系统性疼痛评估和最佳镇痛中的作用与责任仍占主导。如果患者出现面部扭曲、扭动身体和交感神经兴奋体征(如心动过速、高血压、呼吸过速、出汗或竖毛),则需怀疑疼痛。上述行为和生理指标可对根据客观疼痛分级工具得到的信息进行补充。镇痛的主要目标是让患者感到最舒适。这一目标具有患者特异性,并取决于患者当时的临床情况、对疼痛的耐受情况,以及镇痛治疗的副作用。部分患者宁愿忍受一定程度的疼痛以保持觉醒度,而另一部分患者则并非如此。镇痛的次要目标包括:缓解疼痛所造成的不良生理反应(如代谢亢进、氧消耗增加、高凝状态和免疫功能的变化)。

现阶段,行为疼痛评分BPS被用于测量接受机械通气患者的疼痛强度,并且其可靠性得到了证实。Chanques G等研究显示,以BPS评分标准定义ICU患者的疼痛,发现BPS大于5分的患者比例将高达40%,更有165的ICU患者经历了BPS>7分的疼痛经历。然而,在评分工具的使用上,Burry LD 等在加拿大对 51 个 ICU 疼痛管理进行研究后发现,只有不到 20% 的 ICU 使用疼痛评估工具,并且只有 25% 的 ICU 执行了疼痛管理的方案。Kumar AB 等进行的一项多中心观察性研究发现,ICU 中虽然有 90% 的患者正在积极接受阿片类药物治疗,但只有 42% 的患者接受了疼痛评估。同样,Payen 等报道,接受镇痛的患者中,53% 没有接受疼痛评估,而进行疼痛评估时,也仅 28% 使用了特定的评价工具。国内学者也进行了镇痛评分的相关研究。葛向煜等进行的系统评价结果显示,护士使用 RASS 评分量表主导的镇静流程可明显降低 ICU 内呼吸机相关性肺炎发生率,并增加机械通气期间患者的舒适感,并且可以有效地预防气管插管时的非计划性拔管等不良事件的发生。国内学者韩艳等为防范经口气管插管患者非计划性拔管的发生,使用 RASS 评分为导向的患者镇痛镇静评估,结果显示 ICU 内经口气管插管患者自行拔管和拔管时段与 RASS 评分分值相关,使用 RASS 可有效管理非计划性拔管的发生。急性重症胰腺炎是 ICU 常见病种,患者常伴发有多器官功能衰竭,疼痛是本病的主要表现。卢建荣等针对急性胰腺炎的最佳镇痛镇静研究发现,RASS 目标在 −2~0 分之间,并根据此结果进行临床验证指导,可得出理想的效果。机械通气患者使用 RASS 评估其镇痛镇静状态,可保证机械通气患者的管路安全,提升患者带管期间的舒适性,减少并发症的发生。由此可见,重症患者疼痛的评估仍然存在较大的差异。

(三) 重症疼痛的管理目标

急性疼痛管理的目标包括降低疼痛的发生率和严重程度,尤其是降低影响患者功能(如运动)的疼痛的发生率和严重程度,最大程度减少止痛药的副作用,防止术后疼痛并发症,降低患者的心理负担、提高康复能力,并在可能的情况下预防慢性疼痛,最终全面提高患者的生活质量。目前,比较公认的疼痛管理目标包括:数字评估法的疼痛强度<3 或 0;突发性疼痛<3 次/24h。同时,也有国外学者将睡眠、静息状态及活动时无痛化管理作为疼痛控制的标准。

(四) 疼痛管理常用措施

目前疼痛管理常分为药物及非药物干预。药物治疗为疼痛管理的基石,现有的主要镇痛药物为非甾体抗炎药(布洛芬、吲哚美辛、萘普生等)和阿片类药物。阿片类药物常用于中、重度对常规药物无效的非癌性疼痛患者。非药物疗法可在疼痛治疗全过程中配合使用,包括物理疗法等,常指采用针灸疗法、神经电刺激疗法、神经阻滞、电刺激、松弛疗法、音乐、分散注意力、按摩、催眠、微创介入等方法来帮助患者缓解疼痛。非药物治疗措施最大的优点在于对身体无损伤,可在任何时期配合止痛药物使用,更倾向于机体、思维、精神的统一,适应患者的整体需要。如慢节律呼吸法能有效减轻外科术后轻至中度疼痛患者的疼痛经历。近年来,虚拟现实(VR)的兴起,也被用到了疼痛管理中,并被证实使用 VR 后可以分散患者的注意力,有效减轻疼痛,但在危重症患者中的应用,仍需进一步探讨。

迄今为止,ICU患者的首版镇痛治疗指南已推出10余年,并进行了数次更新,兼顾器官功能复杂的病理生理改变,目前提倡镇痛优先的镇痛镇静管理方案。尽管如此,镇痛治疗的管理仍存在诸多问题,进而导致疼痛管理存在较大的差异,最常见的就是镇痛过度及镇痛不足。

二、镇痛不当及危害

(一) 镇痛不足

尽管指南已经指出了镇痛的重要性,但ICU患者常因最常见的痛苦操作而导致镇痛的不足,如气道内吸引、有创操作及护理常规操作(如洗澡、体位改变、翻身)等。在欧美国家长达十年时间的观察里,尽管在上述操作过程中疼痛主动干预强度有增加,但仍有超过50%的欧美患者未接受有效的药物治疗,大致可归结为以下原因:①许多气管插管患者经常接受持续镇静,进而无法正确进行疼痛评估;②与患者交流,获取患者准确的疼痛相关信息存在困难;③内科危重症患者对疼痛的认识存在困难。

Yamashita等研究了疼痛与危重症患者死亡率的关系,结果显示不使用芬太尼和儿茶酚胺是引起疼痛的潜在因素,行为疼痛量表(BPS)>5分时,机械通气期间死亡率和ICU住院日均增加。因此,如何在ICU中实施疼痛控制并使其标准化,对改善患者的预后至关重要。图1-2显示了急性疼痛管理中镇痛不足的原因。

镇痛不足最常导致慢性疼痛综合征。如上所述,对急性疼痛的控制不够充分,即可引起中枢和外周神经系统的变化。在ICU接受治疗的患者不可能避免疼痛刺激,充分的疼痛控制可降低长期疼痛的可能性;由于镇痛不足,很多危重症幸存者都会发生长期疼痛。

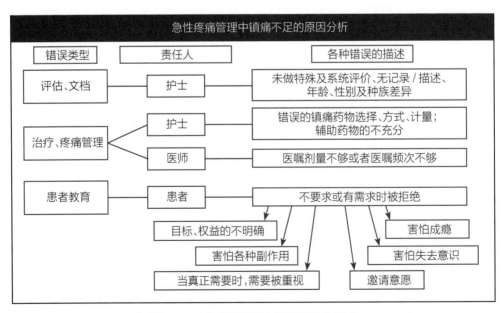

图1-2 急性疼痛管理中镇痛不足的原因

Ceri 等在 2013 年对创伤及脓毒症患者的随访中发现，慢性疼痛成为幸存者出 ICU 后半年至一年的常见不良感受，超过 1/3 患者在转出 ICU 后仍需要持续的镇痛治疗，主要的危险因素包括年龄、脓毒症、伤口、住院日、ICU 住院日及外科手术。2016 年一项研究显示，超过 30% 的 ICU 出院患者有大于半年的慢性疼痛经历，并且 50% 以上这部分人群的日常生活会受到影响。同时，研究也发现，在这类疼痛超过半年的人群中，有一半的人群又会因为入院而发展成为新的慢性疼痛综合征。一项关于急性呼吸窘迫综合征（acute respiratory distress syndrome，ARDS）幸存者的调查发现，此类患者疼痛程度较普通人群增多，并且疼痛至少持续到出院后 12 个月；Herridge 等研究发现此类患者疼痛可持续 1~5 年。因此，ICU 后疼痛的预防及管理具有重要的作用。

（二）镇痛过度

相较于镇痛不足，过度的镇痛也将带来一系列危害，如呼吸频率过慢、幅度减小、心率过慢、血压下降、缺氧和/或二氧化碳蓄积等症状，严重者出现呼吸、循环恶性事件。此外，也会伴随阿片药物的过量或滥用，药物成瘾等。其中阿片类过度使用是主要原因之一。1990—1995 年，全美阿片类药物处方每年增加 200 万~300 万；1999—2016 年，美国有 63 万多人死于药物过量，其中大多数与药物有关的死亡是由于止痛药阿片类药物所致。研究表明，阿片类药物暴露是免疫功能障碍的独立危险因素。目前认为导致过度镇痛的原因主要与疼痛评估密切相关。

以下是 ICU 内长时间进行镇痛管理中的常见并发症：

（1）ICU 获得性肌无力：长期镇痛镇静、炎症反应、神经肌肉阻滞剂、制动、糖皮质激素等多种因素可以导致 ICU 获得性肌无力。神经肌肉阻滞剂通过抑制神经肌肉偶联而抑制肌肉的收缩活性，与足量的镇静药物和/或镇痛药物联合应用不仅会导致即刻肌肉功能抑制，药物的残余效应也会导致 ICU 获得性肌无力。

（2）循环功能抑制：对于血流动力学不稳定、低血容量或交感兴奋性升高的患者，镇痛镇静治疗容易引发低血压。如受体激动剂右美托咪定具有抗交感作用，可导致心动过缓和/或低血压。

（3）呼吸功能抑制：多种镇痛镇静药物都可以产生呼吸抑制，深度镇痛还可以导致患者咳嗽和排痰能力减弱，影响呼吸功能恢复和气道分泌物的清除，增加肺部感染机会。

（4）消化功能受损：阿片类镇痛药物可抑制肠道蠕动导致便秘和腹胀；非甾体抗炎药过量使用，特别是合并有消化道功能障碍的患者时，出血的风险明显增加。

（5）其他：镇痛镇静后患者自主活动减少，加之疼痛感觉变弱，会引起患者较长时间维持于某一体位，继而容易造成压疮、深静脉血栓等并发症。

镇痛程序化管理可有助于减少镇痛不足和镇痛过度的发生。

在实践中，评估镇痛需求具有极大的重要性。在一项临床试验中，比较了机械通气过程中的程序化镇痛与传统的非程序化镇痛治疗方案。结果显示，与接受非程序化镇痛治疗的患者相比,程序化治疗组镇痛镇静治疗后,机械通气时间明显缩短(中位持续时间:55.9/117.0h),有显著统计学差异($P<0.05$)。此外,在程序化组镇痛患者中,ICU 和住院时间均较对照组明显缩短。在镇痛管理中,医护作为主要的参与人群,医护合作培训,以临床指南、病例讨论、实战演练等形式将疼痛现场再现,标准化镇痛镇静流程,加强医护患之间的沟通,对患者预后将有重要作用。

重症疼痛管理历经 20 余年发展,在疼痛管理中形成了规范的诊疗方案。但 ICU 中的疼痛管理仍存在一些独特的困难,需要建立一种以消除患者痛苦为目标的疼痛管理文化,正确认识疼痛、评估疼痛,提供积极、恰当的疼痛控制方案,避免镇痛不足及过度,以减轻患者的痛苦、并发症,最终改善预后。

(郭 军 康 焰)

参考文献

[1] PUNTILLO K. Pain assessment and management in the critically ill:wizardry or science? [J]. Am J Crit Care.2003,12(4):310-316.

[2] GELINAS C,BOITOR M,PUNTILLO K A,et al. Behaviors indicative of pain in brain-injured adult patients with different levels of consciousness in the Intensive Care Unit [J]. J Pain Symptom Manage,2019,57(4):761-773.

[3] CHANQUES G,SEBBANE M,BARBOTTE E,et al. A prospective study of pain at rest:incidence and characteristics of an unrecognized symptom in surgical and trauma versus medical intensive care unit patients [J]. Anesthesiology,2007,107(5):858-860.

[4] GELINAS C. Management of pain in cardiac surgery ICU patients:have we improved over time? [J]. Intensive Crit Care Nurs,2007,23(5):298-303.

[5] PUNTILLO K A. Pain experiences of intensive care unit patients [J]. Heart Lung,1990,19(5 Pt 1):526-533.

[6] ZHU Y,JING G,YUAN W. Preoperative administration of intramuscular dezocine reduces postoperative pain for laparoscopic cholecystectomy [J]. J Biomed Res,2011,25(5):356-361.

[7] NELSON J E,MEIER D E,OEI E J,et al. Self-reported symptom experience of critically ill cancer patients receiving intensive care [J]. Crit Care Med,2001,29(2):277-282.

[8] PUNTILLO K A,ARAI S,COHEN N H,et al. Symptoms experienced by intensive care unit patients at high risk of dying [J]. Crit Care Med,2010,38(11):2155-2160.

[9] PUNTILLO K A. Dimensions of procedural pain and its analgesic management in critically ill surgical patients [J]. Am J Crit Care,1994,3(2):116-122.

[10] PUNTILLO K A,WHITE C,MORRIS A B,et al. Patients' perceptions and responses to procedural pain: results from Thunder Project Ⅱ [J]. Am J Crit Care,2001,10(4):238-251.

[11] SCHMIDT M,DEMOULE A,POLITO A,et al. Dyspnea in mechanically ventilated critically ill patients [J]. Crit Care Med,2011,39(9):2059-2065.

[12] BARR J,FRASER G L,PUNTILLO K,et al. Clinical practice guidelines for the management of pain, agitation,and delirium in adult patients in the intensive care unit [J]. Crit Care Med,2013,41(1): 263-306.

［13］GEORGIOU E,HADJIBALASSI M,LAMBRINOU E,et al. The impact of pain assessment on critically ill patients' outcomes:A systematic review［J］. BioMed Research International,2015,2015(2):1-18.

［14］RAHU M A,GRAP M J,FERGUSON P,et al. Validity and sensitivity of 6 pain scales in critically ill, intubated adults［J］. American Journal of Critical Care,2015,24(6):514-523.

［15］RIJKENBERG S,STILMA W,ENDEMAN H,et al. Pain measurement in mechanically ventilated critically ill patients:Behavioral Pain Scale versus Critical-Care Pain Observation Tool［J］. J Crit Care,2015,30(1):167-172.

［16］CHANQUES G,JABER S,BARBOTTE E,et al. Impact of systematic evaluation of pain and agitation in an intensive care unit［J］. Crit Care Med,2006,34(6):1691-1699.

［17］BURRY L D,WILLIAMSON D R,Perreault M M,et al. Analgesic,sedative,antipsychotic,and neuromuscular blocker use in Canadian intensive care units:a prospective,multicentre,observational study［J］. Can J Anaesth,2014,61(7):619-630.

［18］KUMAR A B,BRENNAN T J. Pain assessment,sedation,and analgesic administration in the intensive care unit［J］. Anesthesiology,2009,111(6):1187-1188.

［19］PAYEN J F,CHANQUES G,MANTZ J,et al. Current practices in sedation and analgesia for mechanically ventilated critically ill patients:a prospective multicenter patient-based study［J］. Anesthesiology,2007,106(4):687-695.

［20］葛向煜,胡雁,徐建鸣,等 . 护士主导程序性镇静对镇静效果及机械通气结局影响的系统评价［J］. 中国循证医学杂志,2015,015(004):445-451.

［21］韩艳 .ICU 成人患者经口气管插管自行拔管相关因素及集束化护理措施干预效果研究［D］. 青岛:青岛大学,2015.

［22］YAMASHITA A,YAMASAKI M,MATSUYAMA H,et al. Risk factors and prognosis of pain events during mechanical ventilation:a retrospective study［J］. J Intensive Care,2017,5:17.

［23］BATTLE C E,LOVETT S,HUTCHINGS H. Chronic pain in survivors of critical illness:a retrospective analysis of incidence and risk factors［J］. Crit Care,2013,17(3):R101.

［24］HERRIDGE M S,TANSEY C M,MATTE A,et al. Functional disability 5 years after acute respiratory distress syndrome［J］. N Engl J Med,2011,364(14):1293-1304.

第四节　重症患者疼痛管理与普通患者管理的差异

疼痛作为一种人体对组织损伤不适的感受和情感体验,在各类疾病的诊治过程中普遍存在。在 ICU 中,手术、创伤、肿瘤、各种操作都是引起重症患者疼痛的常见原因。即使是在静息状态下,保留人工气道、尿管、胃管等导管、被迫体位以及输液等常规治疗措施也会使患者有疼痛的感受并持续处于应激状态。有研究显示在已转出 ICU 的患者中,77%能回忆起在 ICU 中有中度到重度疼痛体验。心脏外科术后患者由于创伤较大,这种体验更加明显。离开 ICU 1 周后,有 82% 的心外术后患者能回忆起在 ICU 经历过疼痛;即使在术后 6 个月仍有 38% 的患者对 ICU 中的疼痛记忆犹新。由于疼痛在重症患者中十分普遍,因此疼痛管理应引起 ICU 医护人员充分的重视。因为重症患者与普通患者在疾病特点和病理生理机制方面存在着一定的差异,因此二者的疼痛管理策略也有所区别。

一、临床表现及诊断标准的差异

疼痛作为一种主观感受,对于相同的刺激,每个人的反应可能大相径庭。因此为了达到最优化镇痛的目的,首先就需要评估患者的疼痛程度。依据其强弱选择镇痛药物的种类、剂量和给药方式,并动态评估药物治疗的效果,滴定式地调整到最佳镇痛水平。

(一) 临床表现的差异

对于普通患者,由于其意识清醒、言语自如、体位不受限,出现疼痛时可清晰表达疼痛的诱因和特征,准确地指出疼痛的定位,对疼痛程度的描述也相对较准确。并且由于疾病较单一,疼痛的临床表现与原发疾病也呈现较好的关联关系。因此临床医师获取准确的临床信息较为容易。同时对于各种镇痛治疗的效果,普通患者也能给予及时正确的反馈,对于镇痛治疗的滴定调整也有很大的帮助。

大部分重症患者由于保留有气管插管、气管切开管等人工气道,即使意识清醒,也无法通过语言表达疼痛感,临床表现为不安、躁动、不配合治疗,甚至有自行拔除各种导管,危及医疗安全的行为。这些症状缺乏特异性,临床医师常常会忽略患者行为与镇痛不足之间的关系,导致误诊误治。同时患者因较长时间未得到针对性治疗,疼痛持续存在或进行性加重,其躁动症状会愈发明显,严重影响正常诊疗的实施。对于神清且保留人工气道的患者,可通过床旁和患者沟通,交互式问答,点头等简单动作示意、手写文字等方式进行交流,获取患者的主诉信息。但重症医学科还有许多神志欠清的患者,如麻醉未醒、长期应用镇静药物、颅脑损伤等情况,这类患者疼痛时往往躁动更剧烈,且无法通过动作示意交流等,对医护人员早期识别疼痛是一个巨大的挑战。

除此之外,一些体格检查也可以为我们提供诊断依据。若患者感受到明显的疼痛,会有心率增快,血压升高,呼吸加快,查体可能发现明显的异常。如消化道穿孔患者,腹部特定部位有明显压痛、反跳痛、肌紧张。手术后伤口痛患者,在检查或牵拉伤口时,会出现明显躲避或强迫体位。对于普通患者,这些体征联合主诉可明确区分患者疼痛的性质和程度。而对于重症患者,当他们在镇静状态或保留人工气道无法表达时,体征对镇痛需求的提示更为重要。因此重症医护人员应特别关注这些躯体反应,随时关注镇痛治疗是否适宜。

在普通患者中,有相当一部分患者罹患慢性疼痛,如神经痛、癌痛。这类疼痛往往持续 3 个月以上,超过急性病一般的进展,或者超过受伤愈合的合理时间,或与引起持续疼痛的慢性病理过程有关,或者经数月或数年的间隔疼痛复发。持续性、难以消除的慢性疼痛往往伴随有睡眠紊乱、食欲缺乏、性欲减退、兴趣缺乏、便秘等症状。其特点包括:持久性、转移性和神经结构的改变。长期慢性疼痛会使人对疼痛变得很敏感。而重症患者大多为急性疼痛,疼痛来源往往和疾病本身及各项操作相关,随着原发疾病的好转,疼痛也会随之减轻,逐渐缓解,很少出现迁延性疼痛。然而,对于重症患者也需要在询问病史时关注其可能存在的引起慢性疼痛基础疾病和长期服用镇痛药物的病史。

(二)疼痛诊断标准的差异

普通患者疼痛诊断的方法与程序依照疼痛的病因、病程的急缓、疼痛的分布部位以及疼痛的性质来进行。在病因上,炎症、退变、外伤、畸形、肿瘤等都可以引起同一部位的疼痛,心理因素、社会因素和经济因素也在很大程度上影响着患者对疼痛的感觉。同时发病的急缓、病程的长短不同,也可能导致诊断不一,选择的治疗方法也大相径庭。在部位上,局部性疼痛是指仅出现在某个部位的疼痛,是周围神经及感受器受冷、热、压、刺等刺激所致。而牵涉痛指远离病变区的疼痛,此种类型的疼痛具有躯体和内脏伤害感受性及神经病变性的特点,可作为评价器质性病因的参考。如心绞痛的疼痛常放散到左肩、臂和腕;肝、胆痛可出现右肩部的牵涉痛;肾、输尿管可在腹股沟部位出现牵涉痛。而疼痛的性质上,也可分为胀痛、刺痛、绞痛、酸痛、灼痛等类别。疼痛的程度上,世界卫生组织(WHO)将疼痛划分成五种程度:0度,不痛;Ⅰ度,轻度痛,可不用药的间歇痛;Ⅱ度,中度痛,影响休息的持续痛,需用止痛药;Ⅲ度,重度痛,非用药不能缓解的持续痛;Ⅳ度,严重痛,持续的痛伴血压、脉搏等变化。

1. 普通患者疼痛诊断标准 在临床上,疼痛的分级诊断主要依靠患者的主观描述,最常用的有下列三种方式。

(1) 主诉疼痛分级法(verbal rating scale, VRS):让患者根据自身的疼痛感受描述出疼痛级别,共分为四级:无痛、轻度痛、中度痛、重度痛。轻度指患者疼痛完全不影响睡眠;中度痛指疼痛影响睡眠,但仍可自然入睡;重度痛指疼痛导致不能睡眠或睡眠中痛醒,需用药物或其他手段辅助睡眠。这种方法患者容易理解,但欠缺精确。

(2) 视觉模拟量表(visual analog scale, VAS):画一条长线(一般长为100mm),线上不做标记、数字或词语,以免影响评估结果。保证患者理解两个端点的含义:一端代表无痛,另一端代表剧痛,让患者在线上最能反映自己疼痛程度之处画一交叉线。评估者根据画交叉线的位置估计患者的疼痛程度。这一方法简便易行,但老年人和文化教育程度较低的患者使用起来可能存在困难,大部分人通过训练可准确使用。

(3) 数字疼痛分级法(numerical rating scale, NRS):数字疼痛分级法是利用《疼痛程度数字评估量表》对患者疼痛程度进行评估,也是最简单常用的分级方法。将疼痛程度用0~10个数字依次表示,0表示无疼痛,10表示最剧烈的疼痛。交由患者自己选择一个最能代表自身疼痛程度的数字,或由医护人员询问患者:你的疼痛有多严重,然后由医护人员根据患者对疼痛的描述选择相应的数字。按照疼痛对应的数字将疼痛程度分为:轻度疼痛(1~3),如刺手背、用力鼓掌;中度疼痛(4~6),如刀切到手、软组织挫伤、扭伤等;重度疼痛(7~10),如重度血管性头痛、偏头痛等。这种方法准确简明,但不能用于没有数学概念的患儿。

2. 重症患者疼痛诊断标准　　重症患者的疼痛评估与普通患者略有不同。由于重症患者的语言交流存在一定的困难。因此关于疼痛的病因、性质并不是评估的重点。主要是评估疼痛的程度，以指导选择合适的镇痛药物和剂量。对于意识清醒的重症患者，仍可通过自我报告的方式来评估疼痛，常用的自我报告评估工具同普通患者，包括视觉模拟量表、数字疼痛评分等。而对于意识不清、无法交流的患者，则可以通过一些经验证可靠、有效的行为评估工具来判断疼痛程度。目前对于重症患者，推荐使用行为疼痛量表（behavioral pain scale，BPS）和重症疼痛评估工具（critical-care pain observation tool，CPOT）。

行为疼痛量表（表 1-2）观察指标包括面部表情、上肢活动、机械通气依从性三方面内容，每项内容分 4 个等级，分别对应 1~4 分。一般认为重症患者镇痛目标为 3~5 分，大于5 分需要加强镇痛。重症疼痛评估工具（表 1-3）则包含了面部表情、身体动作、呼吸机的顺应性（气管插管患者）/发声（非气管插管患者）、肌肉紧张度等四方面观察内容，每项内容分 3 个等级，分别对应 0~2 分。对比上述两类评估工具，有研究发现：对于 NRS>4 分的患者，采用观察性评估工具，如 BPS，会低估疼痛水平，因此自我报告的方式被认为是评估疼痛的金标准。

表 1-2　行为疼痛量表（BPS）

观察指标	1分	2分	3分	4分
面部表情	表情放松	部分紧绷（如皱眉）	完全紧绷（如眼睛紧闭）	面部扭曲
上肢活动	没有活动	部分屈曲	完全屈曲且手指弯曲	持续回缩
机械通气顺应性	耐受呼吸机	咳嗽但大多时间耐受	人机对抗	无法控制通气

表 1-3　重症疼痛评估工具

观察指标	0分	1分	2分
面部表情	放松、自然的表情（未观察到肌肉紧张）	表情紧张（皱眉、面部肌肉紧张）	脸部扭曲，表情痛苦（出现以上所有表情并双眼紧闭）
身体动作	没有活动或正常体位（不一定表示无疼痛）	防卫活动（活动慢而小心，触碰或按摩疼痛部位，通过活动吸引注意力）	躁动不安（拉扯管道，企图坐起或下床，四肢活动剧烈，不听指令，攻击工作人员）
机械通气耐受性（气管插管患者）	耐受呼吸机或活动（呼吸机无报警，机械通气畅）	咳嗽但可耐受（呼吸机报警可自动停止）	人机对抗（人机不同步，机械通气中断，呼吸机报警频繁）
发声（非气管插管患者）	言语正常或不发声	叹息、呻吟	喊叫、哭泣
肌肉紧张	放松（被动运动时无阻力）	紧张、僵硬（被动运动时有阻力）	非常紧张或僵硬（被动运动时阻力很大，不能完成动作）

二、治疗方式的差异

无论是普通患者还是重症患者,镇痛治疗的主要目标都是让患者感到舒适。而对于重症患者,镇痛还有其他重要的生理意义,包括:缓解疼痛所造成的不良生理反应,如代谢亢进、氧消耗增加、高凝状态和免疫功能的变化;预防慢性疼痛综合征。对急性疼痛的控制不够充分,可引起中枢神经系统(central nervous system,CNS)和外周神经系统的变化,导致随后发生慢性疼痛。在ICU接受治疗的患者充分的疼痛控制可降低发生慢性疼痛的可能性;控制焦虑和激越状态,尤其是针对接受插管的患者。

而在具体的治疗方式上,也存在着一定的差异。在普通患者中,疼痛治疗方式多种多样,可分为药物治疗和非药物治疗。药物治疗方面,除能与阿片受体结合的麻醉性镇痛药(如吗啡)常用于止痛外,一些非甾体抗炎药也常常会应用。此外,采用局部麻醉药封闭或阻断传入通路也是临床常选择的治疗方式。而非药物治疗方面,推拿、按摩、热疗、电疗等物理疗法也可缓解疼痛。针灸和轻度电刺激神经等疗法,在疼痛特别是慢性痛治疗上已被广泛应用。另外基于心理因素在疼痛产生与防治上的影响,安慰剂、催眠、暗示、松弛训练和生物反馈等加强正性情绪活动等心理疗法,以及其他增强信心和减轻恐惧的任何药物或处理,均有助于缓解或减轻疼痛。

对于重症患者来说,由于病情的特殊性,目前还主要通过改变中枢神经系统作用机制的镇痛药来缓解疼痛。理想的镇痛药物应起效快,恢复快,无药物蓄积,没有引起诱发痛、痛觉过敏或依赖的倾向,且无副作用和毒性。但尚无任何一种药物具有以上所有特征。因此目前在ICU,阿片类药物仍然是首选镇痛药物。通过持续性泵入阿片类药物,可获得相对稳定的血药浓度和镇痛效果,避免镇痛强度和循环的剧烈波动。

尽管阿片类药物在ICU广泛应用,但其也存在一些副作用,包括意识水平和呼吸驱动下降、谵妄、低血压、肠梗阻、恶心和呕吐、尿潴留、瘙痒、免疫抑制和出现耐受。严重影响原发病治疗的效果和患者的转归。因此在最新的镇静、镇痛、谵妄、制动和睡眠管理指南中建议采用最低有效剂量的阿片类药物镇痛,并大力推广多模式镇痛。多模式镇痛即联合应用镇痛药物和镇痛技术,通过不同的机制作用于中枢神经系统或周围神经系统。这种方法包含阿片类镇痛药,非阿片类药物〔如氯胺酮、奈福泮、神经病理性疼痛控制药物(如加巴喷丁、普瑞巴林和卡马西平)、非甾体抗炎药(nonsteroidal anti-inflammatory drugs,NSAIDs),以及区域麻醉和其他辅助治疗(如按摩、音乐和放松技术)。可根据患者疼痛的来源和严重程度,个体化制定具体镇痛方案。此方式的提出,使重症患者的疼痛管理摆脱了单一镇痛药物应用的弊端,可充分发挥不同镇痛方式的优势,扬长避短,使镇痛治疗更加合理。

三、镇痛药物对患者器官功能影响的差异

给予重症患者镇痛治疗,从本质上说是器官保护的一部分。但由于受原发疾病的影

响,重症患者各系统器官功能本身就会出现一定的损害。如感染性休克患者,由于肾皮质血管痉挛,而近髓质微循环短路大量开放,致皮质血流明显减少,出现肾小管坏死、间质水肿,发生急性肾衰竭。而肺循环由于感染诱发肺微血管收缩、阻力增加,动静脉短路大量开放,肺毛细血管灌注不足,通气血流比例失调和氧弥散功能障碍,出现 ARDS。在此基础上,镇痛药物对器官功能的影响会更进一步雪上加霜。因此临床上应用镇痛药物时必须关注其对器官功能的影响。

1. 阿片类药物 对于重症患者,最常用的镇痛药物是阿片类药物。不同种类的阿片类药物镇痛起效速度和维持时间,以及可能出现的药物不良反应略有不同。

(1) 吗啡:吗啡是阿片类药物的原型,具有明显的呼吸抑制作用。其起效时间为5~10min,1~2h 达峰,消除半衰期为 3~5h,在肝脏与葡萄糖醛酸结合生成代谢物后,通常在24h 内经肾脏消除。肾功能不全可致活性代谢产物(吗啡-6-葡萄糖醛酸)蓄积。因此,对于肾功能障碍的患者,需调整剂量以避免出现过度镇静和呼吸抑制。

(2) 芬太尼:芬太尼是合成的吗啡衍生物,与其他阿片类药物相比,该药几乎不引起组胺释放。因此,优选该药用于血流动力学不稳定或支气管痉挛患者。芬太尼镇痛效价约为吗啡的 100 倍,并且因为脂溶性更高,更容易透过血脑屏障,所以起效更快。但芬太尼也同吗啡一样,存在一定程度的呼吸抑制。肾功能不全似乎不影响芬太尼的药物代谢动力学,但停止芬太尼输注后,累积储存于脂肪及其他组织的芬太尼会被代谢,可能使镇静时间延长。此外,个别病例还可能出现恶心和呕吐,约 1h 后自行缓解。芬太尼还可引起视觉模糊、发痒和欣快感,但不明显。芬太尼在静脉注射时可能引起胸壁肌肉强直,如一旦出现,需用肌肉松弛剂对抗。静脉注射太快时,还能出现严重呼吸抑制,应特别注意。

(3) 瑞芬太尼:瑞芬太尼是超短效的芬太尼衍生物,起效迅速(<3min)、作用持续时间短(停止输注后持续 5~10min)、镇痛效价基本与芬太尼相同。但瑞芬太尼存在快速耐受的问题,并且停用后可能出现痛觉过敏,限制了其的应用。瑞芬太尼引起的低血压和心动过缓具有剂量依赖性,有引起严重心血管抑制、心脏停搏的报道。同时还可引起剂量相关性呼吸抑制,可引起窒息和缺氧。若用量和给药速度不合适,还存在发生肌强直的可能性。

(4) 氢吗啡酮:氢吗啡酮作为半合成的吗啡衍生物,其镇痛效价是吗啡的 5~10 倍,起效迅速且半衰期更短。但由于其主要在肝脏代谢,经肾脏排泄。因此当患者存在肝肾功能不全时,氢吗啡酮的代谢产物可出现蓄积。其严重不良反应是呼吸抑制和呼吸暂停,并可出现休克、心搏骤停等。

(5) 美沙酮:美沙酮是一种长效的合成阿片类药物,能拮抗 NMDA 受体,已成功用于防止重症患者出现戒断症状。但美沙酮可延长 QTc 间期,导致尖端扭转型室性心动过速。尤其是和其他延长 QTc 间期的药物联合使用时,需特别监测心电图的变化。美沙酮过量可导致呼吸抑制,主要表现为昏迷、呼吸变浅变慢,瞳孔缩小呈针尖状(严重呼吸抑制可因脑缺氧而散大),血压下降,甚至休克,严重者可因呼吸抑制而死亡。

(6) 其他:除阿片类药物外,重症患者还常用右美托咪定镇静镇痛。右美托咪定是具

有高度选择性的 α_2 受体激动剂,具有镇静和轻度镇痛作用。其副作用主要是心率减慢和心功能抑制。

2. 其他镇痛药物 对于普通患者,由于器官功能相对较好,镇痛药物用药限制较少。但除阿片类药物外,其他镇痛药物对器官的损害也应关注。

(1)氯胺酮:通过阻断 NMDA 受体减少谷氨酸盐释放,并通过与 σ 阿片受体结合,发挥较强的镇痛作用,是阿片类药物的有益补充。但其和麻醉性镇痛药联用时,可抑制呼吸,甚至使呼吸停止。氯胺酮虽然不抑制咽喉反射,但其可以导致支气管平滑肌松弛,呼吸道阻力下降,唾液和支气管分泌增多,对于高危患者增加痰堵窒息的风险。此外,氯胺酮还可诱发噩梦、错觉、幻觉等精神异常现象,甚至出现谵妄。

(2)非甾体抗炎药:如布洛芬和酮咯酸,可非选择性地抑制环氧合酶这种强效炎症介质,作为多模式治疗方案的辅助用药,但这类药物可引起恶心、呕吐、饱胀、嗳气、食欲减退等消化不良症状,甚至出现消化性溃疡。此外,还可以出现皮疹、血管神经性水肿、哮喘等过敏反应,存在肝功能损害和头痛、头晕、耳鸣、耳聋等神经系统副作用。在应用时需特别关注。又比如对乙酰氨基酚,也是一种常用的解热镇痛药,可用于治疗轻度疼痛,并且常用作阿片类镇痛药的辅助。但在轻度或中度肝功能不全、慢性酒精中毒、营养不良、脱水的成人中,其代谢不同于普通患者,需降低用药剂量。严重肝功能不全或严重进行性肝病患者则禁用对乙酰氨基酚。

(3)γ-氨基丁酸(gamma-aminobutyric acid,GABA)类似物:加巴喷丁和普瑞巴林为抗癫痫药,适用于治疗患者的神经病理性疼痛。对于肾功能不全患者需调整用药剂量。其常见剂量可引起相关不良反应,包括嗜睡、头晕、意识模糊、眼球震颤、头痛、复视、鼻炎、恶心、呕吐。极少数发生胰腺炎和肝功能受损。

综上所述,各种药物都存在不同的不良反应。无论是普通患者还是重症患者,都要根据镇痛需求和目标、器官功能状态选择合适的药物和给药方式。在用药过程中,需滴定式调整药物剂量,监测相关副作用,保证镇痛治疗的有效实施。

(汤铂 隆云)

参考文献

[1] CHANQUES G,NELSON J,PUNTILLO K. Five patient symptoms that you should evaluate every day[J]. Intensive Care Med,2015,41(7):1347-1350.

[2] GELINAS C. Management of pain in cardiac surgery ICU patients:have we improved over time?[J]. Intensive Crit Care Nurs,2007,23(5):298-303.

[3] SCHELLING G,RICHTER M,ROOZENDAAL B,et al. Exposure to high stress in the intensive care unit may have negative effects on health-related quality-of-life outcomes after cardiac surgery[J]. Critical Care Medicine,2003,31(7):1971-1980.

[4] TIGHE P J,RILEY J L,FILLINGIM R B. Sex differences in the incidence of severe pain events following

surgery:a review of 333 000 pain scores.Pain Med,2014,15(8):1390-1404.

[5] BARR J,FRASER GL,PUNTILLO K,et al. Clinical practice guidelines for the management of pain, agitation,and delirium in adult patients in the intensive care unit:executive summary [J]. American Journal of Health-System Pharmacy,2013,(1):1.

[6] AHLERS S J,VAN GULIK L,VAN DER VEEN A M,et al. Comparison of different pain scoring systems in critically ill patients in a general ICU [J]. Crit Care,2008,12(1):R15.

[7] SCHIAVENATO M,CRAIG K D. Pain assessment as a social transaction:beyond the "gold standard" [J]. Clin J Pain,2010,26(8):667-676.

[8] DAHABA A,GRABNER T,REHAK H,et al. Remifentanil versus morphine analgesia and sedation for mechanically ventilated critically ill patients:a randomized double blind study [J]. Anesthesiology, 2004,101(3):640-646.

[9] HYNNINEN M S,CHENG D C,HOSSAIN I,et al. Non-steroidal anti-inflammatory drugs in treatment of postoperative pain after cardiac surgery [J]. Can J Anaesth,2000,47(12):1182-1187.

[10] GUILLOU N,TANGUY M,SEGUIN P,et al. The effects of small-dose ketamine on morphine consumption in surgical intensive care unit patients after major abdominal surgery [J]. Anesthesia & Analgesia,2003,97(3):843-847.

第二章

重症患者疼痛评估方法

第一节　急性疼痛与慢性疼痛

疼痛是组织损伤或与潜在的组织损伤相关的一种不愉快的躯体主观感觉和情感体验,同时可伴有代谢、内分泌、呼吸、循环功能和心理学等多系统的改变。疼痛体验非常普遍,在许多国家,疼痛是患者就医的首要原因。美国疼痛学会的报告显示,疼痛对人的影响超过了癌症、糖尿病和心脏病等慢性病的总和。ICU 中患者疼痛的发生更为常见,超过 70% 的患者在转出ICU 后仍可回忆起在 ICU 的疼痛经历,并且高达 63% 的患者疼痛程度达到中重度,可见疼痛对 ICU 患者影响之大。

一、急慢性疼痛的划分

疼痛常是短暂的,当有害刺激被移除、潜在伤害或疾病痊愈后疼痛就会结束。但有一些疼痛比如类风湿关节炎、周围神经病变、癌症和特发性疼痛,可能持续数年。就定义而言,持续时间长的疼痛称为慢性疼痛,持续时间较短的疼痛为急性疼痛。急性疼痛和慢性疼痛的区别取决于疼痛自发病起持续的时间。目前常用的时间界线为 3 个月,也有相关学者将 7 天、1 个月、6个月或 12 个月作为界线,还有一种理念,将慢性疼痛形容为持续时间超过预期的疼痛。

在寻找急性和慢性疼痛之间的明确切点时,要考虑到急性和慢性疼痛并不是完全分开的,而是疼痛连续过程中的不同方面。急性疼痛到慢性疼痛是一个连续过程,明确区分急性疼痛和慢性疼痛是很困难的,也无须关注在什么时候急性疼痛变成慢性疼痛。亚急性疼痛这个相对模糊的术语被用来定义急性疼痛可能变成或不变成慢性疼痛的时期。对于临床工作而言,刻板地区分急慢性疼痛的意义有限,理解其不同的发病机制及病理生理改变,从而更好地处理才是临床医师需要关注的重点。

二、急性疼痛

与慢性疼痛的病理生理状态相反,急性疼痛是人的一生中不可避免的体验之一,这种体验在进化过程中被保存下来,在保护宿主、逃避危险时发挥关键作用。尽管急性疼痛在保护宿主方面起着至关重要的作用,但它与痛苦、身体机能和器官功能的下降有关,从而给个人、家庭和整个社会造成重大负担。现在人们越发认识到急性疼痛是一个重大的公共卫生问题。

尽管多模式镇痛等先进的治疗理念近年来得到大力推广,急性疼痛仍然普遍存在。手术后多数患者会经历疼痛,且多为中重度疼痛。甚至,许多患者出院后仍然存在严重疼痛。

(一) 急性疼痛的发病机制和病理生理

急性疼痛为伤害感受性疼痛。机体受到物理、化学或炎症刺激后产生痛觉信号,通过神经传导及大脑的分析而感知。皮肤、肌肉、肌腱、关节、骨膜和骨骼、小血管和毛细血管旁结缔组织和内脏神经末梢是痛觉的外周伤害感受器。体表刺激通过皮肤的温度、机械感受器传递疼痛。脊髓是疼痛信号处理的初级中枢。伤害性刺激信号由一级传入纤维传入脊髓背角,经过初步整合后,一方面作用于前角运动细胞,引起局部的防御性反射,另一方面则继续向上传递。身体不同部位疼痛信号在脊髓传导的通路不同,包括躯干和四肢的痛觉通路,头面部的痛觉通路和内脏痛觉通路。

传递疼痛信号的脊髓丘脑束进入丘脑后形成二级神经元,发出纤维至大脑各处,可诱发不同的病理生理现象。例如,与网状结构和丘脑核相连,在感到疼痛时呼吸和循环会受到影响;延伸至边缘系统和扣带回,导致疼痛的情绪变化;与垂体相连,引起内分泌改变;与上行网状激活系统相连,影响注意力和警觉力。

疼痛导致的应激反应会引起机体一系列不良后果的发生,比如:循环中儿茶酚胺水平升高,诱发小动脉血管痉挛,损害组织灌注及氧供;引起交感兴奋,增加心率及呼吸频率,最终导致氧耗增加;引起代谢亢进,高血糖,肌肉及脂肪分解,阻碍伤口愈合并使组织易于感染;抑制自然杀伤细胞及中性粒细胞的活性,减少T淋巴细胞数量,降低机体免疫力。胸腹等部位疼痛会限制患者的深呼吸和咳嗽反应,使患者发生肺不张、肺部感染、低氧及高碳酸血症的概率大大增加。疼痛还会限制患者的活动,疼痛长期存在可导致患者肌肉萎缩。同时急性疼痛控制不佳将导致患者发生慢性神经病理性疼痛的风险大大增加。

除了生理上的影响,疼痛对患者精神方面的影响也非常显著。焦虑、抑郁、睡眠剥夺、噩梦、孤独、自我否定等心理相关的问题均会由疼痛诱发,短期甚至长期影响患者生活。疼痛是最令 ICU 患者紧张的回忆,同时疼痛相关记忆也是患者发生创伤后应激障碍的独立危险因素。抑郁、睡眠紊乱等精神症状不仅是疼痛的结果,在疼痛的形成和加重过程中也扮演重要角色。

(二) 急性疼痛的分类

急性疼痛的病因繁杂,对于急性疼痛的分类目前亦无统一标准。2017 年美国疼痛协会和美国疼痛医学学会为解决急性疼痛分类的问题共同组建了一个工作小组,该小组提出描述急性疼痛的五个维度,并据此对急性疼痛的分类进行梳理。

描述急性疼痛的五个维度:①核心标准,这个维度描述了诱发急性疼痛的事件;②共同特征,重点在于强调每一种急性疼痛的不同的症状、体征和性质;③调节因素,这一因素强调与疼痛体验相关的医疗条件、社会人口学特征、生物学、临床和行为因素;④影响/功能,为病情康复过程的特点,如身体、社会、心理方面的改变,以及对职业造成的影响;⑤病理生理机制,这个维度强调疼痛相关神经生物学机制。

围绕描述急性疼痛的五个维度,急性疼痛又被划分为手术相关疼痛和非手术相关疼痛两大类。

1. **手术相关疼痛** 手术相关疼痛指与外科手术相关的疼痛。不同手术主要包括心血管手术、口腔手术、普通外科手术、神经外科手术、产科/妇科手术、眼科手术、整形外科手术、耳鼻咽喉手术、手术室外各类操作、小儿外科手术、整形和重建手术、胸外科手术、移植手术、泌尿外科手术。

这类疼痛因手术的不同而区分,比如急性阑尾炎手术引起的疼痛和开胸手术、膝关节置换或剖宫产手术带来的疼痛是不同的。"操作相关疼痛"被用来形容操作过程同时产生的疼痛,其特点为强调操作同时产生的疼痛,操作后带来的不适或疼痛较为轻微。操作相关疼痛包括深静脉穿刺、内镜、心导管术或者体外冲击波碎石术等。这种区分外科手术相关疼痛和非手术相关疼痛的原因主要涉及病因、预期损伤恢复的时间和预防方面的不同。对于手术相关疼痛,我们可以在组织损伤发生前和损伤期间就开始干预,并在损伤后有计划地进行疼痛治疗和功能恢复。围手术期的疼痛治疗可能是防止急性疼痛发展为慢性疼痛的关键。

2. **非手术相关疼痛** 非手术相关疼痛即非手术原因导致的疼痛。主要包括急性神经性疼痛(如神经根病)、急性缺血性疼痛(如心肌缺血)、内脏痛(如肾绞痛)、创伤导致疼痛(包括烧伤)、口面部疼痛、肌肉骨骼疼痛、特殊人群(青少年、癌症患者、老年人、劳力性工作者、婴幼儿、镰状细胞贫血患者等)的疼痛。

非手术相关疼痛是一大类疼痛,这种分类方法并不完美,其中许多分类与手术相关疼痛会有重叠。比如许多外科手术相关疼痛包括内脏痛和缺血性疼痛:肠道手术导致急性内脏疼痛,创伤导致的间隔室综合征导致缺血性疼痛也经常和手术相关。尚需进一步讨论和研究明确不同亚型的发病机制的区别。

三、慢性疼痛

急性疼痛是神经系统的一种正常感觉,它会提醒你可能受到的伤害,提醒人类逃避危险,而慢性疼痛则不同。慢性疼痛可以长时间存在,疼痛信号会在神经系统中持续几周、几个月甚至几年的时间。背部扭伤、严重感染,或者关节炎、癌症等都可能为病因,而有些人在没有任何损伤的情况下,也会遭受慢性疼痛。许多老年人患有慢性疼痛。常见的慢性疼痛包括头痛、腰痛、癌症疼痛、关节炎疼痛、神经源性疼痛、心因性疼痛等。一个人可能同时患有两种或两种以上的慢性疼痛。

(一) 慢性疼痛的发病机制和病理生理

慢性疼痛是躯体或内脏的长期病理过程,由持续的外周或中枢神经系统功能障碍所致。大多数由心理和环境因素引起。慢性疼痛的发病机制相当复杂,尚存许多争议。目前比较主流的有"外周机制学说""中枢机制学说""心理机制学说"等。

1. 外周机制学说 外周机制学说认为炎症介质如 P 物质等可以敏化并兴奋伤害性感受器,导致放电阈值降低。这种炎症或损伤导致组织内炎症介质释放,同时伴有伤害性感受器阈值降低的现象称为外周敏化。外周敏化反映了信号传导通道的阈值、动力学以及膜兴奋性的改变。这些改变反映了外周伤害性感受器传导通道的直接激活,自体敏化的产生,以及对刺激物如炎症介质的敏感化。

2. 中枢机制学说 中枢机制学说认为,外周敏化的同时中枢神经系统尤其脊髓背角神经元兴奋性增加,导致痛觉敏感,这种现象称为中枢敏化。强刺激从感受器传入到脊髓会立刻引起痛感觉,这种痛感觉会随伤害性刺激的存在而持续存在,且刺激的传入可以对脊髓背角的感觉形成过程进行活性依赖的功能性调节,导致疼痛的长时间持续增强,甚至在外周的伤害性刺激已经不存在的情况下,脊髓中枢仍然对来自外周的刺激产生过度反应,这就是因为发生了中枢敏化。

3. 心理机制学说 心理机制学说认为,一方面,长期抑郁、焦虑身体会产生生理反应,如慢性紧张型头痛;另一方面,长期疼痛会引起许多情绪障碍,如抑郁、焦虑、烦躁。也就是说,抑郁、焦虑与慢性疼痛相辅相成。

慢性疼痛的病理生理学改变和急性疼痛类似,对患者精神层面的影响更加深刻,往往会干扰患者的正常生存和社会活动。作为一种疾病,慢性疼痛也越来越得到重视。

(二) 慢性疼痛的分类

国际疼痛研究协会(IASP)联合世界卫生组织(WHO)制定了慢性疼痛的国际疾病分

类(ICD-11),将慢性疼痛分为7类:慢性原发性疼痛、慢性癌性疼痛、慢性创伤后和手术后疼痛、慢性神经性疼痛、慢性头痛和口面疼痛、慢性内脏疼痛、慢性肌肉骨骼疼痛。

1. **慢性原发性疼痛** 慢性原发性疼痛主要是在一个或多个解剖区域持续或反复出现超过 3 个月,与重要的心理紊乱或躯体功能障碍(干扰日常生活或参与社会活动)有关,并且不能由其他的慢性疼痛解释的疼痛。这是一个新的定义,因为许多慢性疼痛的病因是未知的。常见的,如背部疼痛并不能用肌肉骨骼或神经性疼痛来解释者,慢性广泛性疼痛,纤维肌痛和肠易激综合征等。慢性原发性疼痛较为常见,治疗应以减少疼痛感和疼痛导致的相关功能障碍为目标。

2. **慢性癌性疼痛** 疼痛是癌症常见的症状。慢性癌性疼痛包括疼痛本身引起的疼痛,以及癌症治疗(手术、化疗、放疗等)所引起的疼痛。癌性疼痛可因部位不同分为内脏痛,肌肉骨骼疼痛以及神经性疼痛,还可结合疼痛是否和操作或者活动相关分为持续性疼痛和间歇性疼痛。

3. **慢性创伤和手术后疼痛** 创伤和手术产生的疼痛是非常常见的。由组织损伤(创伤、烧伤)和手术操作引起的疼痛,持续时间大于三个月即定义为慢性创伤和手术后疼痛,这个定义需要排除感染或其他既往已经存在的原因所引起的疼痛。和手术的类型相关,手术后疼痛经常为神经源性的疼痛(平均 30% 概率)。神经性的疼痛通常比伤害性疼痛更严重,更加影响患者的生存质量。

4. **慢性神经性疼痛** 慢性神经性疼痛是躯体感觉神经系统损伤或发生疾病引起。躯体感觉神经系统为我们的皮肤、肌肉骨骼和内脏器官传递神经信号。神经性疼痛可以是自发的或诱发的,可表现为对疼痛刺激的反应过度,即痛觉过敏或对非疼痛性刺激的异常疼痛。神经性疼痛的诊断应包含相关的病史,比如中风、神经损伤或者糖尿病神经病变,疼痛范围应当和神经分布对应。为了确定神经性疼痛,可通过例如成像、活检、神经生理学或实验室测试来检查神经系统的病变或疾病。另外还需有与受损神经支配区域相关的阴性或阳性的体征。该类疼痛可分为外周性或中枢性神经病性疼痛。

5. **慢性头面部疼痛** 包括慢性头痛和慢性颌面部疼痛。慢性头痛和慢性颌面部疼痛是指在至少 3 个月的时间里,每天至少有 50% 的时间发生头痛或颌面部疼痛。最常见的慢性颌面部疼痛是颞下颌关节紊乱病。慢性颌面部疼痛也可以是原发性头痛的局部表现,这在三叉神经性头痛中很常见,在偏头痛和紧张型头痛中少见。

6. **慢性内脏疼痛** 慢性内脏疼痛是源于头颈部内部器官以及胸腔、腹腔和盆腔的持续性或复发性疼痛。内脏疼痛经常会有体表投射性疼痛的表现,这些部位常会有继发性的痛觉过敏,症状的强度可能与内部损伤或有害内脏刺激的程度无关。不同内脏痛的机制不同,比如持续性炎症,内脏缺血或栓塞,梗阻,牵拉或挤压,综合机制(如梗阻和炎症并存)以及其他部位的波及等。

7. **慢性肌肉骨骼疼痛** 慢性肌肉骨骼痛是指在疾病过程中直接影响骨骼、关节、肌肉或相关软组织的持续性或复发性疼痛。包括以感染、自身免疫或代谢性为病因,持续性炎症为特征的疾病,如类风湿关节炎,以及影响骨骼、关节、肌腱或肌肉的结构为特征的疾病,如骨关节病。神经性肌肉骨骼疼痛可与神经性疼痛相互参照。肌肉骨骼疼痛,其原因还不完全清楚,如非特异性背痛或慢性广泛疼痛,则归属于慢性原发性疼痛。

急性及慢性疼痛分类如图 2-1 所示。

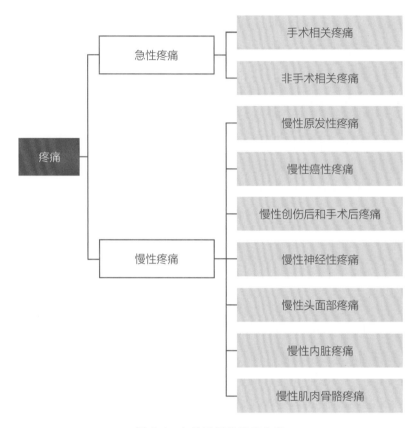

图 2-1　急性及慢性疼痛分类

（王　斌　安友仲）

参考文献

[1] MERSKEY H. Pain terms:a list with definitions and notes on usage. Recommended by the IASP Subcommittee on Taxonomy [J]. Pain,1979,6(3):249.

[2] STERNBERG T L. Pain management:a practical guide for clinicians [J]. Jama the Journal of the American Medical Association,2002,288(20):2616-2617.

[3] MERSKEY H,BOGDUK N. Classification of chronic pain [M]. 2nd ed. Seattle:IASP Press,1994.

[4] KENT M L,TIGHE P J,BELFER I,et al.The ACTTION-APS-AAPM Pain Taxonomy(AAAPT) multidimensional approach to classifying acute pain conditions [J]. J Pain,2017,18(5):479-489.

[5] KYRANOU M,PUNTILLO K. The transition from acute to chronic pain:might intensive care unit

patients be at risk [J]. Ann Intensive Care,2012,2(1):36.

[6] LEE Y C,LU B,EDWARDS R R,et al. The role of sleep problems in central pain processing in rheumatoid arthritis [J]. Arthritis Rheum,2013,65(1):59-68.

[7] BALLANTYNE J C. The massachusetts general hospital handbook of pain management [M]. 3rd ed. Lippincott Williams & Wilkins,2006.

[8] SIDDALL P,Cousins M J. Persistent pain as a disease entity:implications for clinical management [J]. Anesthesia and analgesia,2004,99(5):510-520.

[9] TREEDE R D,RIEF W,BARKE A,et al. A classification of chronic pain for ICD-11 [J]. Pain,2015,156 (6):1003-1007.

[10] CHOU R,LOESER J D,OWENS D K,et al. Interventional therapies,surgery,and interdisciplinary rehabilitation for low back pain:an evidence-based clinical practice guideline from the American Pain Society [J]. Spine,2009,34(10):1066-1077.

[11] TREEDE R D,JENSEN T S,CAMPBELL J N,et al. Neuropathic pain:redefinition and a grading system for clinical and research purposes [J]. Neurology,2008,70(18):1630-1635.

[12] PROCACCI P,ZOPPI M,MARESCA M. Clinical approach to visceral sensation [J]. Prog Brain Res, 1986,67(67):21-28.

第二节　常用疼痛评估方法

无评估,勿镇痛。镇痛治疗是一把"双刃剑",既可以保护器官功能,也可能因为对于机体呼吸循环系统的抑制而危及患者生命,因此在 ICU 病房,动态规律地监测患者的疼痛程度及基本生命体征是 ICU 医师的工作重点之一。

ICU 患者病情危重,心率、血压、呼吸、血氧饱和度、体温等基本生命体征的监测是常规。而疼痛的评估尚未得到足够的重视和普及。文献显示,超过半数的 ICU 患者不曾接受常规的疼痛监测。尤其患者不能主诉疼痛时,疼痛的管理常被忽视,客观疼痛评估工具使用率亦不高。同时,疼痛评估的过程主要由护理人员完成,医师的参与度低。疼痛评估的记录文书也远不如其他生命体征密切和正规,甚至接近三分之二的患者没有进行疼痛评估的文书记录。所以,对于疼痛评估的重视和正规化,是我们亟待解决的问题。

疼痛是一种主观感受,若患者有沟通的能力,主观疼痛评估是最为准确的。然而 ICU 患者常常由于气管插管、颅脑损伤或镇静治疗等原因丧失沟通能力,这种情况下可以使用客观评估工具对患者进行评估。本节将分别就主观疼痛评估方法和客观疼痛评估方法进行介绍。

一、疼痛的主观评估

(一) 数字分级评分法

数字分级评分法(numerical rating scale,NRS)是临床最常用的自述式评分,其以 0~10

这 11 个数字代表不同程度的疼痛,数字越小代表疼痛越轻,数字越大代表疼痛越剧烈。使用 NRS 评分时可通过与患者口头交流的方式进行,也可以使用书面的形式。口头交流时,需清晰地告知患者,"我们将疼痛划分为不同的数字,0 分代表不痛,10 分代表无法忍受的剧痛,数字越大表示疼痛越剧烈",确定患者理解清晰后让患者告知其疼痛对应的分值,并记录。使用书面的形式进行如图 2-2 所示,告知患者数字代表着疼痛不同程度,并确定患者理解清晰后,让患者指出或写出其自身疼痛程度所对应的数字并记录。书面的形式多适用于具备沟通能力但无法言语的患者,如气管切开或气管插管但意识清醒的患者。

Chanques 等人比较了多种主观疼痛评估工具,发现 NRS 在 ICU 患者疼痛评估的研究中使用最为广泛,预测效能也最好,认为 NRS 是最适合 ICU 患者的主观评估工具。

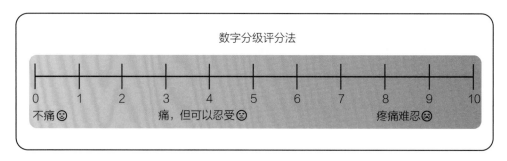

图 2-2　数字分级评分法

(二) 视觉模拟评分法

视觉模拟评分法(visual analogue scale,VAS),一般设计为一条 10cm 的直线,0 端为无痛,10 为剧痛(图 2-3)。使用时嘱患者将自己的疼痛感受标记在直线上,标记至起始端之间的距离即代表患者的疼痛程度。目前已经发展出许多改良的版本,如在量尺上加可以来回滑动的游标以方便患者使用等。VAS 评价标准为:0 分为无痛;3 分(3cm)以下为轻度疼痛;4~6 分(4~6cm)为中度疼痛;7~10 分(7~10cm)为重度疼痛。

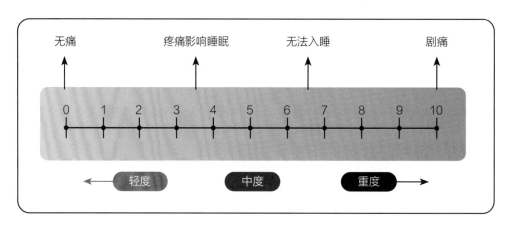

图 2-3　视觉模拟评分法

(三) 语言分级评分法

语言分级评分法（verbal rating scale，VRS）由描述疼痛不同程度的一系列词汇组成，按照从小到大的方式排列，疼痛评估时，由患者从中选择一个最能描述其疼痛程度的词语。分类方法包括 4 分类、5 分类、6 分类、12 分类或 15 分类等。而 5 分类评分（VRS-5）临床较为常用，以"无痛、轻度疼痛、中度疼痛、重度疼痛、极重度疼痛"来形容患者的疼痛。其中度疼痛及以上，意味着疼痛明显，难以忍受或对睡眠造成干扰，需要及时处理。

既往研究将 VRS 和 NRS 对比认为，NRS 评价准确度高，但应用时需事先向患者解释数字含义，略显烦琐；VRS 评估的准确性不如 NRS，但 VRS 评分符合患者的语言习惯，应用时无需过多特殊说明，操作更加地简单些。

(四) 修订版面部表情疼痛量表

修订版面部表情疼痛量表（faces pain scale-revised，FPS-R）（图 2-4）是在面部表情疼痛量表（faces pain scale，FPS）的基础之上修订而来。应用 6 种不同的面部表情表达疼痛的程度：依次由微笑、悲伤、痛苦的哭泣的图画来表示疼痛。评估时请患者选择一张最能代表其疼痛程度的图像表示他的疼痛。这种评估方法最初从应用于儿童开始，在后期的实践中逐渐被证明适用于其他年龄段。FPS-R 评分非常直观，对于老人、儿童、文化程度较低及部分认知功能障碍的患者较易实施，接受度也更高。

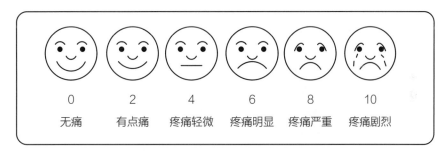

图 2-4　修订版面部表情疼痛量表

综合以上评分而论，对于能自主表达的患者目前较常应用的方法是 NRS 评分，Rahu 等人的前瞻性研究表明即使对于接受机械通气治疗但尚能自主表达的患者，NRS 评分仍具有较好的疼痛评价效果。NRS 评分可很好地代表患者的即时疼痛，相较于 VAS 评分，NRS 更为实用，患者更容易理解，不需要提供纸笔，也不需要患者具备较好的视力和活动性，甚至可以通过电话进行访问。这几类主观评估方法在使用时患者存在一些拒绝的情况，其中 VAS 拒绝率最高，可能与患者不愿进行复杂的思维活动有关，因为 VRS、NRS 和 FPS-R 均可口头完成评分，相对容易。另外，与 NRS 和 VAS 相比 VRS 评分有低估患者剧烈疼痛的可能，可靠性欠佳。FFS-R 主要适用于年幼的儿童，及老年人部分认知功能障碍的患者。

二、疼痛的客观评估

(一) 行为疼痛量表

行为疼痛量表(behavioral pain scale,BPS)(表 2-1)是 2001 年法国的 Payen 为评估危重症患者的疼痛设计的。BPS 共包括 3 个条目,依次为:面部表情、上肢动作和通气依从性。每个条目又被划分为 1~4 分,总分共计为 3~12 分,总分越高说明患者的疼痛程度越剧烈。随后的发展当中,Chanque 等人对 BPS 量表进行了修改,将"通气依从性"更换为"发声",另外两个条目保留不变,发展成为行为疼痛量表-非气管插管(behavioral pain scale-non intubated,BPS-NI),每个条目依然为 1~4 分,总分 3~12 分,总分越高,说明患者疼痛程度越高。完成一次 BPS 量表的评估约需要 2~5min。BPS 的评测结果与 NRS 评估结果具有高度一致性,可信度和可靠度均较好。BPS 界值为>5 分,代表患者疼痛为中度以上,应及时处理。

张萍等人曾对中文版 BPS 量表进行研究,发现中文版 BPS 具备英文版相似的信效度,同时他们的研究发现,BPS 操作快捷简便,仅需要评估者 1~2min 即可完成评估,符合 ICU 对时效的要求。

表 2-1 行为疼痛量表(BPS)

项目	描述	分值/分
面部表情	放松	1
	部分紧绷(如皱眉)	2
	完全紧绷(如闭眼)	3
	扭曲	4
上肢动作	无活动	1
	部分弯曲	2
	手指、上肢完全弯曲	3
	完全回缩	4
通气依从性(插管)	完全能耐受	1
	呛咳,大部分时间能耐受	2
	对抗呼吸机	3
	不能控制通气	4
或发声(非插管)	无疼痛相关发声	1
	呻吟≤3 次/min 且每次持续时间≤3s	2
	呻吟>3 次/min 或每次持续时间>3s	3
	咆哮或使用"哦""哎呦"等言语抱怨,或屏住呼吸	4

(二) 重症疼痛观察工具

重症疼痛观察工具(critical-pain observation tool,CPOT)(表2-2)是加拿大 Gelinas 等人在 2006 年设计的。该量表包括 4 个条目:面部表情、肢体活动、肌肉紧张度和通气依从性,每个条目根据患者的反应情况分别设为 0~2 分。评估患者的疼痛时,将 4 个条目评估后的分数相加,总分 0~8 分,越高说明患者的疼痛越剧烈。CPOT 在临床应用也非常广泛,与患者的自述评估结果同样具有较高的一致性。CPOT 界值为>2 分,即超过基线水平以上 2 分,则考虑患者正经历中度以上的疼痛,应及时处理。

有研究认为 CPOT 对患者疼痛的评估内容较 BPS 更加完整,因为其较 BPS 增加了对患者肌张力的观察,这一条目可应用于评估患者疼痛时的僵硬或抵抗反应。也有人认为 ICU 患者常有昏迷、长期卧床而肌张力减退者,这部分患者只有意识转清后肌张力才开始恢复,因此这一条目的必要性和准确性仍需存疑。

表 2-2　重症疼痛观察工具(CPOT)

指标	描述	评分/分	
面部表情	未观察到肌肉紧张	自然、放松	0
	表现出皱眉、眉毛放低、眼眶紧绷和提肌收缩	紧张	1
	以上所有的面部变化加上眼睑轻度闭合	扮怪相	2
肢体活动	不动(并不代表不存在疼痛)	无体动	0
	缓慢、谨慎地运动,触碰或抚摸疼痛部位,通过运动寻求关注	保护性体动	1
	拉拽管道,试图坐起来,运动肢体/猛烈摆动,不遵从指挥令,攻击工作人员,试图从床上爬出来	烦乱不安	2
肌肉紧张 通过被动地弯曲和伸展来评估	对被动的运动不做抵抗	放松	0
	对被动的运动动作抵抗	紧张和肌肉僵硬	1
	对被动的运动动作剧烈抵抗,无法将其完成	非常紧张或僵硬	2
对呼吸机的顺应性 (气管插管患者)	无警报发生,舒适地接受机械通气	耐受呼吸机或机械通气	0
	警报自动停止	咳嗽但是耐受	1
	不同步:机械通气阻断,频繁报警	对抗呼吸机	2
或发声(拔管后的患者)	用正常腔调讲话或不发声	正常腔调讲话或不发声	0
	叹息,呻吟	叹息,呻吟	1
	喊叫,啜泣	喊叫,啜泣	2
总分范围		0~8	

综合 BPS 和 CPOT 两种评分而论,在不能表达、运动功能良好、行为可以观察的患者,BPS 和 CPOT 被认为是目前最为准确和可靠客观的疼痛评估工具。BPS 和 CPOT 是目前

的镇痛镇静指南中推荐用于临床的两种客观疼痛评估方法。研究证明，BPS 和 CPOT 均可很好地应用于机械通气的患者；CPOT 可用于自主呼吸但不具备交流能力的患者，BPS-NI可以很好地应用于非插管但受谵妄等认知功能损害困扰而不能很好交流的患者。但 BPS和 CPOT 均为行为量表，都不适用于对外界刺激丧失反应的患者，比如格拉斯哥评分 3 分或者 RASS 评分-5 分的患者。BPS 易于记忆，但相较于 CPOT，ICU 众多设备和线路可能会影响 BPS 中上肢运动项的评估，BPS 量表关于通气依从性（插管患者）的描述中，参数的可测量性略差，可能会影响观察者的判断，但两者没有显著统计学差异，同时对于清醒患者 BPS 和 CPOT 评分均与 NRS 评分具有较好的相关性。

总之，无论 ICU 患者是否具备主诉疼痛的能力，都应常规进行疼痛评估并记录。评估可每 2~4h 进行一次，并应随患者的需求随时进行评估。但应注意，对于不具备沟通能力者，医务人员单以生命体征变化（如心率、血压变化）作为评估疼痛的依据是绝不提倡的，这常常会造成误判，生命体征变化可作为线索提示临床医师及时进行进一步的疼痛评估。目前主观疼痛评估工具 NRS 最常使用，其镇痛治疗目标分值为<4 分；客观疼痛评估工具BPS 和 CPOT 最被推荐也最常用，镇痛治疗目标分值分别为 BPS<5 分，CPOT<3 分。

（王　斌　安友仲）

参考文献

［1］ PAYEN J F, CHANQUES G, MANTZ J, et al. Current practices in sedation and analgesia for mechanically ventilated critically ill patients: a prospective multicentre patient-based study ［J］. Anesthesiology, 2007, 106 (4): 687-95.

［2］ ROSE L, SMITH O, GELINAS C, et al. Critical care nurses' pain assessment and management practices: a survey in Canada ［J］. Am J Crit Care, 2012, 21 (4): 251-259.

［3］ LAYCOCK H, BAKARE S, RUBULOTTA F, et al. Documentation of pain in an intensive care unit by doctors ［J］. Anaesthesia, 2015: 14-14.

［4］ CHANQUES G, VIEL E, CONSTANTIN J M, et al. The measurement of pain in intensive care unit: comparison of 5 self-report intensity scales ［J］. Pain, 2010, 151 (3): 711-721.

［5］ 韩济生. 疼痛学［M］. 北京: 北京大学医学出版社, 2012.

［6］ AYLOR L J, HERR K. Pain intensity assessment: a comparison of selected pain intensity scales for use in cognitively intact and cognitively impaired African American older adults ［J］. Pain Manag Nurs, 2003, 4 (2): 87-95.

［7］ RAHU M A, GRAP M J, FERGUSON P, et al. Validity and sensitivity of 6 pain scales in critically ill, intubated adults ［J］. Am J Crit Care, 2015, 24 (6): 514-523.

［8］ BREIVIK E K, BJÖRNSSON G A, Skovlund E. A comparison of pain rating scales by sampling from clinical trial data ［J］. Clinical Journal of Pain, 2000, 16 (1): 22-28.

［9］ PAYEN J F, BRU O, BOSSON J L, et al. Assessing pain in critically ill sedated patients by using a Behavioral Pain Scale ［J］. Crit Care Med, 2001, 29 (12): 2258-2263.

［10］ CHANQUES G, PAYEN J F, MERCIER G, et al. Assessing pain in non-intubated critically ill patients unable to self report:an adaptation of the Behavioral Pain Scale［J］.Intensive Care Med,2009,35(12):2060-2067.

［11］张萍,夏黎瑶,刘慧.中文版疼痛行为量表的信效度研究［J］.护理研究,2015,29(3):884-885.

［12］GELINAS C,FILLION L,PUNTILLO K A,et a1.Validation of the critical-care pain observation tool in adult patients［J］.Am J Crit Care,2006,15(4):420-427.

［13］夏黎瑶.两种疼痛观察量表在ICU机械通气患者疼痛评估中的应用研究［D］.南昌:南昌大学,2014.

［14］中华医学会重症医学分会.中国成人ICU镇痛和镇静治疗指南［J］.中华重症医学电子杂志:网络版, 2018,4(2):90-113.

［15］CHANQUES G,POHLMAN A,KRESS J P,et al.Psychometric comparison of three behavioural scales for the assessment of pain in critically ill patients unable to self-report［J］.Crit Care,2014,18(5):R160.

第三节　疼痛评估的研究及进展

目前应用于 ICU 的疼痛评估工具,主要指疼痛数字评分量表(numeric rating scale, NRS)、行为疼痛量表(behavioral pain scale,BPS)、重症疼痛观察工具(critical-pain observation tool,CPOT)等主观或客观疼痛评估量表。各种量表的特点、适用范围、信度和效度的不同, 已被反复评估和论证。2018 年《中国成人 ICU 镇痛和镇静治疗指南》和美国的镇痛镇静临床实践指南(PADIS 指南)也对 NRS、BPS 和 CPOT 用于 ICU 患者疼痛评估的价值做出肯定。 目前,普及和推广这些评估工具对重症患者进行正规的评估是首要任务。

在未来,随着医学的进步、重症医学的发展,是否会有一些新的,更加专业、客观的技术手段加入 ICU 患者的疼痛评估中来,是我们期待的。本节将对诸如镇痛-伤害刺激指数、超声、红外热成像、磁共振成像、基于大数据的疼痛评估等检查手段或新技术做简要介绍。

一、镇痛-伤害性刺激指数

近年来,有学者设计了一种连续性的检测系统,通过心率变异性分析(heart rate variability,HRV)判断伤害性刺激对自主神经系统的影响,从而预测机体对伤害性刺激的反应。 该系统产生的参数定义为镇痛-伤害性刺激指数(analgesia nociception index,ANI)。

ANI 是一种通过实时分析心率变异性中的高频成分来测定自主神经活性,从而反映镇痛-伤害性刺激之间平衡的监测指标。目前逐渐应用于临床麻醉之中,关于 ICU 中应用 ANI 的研究尚不多见;有研究针对术后患者及产妇分娩疼痛进行了观察,发现 ANI 与疼痛数字评分呈线性负相关。ANI 数值为 50~70 代表患者的镇痛效果满意,ANI 低于 50 时代表患者镇痛不足。ANI 是一种无创的测量方法,今后对 ICU 患者的镇痛评估可能起到一定积极作用。

二、超声

超声在疼痛诊疗中可发挥超声诊断、超声治疗和超声引导作用。尤其超声波治疗和超声引导在临床上应用较为广泛。就疼痛评估而言,超声可清晰观察肌肉、肌腱、韧带甚至筋膜等软组织解剖图像,通过图像显示解剖结构的变化和异常,超声对于肌肉骨骼系统疼痛的评估具有一定意义。另外对于胸痛患者应用超声可以迅速判别患者心功能及各室壁运动情况,除可迅速明确患者病情以迅速施治外,也起到对胸痛病因评估的作用。

三、红外热成像

临床红外热成像是利用红外线辐射成像原理观察人体表面温度变化、研究人体生理病理现象的一种技术。红外热成像技术应用于临床已有数十年历史,但在我国,尤其是应用于疼痛医学的诊疗,尚处于积极的探索和开发阶段。应用于ICU患者的疼痛评估尚未有报道,但其具有安全无创、无辐射、非接触的特点,将来或有可能成为ICU患者的疼痛评估和诊断一种工具。

理论上,只要物体的温度高于绝对零度,就会有远红外线从其表面辐射而出。正常人能够维持一定的体温并不断向周围空间发散红外辐射。当人体患病时,这种热平衡会遭到破坏,表现为全身或局部组织温度的升高或降低,所以测定人体温度的变化对疾病的评估会有帮助。红外热成像能够灵敏地记录人体发生疾病的过程中体表温度的变化。红外热成像诊断技术不同于CT等影像学手段,不采用放射线,而是通过监测人体释放的波长8~12μm的红外线,进行检查,所以更加安全、具备可反复检测的优点。

红外热成像技术以彩色图像显示的方法,应用电子计算机检查人体疼痛部位及其他疾病部位细微的温度变化。对受到刺激的感觉神经纤维是否发生疼痛做出客观视觉评价。使客观诊断疼痛及相关的综合征成为可能,并可对各种疾病治疗前后进行比较。通过人体左右部位,健侧与患者温差的比较可以明确患者疼痛的一些内在因素。通过对不同体表热型的判断来明确疼痛的病因,比如血管热型:当局部出现动静脉血流异常时皮肤会出现局部的异常热型;神经热型:当脊髓受到损害,它可以通过自主神经反射对肢体皮下小血管进行调整,出现问题时,局部皮肤温度也发生改变;等。但红外热成像技术尚未达到超声或CT等影像学手段所使用的规模,其定位定量检测的功能尚有待于开发,尚需大量循证医学的论证。能否应用于重症患者的疼痛评估,更加需要探索和尝试。

四、磁共振成像

颅脑疾病以外的因素导致的疼痛很少引起脑结构的改变,因此普通的CT检查或X片不能评估疼痛的程度。正电子发射体层摄影(PET)和单光子发射体层摄影术(SPECT)

分别可显示脑代谢情况和脑血流情况,对疼痛有一定诊断和评估作用,但二者均需注射电子核素或者同位素,检查过程复杂昂贵,难以应用于重症患者。磁共振成像(magnetic resonance imaging,MRI)多数情况下无需造影剂,非侵入,无辐射,可以探测到脑结构改变,脑血流的改变,甚至脑化学改变,作为评估重症患者疼痛相关脑功能异常的检测方法,具备一定可能性。

(一) 基于体素的形态学测量和扩散张量成像应用

体素的形态学测量(voxel-based morphology,VBM)和皮质厚度分析,可以分析脑灰质的变化。VBM 是在体素水平上对全脑或局部脑区灰质体积差异进行分析的方法。而扩散张量成像(diffusion tensor imaging,DTI)是目前唯一可以观察脑白质及神经结构完整性的非侵入检查。DTI 可根据水分子主要扩散方向描绘出白质纤维束的走形、方向排列、紧密度、髓鞘化、完整性等信息。通过联合 VBM 和 DTI 来观察脑结构的改变,进而可发现疼痛患者脑灰质和脑白质改变区域之间的相互联系。VBM 和 DTI 的检查主要限于脑结构改变的探测和分析,应用于慢性疼痛患者脑部检查,具有重要意义。但重症患者的疼痛多为急性疼痛,伴发脑结构改变者少,故而 VBM 和 DTI 应用于重症患者疼痛评估的意义相对有限。

(二) 功能性磁共振成像

功能性磁共振成像(functional magnetic resonance imaging,FMRI)是一种新兴的神经影像学方式,其原理是利用磁振造影来测量神经元活动所引发的血液动力的改变,通常用来观察大脑功能性改变。目前相对应用较广的,血氧水平依赖功能 MRI,以内源性血红蛋白作为对比剂:无创、无辐射、可重复,在脑功能研究领域具备较大优势。

(三) 磁共振波谱成像

磁共振波谱成像(magnetic resonance spectrum,MRS)目前可以进行无创、活体器官和组织代谢研究的唯一的方法。MRS 通过利用磁共振成像及其化学位移作用,探测组织中各化合物分子及元素的含量,从而了解组织器官的物质代谢及功能变化。这对于探究一些疾病的病理生理改变具有重要意义。

五、基于大数据的疼痛评估

当前疼痛评估的单一性及非系统性忽视了疼痛体验本身的复杂性,同时也缺乏相应的评估参照标准,使疼痛评估成为临床管理中的一大难题,难以实现疼痛医学的精准治疗。有研究者,应用基于疼痛多维度理论,结合遗传-环境交互作用、脑可塑性等疼痛的影响因素,从感觉-辨别、情绪-动机、认知-评价、行为-反应等方面系统测量疼痛,同时考察疼痛本身对机体功能的影响,通过采集多模态大数据,建立基于人口特征的疼痛常模,进而建立标准规范的疼痛评估体系,以期优化临床疼痛的管理。重症患者中的疼痛评估,很难照搬这样的方式,但将来,结合大数据建立新的更加准确的重症患者疼痛评估体系,或有一定可能。

客观的检查或技术应用于重症患者的疼痛评估,目前尚未有较理想或较普及的方式。但作为进展,窥探未来医学的方向和可能性,开放视野、广泛地了解和吸取新的技术和方法,具有重要意义。

(王　斌　安友仲)

参考文献

[1]　中华医学会重症医学分会.中国成人 ICU 镇痛和镇静治疗指南[J/OL].中华重症医学电子杂志,2018,4(2):90-113.

[2]　DEVLIN J W,SKROBIK Y,GÉLINAS C,et al. Clinical practice guidelines for the prevention and management of pain,agitation/sedation,delirium,immobility,and sleep disruption in adult patients in the ICU [J]. Critical Care Medicine,2018,46(9):1532-1548.

[3]　许力.镇痛-伤害性刺激指数是一种新的用于吸入全麻手术镇痛水平的临床监测指数[J].基础医学与临床,2014,34(7):990-993.

[4]　BOSELLI E,DANIELA-IONESCU M,BÉGOU G,et al. Prospective observational study of the non-invasive assessment of immediate postoperative pain using the analgesia/nociception index(ANI)[J]. British Journal of Anaesthesia,2013,111(3):453-459.

[5]　程智刚,王喜梅,王瑞珂,等.重视超声技术在围术期医学和疼痛医学中的应用研究[J].中国医师杂志,2019,21(6):801-805.

[6]　傅志俭,王珺楠,谢珺田.红外热像图与疼痛临床[J].中国疼痛医学杂志,2005,11(003):138-139.

[7]　PAULING J D,MCHUGH N J. Does incorporation of a cold challenge provide additional diagnostic information in thermographic assessment of Raynaud's phenomenon [J]. Thermology International,2010,20(3):87-92.

[8]　HOWELL K J,SMITH R E. Guidelines for specifying and testing a thermal camera for medical applications [J]. Thermology International,2009,19(1):5-14.

[9]　CHUNG M K,WORSLEY K J,ROBBINS S,et al. Deformation-based surface morphometry applied to gray matter deformation [J]. Neuroimage,2003,18(2):198-213.

[10]　赵霞,王剑飞,鞠文萍,等.正常中年人海马磁共振扩散张量成像相关参数研究[J].磁共振成像,2016,7(10):743-748.

[11]　UPADHYAY J,LEMME J,ANDERSON J,et al. Test-retest reliability of evoked heat stimulation BOLD Fmri [J]. J Neurosci Methods,2015,253:38-46.

第三章

重症患者的疼痛监测

在上一个章节,我们对疼痛的评估方法进行了较为详细的阐述。连续、动态的疼痛监测是 ICU 医疗工作的重要组成部分,同时也是重症患者器官功能支持手段的一个重要组成部分。因此,每个 ICU 应根据其自身的特点、收治患者的病种、人员配备等因素,综合制订疼痛监测的标准化方案。监测的内容应包括:患者疼痛治疗的效果和镇痛治疗的附加损害。当使用结构化方法主动评估和指导重症患者的疼痛管理时,总体上会减少并优化镇痛药物的使用,避免长期阿片类药物暴露的风险,甚至降低死亡率。从长远来看,一方面重症患者疼痛治疗不充分与其发生慢性疼痛风险增加有关,还可能会出现抑郁甚至是创伤后应激障碍。另一方面,重症患者的疼痛治疗也可能导致严重的不良后果,特别是阿片类药物导致的呼吸抑制、肠功能恢复延迟等。因此,标准化、流程化地开展重症患者疼痛监测有重要的临床意义。

第一节　重症患者疼痛评估标准化

尽管在过去几十年,学界对重症患者疼痛治疗进行了大量研究,但疼痛的临床评估工作仍然存在明显的不足。疼痛的定量评估存在一定难度,且因疼痛定量过程存在高度可变性,评估疼痛治疗效果的准确性会明显降低。因此,一致准确的疼痛评估方法对于评估疼痛本身以及治疗的有效性至关重要。

一、影响重症患者疼痛评估因素

疼痛评估存在一定难度的原因之一是临床医师无法直接观察到疼痛。

疼痛的感觉是患者内在的感觉,只有患者可以感受到。作为观察者,临床医师仅限于解释外部体征,当出现这些体征表明患者可能感觉到疼痛。ICU 内的疼痛评估更具挑战性的原因在于,患者可能处于意识障碍、气管插管或镇静等状态下,医师无法通过有效的沟通了解患者疼痛的主观体验。

此外,很多的非医疗因素也会加大准确评估重症患者疼痛程度的难度。已有研究发现,患者心理构成因素不同,如情绪、态度和坚忍等,可能会明显影响疼痛体验。例如,对于相同的有创操作,心情愉快的患者可能比不快乐的患者感觉疼痛少;一般情绪积极的患者可能比感到绝望或抑郁的患者感觉疼痛少;与较为不坚韧的患者相比,坚韧的患者可能感觉疼痛减轻或报告疼痛减轻。对疼痛的感觉也存在文化或社会期望的差异。例如,在某些文化或社会中,男性应该更容忍疼痛,从而导致同样的有创操作对男性患者造成的疼痛似乎更轻。除去心理因素的影响,患者感受到的疼痛也与环境因素有关。周围的空气湿度和温度会影响疼痛的感受。独立病房和多人病房的患者,由于焦虑情绪的不同,对相似刺激下的疼痛描述也不尽相同。温度、光照乃至颜色都会对疼痛的评估产生影响,音乐的存在也会产生影响。此外,评估疼痛人员的行为和状态也会对重症患者的感受和感受的疼痛程度产生影响。还有其他因素可能影响患者对疼痛的感觉。患者的疼痛阈值不同,阈值较低的患者会出现更多的疼痛,而阈值较高的患者疼痛较轻。患者对治疗的生物反应也可能存在差异,这些差异可能具有神经学基础或代谢基础。

除上述提到的因素以外,与临床医师相关的障碍,包括有关疼痛评估和管理原则的不统一、个人和文化偏见以及患者和医疗团队之间的沟通困难,也是构成疼痛评估障碍的重要因素。影响重症患者疼痛评估和治疗的相关因素见表 3-1。

表 3-1　影响重症患者疼痛评估和治疗的相关因素

重症患者疼痛评估障碍来源	描述
医护人员的知识和理解不足	参与评估的人员没有充足的疼痛评估知识储备
	未能将疼痛作为疾病过程中不可避免的一部分,并将疼痛视为咳嗽和深呼吸的重要刺激因素
	对重症患者缺乏标准化的客观疼痛评估流程及工具
	采用单一的疼痛评估评分,评分未与治疗相联系
	缺乏阿片类药物和非阿片类镇痛药的药理作用知识
	医师不愿开出适当和足够的镇痛药
	医务人员因为对呼吸抑制、镇静、成瘾的恐惧不愿使用阿片类药物
	疼痛干预的决策受到患者血流动力学和呼吸力学的影响
	医师不适当的镇痛处方和不愿使用辅助治疗来控制疼痛
	不灵活的镇痛计划,无其他非药物干预措施

重症患者疼痛评估障碍来源	描述
患者个人偏见及社会文化偏见	患者存在有关疼痛的先入为主的观念
	对特殊患者,如吸毒患者,医护人员不愿意花费时间和精力
	医护人员武断地认为妇女和儿童痛苦体验比其他人群要高
沟通困难	医护人员对患者痛苦表情不熟悉、行为反应迟钝
	语言障碍
	缺乏各种疼痛评估工具
	医师和护士之间对于疼痛管理计划存在分歧
	在评估患者的疼痛时,医师和护士之间的沟通不畅

二、重症患者疼痛评估标准化

从之前的讨论中可以明显看出,有许多因素可能会影响重症患者疼痛的感觉或报告疼痛的方式。疼痛评估需要标准化以及评估结果需要校准的主要原因之一就是干预措施中固有的可变性。标准化可以减少评估者内部的可变性,在大多数情况下,这意味着减少评估患者疼痛程度的可变性。评估手段和环境的标准化将进一步降低疼痛评估的可变性,从而增加一致性。此外,标准化还可以提高对治疗结果解释的可重复性,这对于重症患者疼痛相关的研究也至关重要。

重症患者标准化疼痛评估的策略主要集中在培训临床人员如何使环境标准化以及如何准确地评估疼痛。观察者不能直接应用测量装置来测量患者的疼痛,因此评估人员能够做的就是选择最恰当的评估手段,并且针对这一手段对所有的参与评估人员进行培训,以达到均一性。

(一) 环境标准化

只要条件允许,每次都应该尽可能让患者处在类似的环境中,再对其进行疼痛评估。每次疼痛评估在同一个病房乃至同一个位置是较理想的,房间应该是中性色,也可以是其他柔和的色调,保持一致的照明水平。病房应避免使用刺激性的油漆,避免使用可能引起情绪反应的图形、医疗海报或图片等。房间温度应舒适、恒定。对于清醒患者不应该让其看到针头。也不应该有任何其他可能引起患者疼痛的医疗设备。评估时间也应该相对固定,特别是固定和家属探视时间节点的关系。

(二) 人员标准化

人员标准化包括两层含义,一是人员的外在标准化,二是评估结论的标准化。通常,医护人员评估患者疼痛时,应穿着中性、宽松的衣服,避免使用任何有刺激性气味的物品。

评估结论的标准化主要通过开展培训来进行,尽可能减少与参与重症患者疼痛评估人员相关的主观因素。培训主要针对医护人员,但是对于清醒患者,也应该包括对患者的培训,以促进患者评估自己疼痛的标准化。医护人员的培训可以在日常工作中进行,理想情况下,应设置监督员,以便能够识别不正确的做法,并根据需要为现有人员或新成员提供额外培训。可能有人认为,一些医护人员经验丰富,因此没有必要培训重症患者疼痛评估这一基础知识。然而,鉴于 ICU 患者的高流动率,有研究发现,即使一些经验丰富的医护人员,在评估疼痛时也可能有不确定性。因此,针对有经验的医护人员也应该定期提供这种基础培训。此外,部分经验丰富的医护人员甚至可能存在概念性的错误,采用基础培训来更新他们对于疼痛的理解可能是一种有效的方式。在基础培训中,需要强调以下两点:

1. 疼痛强度与疼痛缓解之间的差异。用于测量每种疼痛强度的量表是患者感觉疼痛的程度,而疼痛缓解总是与疼痛的基线水平相关,并且是对基线水平疼痛改善程度的评估,是指导下一步治疗的核心指标。

2. 区分轻度、中度和重度疼痛。虽然已有很多的量表指导重症患者疼痛评估,但要承认的是,很多时候想要定量地去评估疼痛存在很多困难。不迷信疼痛评估量表,并能大致区分轻中重度疼痛对临床治疗也有一定的指导意义。

(三) 流程标准化

对重症患者来说,所有的疼痛评估都应遵循固定的流程进行。一方面,评估过程应遵循一定的流程;另一方面,评估的时机也需要相对固定。比如,有创操作可能对疼痛的评估产生影响,所以不要在有创操作后立刻进行疼痛评估,其他的包括抽血、换药或者移动患者等。疼痛评估的时间应与其他医疗活动相协调,特别是在医院环境中,以避免医疗措施对疼痛评估的影响。

第二节　重症患者疼痛监测要点

一、寻找引起疼痛的原因

重症患者疼痛的三个主要来源分别是:①手术或创伤引起的急性疼痛;②ICU 操作和治疗引起的短时疼痛;③预先存在的慢性疼痛。

在外科术后患者中,手术或创伤引起的急性疼痛是疼痛的主要来源。然而,即使是非手术重症患者也经常接受多种有创操作,包括放置血管通路,置入导尿管和置入有创监护装置,特别是放置某些管路后需要制动的患者,如气管导管、静脉留置针、吸引装置等,由于不能自由改变体位,也会有明显的疼痛和不适。老年重症患者中,预先存在的慢性疼痛是一种重要但通常被忽视的疼痛,包括慢性背痛、退行性关节炎疼痛、痛风和神经性疼痛。

这部分患者在住院前通常接受维持性镇痛药治疗。因此,当他们遇到额外的疼痛源时,他们通常需要高于正常剂量的药物才能达到令人满意的镇痛效果。此外,如果突然停药,他们可能有发生戒断症状的风险,从而使他们的病情复杂化。

疼痛史一般在病史采集的时候一起获得,其必须包含疼痛的部位、特征、严重程度、诱发因素、进展情况、持续时间、性质、是否有放射、缓解因素和恶化因素、服药情况等。正确疼痛史信息的获得不仅有助于确定正确的诊断,还可以防止过度解释实验室或影像学结果。在整个评估过程中,不仅要从标准的疼痛访谈中获取口头信息,还要在提交报告时评估患者的行为和主观的肢体语言。更为重要的是,观察患者与家属的交互以及他们对疾病的感知。在获得患者病史的同时,还有机会与患者及其家人建立融洽关系,有效的和信任的医患关系将促进更有效的信息交流,可以建立适当的治疗期望。慢性疼痛病史采集要点见表 3-2。

表 3-2　慢性疼痛病史采集要点

要点	描述
疼痛的性质	发作和持续时间:逐渐、自发、与受伤或任何可能的触发事件相关、短暂或有规律的
	位置和分布:局部/放射、转移性疼痛
	性质:尖锐、刺伤、灼热、刺痛、搏动、暗沉、痉挛、挤压、僵硬
	强度:随着时间的推移而增加或减少,白天的波动,所达到的强度
	相关症状:恶心/呕吐,自主神经症状(温度变化,发汗或皮肤颜色变化),营养变化(皮肤,头发,指甲变化),排便困难或
	膀胱症状,无意识地体重减轻,步态困难,发热,发冷或盗汗,手臂或腿部无力
	加剧/缓解因素:向前屈曲,坐,站立,爬楼梯,身体活动,躺下,抬起物体,食物摄入,性交,寒冷天气,皮肤接触
治疗策略	过去和现在的药物(非处方药,处方药,替代药)及其有效性
	对正在服用药物的不良反应(包括精神病副作用)
	接受过的介入手术(神经阻滞,硬膜外麻醉)
	物理治疗/家庭锻炼(持续时间,频率,有效性)
	其他替代疗法,如针灸、太极拳、按摩疗法
既往病史	共存急性或慢性疾病
	既往手术,受伤
	患精神疾病
	酒精/烟草,娱乐性药物
	物质滥用/依赖
	睡眠障碍
家族史	慢性疼痛的家族史
	风湿/自身免疫性疾病
社会历史	就业,收入来源,残疾,现行法律程序(诉讼,伤残索赔)
	婚姻状况

要点	描述
社会历史	社会支持网络,应对机制,家庭对患者疾病的看法,家庭暴力史
	生活情况:住在谁家里？家庭援助资源
	日常生活活动
	健康保险问题
期望和目标	患者对疼痛强度,日常活动和生活质量的目标和期望是什么?

二、体格检查

除了对与患者症状相关的系统进行详细的评估之外,对重症患者疼痛评估初始体检必须包括基本的体格检查。结合患者的病史,准确的体格检查将有助于确定是否需要进一步的诊断,评估现有的医疗信息是否能够解释患者的症状,并评估患者当前疾病之外的疼痛情况。

熟悉患者家属可以帮助护士识别可能表明存在疼痛但不太明显的行为变化。但需要注意的是,有研究显示,与患者的自我报告相比,家庭成员倾向于高估疼痛强度。因此,家属提供的疼痛评估应与其他的证据,包括直接观察和其他评分进行交叉验证。

当重症患者的疼痛未被识别、未经治疗或治疗不充分时,可能可以观察到患者痛苦的表现,包括:①呜咽、呻吟或大声哭泣;②面部表情和表现出的不适,如眼泪、畏缩、防护、做鬼脸、皱眉或肌肉僵硬;③不安、躁动甚至暴力行为的迹象,如捶打、拉扯管道,甚至打击护理人员;④患者呼吸机不同步。有些心理测量量表也可能可以用于评估 ICU 患者疼痛的情况,如在短期内,镇痛不足的患者可能会出现偏执性妄想、焦虑和谵妄。他们可能会不合作或无法配合治疗,导致拔管延迟、ICU 住院时间延长,甚至死亡率增加。体格检查需要注意的要点见表 3-3。

表 3-3　体格检查需要注意的要点

生命体征	心动过速,高血压,体温变化	疼痛表现	肌肉痉挛、柔软
总体外观	营养状况,身体习惯		疼痛强度随物理因素的变化(运动,热或冷,深呼吸,位置变化)
	疼痛行为		
	不安,焦虑		明显的病变(皮疹,溃疡,开放性伤口,疤痕)
	睡意		
疼痛表现	皮肤完整,颜色		解剖畸形(先天性/后天性)
	皮肤变化(萎缩,头发/指甲生长)	胸/呼吸	呼吸困难,胸膜炎胸痛
	出汗		肋软骨关节压痛
	异常疼痛/痛觉过敏/过敏	腹部	膨胀,压痛,肌肉痉挛,反弹

周围血管	腹壁静脉充盈,水冲脉	骨盆(肌肉骨骼)	坐骨结节压痛
	下肢营养性缺血性改变		髋关节运动范围的疼痛或局限性
	淋巴水肿	四肢	外围关节运动范围
肌肉骨骼	体型,姿势,对称性,脊柱弯曲度		关节不稳定/松弛
	下肢对称		肌肉力量
	运动范围(脊柱/四肢)		周围水肿
	肌肉紧张/萎缩	神经	心理状态改变
	肌肉触发点		脑神经评估
颈部	椎旁肌的柔软		感觉异常(感觉异常,异常性疼痛,感觉迟钝,痛觉过敏)
	Spurling 测试,轴向载荷测试,Hoffman 征		运动缺陷(虚弱,反射异常,病理反射)
	颈部活动范围的疼痛或限制		上下肢协调
胸/腰椎	椎旁肌的柔软程度	肌肉骨骼	步态异常
	肋椎出现压痛的角度	心理	面部表情,目光接触
	小平面加载测试		情绪异常
	直腿抬高试验		自杀意念
骨盆(肌肉骨骼)	FABER 试验,大腿推力,梨状肌试验		

注:①Spurling 测试,又名椎间孔挤压试验,令患者头偏向患侧,检查者左手掌放于患者头顶部、右手握拳轻叩左手背,若出现肢体放射性痛或麻木、表示力量向下传递到椎间孔变小,提示有根性损害;对根性疼痛显著的患者,检查者用双手重叠放于头顶、间下加压,即可诱发或加剧症状。②Hoffman 征,又称弹中指试验,是一种病理性神经反射,检查时检查者以右手的示、中两指夹持患者的中指中节,使其腕关节背屈,其他指各处于自然放松半屈状态,然后检查者以拇指迅速弹刮患者中指指甲,若出现其他各指的掌屈运动,即为 Hoffman 征阳性。③FABER 试验,是指髋关节弯曲、外展和两侧臀部外旋。如果产生一侧下背部疼痛,常提示骶髂关节功能障碍。

三、选择合适的评估工具

对于能够和医护人员交流的重症患者,可以采用自我评估量表来进行疼痛的评估,包括:①带视觉支持的 0~10 数字等级量表(NRS);②视觉模拟量表(VAS)(水平或垂直方向);③面部疼痛量表(FPS);④口头评定量表(VRS)。需要注意的是大多数量表是根据非 ICU 环境开发和验证并进行相应改编。在 ICU 中,有研究显示,NRS 是最可行和最可靠的量表。虽然 VRS 要求患者用语言描述最能表征疼痛严重程度的数字,但 NRS 使用的是卡片。数字 0-10 以放大的粗体字体打印,以方便即使是插管的重症患者使用。

对于不能和医护人员交流的重症患者,应常规使用行为疼痛量表来评估疼痛,包括:
①疼痛评估和干预量表(PAIN);②非语言疼痛评估工具(NPAT);③成人非语言疼痛量表
(NVPS);④行为疼痛量表(BPS);⑤重症监护疼痛观察工具(CPOT)。使用这些工具需要一
些培训,但使用起来并不是特别困难。它们涉及由医护人员对患者进行特定疼痛诱发行
为的观察,因此他们也有一些限制,包括:①它们不能用于无自发神经肌肉活动的患者;
②项目描述可能存在一些歧义;③这些量表缺乏对疼痛的特异性,不能评估量表以外的行
为是否可能表明疼痛。BPS 和 CPOT 量表被认为是用于医疗、外科和创伤 ICU 成人患者
疼痛评估的最有效和可靠的工具。两个量表均在 ICU 的 500 多名成年患者中进行了测
试,具有良好的评估者间可靠性和判别性验证。也有研究发现,根据可靠性和有效性对比,
CPOT 看起来优于其他量表。意识清醒的患者的常用评估工具见表 3-4。

表 3-4　意识清楚患者的常用评估工具小结

一维疼痛标准化工具			
量表名称	方法	变量	优缺点
数字分级评分法 (NRS)	语言或 视觉	疼痛强度使用数字刻度(0~ 10,0~100)	最常用的评定量表,简单易懂,在非 常年轻或老年患者中不太可靠
视觉模拟评分法 (VAS)	视觉	使用 10mm 或 100mm 线区 分疼痛强度,范围从没有疼 痛和最严重的疼痛	易于使用,如果认知障碍可能导致患 者混淆
面部表情疼痛量表 (FPS)	视觉	使用一系列面部表情表现疼 痛强度	儿科和老年患者的首选方法
语言分级评分法 (VRS)	语言	使用语言描述符(轻度,中 度,重度)描述疼痛强度	如果语言障碍存在或认知受损,则不 推荐
多维疼痛标准化工具			
量表名称	问题数量	评估变量	优缺点
麦吉尔痛苦调查问卷 (MPQ)	20	疼痛的质量和位置	需要 5~15min 才能完成
DN4	4	神经性疼痛的特点	完成不到 5min
疼痛残疾指数(PDI)	7	疼痛残疾和对家庭和社会生 活的干扰	用于评估多种疼痛状况的患者
简短的疼痛清单(BPI)	32	疼痛强度和功能能力的干扰	肿瘤进展条件患者随访的良好选择
贝克抑郁症量表(BDI)	21	抑郁情绪	作为疼痛和抑郁症的重要组成,通常 是共病并且彼此增强
疼痛灾难性量表(PCS)	13	与痛苦有关的灾难性	可以在不到 5min 内完成,需要六年 级的阅读水平
应对策略问卷(CSQ)	10	应对慢性疼痛的策略	包括 5 个认知和 1 个行为疼痛应对 量表,需要 5min 才能完成

四、生理指标采集

采用生理指标作为疼痛指标通常是不可靠的,特别是在重症患者中,不应将生命体征(如血压、心率、呼吸频率)作为疼痛的唯一指标;但是这些指标应被视为开始进一步疼痛评估的线索,以避免未经治疗的疼痛的潜在不良影响。ICU可以轻松获得生命体征,加拿大一项大型调查报告称,超过70%的ICU护士使用生命体征评估疼痛,这说明临床护士认为生命体征在疼痛评估中很重要。然而,目前的证据并不支持生命体征是评估重症患者疼痛的有效指标。在治疗疼痛时,生命体征的值可能会增加,减少或保持稳定;此外,疼痛评分和与生命体征波动也不存在相关性。

五、特殊重症患者的疼痛监测

(一) 儿童重症患者的疼痛监测

儿童重症患者的疼痛评估很困难。气管插管的儿童通常会使用镇静剂,难以自我报告疼痛。疼痛是一种主观体验,儿童可能无法提供有关其疼痛的充分信息。此外,儿童的年龄、性别和发育阶段可能会改变疼痛体验,从而使疼痛评估变得困难。儿童可能会表达出疼痛,但可能无法描述性质、强度和频率等特征。因此,对于儿童患者的疼痛评估,依赖于多学科团队的临床判断来确定孩子是否处于疼痛状态。然而,由于临床医师对疼痛的解释多样性,不一定准确。这些不确定性可导致镇痛药物剂量和镇痛水平显著的波动,使儿童易于出现戒断症状,并增加机械通气时间和ICU停留时间。

1. **评估疼痛方法的选择** 选择合适的量表对于评估儿童重症患者疼痛至关重要,应考虑不同量表适应的年龄组以及是否专为儿童使用而设计。此外,还应考虑评估手段所需的设备,包括血压和心率等生理指标、设备的成本、完成评估所需的时间(需要很长时间的量表在紧急情况下可能不太合适);或评估量表的形式(某些量表可能采用图表、海报或扑克筹码形式),需要考虑分发、存储、耐用性、易用性和交叉感染相关的问题。对于大部分量表,都包括通过面部表情来评估疼痛的项目。由于新生儿无法自我报告,因此在该年龄组中使用的量表理想情况下应包括综合措施(如行为等)。对于能够自我表达的儿童,自我报告被认为是最有效的疼痛评估方法。疼痛评估工具包括行为线索,可以指示存在疼痛或非疼痛相关的痛苦(如恐惧、焦虑、抑郁、沮丧、烦躁不安及谵妄)。但针对机械通气儿童疼痛、非疼痛相关痛苦以及镇静和镇痛充分性的生理和行为线索评分工具系统评价表明,发现疼痛评估工具和镇静评估工具之间存在重叠。重叠的行为变量包括身体/运动反应、面部表情、警觉/意识水平、眼泪、安慰性,以及呼吸反应/呼吸机的耐受性;重叠的生理变量包括血压和心率。因此,需要注意的是,在机械通气的儿童重症患者中,将疼痛与其他窘迫原因区分开来是困难的。

2. **生理指标的评估** 生理指标的评估对于儿童重症患者疼痛加重有着重要的提示意

义。已有研究指出,重症患者术后疼痛时,心率、平均动脉压、舒张压和中心静脉压会有显著改变。然而,问题在于很难区分生理指标变化是由于疼痛还是非疼痛相关的痛苦。由于缺乏证据,在成人患者中,生理变量被排除在疼痛评估量表之外。但生理指标依然被为重症儿童和婴儿开发的疼痛评估工具所使用。对疼痛的生理指标与 COMFORT 量表的行为维度之间的关系的进一步研究表明,生理和行为疼痛指标之间存在显著的相关性。这也就提示,在评估危重症儿童和婴儿的疼痛时,应考虑生理变量,因为它们对高强度疼痛的准确评估具有重要意义。但是,应注意确保对变量进行准确评估(即在观察期间多次,在患者稳定时评估患者的基线疼痛水平)。

3. 面部表情的评估 评估儿童重症患者疼痛,另一重要的因素是面部表情。急性疼痛常见的面部动作包括眉毛下垂,脸颊抬起,眼睑紧绷,上唇抬起或张口和闭眼。大多数评估工具包括一个或多个面部表情的。但需要注意的是,这些量表在描述是否存在鬼脸,面部紧张或哭泣时的表述常含糊不清。此外,插管患者的面部表情难以解释。具体的儿童疼痛评估工具及方法详见第八章。

(二) 老年重症患者的疼痛监测

随着社会及医学技术的进步,人均寿命延长。与此同时,持续性疼痛在人群中的发生率也在增加。这与年龄呈现出相关的关系,如关节炎、糖尿病和恶性肿瘤等。虽然中年持续性疼痛的发生率增加,但与年轻人相比,老年人患有持续性疼痛的可能性是其两倍。在老年重症患者中,评估疼痛可能更具有挑战性,尤其是在患者认知状态下降时,而且患者的疼痛阈值和耐受性随着衰老也可能发生变化。

越来越多的老年患者接受手术后进入 ICU。在美国,至少 50% 的手术发生在 ≥65 岁的成年人身上,而在 2005 年,在英国,这一比例为 36%。手术后疼痛是对组织创伤的复杂应激过程,创伤刺激中枢神经系统引起的超敏反应。术后疼痛增加了术后并发症发生的可能性,增加了医疗费用,最重要的是,干扰了患者术后恢复和日常生活恢复正常。术后镇痛不足可导致情绪困扰和抑郁、谵妄、焦虑、睡眠障碍,以及呼吸抑制和免疫抑制的后遗症。老年人的急性或慢性疼痛治疗在临床治疗中容易被忽视。文献表明,与年轻患者相比,住院的老年患者被问及疼痛的次数较少,并且他们接受镇痛治疗的次数较少,且使用的镇痛药物剂量较低。

有效的术后疼痛管理始于使用适当的工具进行疼痛评估。然而,由于老年人的健康问题比年轻人更复杂,因此对疼痛的评估和管理提出了重大挑战。多种慢性病共存、药物的不良反应及训练不足、阿片类药物依赖等因素使得老年患者的疼痛管理变得复杂。

治疗不足的风险可归因于多种因素,包括低估对疼痛的敏感性以及老年人能够耐受疼痛的假设。此外,许多老年患者及其护理人员认为疼痛是衰老的一部分。而且,老年患者经常低报他们的痛苦,因为他们认为医师太忙而无法听到他们的抱怨,或者他们不想被视为是"坏"的患者。在认知障碍的老年人中缺乏适当的评估是疼痛报告不足的另一个原因。在美国疗养院约 4 000 名癌症患者的样本中,尽管记录了每天疼痛,但低认知能力的存在是未能接受镇痛的独立预测因子。

衰老与一定程度的痛觉过敏有关(对通常疼痛的刺激的反应减弱),如内脏疼痛。无痛性心肌梗死在老年人中更常见,并且可能存在腹部手术后,因而没有明显的胸部疼痛。即使老年人对有害刺激的敏感度降低,但这并不意味着他们的痛苦程度会降低。一些使用热刺激的研究表明,与年轻个体相比,老年患者(特别是年龄超过 70 岁的患者)的疼痛敏感性较低,而其他人则报告辐射热疼痛阈值没有年龄差异。尽管老年人可能有外周痛觉减退,但疼痛高发的部分原因可能是中枢神经系统调节受损。神经损伤后,老化神经系统恢复上调后的规范反应模式的能力似乎受损。缓慢控制在慢性疼痛状态下被不适当激活可能解释了慢性疼痛的高患病率。在任何情况下,可能的痛觉缺乏症用于解释老年人疼痛的治疗不足是不被接受的,这强调了老年患者适当疼痛评估的重要性。

痴呆症是评估和控制疼痛的主要障碍。横断面研究表明,患有痴呆症的人在相同条件下接受的镇痛药比非认知障碍的老年患者少。尽管痴呆导致病理改变,损害与疼痛及情感成分相关的神经通路,但疼痛感觉辨别成分得以保留。在痴呆的初始阶段和中期阶段,患者保留了口头传达疼痛经历的能力。重要的是花时间为每位患者找到最合适的量表,并确保他们充分理解和回应。随着时间的推移使用相同的量表是可靠地跟踪变化的最佳方法。患有严重痴呆症的患者可能会出现一些影响沟通的记忆和语言障碍。美国老年医学会报告指出,老年痴呆患者必须评估六种不能再进行交流的疼痛行为,包括:面部表情,言语和/或发声,身体动作,人际交往的变化,活动模式或惯例的变化以及心理状态。高级痴呆症疼痛评估(PAINAD)包括以下五项:呼吸,负面发声,面部表情,肢体语言和安慰性。在 19 名严重痴呆患者中测试的量表显示出令人满意的评估者间可靠性,但内部一致性较低。老年患者的疼痛管理详见第七章第九节。

六、识别影响疼痛管理达标的因素

对于经过镇痛治疗的重症患者如果未达到期望的疗效,识别疼痛管理相关的障碍有助于更好地达到镇痛目标。对于疼痛的知识和理念的差距以及关于疼痛治疗不当引起的后果的低估仍然存在,这需要持续的教育以提高临床医务人员对于疼痛的认识。除此之外,常见的引起重症患者的疼痛管理障碍的其他因素还包括:①重症疾病临床病情的复杂性。重症患者往往以危及生命的生理不稳定性为特征,这会引起人们对其他优先事项如心率血压的关注;②对疼痛进行可靠评估的困难。重症患者由于患病、镇静、束缚或气管插管而经常无法沟通;③缺乏普遍适用于重症患者的疼痛治疗方案;④由于同时使用多种药物导致的药物相互作用风险增加;⑤由于器官系统功能障碍导致镇痛剂量增加困难:谵妄和脓毒症脑病患者可能对阿片类药物的使用会受到限制;肝功能和肾功能不全患者需要频繁调整剂量,甚至不能使用辅助药物如对乙酰氨基酚等;脓毒症和凝血障碍限制了椎管镇痛和局部神经阻滞镇痛等技术的发展;⑥无法建立有效的肠内给药途径有限或肠道吸收功能受损。

第三节　镇痛药物不良反应的监测及处置

一、阿片类药物

阿片类药物是重症患者镇痛治疗的基石,作用于大脑和脊髓中的 μ 受体。价格低廉且有效、起效快,给药途径多。此外,阿片类药物对血流动力学影响很小,也不会导致肝功能或肾功能障碍的发生,这使得这类药物在 ICU 患者中应用十分广泛。大多数阿片类药物经肝脏代谢和肾脏排泄。因此,肝功能和肾功能不全患者需要进行剂量调整,以降低药物积聚和不良反应的发生风险。对于阿片类药物副作用的监测是重症患者的疼痛监测的重要组成部分。

(一) 阿片类药物的耐受与依赖

1. 阿片类药物的耐受　耐受是指镇痛药物效力的丧失,耐受是阿片类药物治疗的常见副作用之一,随着时间的推移镇痛效果变差,使用的阿片类药物剂量不断增加。依赖性是指由涉及自主神经和躯体活动的阿片类药物戒断综合征所引起的生理状态的改变与发展。当患者服用使用阿片类药物时,一个问题必须考虑:随着时间的推移相同剂量的阿片类药物能否保持同样的疗效。即使短期使用阿片类药物,对阿片类的耐受性和阿片类药物的一些副作用也可能表现出来。阿片类药物诱导的痛觉过敏也是一个重要问题,与耐受性不同,剂量递增只会加剧疼痛。如果阿片类药物突然中断,患者可能会出现戒断症状。

2. 阿片类药物的耐药机制　就耐受机制而言,在重症患者中针对阿片类药物的药代动力学研究是有限的。长期使用阿片类药物不会自发诱导细胞色素 P450 酶活性增强进而导致药物代谢增加,因此从药物代谢的角度无法解释耐受。但需要注意的是,细胞色素 P450 诱导剂可以增加某些药物(如美沙酮)的清除率,导致阿片类药物亚治疗血浆水平,耐受。同样,在创伤和脓毒症高动力期,"血流依赖"药物(如芬太尼和吗啡)的清除增强可能导致剂量增加。有研究指出,炎症可以上调 α_1-酸性糖蛋白的表达,α_1-酸性糖蛋白是一种急性期反应蛋白,可与某些药物结合。由于美沙酮对 α_1-酸性糖蛋白具有高亲和力,因此血浆中美沙酮的游离部分减少。尽管芬太尼和吗啡与 α_1-酸性糖蛋白的结合很少,但仍然存在,可能与耐受形成有关。存在于脑毛细血管中的 P-糖蛋白转运蛋白控制来自中枢神经系统的药物流出。长期服用羟考酮、吗啡和阿芬太尼而非美沙酮,可以上调 P-糖蛋白表达,导致中枢神经系统药物渗透减少和镇痛效果减轻。这些观察结果表明,重症相关细胞因子释放和使用阿片类药物可能会加强 P-糖蛋白控制血脑屏障的通透性,从而降低某些阿片类药物的功效。

3. 减轻阿片类药物耐受的策略　减轻阿片类药物耐受的策略包括通过使用多模式镇痛药、每天中断输注镇痛剂或通过镇痛评估和镇静评分调节输注来减少镇痛药物的剂量和治疗持续时间。以前未接受阿片类药物治疗的患者通常对阿片类镇痛药有良好的反应，而长期接触（非法或处方）的患者入住 ICU 时可能具有阿片类药物耐受性，容易干扰治疗的效果。减轻阿片类药物耐受的策略见表 3-5。

表 3-5　减轻阿片类药物耐受的策略

要点	措施
适当使用阿片类药物	在使用止痛药之前和期间使用有效的疼痛评估量表
	使用间歇性阿片类药物治疗（口服或静脉注射）而不是连续输注
	轮换使用阿片类药物
	使用瑞芬太尼进行短期镇痛（因为容易引起阿片类耐受），除非需要快速抵消镇痛作用，如头部损伤
	最小化苯二氮䓬类药物的使用（长期使用容易引起阿片类药物诱发的痛觉过敏）
	避免过度增加剂量
	补充非阿片类镇痛药
	加入美沙酮减弱或延缓阿片类药物耐受
在手术过程中同时给予非阿片类镇痛药作为挽救疗法或加强阿片类药物的作用	N-甲基-d-天冬氨酸受体拮抗剂（氯胺酮）
	α_2-肾上腺素能受体激动剂（可乐定或右美托咪定）
	加巴喷丁（加巴喷丁或普瑞巴林）
使用连续神经阻滞技术	椎管穿刺：用于胸部，腹部或双侧腿部镇痛
	区域性麻醉：臂丛神经阻滞用于手臂镇痛；坐骨神经阻滞用于下肢镇痛
	局部麻醉：肋骨骨折或胸腔置管相关疼痛选用椎旁阻滞；下腹部手术选用腹横肌阻滞
预防或逆转阿片类药物引起的痛觉过敏和阿片类药物戒断症状	达到疼痛评分目标时逐渐减少阿片类药物剂量（每 1~4 天减少 10%~20% 剂量）
	使用有效的镇痛药物停止评估量表
	阿片类药物的辅助药物使用（氯胺酮，右美托咪定或加巴喷丁类）
	使用美沙酮
减少炎症	对乙酰氨基酚疗法
	短期使用酮咯酸

4. 阿片类药物的依赖　与阿片类的耐受不同，阿片类药物的成瘾性更是需要临床医师关注的问题。流行病学调查发现，阿片类药物的使用和随后与阿片类药物过量有关的死亡事件在美国迅速增加，自 2000 年以来，与疾病控制和预防中心（CDC）记录的阿片类

药物过量相关的死亡人数增加了 200%。随着越来越多的患者因阿片类药物过量而入院，包括处方阿片类药物，合成衍生的阿片类药物和海洛因。这种流行病学趋势的变化，使得在对重症患者进行镇痛治疗的时候需要考虑更多的东西。未接受过阿片类药物治疗的患者、接受长期阿片类药物治疗的患者在接受镇痛治疗时，药物的选择会存在明显的不同。但无论怎样，最重要的还是要减少阿片类药物的过量使用。

5. 阿片类药物的使用规范　对于轻度或中度急性疼痛，非阿片类药物方案是首选的一线治疗方法。当急性中度或重度疼痛需要使用阿片类药物时，处方者应将疗程限制在最低剂量和尽可能短的持续时间。即使是短暂的阿片类药物暴露也会产生潜在的长期后果。在一些患者中，阿片类药物身体依赖性迅速发展，使得停药变得十分困难。对于未接受过阿片类药物治疗的患者，在接触第 5 天后，从短期过渡到长期依赖的风险开始增加，尤其是接受高剂量或长效制剂的患者。持续的阿片类药物使用越来越被认为是择期手术后最常见的并发症之一。理论上，所有接受阿片类药物治疗的患者都有过量使用的风险。有几个因素会显著增加这种风险，包括睡眠呼吸紊乱，器官功能障碍导致用药清除受损，肺部疾病以及伴随使用镇静药物。因此，需要考虑风险因素的数量和严重程度，以确保处方阿片类药物的益处明显超过过量服用的风险。对于患有慢性疼痛的患者，当其他药物和非药物治疗失败时，阿片类药物应该是最后的干预措施。阿片类药物的大多数不良反应与剂量有关，因此应尽量避免增加剂量，尽量减少使用其他镇静药物。

长期大量使用后突然停用阿片类药物会产生与药物使用过程中生理变化引起的急性效应相反的症状。尽管依赖不是官方诊断命名法的一部分，但这些变化导致了所谓的身体依赖。戒断综合征包括身体症状（如腹泻和瞳孔散大），全身疼痛和心理症状（如烦躁不安和焦虑）。急性戒断症状出现之后是数周至数月的长期戒断综合征，包括疲劳、快感缺乏、食欲减退和失眠。治疗戒断患者的最有效方法是开具长效口服阿片类药物（通常是美沙酮或丁丙诺啡）以缓解症状，然后逐渐减少剂量，使患者适应阿片类药物的缺乏。

（二）阿片类药物的免疫学效应

阿片类药物的免疫调节功能在 19 世纪 90 年代得到证实：当给豚鼠注射吗啡时，豚鼠表现出细胞免疫抑制以及细菌感染抵抗力的下降。阿片类药物的使用与海洛因成瘾者感染发生率增加有关，也可作为 AIDS 发病机制的辅助因子。尽管外源性阿片类药物可能产生免疫抑制，但它们的内源性对应物（如内啡肽）会诱导免疫活化。无论是哪种阿片类药物都可抑制抗体产生和发挥细胞免疫应答抑制作用，表现为自然杀伤细胞活性下降，细胞因子表达和吞噬活性的抑制。阿片类药物的免疫效应由中枢和外周机制共同介导，可能涉及下丘脑—垂体—肾上腺轴和自主神经系统。在细胞因子的影响下，外周免疫细胞可能会释放调节镇痛和炎症反应的内源性阿片类药物。值得注意的是，严重疼痛本身具有显著的免疫抑制作用，尽管使用某些阿片类药物可能会增加感染风险，但疼痛，镇痛和阿片类药物诱导的免疫抑制之间这种关系的临床意义尚未阐明。阿片类药物的免疫学效应见表 3-6。

表 3-6   阿片类药物的免疫学效应

受体	效应
MOR	降低 NK 细胞活性(中枢) 抑制巨噬细胞吞噬作用(中枢) 抑制 T 细胞增殖(中枢) 一氧化氮释放(外周)
DOR	增加 NK 细胞活性(中枢) 增强体液免疫反应(MOR 依赖) 减少溶血空斑试验时的响应
KOR	明显抑制体液免疫

(三) 阿片类药物的内分泌效应

阿片类药物对激素功能的影响现已得到很好的理解,并被称为阿片类内分泌病(opioid endocrinopathy),或者在男性患者中,称为阿片类药物诱导的雄激素缺乏症(opioid-induced androgen deficiency)。阿片类药物的使用对内分泌系统的影响无论在男性和女性、口服以及透皮、静脉注射和鞘内注射时都有被观察到。各种研究表明阿片类药物对多种激素有影响,包括但不限于睾酮、雌激素(雌二醇等)、黄体生成素(LH)、促性腺激素释放激素(GnRH)、脱氢表雄酮(DHEA)和脱氢表雄酮硫酸盐(DHEAS)、促肾上腺皮质激素(ACTH)和促肾上腺皮质激素释放激素(CRH)及皮质醇。

对阿片类内分泌疾病的认识大多数工作都集中在雄激素上,因为它们与阿片类药物使用的许多症状副作用有关。许多使用阿片类药物的男性会出现性功能障碍(即勃起功能障碍、性欲减退等)、抑郁和代谢水平降低等副作用。这些副作用与性腺功能低下、性腺功能减退有关。睾酮水平通常在阿片类药物给药后 1~4h 降低,并在停止阿片类药物后 24h 内恢复正常水平。非恶性疼痛时阿片类药物长期给药导致总体和游离睾酮水平的直线性降低,呈剂量依赖性。然而,应该注意的是,并非所有男性都表现出睾酮水平的降低,这可能与个体对阿片类药物反应性不同有关。此外,睾酮水平降低与性功能障碍之间的关系尚不完全清楚。通过多变量分析,Hallinan 及其同事得出结论,睾酮水平对性功能障碍几乎没有影响。然而,应该注意的是,这些数据来自美沙酮或丁丙诺啡维持治疗的吸毒者,可能不完全适用于使用阿片类药物治疗非恶性慢性疼痛的患者群体及重症患者。也有研究针对长期使用阿片类患者是否需要激素替代治疗进行了研究。Daniell 及其同事对服用阿片类药物治疗慢性非癌症相关疼痛的男性进行了睾酮替代治疗的开放性试验,虽然许多男性的性功能、情绪和幸福指数都有所改善,但通常并不能完全解决问题。有研究表明,阿片类药物对睾酮的影响可能取决于所用的特定阿片类药物。Bliesener 及其同事研究了阿片类药物维持的激素作用,发现与接受美沙酮治疗的患者相比,服用丁丙诺啡的个体血浆睾酮水平显著升高,性功能障碍较少。同样不清楚的是这些结果是否可以外推到重症患者群体,但它强调了药物依赖性激素副作用可能性的重要性。

除了循环睾丸激素水平之外,男性肾上腺素也会因使用阿片类药物而减少。研究结果表明,阿片类药物不仅可以影响下丘脑—垂体—性腺功能,还可以影响下丘脑—垂体—肾上腺功能。女性也会出现与男性相似的阿片类药物激素相关副作用,包括抑郁症、痛经、性功能障碍,以及骨矿物质密度降低。一些研究表明,美沙酮维持治疗的妇女雌激素水平降低,并且在绝经后妇女中似乎更明显。雌激素的减少可能对老年人的骨质疏松症和骨折有影响。Ensrud 及其同事发现,服用阿片类药物的患者发生任何非脊柱骨折的风险更大,但尚缺乏将阿片类药物的激素作用与骨矿物质密度降低联系起来的因果数据。阿片类导致的内分泌改变见表 3-7。

表 3-7 阿片类导致的内分泌改变

激素	阿片类的影响	症状
睾酮	减少	性欲下降、勃起功能障碍
雌激素	减少	性功能障碍、骨密度降低、骨质疏松
皮质醇	减少	继发性激素改变

(四)痛觉过敏

痛觉过敏(hyperalgesia)是一种相对较新的公认的不良反应,通常被定义为疼痛敏感性增加。尽管阿片类药物剂量增加,但这种致敏作用增加了疼痛。长期和高剂量使用阿片类药物可能与痛觉过敏的发生有关,痛觉过敏可能与阿片类代谢物有关。阿片样物质诱导的细胞凋亡也可能与痛觉过敏有关,GABA 神经元向细胞凋亡可能导致脊髓神经元回路的改变。NMDA 受体激动作用也在痛觉过敏的发展中起主要作用,甘氨酸也是一种抑制神经递质,它介导脊髓神经元的突触后抑制。至少在小鼠中,使用 L 型钙通道阻滞剂(氨氯地平)可以预防长期给药的痛觉过敏和耐受,这与吗啡诱导的异常疼痛和耐受可能通过增强释放兴奋性神经递质介导的概念一致。痛觉过敏和耐受性的治疗目前临床手段有限,在大鼠中,氯胺酮可以预防芬太尼诱导的痛觉过敏。

(五)阿片类药物的镇静作用

阿片类药物的镇静作用是众所周知的。阿片类药物引起的镇静和嗜睡被认为是由阿片类药物的抗胆碱能活性引起的。尽管患者通常会产生对这些副作用的耐受,但快速剂量递增可能导致镇静并因此导致其他临床事件的发生。建议的治疗方法是减少阿片类药物剂量,阿片类药物轮换和使用精神兴奋剂。精神兴奋剂可以改善精神运动表现评分和嗜睡症状。哌甲酯是治疗阿片类药物诱导镇静的最常用药物。在接受连续皮下阿片类药物的癌症患者的双盲随机对照试验中,每天剂量 10mg 哌甲酯显著提高基线嗜睡评分35%,而安慰剂组仅为 8%。在癌症患者的另一项随机双盲研究中,每天使用 15mg 哌甲酯可以使得嗜睡评分改善 61%,安慰剂组仅改善 25%。虽然也可以使用右旋苯丙胺、多奈哌齐、莫达非尼和咖啡因等，但哌甲酯是研究最广泛的药物，如果没有副作用和滥用可能性，应将其视为一线治疗。

(六) 阿片类药物相关的睡眠问题

睡眠障碍在重症患者中很常见，疼痛可以引起睡眠觉醒、睡眠不安，或者睡眠减少。疼痛的严重程度与睡眠障碍之间未发现相关性。人们普遍认为阿片类药物可以增强睡眠，现有证据表明，阿片类药物可增加睡眠状态的变化次数，并减少总睡眠时间、睡眠效率、delta睡眠和快动眼睡眠 (REM)。然而，在这些研究中，难以将阿片类药物的作用与潜在的病症 (如癌症、成瘾/依赖、术后疼痛) 的作用区分开来。对静脉注射吗啡治疗的 7 名健康志愿者的研究显示慢波睡眠减少和 REM 轻度减少，但觉醒没有增加。一项随机双盲研究纳入 42 名健康志愿者，随机分为两组，分别给予 5mg 美沙酮和 15mg 持续释放的吗啡，结果表明两种阿片类药物均增加了轻度睡眠所用时间的百分比，并大幅下降深度睡眠时间 (第 3 和第 4 阶段) 百分比 (30%~50%)，睡眠效率、总睡眠时间、睡眠发作后醒来情绪或疲劳的主观测量均未见药物影响。皮质唤醒和睡眠-觉醒周期都受到来自脑干和脑桥胆碱能投射的会聚输入调节，也受许多神经递质的调节，包括去甲肾上腺素、血清素、乙酰胆碱、多巴胺、组胺、γ-氨基丁酸 (GABA)、垂体激素和神经激素褪黑激素。任何改变这些神经递质平衡的药物，如阿片类药物，都可能影响睡眠。尽管阿片类药物破坏睡眠的确切机制尚不清楚，但已有研究显示，吗啡可能通过抑制内侧脑桥网状结构中乙酰胆碱释放来调节 GABA 能信号，从而减少 REM 睡眠。由此导致的睡眠结构破坏会影响觉醒期间的觉醒状态。

(七) 阿片类药物导致的便秘问题

阿片类导致的便秘是一个常见问题，发生在 40%~95% 使用阿片类药物治疗患者中，即使单次使用吗啡也会发生便秘。虽然经常被认为是一种微不足道的副作用，但便秘的长期后果会导致严重的发病率和死亡率，对患者的生活质量产生不利影响。严重的便秘可以迫使患者减少阿片类药物的剂量，导致镇痛减少。慢性便秘可导致痔疮形成，直肠疼痛、肠梗阻，以及潜在的肠破裂和死亡。阿片类药物激活胃肠道中负责肠道运动的 μ 受体。每一种阿片类药物报道的便秘率各不相同，目前也尚不清楚阿片类药物引起的人体便秘是否主要由中枢介导或外周介导。

吗啡可在中枢神经系统内起作用改变肠道运动功能，它可以通过直接刺激肠神经系统中的阿片受体来影响肠道运动。洛哌丁胺是一种阿片受体激动剂，具有有限的穿过血脑屏障的能力，可以阻止乙酰胆碱和前列腺素的释放，从而抑制肠蠕动，延长肠内容物的滞留时间，增加肛门括约肌的张力，临床上用于治疗腹泻。这表明阿片类药物具有更直接的促便秘作用。与阿片类药物的许多其他副作用 (呼吸抑制、恶心、镇静) 不同，便秘不太可能随着时间的推移而改善，因此必须在整个阿片类药物治疗过程中预测、监测和解决。

便秘的评估可能很困难，可以使用症状严重程度 (PAC-SYM) 和生活质量 (PAC-QOL)

量表来评估。该问卷在慢性腰痛患者中得到验证,并被发现是阿片类药物引起的便秘症状的存在和严重程度的可靠、有效的评估工具,但能否用于重症患者尚不明确。

对于阿片类药物诱导的便秘,可以使用不同类型的阿片类药物轮换或切换给药途径或将阿片类药物与其他药物联合使用而减轻部分症状。然而,难治性便秘仍可能发生,阿片类药物拮抗剂可能在这方面发挥重要的治疗作用。拮抗胃肠道 μ 受体是许多目前用于治疗阿片类药物引起便秘的基础,新的疗法涉及用具有促动力活性的阿片受体拮抗剂阻断肠道中的外周阿片受体。甲基纳曲酮是纳曲酮的季衍生物,具有较强的受体亲和力,但没有内在的激动剂活性,它可以阻止阿片类药物的外周作用,同时避免中枢镇痛作用,并逆转吗啡的肠道减慢作用,目前正在进行临床研究,用于治疗阿片类药物引起的便秘。Alvimopan 是一种选择性、竞争性的受体拮抗剂,具有较低的口服生物利用度,已被用于减少术后肠梗阻的时间。具体的便秘的治疗方案见表 3-8。

表 3-8　便秘治疗的方案

药物	规格	剂量	不良反应/并发症
散装泻药			
甲基纤维素 (citrucel)	粉末:2g(与 8 盎司液体混合) 片剂:500mg(含 8 盎司液体混合)	每天 1~3 次,每次 2 片,每天 6 次	体积增加可能使患者易于发生梗阻,最常见的不良反应是肠道气体增加
聚卡波 (fibercon)	片剂:625mg	每次 2 片,每天 1~4 次	
洋车前子 (metamucil)	粉末:3.4g(与 8 盎司液体混合)	每天 1~4 次	
大便软化剂			
多库酯钙 (surfak)	胶囊:240mg	每天 1 次	除非有足够的液体摄入,否则无效
多库酯钠 (colace)	胶囊:50mg 或 100mg 液体:每 15ml 150mg 糖浆:每 15ml 60mg	50~300mg	
渗透性泻药			
乳果糖	液体:每 15ml 10g	每天 15~60ml	可能的不良反应包括胃肠胀气,腹部绞痛,腹泻或恶心或呕吐。糖尿病患者慎用
柠檬酸镁	液体:每瓶 296ml	每天 0.5~1 瓶	可能的不良反应包括腹泻和电解质失衡。很少作为一线治疗,因为它们具有不希望的强烈和快速的通便活性。肾功能下降的患者慎用。过量的镁会导致中枢神经系统抑制,肌肉无力和心电图改变

药物	规格	剂量	不良反应/并发症
氢氧化镁	液体:每5ml 400mg	每天30~60ml	
聚乙二醇3350(miralax)	粉末:17g(与8盎司液体混合)	每天1次	不良反应包括腹痛,腹胀,痉挛和肠气增加。更严重的副作用包括腹泻和荨麻疹
二磷酸钠(磷酸苏打)	液体:45ml,90ml(与4盎司水混合,然后加入8盎司水)	每天20~45ml	限制饮食的患者慎用。肾功能下降的患者慎用
山梨醇	液体:480ml	每天30~150ml	不良反应可能包括恶心,产气,腹泻,胃痉挛或肛门刺激
兴奋剂泻药			
bisacodyl(dulcolax)	片剂:5mg	每天5~15mg	不良反应可能包括胃痛,痉挛,虚弱,出汗,直肠区域刺激,腹泻或头晕。不要在出现恶心,呕吐或其他肠梗阻症状时使用
cascara sagrada	液体:120ml 片剂:325mg	每天1次5ml 每天1片	不良反应可能包括腹部强烈痉挛,电解质紊乱(钾流失),体液流失和结肠中的黑色素沉着。长期使用与结肠直肠生长(腺瘤)和癌症的发展有关。与强心苷(如洋地黄)相互作用可能发生。不要在出现恶心,呕吐或其他肠梗阻症状时使用
蓖麻油	液体:60ml	每天1次 15~60ml	不良反应可包括腹痛或痉挛,绞痛,恶心,呕吐和腹泻。长期使用蓖麻油会导致液体和电解质损失。不要在出现恶心,呕吐或其他肠梗阻症状时使用。怀孕或哺乳期间禁忌
塞纳(senokot)	片剂:8.6mg	每天1次或者2次,2片或者4片	不良反应可能包括强烈的痉挛和腹痛,电解质紊乱(钾的流失),体液流失,恶心,皮疹,指尖肿胀,体重减轻和结肠黑色素沉着,称为黑变病大肠杆菌。长期使用与结肠直肠生长(腺瘤)和癌症的发展有关。可与钙通道阻滞剂和indocin相互作用。它与肝脏毒性有关
促运动剂			
替加色罗(zelnorm)	片剂:2mg,6mg	每天2次	2007年3月,FDA要求诺华立即停止在美国销售zelnorm。FDA的行动是对29项zelnorm临床研究的新分析结果,该研究显示服用zelnorm的患者患心脏病,中风和心绞痛(胸痛)的风险增加。不良反应包括头痛,腹痛和腹泻,还包括直肠出血,血性腹泻,或可能是肠缺血症状的新的或恶化的腹痛

(八) 阿片类药物相关的膀胱功能障碍

阿片类药物引起的膀胱功能障碍(即排尿困难或尿潴留)是术后患者的一个重要问题,但由于许多其他因素可能起作用,因此很难估计其发生率。有研究报告术后尿潴留率为3.8%,接受阿片类药物治疗的患者为18.1%。硬膜外注射吗啡相比于静脉注射或肌内注射,更容易发生尿潴留。尿潴留的机制尚不完全清楚。众所周知,阿片类药物可以减少逼尿肌张力和收缩力,减少饱腹感,促使排尿,并抑制排尿反射,可能不会增加括约肌张力。这些症状可以使用纳洛酮治疗。Rosow 及其同事证明,阿片类药物诱导的膀胱功能改变是由于外周阿片类药物的作用,并可被甲基纳曲酮逆转(甲基纳曲酮是一种外周阿片拮抗剂),表明外周机制可能起作用。

(九) 阿片类的心脏副作用

阿片类药物的心脏副作用并不常见。吗啡与组胺释放和随后的血管舒张和低血压有关,这种不良反应部分被 H1 拮抗作用阻断,可被纳洛酮完全逆转。副交感神经刺激也可能导致心动过缓。最近,由于美沙酮用于治疗慢性疼痛的增加,QT 延长和尖端扭转型室性心动过速综合征引起了一些关注。因此对于使用阿片类药物治疗特别是美沙酮的患者,心电监测 QT 延长是否存在是明智的。

(十) 阿片类药物的特殊副作用

除去上述阿片类药物的共同副作用以外,部分药物还有特殊副作用,具体如下。

1. **可待因** 可待因通常用于围生期及会阴切开术、剖宫产相关的疼痛。由于大多数母亲需要母乳喂养,可待因及其药理活性代谢物吗啡在母乳喂养婴儿中的安全性是首要关注的问题。美国儿科学会将可待因列为母乳喂养安全药物。然而,Koren 等人发表了一例个案报道,足月母乳喂养婴儿由于吗啡过量死亡,可能的解释是,如果母亲是细胞色素P450 超快速代谢类型,那么服用可待因产生的吗啡比大多数人产生的更多。

2. **氢可酮/对乙酰氨基酚** 氢可酮/对乙酰氨基酚组合是美国用于急性和慢性疼痛缓解最常用的处方药之一,并且作为还可以作为镇咳药。这两种药物组合的常见不良反应包括头晕、恶心、呕吐、嗜睡和欣快感,呼吸抑制和情绪障碍很少见。与所有阿片类药物一样,氢可酮可能导致身体和心理依赖。听力损失是氢可酮使用中不常见的副作用,迄今为止只有少数病例报告。允许的氢可酮剂量范围为每天 10~300mg,药物代谢酶 CYP2D6 或CYP3D4 的基因多态性或相关的合并症如丙型肝炎可能使某些个体易患该药物的不良反应。目前尚不清楚听力损失是由于氢可酮还是对乙酰氨基酚引起的。

3. **羟吗啡酮** 羟吗啡酮是一种特异性针对 μ 受体的阿片类药物,被批准用于治疗急性和慢性疼痛。Chamberlin 等描述了口服羟吗啡酮用于疼痛治疗的药理学、安全性、功效和用法。与羟考酮不同,它不与 κ 阿片受体结合。该药物经过肝脏代谢,在患有中度至重度肝脏损伤的患者中是禁用的。然而，没有关于CYP3A4、2C9或2D6药物相互作用的报道。缺乏CYP2D6代谢限制了其通过CYP450系统代谢，增加引起一些更常见的药物相互作用的可能性。老年人血浆浓度可以增加40%，而肾功能不全患者的生物利用度可能会增加57%~65%。食物还可以将吸收率提高多达50%。主要不良副作用包括恶心、呕吐、瘙痒、发热和便秘。当羟吗啡酮与西咪替丁一起服用时，还应注意混淆、定向障碍、呼吸抑制、呼吸暂停和癫痫发作。这种药物可能会加重癫痫发作患者的癫痫发作，因为所有阿片类药物都可能降低癫痫发作阈值。由于阿片类药物可能导致Oddi痉挛括约肌，血浆淀粉酶和脂肪酶水平可能会出乎意料地增加。急性胰腺炎或胆石症等胆道疾病患者应谨慎行事。

二、非甾体抗炎药

非甾体抗炎药（NSAIDs）通过抑制前列腺素的外周合成来实现镇痛，对重症患者的使用因其副作用影响而备受限制。NSAIDs会增加应激性溃疡、急性肾损害和血小板功能不全的风险。

（一）酮咯酸

酮咯酸（ketorolac）是ICU患者中最常用的镇痛用NSAIDs之一。

（二）对乙酰氨基酚

对乙酰氨基酚可以抑制中枢神经系统中的前列腺素合成。对口服制剂来说，鉴于不同患者吸收的差异和药物明显的首过效应，对乙酰氨基酚镇痛作用是较为弱的。静脉制剂可以迅速提高对乙酰氨基酚血浆浓度，并提供适度的镇痛效果。由于存在肝损伤的风险，对乙酰氨基酚的最大日剂量为4g/天（如果已存在肝功能障碍则应减少甚至禁用）。需要注意的是，一些口服制剂是对乙酰氨基酚与各种阿片类药物的组合，应避免超过每天最大剂量。

（三）加巴喷丁

加巴喷丁是γ-氨基丁酸（GABA）的结构类似物，但理论研究表明，其似乎不通过GABA受体介导其镇痛作用。加巴喷丁是一种抗癫痫药，具有适度的镇痛作用，特别是在神经性疼痛中。应用时应缓慢进行剂量调整以限制镇静类作用的发生。

（四）氯胺酮

氯胺酮是苯环利定衍生物，作用于N-甲基-D-天冬氨酸（NMDA）受体，是一种有效的麻醉剂，在较低的剂量下可以提供了优越的镇痛作用，而且没有呼吸或血流动力学抑制效应。对于在ICU中经历短时间疼痛刺激的患者，如换药时，氯胺酮非常有用。此外，氯胺酮可以预防并可逆转阿片类药物诱导的痛觉过敏和耐受。因此,对长期使用或滥用阿片类药物的患者也很有用。

(五) 右美托咪定

右美托咪定是一种主要用于镇静的中枢 α_2 肾上腺素能受体激动剂。它具有适度的镇痛作用,没有呼吸抑制,但可能会出现严重的心动过缓和低血压。

(六) 利多卡因

利多卡因是一种具有肝脏代谢的酰胺局部麻醉剂,通常用作 ICU 中的抗心律失常药。利多卡因输注可以提供适度的全身镇痛,但是需要连续血流动力学监测和检查利多卡因的血清水平是重要的限制。透皮利多卡因贴剂是可用的并且可用于局部疼痛源,如切口部位或胸管插入部位周围。

综上,重症患者疼痛的监测是重症患者管理的一个重要组成部分。每个中心应根据自己的特点制定标准化与个体化结合的疼痛评估手段。根据不同的病种、人群选择合适的评估量表、监测的频率。对于疼痛的监测基于病史采集、疾病的病理生理的理解、细致入微的查体。除了对患者疼痛的水平、镇痛效果的监测之外,镇痛药物副作用的监测同样重要。这些监测的准确性对于指导制定合适的镇痛策略非常重要,疼痛的监测指标应纳入护理的日常观察及每天查房讨论的项目当中。

(吴 骎　廖雪莲)

参考文献

［1］ PUNTILLO K,PASERO C,LI D,et al. Evaluation of pain in ICU patients［J］. Chest,2009,135(4):1069-1074.

［2］ DICK M J. Assessment and measurement of acute pain［J］. J Obstet Gynecol Neonatal Nurs,1995,24(9):843-848.

［3］ MALARA A,DE BIASE G A,BETTARINI F,et al. Pain Assessment in elderly with behavioral and psychological symptoms of dementia［J］. J Alzheimers Dis,2016,50(4):1217-1225.

［4］ MANWORREN R C,STINSON J. Pediatric pain measurement,assessment,and evaluation［J］. Semin Pediatr Neurol,2016;23(3):189-200.

［5］ BENYAMIN R,TRESCOT A M,DATTA S,et al. Opioid complications and side effects［J］. Pain Physician,2008,11(2 Suppl):S105-S120.

［6］ SIETSEMA W K. Standardization of pain measurements in clinical trials［J］. Methods Mol Biol,2010,617:483-492.

［7］ CZERNICKI M,KUNNUMPURATH S,PARK W,et al. Perioperative pain management in the critically ill patient［J］. Curr Pain Headache Rep,2019,23(5):34.

［8］ SLOOTER A J,VAN DE LEUR R R,ZAAL I J. Delirium in critically ill patients［J］. Handb Clin Neurol,

2017,141:449-466.

[9] MARRA A,ELY E W,PANDHARIPANDE P P,et al. The ABCDEF bundle in critical care [J]. Crit Care Clin,2017,33(2):225-243.

[10] KOTFIS K,ZEGAN-BARAŃSKA M,SZYDŁOWSKI Ł,et al. Methods of pain assessment in adult intensive care unit patients-polish version of the CPOT(Critical Care Pain Observation Tool) and BPS (Behavioral Pain Scale) [J]. Anaesthesiol Intensive Ther,2017,49(1):66-72.

[11] LEWIS RAMOS V,ETI S. Assessment and management of chronic pain in the seriously ill [J]. Prim Care,2019,46(3):319-333.

[12] PANDHARIPANDE P P,PATEL M B,BARR J. Management of pain,agitation,and delirium in critically ill patients [J]. Pol Arch Med Wewn,2014,124(3):114-123.

[13] WIEGAND D L,WILSON T,PANNULLO D,et al. Measuring acute pain over time in the critically ill using the multidimensional objective pain assessment tool(MOPAT) [J]. Pain Manag Nurs,2018,19 (3):277-287.

第四章

重症患者常用镇痛药物药理学

第一节　阿片类镇痛药物

阿片类药物(opiate)是指结构与阿片相似的药物,包括天然的阿片类药物(如吗啡、可待因)和半合成衍生物(如芬太尼)。早在2 300多年前,就有文字记载其药理作用,发展到500年前,天然的阿片类药物已被开发广泛用于镇静催眠、止咳、镇痛、止泻等各方面。Sydenham曾赞美,"在上帝赐予人类解除痛苦的药物中,没有任何一种药物像阿片一样应用广泛且有效"。1806年,人们从阿片中分离得到一种结晶,将其命名为"Morphine"(吗啡)。19世纪中叶,阿片类药物开始普遍用于整个医疗界。

除了显著的优点之外,阿片类药物的不良反应和成瘾性也被人们关注了几个世纪。在美国国内战争时期,受伤的士兵接受阿片类药物的治疗,虽然缓解了战伤导致的疼痛,但也产生了广泛的成瘾性。这些问题激发人们去探索没有成瘾性的强效阿片类药物。1874年,Charles Romley Alder合成了海洛因,其作为没有成瘾性的镇咳药和镇痛药而被广泛应用,但在后来的临床应用中发现,它与经典阿片类药物有相同的成瘾性。但是对新型阿片类药物合成的不断探索,扩大了治疗药物选择范围,并且为研究阿片类药物的作用机制提供了重要依据。

1962年,我国学者邹刚等进行研究,证明吗啡是通过作用于中枢第三脑室周围灰质发挥镇痛作用。1973年,Snyder及其同事证实了阿片类药物能被特异性受体识别,并提示阿片类受体(opioid receptor)可能有多种类型。现有证据表明,机体内阿片受体包括μ(μ1、μ2)受体(MOR)、δ(δ1、δ2)受体(DOR)、κ(κ1、κ2、κ3)受体(KOR)三类。1976年,Martin等提出σ受体也是阿片受体的一种亚型,但后来发现σ受体不能被纳洛酮(阿片受体拮抗剂)

所拮抗,故将其从阿片类受体中分离出去。所有阿片类药物都作用于阿片受体,包括激动剂、拮抗剂和同时具有两种作用的激动-拮抗剂。其中μ受体是介导吗啡镇痛作用的主要受体,其介导镇静、缩瞳、欣快、依赖性及呼吸抑制等效应;κ受体主要介导脊髓镇痛作用,也具备镇静作用;δ受体介导的镇痛效应不明显,但能起到抗焦虑和抗抑郁作用,成瘾性较小。

阿片受体主要分布于下丘脑、蓝斑核、脊髓背角区和中脑导水管周围灰质,内源性阿片类物质(其中很多是多肽)是动物体内针对阿片受体产生的配基。"内啡肽"(endorphin)即是"内源性阿片肽"(endogenous opioid peptides)。最初有两种内啡肽从脑组织中被分离出来,即甲硫氨酸脑啡肽(met-enkephalin)和亮氨酸脑啡肽(leu-enkephalin),两种物质均被证实具有类似吗啡的药理作用。其后又陆续发现β-内啡肽(β-endorphin),强啡肽A、B(dynorphin A、B)以及内啡肽Ⅰ、Ⅱ(endomorphin Ⅰ、Ⅱ)等与阿片类药物作用相似的肽。到目前为止,发现的内源性阿片肽共有12种,分属于脑啡肽、内啡肽、强啡肽、孤啡肽和内吗啡肽五大家族。

阿片肽广泛分布于机体各种组织脏器中,除中枢神经系统外,也分布于消化道、肾上腺、自主神经节等器官和组织。在脑内,阿片肽的分布与阿片受体分布近似。阿片肽通常和其他类型的神经递质共存,既可以作为神经激素产生作用,也可以充当神经递质,还可以调节神经递质释放,调节机体的免疫反应、心血管活动、神经内分泌和痛觉等功能。阿片肽通过和阿片受体进行特异性结合而起到吗啡样效应,但是其作用可被阿片受体拮抗药纳洛酮所拮抗。此外,自19世纪80年代开始,多种阿片肽类物质已被成功人工合成,并且能特异性地激动某种受体,根据药理作用机制,阿片类药物分为3类:①阿片受体激动剂,如吗啡;②阿片受体部分激动剂和激动-拮抗剂,如丁丙诺啡;③阿片受体拮抗剂,如纳洛酮。吗啡及相关阿片受体激动剂为重症患者常用镇痛药,针对机械通气患者在内的大多数ICU患者,静脉给予阿片类药物是非神经病理性疼痛的一线治疗措施。不同的阿片类药物对不同阿片受体类型有着不同的药理作用,详细见表4-1。

表4-1　阿片肽及药物对阿片受体亚型的影响

阿片肽或药物	阿片受体亚型		
	μ	δ	κ
阿片肽类			
β-内啡肽	+++	+++	+++
强啡肽	++	+	+++
甲硫氨酸脑啡肽	++	+++	\
亮氨酸脑啡肽	+	+++	\
内吗啡肽	+++	\	\
激动剂			
吗啡	+++	+	++

阿片肽或药物	阿片受体亚型		
	μ	δ	κ
哌替啶	++	+	+
芬太尼	+++	+	+
可待因	+	+	+
美沙酮	+++	+	+
二氢埃托啡	+++	+	+
部分激动剂			
喷他佐辛	P	+	++
布托洛啡	P	+	+++
丁丙诺啡	P	–	–
拮抗剂			
纳洛酮	– – –	–	– –
纳曲酮	– – –	–	– – –

注:"+",激动剂;"–",拮抗剂;"P",部分激动剂;"\",无作用或尚不明确。

理想的阿片类药物应该具有以下优点:①起效快;②用量少;③易调控;④代谢产物蓄积少;⑤成本低。临床中应用的大部分阿片类药物为 μ 受体相对选择性激动药。所有阿片受体激动药的镇痛作用机制相似,但某些特性,如组胺释放、持续时间以及峰值效应时间等方面存在较大的差异,所以在临床应用中,应综合考虑患者病情、药物的药理特点及不良反应来选择药物。广泛应用于临床的阿片类药物主要有以下几种。

一、阿片受体激动剂

(一) 吗啡

吗啡(morphine)是从鸦片中分离得到的生物碱,1806 年其首次从阿片中分离出来,距今已有 200 多年历史。其镇痛作用是通过激动丘脑、中脑、延髓和脊髓等部位的阿片受体产生的,主要是 μ 受体,模拟内源性阿片肽对痛觉的调节功能而提高痛阈,发挥镇痛作用。吗啡对躯体和内脏疼痛均有较好的镇痛作用,尤其是持续性钝痛,疼痛出现前应用较疼痛出现后应用效果更佳。吗啡还作用于边缘系统阿片受体,消除疼痛引起的焦虑、紧张等情绪,甚至引起欣快感。

吗啡有口服剂、注射剂等不同剂型。口服易从胃肠道吸收,但有明显的首过消除效应,生物利用度低,只有 25%,故临床经常通过静脉给药,皮下注射 30min 后即可吸收 60%,吸收后迅速分布于肺、肝、脾等组织。硬膜外或椎管内注射可快速渗入脊髓发挥作用。包括所有注射方式吸收后的药物约 1/3 与血浆蛋白结合,吗啡本身在组织滞留时间短,一次用药 24h 后组织药物浓度很低。本品脂溶性差,虽然能透过血脑屏障的量较少,但可以发挥高效的镇痛作用。吗啡的主要代谢场所在肝脏,通过和葡萄糖醛酸结合,生成代谢产物吗啡-6-葡萄糖醛酸,其与吗啡拥有类似的药理作用,且有着比吗啡更强的活性。动物实验显示,吗啡-6-葡萄糖醛酸镇痛强度是吗啡的 2 倍,而吗啡的镇痛效应主要是由 6-葡萄糖醛酸产生。6-葡萄糖醛酸主要经肾脏排泄,在老年患者和肾功能减退者中排泄缓慢,易蓄积,故在肾损害患者中,吗啡的作用持续时间延长。少量通过乳腺和胆汁排泄,亦能通过胎盘进入胎儿体内。吗啡血浆半衰期($t_1/_2$)为 1.7~3h,一次给药镇痛持续 4~6h,而吗啡-6-葡萄糖醛酸血浆 $t_1/_2$ 稍长于吗啡。

吗啡能缓解由疼痛所导致的紧张、焦虑、恐惧等情绪,提高人体对疼痛的耐受。给药后,患者常出现精神萎靡、嗜睡和理智障碍等症状,在安静环境易诱导入睡,但易被唤醒。吗啡可产生欣快作用(euphoria),表现为满足感和飘飘欲仙感。在正处于疼痛折磨的患者身上,这一现象体现得十分明显,而对已适应慢性疼痛的患者却没有明显的效果,甚至导致患者烦躁。这是吗啡良好镇痛效果的基础,但是这也是引起成瘾的重要原因。现有研究尚不能完全解释吗啡改善情绪的作用机制,但这可能和激动蓝斑核和边缘系统阿片受体相关,同时中脑—边缘叶的中脑腹侧背盖区—伏隔核多巴胺能通路与阿片受体/肽系统的相互作用也可能导致这一结果。

吗啡在应用于呼吸功能不全(如肺水肿、脊柱后凸侧弯、重度肥胖)患者时应十分小心,治疗剂量即可出现明显的呼吸抑制,导致呼吸频率变慢、每分通气量减少、潮气量降低,其中主要表现为呼吸频率变慢,呼吸抑制作用会随着使用剂量的上升而增强,急性中毒时呼吸频率可减慢至 3~4 次/min。呼吸抑制是吗啡急性中毒致死的主要原因。呼吸抑制出现的快慢及程度与给药途径密切相关,静脉注射吗啡 5~10min 或肌内注射 30~90min 时表现最为明显。

吗啡可作用于延髓咳嗽中枢,产生抑制作用,使咳嗽反射减弱或消失,从而产生中枢镇咳效应。该作用可能是因为激动延髓孤束核阿片受体,与其镇痛和呼吸抑制作用相关。吗啡还可激动支配瞳孔的副交感神经,引起瞳孔括约肌收缩,使瞳孔缩小。吗啡急性中毒的主要特征表现为针尖样瞳孔。吗啡缩瞳作用不会诱导机体对其产生耐受,治疗量即可以降低正常人和青光眼患者的眼压。除此之外吗啡还作用于下丘脑体温调节中枢,改变体温调定点,轻度降低体温,但长期大剂量使用,反而导致体温升高;亦可兴奋延髓催吐化学感受区,引起恶心和呕吐。

吗啡尚可作用于外周,对免疫系统、心血管系统、平滑肌等产生影响。吗啡可减慢胃肠道蠕动,使十二指肠上部和胃窦部张力增高,使胃排空延迟,易致食物反流;增高大肠和小肠平滑肌的张力,减弱推进性蠕动,延缓肠排空,提高回盲瓣及肛门括约肌张力,同时因为对中枢神经系统有着一定抑制作用,可以减弱便意和排便反射,因此易引起便秘。治疗量吗啡可引起胆道奥狄括约肌痉挛性收缩,在 15min 内导致胆总管压力升高 10 倍,作用效果可以持续 2h 以上；亦可以引起胆囊内压升高，引起上腹部不适甚至胆绞痛，该不良反应可用阿托品缓解。

此外，吗啡可降低子宫张力、减慢收缩频率和减弱收缩幅度，延长产程；提高膀胱外括约肌张力、增加膀胱容积，导致尿潴留；大剂量使用可促进柱状细胞释放组胺，兴奋支气管平滑肌，诱发和加重哮喘。

吗啡不影响心率和心脏节律，但能扩张血管，降低外周阻力，当患者由仰卧位转为直立位时可出现直立性低血压。治疗量吗啡对心肌耗氧量的影响可以忽略不计，对于左心室舒张末压影响也较小。此外，吗啡能模拟缺血预适应（ischemic preconditioning）对心肌缺血性损伤的保护作用，减小梗死病灶范围，减少心肌细胞死亡，其可能与作用于 δ_1 受体而激活线粒体 K-ATP 通道有关。吗啡对脑循环影响很小，但因抑制呼吸使 CO_2 潴留，可引起脑血管扩张和阻力下降，使脑血流增加，颅内压增高。

吗啡可以通过激动 μ 受体抑制免疫系统，包括减少细胞因子的分泌、减弱自然杀伤细胞的细胞毒作用和抑制淋巴细胞增殖。也可抑制人类免疫缺陷病毒（human immunodeficiency virus，HIV）蛋白诱导的免疫反应，这可能是滥用吗啡者易感 HIV 的主要原因。

阿片类药物在临床中主要有如下应用：

1. **镇痛** 吗啡对多种原因引起的疼痛均有效，包括手术、烧伤、严重创伤等引起的疼痛和晚期癌性疼痛；能缓解心肌梗死引起的疼痛以及减轻焦虑，并可扩张血管降低心脏负荷。其对神经压迫性疼痛的止痛效果不满意，也不用于内脏平滑肌痉挛引起的绞痛，如胆绞痛和肾绞痛加用 M 胆碱受体阻断药（如阿托品）可有效缓解。吗啡镇痛效果个体化差异较大，应根据不同患者对药物的反应性及疼痛的耐受性调整剂量。因成瘾性较大，除癌症剧痛外，一般仅短期应用于其他镇痛药物无效的情况。在重症成人患者中应用较少，在重症患者中多用合成类阿片受体激动剂，如芬太尼、舒芬太尼等。

2. **心源性哮喘** 静脉注射吗啡可迅速缓解心源性哮喘患者的呼吸困难症状，改善肺水肿。这可能是通过扩张外周血管，降低外周阻力，减轻心脏前、后负荷，促进肺水肿的吸收来实现的；其镇痛作用也有利于缓解患者焦虑、恐惧的情绪。此外，吗啡降低呼吸中枢对二氧化碳的敏感性，减弱呼吸兴奋，使浅快的呼吸状态得以缓解。对其他原因引起的肺水肿，如尿毒症所致肺水肿，吗啡也有效。但伴有休克、昏迷、严重肺部疾患或痰液过多时禁用。

3. **腹泻** 吗啡类药物可减慢胃肠蠕动，延缓胃肠排空，可减轻急、慢性消耗性腹泻，可选用阿片酊或复方樟脑酊，但在重症患者中不推荐使用吗啡类药物止泻，且伴有肠道细菌感染时，应同时考虑合理的抗生素治疗。

临床应用阿片类药物时，除考虑其强效的镇痛作用外，还应警惕其可能引起的严重不良反应。

1. **呼吸抑制** 对于机械通气患者，呼吸抑制在临床上可能不显著。然而，对自主呼吸的患者,尤其是正处于机械通气撤机期间的患者,降低阿片类药物总剂量是很重要的。用药目标应是以最低有效剂量控制疼痛。如果患者出现呼吸暂停,则给予更高初始剂量(如0.2~1mg)的纳洛酮。心搏骤停患者的纳洛酮初始剂量应为2mg。对于呼吸暂停或存在低频呼吸(infrequent respiration)或浅呼吸的患者,应在给予纳洛酮之前或给药期间开始球囊-面罩通气。持续采用这种可控的通气辅助,直至纳洛酮治疗,使阿片诱导的呼吸抑制得以缓解,或直至插入气管导管转为机械通气。

2. 耐受性和成瘾性 耐受性(tolerance)是指长期使用阿片类药物后中枢神经系统对药物敏感性降低,需要增加剂量才能达到原来的药效。这可能与血脑屏障中 P-糖蛋白表达增加,减少了通过血脑屏障的药物,以及孤啡肽生成的增加对吗啡的药理作用产生拮抗有关。按常规剂量连用 2~3 周吗啡即可产生耐受性。剂量越大,给药间隔越短,耐受性产生越快越强,且与其他阿片类药物有交叉耐受性。成瘾性(addiction)即为依赖性,停药后出现戒断症状(withdrawal syndrome),患者有明显强迫性觅药行为(compulsive drug-seeking behavior),甚至意识丧失。具体表现为:①交感神经系统功能兴奋,如流涎、流泪、流涕、出汗、瞳孔散大、血压升高、心率增加及体温升高等;副交感神经系统功能兴奋,如呕吐、腹痛和腹泻。②精神兴奋性增强,出现打呵欠、震颤、惊恐、不安和失眠。③肌肉和关节疼痛。

3. 低血压 更常见于低血容量患者和快速注射阿片类药物后。因此,对存在低血压风险的患者,应降低阿片类药物使用剂量和静脉推注的速度(即持续 1~3min)。低血容量患者易发生直立性低血压。

4. 组胺释放 所有阿片类药物可直接作用于血液或组织细胞,引起组胺释放,引起低血压、心动过速、面部潮红、支气管痉挛和瘙痒。组胺释放与镇痛强度呈负相关,大剂量哌替啶或吗啡引起组胺释放的能力最强,而芬太尼和瑞芬太尼引起组胺释放的能力较弱。

5. 胃肠蠕动减弱或消失 阿片类药物可与胃肠道内的局部阿片受体结合,长期应用可能导致胃肠道蠕动减慢,出现肠蠕动消失和便秘。减轻这一副作用的方法包括多模式镇痛、减少阿片类药物剂量或轮换使用各种阿片类药物。阿片类药物的使用是重症患者出现胃肠功能减退、便秘等胃肠道变化的重要原因之一。

6. 其他 胆道压力升高甚至胆绞痛;对子宫平滑肌的作用可导致产程延长,且可透过胎盘屏障或经乳汁分泌,引起新生儿和婴儿呼吸抑制;尿潴留,严重者可能需要导尿;因引起二氧化碳潴留,扩张脑血管和降低血管阻力,使脑血流增加,颅内压增高;长期使用本药,可致男性睾酮分泌减少,第二性征退化,女性排卵受影响,可出现闭经,泌乳抑制。对精神神经系统的影响可引起患者出现一过性表情淡漠、黑蒙、嗜睡、视力减退、视物模糊或复视、耳鸣、思维力减弱、注意力分散、抑郁、烦躁不安、惊恐、畏惧,甚至可能出现妄想、幻觉。

基于上述可能引起的不良反应,吗啡禁用于分娩止痛和应用于哺乳期妇女。因促进组胺释放可致支气管收缩、抑制咳嗽反射以及抑制呼吸,禁用于支气管哮喘及肺心病患者。颅脑损伤所致颅内压增高的患者禁用。在肝肾功能损害及老年患者中应用时应减少使用剂量并加强监测。

用法用量：皮下注射。成人常用量：每次 5~15mg，每天 10~40mg；极量：每次 20mg，每天 60mg。静脉注射。成人镇痛时常用量 5~10mg；用作静脉全麻按体重计算，不得超过 1mg/kg。

（二）哌替啶

哌替啶（pethidine）为苯基哌啶衍生物，于 1937 年在人工合成阿托品类似物时发现其具有吗啡样作用，是目前常用的人工合成镇痛药之一。

口服易吸收，生物利用度为 40%~60%，因有明显的首过消除效应口服时约有 50% 先在肝脏代谢，故血药浓度较低。皮下或肌内注射吸收更迅速，起效更快，因而临床常用注射给药。血浆蛋白结合率 40%~60%，可通过胎盘屏障，进入胎儿体内。血浆 $t_{1/2}$ 为 3~4h。哌替啶主要在肝内代谢，代谢产物为哌替啶酸、去甲哌替啶和去甲哌替啶酸水解物，再与葡萄糖醛酸形成结合型或游离型的代谢产物经肾脏排出，仅少量以原形排出。尿液 pH 值低时，随尿液排出的原形药和去甲基衍生物明显增加。血液中的原形药物及其代谢产物浓度过高时，可血液透析清除药物。去甲哌替啶血浆 $t_{1/2}$ 为 15~20h，肾功能不全或反复大剂量使用可能引起蓄积效应。此外，去甲哌替啶可作用于中枢神经系统，根据给药途径的不同及药物代谢的快慢情况，中毒者可出现中枢抑制或兴奋现象。

哌替啶作用机制与吗啡相似，主要激动 μ 型阿片受体，镇痛作用弱于吗啡，为吗啡的 1/10~1/7，作用持续时间较短，为 2~4h。扩血管作用、呼吸抑制、镇静和致欣快作用与吗啡相当。哌替啶也能提高平滑肌和括约肌张力，但因作用时间短，较少引起便秘和尿潴留。大剂量使用时可使支气管平滑肌收缩，无明显中枢性镇咳作用。本药有轻微的阿托品样作用，可使心率加快。对非妊娠妇女子宫有轻度刺激作用，对妊娠末期子宫收缩无影响，也不对抗缩宫素的作用，故不延缓产程，不干预正常子宫产后收缩或恢复，不增加产后出血发生率。基于上述药理特点，哌替啶临床应用如下。

1. 镇痛 哌替啶镇痛作用弱于吗啡，成瘾性也较轻，产生成瘾性时间也较慢，多用于晚期癌症、大手术术后、创伤等各种原因引起的疼痛。治疗内脏绞痛时需加用阿托品。虽不延长产程，但新生儿对哌替啶的呼吸抑制作用极为敏感，因此产妇临产前 2~4h 内不宜使用。因其代谢产物去甲哌替啶可产生神经毒性（如谵妄和癫痫发作），不适用于重症患者的镇痛治疗。

2. 心源性哮喘 哌替啶可替代吗啡作为心源性哮喘的辅助治疗，其机制与吗啡相同，且效果良好。

3. 人工冬眠 本品可与氯丙嗪、异丙嗪组成冬眠合剂，可降低患者基础代谢，故哌替啶常作为冬眠合剂组成之一用于重症患者的亚低温治疗。

哌替啶的不良反应与吗啡相似，但程度弱于吗啡，可致恶心呕吐、直立性低血压、心悸、出汗、口干、眩晕等。剂量过大时可致呼吸抑制。偶可致惊厥、震颤、反射亢进甚至肌肉痉挛，中毒解救时可配合抗惊厥药。久用产生耐受性和依赖性。禁忌证与吗啡相同。

可出现脑脊液压升高、胆管内压升高。静脉注射后可出现外周血管扩张、血压下降，尤其是与吩噻嗪类药物（如氯丙嗪等）以及中枢神经系统抑制药合用时。与单胺氧化酶抑制剂（如利奈唑胺）合用时可能引起严重呼吸抑制、高热、多汗、谵妄、昏迷甚至死亡。与氯丙嗪、异丙嗪合用时可能加重呼吸抑制作用，故使用冬眠合剂患者应加强监护，与双香豆素类抗凝药（如华法林）合用时可能增强其抗凝作用，故合用时应加强监测或酌情减量。

用法用量：镇痛，注射，成人肌内注射常用量，一次 25~100mg，每天 100~400mg，剂量：一次 150mg，每天 600mg。静脉注射成人一次按体重以 0.3mg/kg 为限。

（三）芬太尼

芬太尼（fentanyl）属短效镇痛药，芬太尼及其同系物是目前重症患者最常用的一类镇痛药。起效快，静脉注射后 1min 起效，4min 达高峰，维持约 30~60min；肌内注射 7~8min 产生镇痛作用，维持 1~2h，肌内注射生物利用度 67%。血浆蛋白结合率为 80%，血浆半衰期 $t_{1/2}$ 约 3.7h。主要经肝脏代谢，代谢产物与 10% 的原形药物由肾脏排出。

为 μ 受体激动剂，效果同吗啡，但镇痛效能为吗啡的 100 倍。对血压影响小，不引起组胺释放，优先用于支气管哮喘或血流动力学不稳定的患者。脂溶性比吗啡更高，更容易透过血脑屏障。与吗啡和哌替啶相比，芬太尼有许多优点，主要包括起效迅速，持续时间短，不引起组胺释放，对心血管功能影响小，能抑制气管插管时的应激反应等。本品也有呼吸抑制作用，持续时间比吗啡短，但大剂量使用或长时间持续输注后呼吸抑制持续时间与吗啡相似，因存在肝肠循环，可能出现延迟的呼吸抑制，其呼吸抑制和镇痛作用可被纳洛酮拮抗。此外，本药具有成瘾性，但较哌替啶轻。

因其起效快，不易蓄积等优点，常用于各种疼痛和术后镇痛，亦可作为麻醉辅助用药，以及对 ICU 内进行机械通气的患者进行镇痛，尤其是血流动力学不稳定或肾功能不全患者，因其属于短效药物，且对组胺释放的影响小，从而避免吗啡引起组胺释放而造成对血压的影响。

用法用量：根据年龄、体重、体能状态、基础疾病个体化给药。负荷剂量 1~2μg/kg，维持剂量 0.7~10μg/(kg·h) 持续输注。

（四）舒芬太尼

舒芬太尼（sufentanil）静脉给药用起效时间为 1~3min，单剂给药作用持续 36min 左右。总蛋白结合率为 93%。本药具有亲脂性，能迅速而广泛地分布于机体各组织。在肝脏代谢，产物为 O-脱甲基代谢物（有活性）；也可在小肠代谢，约 1% 以原形经尿排出。对心血管系统影响小。

舒芬太尼是芬太尼的 N-4 取代衍生物，可高选择性地与 μ 受体结合，对 δ 受体和 κ 受体作用较弱。镇痛作用为芬太尼的 10 倍，是吗啡的 1 000 倍，作为维持全身麻醉的镇痛药，镇痛效力比芬太尼强，引起的心血管抑制较弱。起效快，作用时间短，为超短效镇痛药。

临床用于气管内插管、使用人工呼吸的全身麻醉。临床将其作为复合麻醉的镇痛用药,以及全身麻醉大手术的麻醉诱导和维持用药。

用法用量:0.05~0.2μg/(kg·h)持续输注。

(五) 阿芬太尼

阿芬太尼(alfentanil)静脉给药后 2min 起效,作用持续 10min;肌内注射后 15min 达峰值,镇痛作用持续 1h。总蛋白结合率达 92%,新生儿蛋白结合率仅 72% 左右。本药滞留在肺部的量较大,可透过胎盘屏障。分布半衰期为 0.4~3.1min。药物在肝脏中代谢,81% 的无活性代谢产物和 1% 的原形药物经肾脏排泄,本药的清除半衰期为 90~110min,在体内无蓄积。

与舒芬太尼一样,本药为芬太尼的四氧衍生物,是一种强效且速效的阿片受体激动药。起效快,维持时间短,镇痛作用比芬太尼弱 1/4。对呼吸频率和潮气量的抑制作用比芬太尼短,一般仅持续 min。对心血管系统抑制作用强于芬太尼。

用法用量:静脉给药 10~30μg/kg,静脉注射;继以 0.25~0.75μg/(kg·min)。

(六) 瑞芬太尼

瑞芬太尼(remifentanil)本药镇痛的最大效应时间为 1~3min。单次静脉用药,止痛作用持续 3~10min。其血浆蛋白结合率为 92%,分布半衰期为 1min。本药在血和组织中很快被酯酶所代谢,代谢产物无活性,体内无蓄积,90% 经肾脏排泄,能否经乳汁分泌尚不清楚,母体化合物的清除半衰期为 3~10min。

瑞芬太尼为新型超短效芬太尼衍生物,μ 受体激动药,起效迅速(<3min),作用持续时间短(停止输注后持续 5~10min)。瑞芬太尼与芬太尼的镇痛作用相似,效能与芬太尼大致相当,重复或持续输注无体内蓄积,主要用于全麻诱导及静脉全身麻醉,以及气管插管患者的麻醉维持,也可用于术后镇痛和分娩镇痛。瑞芬太尼经非特异性血浆酯酶代谢为无活性产物,其潜在优势包括快速起效和快速失效,肾、肝功能不全患者用药后不易蓄积,其阿片样作用不需要药物逆转,故能克服许多应用其他芬太尼类药物产生的术后恢复期呼吸抑制等不良反应。虽然瑞芬太尼存在以上优势,但 2009 年一项 meta 分析纳入 1 067 例危重成年患者,发现与其他镇痛药物相比,瑞芬太尼并不能降低不良结局(如机械通气持续时间、ICU 住院时长或死亡风险)的发生率。并且由于瑞芬太尼存在快速耐受和成本方面的问题,停用后可能出现痛觉过敏,其应用受到限制。

用法用量:0.5~15μg/(kg·h)持续输注,大部分 ICU 患者可不给予负荷剂量,如需给予负荷剂量可给予 0.5μg/kg。

(七) 二氢埃托啡

二氢埃托啡(dihydroetorphine)为我国自主研制的强效镇痛药,主要激动 μ 受体,对 δ、κ

受体也有轻微的激动作用,是迄今为止镇痛效应最强的药物,镇痛效力为吗啡 6 000~10 000 倍。起效快,维持时间短,用于各种急性重度疼痛的镇痛,因其依赖性强,目前已较少使用。

二、阿片受体部分激动药和激动-拮抗药

阿片受体部分激动药是指在小剂量或单独使用时,可激动阿片受体,呈现镇痛等作用,当大剂量使用或与激动药合用时,又可拮抗阿片受体。此外,某些阿片类药物对某一亚型的阿片受体表现为激动作用,而对另一亚型的阿片受体又表现为拮抗作用,因此被称为阿片受体混合型激动-拮抗药(mixed agonists/antagonists)。开发这类药物的目的是希望找到对呼吸抑制轻和成瘾可能性小的镇痛药物,但因这类药物的镇痛作用一般和有着较多不良反应,临床应用有限。下面着重介绍几种常用的阿片受体部分激动药。

(一)喷他佐辛

喷他佐辛(pentazocine)为阿片受体部分激动药,可激动 κ 受体和拮抗 μ 受体,具有激动药作用和弱阿片拮抗药活性。镇痛作用为吗啡的 1/3,呼吸抑制作用为吗啡的 1/2,但剂量超过 30mg 时,呼吸抑制程度并不随剂量增加而加重,故相对较安全。较高剂量喷他佐辛(60~90mg)可引起烦躁不安和致幻作用,引起这些不良反应的机制尚不明确,可用纳洛酮逆转。对胃肠道平滑肌的作用比吗啡弱。对心血管系统的作用与经典的阿片受体激动药不同,大剂量时可引起心率加快和血压升高,这与其升高血中儿茶酚胺浓度有关。喷他佐辛为阿片受体的弱拮抗药或部分激动药,但喷他佐辛不拮抗吗啡引起的呼吸抑制。喷他佐辛剂量超过 50~100mg 时,可观察到最大镇痛作用和呼吸抑制。

临床主要用于各种慢性疼痛,也可用于手术前或麻醉前给药,作为外科手术麻醉的辅助用药。喷他佐辛成瘾性小,在药政管理上被列为非麻醉品。对剧痛的镇痛效果不及吗啡。口服用药可减少不良反应的发生。由于本品仍有产生依赖性的倾向,不能作为理想的吗啡替代品。不良反应与吗啡相似,但程度较轻,对吗啡有耐受性的患者,使用本品可减轻吗啡的镇痛作用,并可促使成瘾者产生戒断症状。可引起组胺的释放,组胺释放过度可能引起荨麻疹、颜面红润微肿、喉痉挛、喉头水肿等。因能增加心脏负担,故不适用于心肌梗死时的疼痛。

用法用量:口服、皮下和肌内注射均吸收良好,口服首过消除明显,仅 20% 药物进入体循环,血药浓度与其镇痛作用强度、持续时间相一致。肌内注射 15min 血浆浓度达到高峰,静注后 2~3min 血浆浓度达到高峰,$t_{1/2}$ 约为 2h,主要经肝脏代谢,经肾脏排泄,24h 排出总量为 60%。皮下、肌内注射或静脉给药,一次 30mg。必要时每 3~4h 一次或遵医嘱。静脉给药时用注射用水稀释且滴速每分钟不超过 5mg。每天最大剂量不超过 240mg。

(二)布托啡诺

布托啡诺(butorphanol)是一种吗啡喃同源物,作用与喷他佐辛相似。口服吸收良好,

但首过消除明显,生物利用度低(<17%)。口服后 1~1.5h 血药浓度达峰值,作用可持续 5~6h。肌内注射吸收迅速而完全,10min 起效,30~60min 达峰值,持续时间为 4~6h,血浆半衰期为 4~5h,老年人或肾功能减退患者半衰期延长。血浆蛋白结合率为 80%,主要经肝脏代谢,大部分代谢产物和少量原形药物(5%)随尿排出。约有 15% 可由胆汁排出。母体化合物清除半衰期为 4~7h,老年人清除半衰期延长。可通过血脑屏障和胎盘屏障,也可进入人的乳汁中。

布托啡诺主要激动 κ 受体、部分 δ 受体而产生镇痛作用,对 μ 受体有弱的竞争性拮抗作用。适用于缓解各种急性疼痛(如手术后疼痛),镇痛效力和呼吸抑制作用为吗啡的 3.5~7 倍,哌替啶的 30~50 倍,喷他佐辛的 15~20 倍,但呼吸抑制作用不随剂量的增加而加强。亦有较强的镇咳作用,为可待因的 10 倍,且作用持久。对胃肠道平滑肌作用较吗啡弱。此外,本药还具有一定的麻醉拮抗作用,其拮抗作用为喷他佐辛的 30 倍,纳洛酮的 1/40。本品可增加外周血管阻力和肺血管阻力,因而增加心脏做功,因此在充血性心力衰竭或心肌梗死患者中,布托啡诺应该慎用。

可用于缓解中、重度疼痛,如术后、外伤和癌症疼痛以及肾或胆绞痛等,对急性疼痛的止痛效果好于慢性疼痛。也可作麻醉前用药。

主要不良反应为虚弱、困倦、恶心、出汗、漂浮感、头痛、嗜睡、眩晕、精神错乱等。布托啡诺引起精神性不良反应的发生率低于同等镇痛剂量的喷他佐辛,但两者在性质上是相似的。久用可产生依赖性。

用法用量:静脉注射量为 1mg,肌内注射剂量为 1~2mg,如需要,每 3~4h,可重复给药一次,没有充分的临床资料推荐单剂量超过 4mg。

(三) 地佐辛

地佐辛(dezocine)注射后完全快速吸收。肌内注射 10mg 达峰时间为 10~90min,剂量超过 10mg 时,呈非线性代谢,所用剂量的 2/3 由尿排泄,其中有 1% 为原形药物,其余以葡萄糖醛酸结合物形式排泄,肾功能不全患者应谨慎使用或减量。

为阿片受体混合激动拮抗剂,对 κ 受体完全激动,产生脊髓镇痛、镇静和轻度的呼吸抑制,对 μ 受体有时表现为部分阻断作用,属于强效类阿片受体激动剂。其作用强度、起效时间和作用持续时间与吗啡相当。常见的不良反应有恶心、呕吐、出汗、嗜睡、头晕、幻觉、心动过速及注射部位皮肤反应。地佐辛有轻微的呼吸和循环抑制作用,大剂量使用可导致低血压。其注射液中含有焦亚硫酸钠,对于某些易感者可能引起致命性过敏反应和严重哮喘。

地佐辛是目前临床应用最广泛的一类阿片受体混合激动-拮抗剂,可用于需要使用阿片类镇痛药物治疗的各种疼痛,如癌症疼痛、术后镇痛和肾绞痛等。可根据患者体重、年龄、疼痛程度、身体状况调整用药剂量。

用法用量:肌内注射推荐成人单剂量为 5~20mg。但临床研究中的初剂量为 10mg。

应根据患者的体重、年龄、疼痛程度、身体状况及服用其他药物的情况调节剂量。必要时每隔 3~6h 给药一次,最高剂量 20mg/次,一天最多不超过 120mg。静注初剂量为 5mg。以后 2.5~10mg/2~4h。

(四) 丁丙诺啡

丁丙诺啡(buprenorphine)是一种半合成、高脂溶性的阿片受体部分激动药。以激动 μ 受体为主,对 κ 受体有拮抗作用,大剂量时也有拮抗 δ 受体的作用。其镇痛效力为吗啡的 25~50 倍,镇痛持续时间比吗啡长。因为存在封顶效应(ceiling effect),其呼吸抑制作用较轻,呼吸抑制作用的产生比吗啡慢。舌下用药 15~45min 起效,维持 6~8h,肌内注射 5min 起效,维持 4~6h。与喷他佐辛相比,丁丙诺啡较少引起烦躁等精神症状,主要用于中、重度疼痛,包括各类手术后疼痛、癌痛、心绞痛和内脏痛等,常制成透皮贴剂或舌下含服制剂。成瘾性比吗啡小,可用于戒瘾的维持治疗,可单独或与纳洛酮组成复方制剂用于吗啡或海洛因成瘾的脱毒治疗。

常见不良反应包括头晕、头痛、嗜睡、恶心、呕吐、出汗、皮疹,但程度均较吗啡轻。需注意的是丁丙诺啡引起的呼吸抑制不能用纳洛酮逆转。久用可产生依赖性,戒断症状常于停药 30h 后出现,也可延迟发生于停药后 2~14 天,并持续 1~2 周,但程度较吗啡轻。

用法用量:舌下含服。每次 0.2~0.8mg,每隔 6~8h 1 次。

(五) 纳布啡

纳布啡(nalbuphine)对 μ 受体的拮抗作用比布托啡诺强,对 κ 受体的激动作用比布托啡诺弱。镇痛作用稍弱于吗啡,呼吸抑制作用与同等镇痛剂量的吗啡一样强,呼吸抑制作用也有封顶效应,剂量超过 30mg 不会进一步加剧呼吸抑制和发挥镇痛作用。引起烦躁不安等不良反应较喷他佐辛轻。与喷他佐辛和布托啡诺不同的是,稳定型冠心病和心肌梗死患者使用纳布啡不增加心脏负荷,可用于心肌梗死心绞痛患者的止痛。镇静、出汗和头痛是最常见的不良反应,纳洛酮可拮抗本品的镇痛及呼吸抑制作用。临床应用同布托啡诺。

用法用量:0.2mg/kg,应在 10~15min 内静脉注射完。

三、其他阿片类镇痛药

(一) 曲马多

曲马多(tramadol)口服后几乎完全吸收,生物利用度高,肌内注射与口服给药同效。口服后 10~20min 内起效,25~35min 达峰值,维持时间为 4~8h。本药具有较高的组织亲和力,表观分布容积大,在肺、脾、肝和肾中含量最高,可透过胎盘。血浆蛋白结合率约 4%。主要在肝脏代谢,半衰期约 6h,24h 内约 80% 的代谢产物及原形药经尿排出,也可经乳汁排出。

曲马多为合成的可待因类似物,兼有弱阿片和非阿片两种性质,临床镇痛效果个体差异性较大。研究证实,曲马多至少通过两种截然不同但又互补的作用机制产生镇痛作用。虽可与阿片受体结合,但其亲和力很弱,与 μ 受体的亲和力为吗啡的 1/6 000,对 κ 和 δ 受体的亲和力仅为与 μ 受体亲和力的 1/25,故又常认为是非阿片类镇痛药。非阿片作用主要是通过抑制神经元突触对去甲肾上腺素的再摄取,并增加神经元外 5-羟色胺的浓度,从而影响痛觉传递,产生镇痛作用,故其镇痛效应不能被纳洛酮完全拮抗。曲马多的镇痛效力与喷他佐辛相当,是吗啡的 1/10~1/8,镇咳效力为可待因的 1/2,少数患者可产生欣快感,呼吸抑制作用弱,对胃肠道无影响,也无明显的心血管作用。不影响组胺释放,也无导致平滑肌痉挛作用,较少引起便秘。

本药的不良反应常见出汗、嗜睡、头晕、恶心、呕吐、食欲减退及排尿困难等。静脉注射速度过快还可出现面部潮红、多汗和一过性心动过速。可出现药物耐受和依赖,但发生率较低。临床主要用于各种中、重度疼痛。

用法用量:肌内注射,一次 50~100mg,必要时可重复。静脉注射,一次 100mg,缓慢注射或以 5%~10% 的葡萄糖注射液稀释后滴注。日剂量不超过 400mg。

(二) 布桂嗪

布桂嗪(bucinnazine),其镇痛效力约为吗啡的 1/3。起效迅速,口服 10~30min 起效,皮下注射 10min 后起效作用持续 3~6h。对皮肤、黏膜、运动器官(包括关节、肌肉、肌腱等)的疼痛有明显抑制作用,对内脏器官疼痛的镇痛效果较差。呼吸抑制和胃肠蠕动抑制作用较轻。临床多用于偏头痛、三叉神经痛、炎症性及外伤性疼痛、关节痛、痛经及晚期癌症疼痛。偶有恶心、头晕、困倦、黄视、全身麻木感等神经系统反应,停药后症状即消失,与吗啡相比,本品不易成瘾,但有一定的耐受性。

用法用量:皮下或肌内注射,成人每次 50~100mg,每日 1~2次。疼痛剧烈时用量可酌增。

四、阿片受体拮抗剂

常用阿片受体拮抗剂为纳洛酮、纳曲酮和纳美芬。其作用机制为与一种或多种阿片受体竞争性结合,但显示极少或没有内在活性,并强力拮抗受体激动剂的作用,抑制或逆转阿片类药物引起的呼吸抑制、镇静和低血压。如果内源性阿片系统没有被激活,阿片拮抗药的作用就主要取决于有没有外源性阿片激动药的存在,以及对阿片类药物已产生的躯体依赖的程度。如果没有阿片类激动药存在,大剂量使用纳洛酮(12mg)不会引起可观察的主观作用。有阿片类药物存在时,小剂量阿片受体拮抗剂(如纳洛酮 0.4~0.8mg)即可迅速逆转阿片受体激动药的作用。故纳洛酮等阿片受体拮抗剂临床主要用于以下几个方面。

1. 阿片类药物急性中毒　首选用于已知或疑为阿片类药物过量引起的呼吸抑制、昏迷、血压下降等,可迅速改善呼吸,使意识清醒;对阿片类药物的其他效应亦有拮抗作用。能逆转激动/拮抗药(如喷他佐辛)引起的烦躁不安和精神异常,但需要提高剂量。拮抗效应的持续时间依赖与剂量,对阿片类药物依赖者,可同时促进戒断症状产生。

2. 解除阿片类药物麻醉的术后呼吸抑制及其他中枢抑制症状 芬太尼、哌替啶等作为静脉复合麻醉或麻醉辅助用药时,针对术后呼吸抑制仍明显者,使用纳洛酮可反转呼吸抑制。用量过大或给药过快可同时抵消或显著减弱阿片类药物的镇痛作用,故应注意掌握用量和给药速度。

3. 阿片类药物成瘾者的鉴别诊断 对阿片类药物依赖者,肌内注射本品可诱发严重戒断症状,结合用药史和尿检结果,可鉴别药物成瘾者。但纳洛酮鉴别试验阴性者,不能排除阿片类药物依赖性。

因无内在活性,本身不产生药理效应,不良反应少,大剂量偶见轻度烦躁不安。纳洛酮对阿片类药物的拮抗作用常伴有"超射"现象。例如,被阿片类药物抑制的呼吸速率短时间变得比抑制期之前的速率还快。儿茶酚胺的反弹性释放可能引起高血压、心动过速和心律不齐。

(张中伟　何　敏　魏春燕)

参考文献

[1] SANTORO D,BELLINGHIERI G,SAVICA V. Development of the concept of pain in history [J]. Journal of nephrology,2011,24(S17):S133-136.

[2] Wong K C. Anesthesia-past,present and future [J]. Journal of The Chinese Medical Association, 2003,66(3):135-139.

[3] 邹冈,张昌绍. 脑室内或脑组织内微量注射吗啡的镇痛效应[J]. 生理学报,1962,(02):25-34.

[4] SNYDER S H,PERT C B,PASTERNAK G W. The opiate receptor [J]. Ann Intern Med,1974,81(4): 534-540.

[5] MARTIN W R. Naloxone [J]. Ann Intern Med,1976,85(6):765-768.

[6] GEBHART G F. Opiate and opioid peptide effects on brain stem neurons:relevance to nociception and antinociceptive mechanisms [J]. Pain,1982,12(2):93-140.

[7] ROSSIER J. Opioid peptides have found their roots [J]. Nature,1982,298(5871):221-222.

[8] 陈宁,杨程,柳培雨. 镇痛药物使用手册[M]. 北京:中国医药科技出版社,2015,171-249.

[9] 谭世杰,金有豫. 古德曼吉尔曼治疗学的药理学基础[M]. 北京:人民卫生出版社,2015,362-398.

[10] 李大魁,金有豫,汤光. 马丁代尔药物大典[M]. 北京:化学工业出版社,2008,3-4.

[11] 四川美康医药软件研究开发有限公司. 药物临床信息参考[M]. 重庆:重庆出版社,2008.

[12] TAN J A,HO K M. Use of remifentanil as a sedative agent in critically ill adult patients:a meta-analysis [J]. Anaesthesia,2009,64(12):1342-1352.

[13] 孔其范. 强效镇痛药双氢埃托啡在麻醉中的应用[J]. 生理科学,1982,(6):26.

[14] GÜNTHER T,DASGUPTA P,MANN A,et al. Targeting multiple opioid receptors-improved analgesics with reduced side effects [J]. Br J Pharmacol,2018,175(14):2857-2868.

[15] GOLDSTEIN G. Pentazocine [J]. Drug Alcohol Depend,1985,14(3-4):313-323.

[16] PACHTER I J,EVENS R P. Butorphanol [J]. Drug Alcohol Depend,1985,14(3-4):325-338.

第二节 非阿片类镇痛药物

一、非甾体抗炎药

非甾体抗炎药(NSAIDs)是一类具有解热、镇痛效果,同时还有抗炎及抗风湿作用的药物的总称。其药理特点为:起效快,可减轻炎症造成的肿胀,缓解疼痛和改善局部功能,但无病因治疗的作用,无法根治,也不能阻止疾病的发展及相关合并症的出现。停药后不久就可产生"反跳"或症状的再现。

(一) 作用机制

虽然不同的非甾体抗炎药有着不同的化学结构,但其作用机制都是通过抑制前列腺合成的环氧合酶(cyclooxyenase,COX)活性,从而抑制机体内前列腺素(prostaglandin,PG)的合成;同时还可以抑制炎症过程中缓激肽的释放,影响淋巴细胞的功能,抑制粒细胞/单核细胞的迁移能力和吞噬作用,从而发挥其抗炎、解热、镇痛的作用。除此之外,这类药物还具有相似的不良反应。COX 是催化膜磷脂花生四烯酸(arachidonic acid,AA)转化为前列腺素类物质(如前列腺素、血栓素 A2 等)的限速酶。NSAIDs 的三大作用:①抗炎(较大剂量);②镇痛(一般剂量);③解热,通常不影响正常体温。传统观点认为 NSAIDs 主要作用靶点在外周,但其也可通过抑制脊髓的 COX 合成发挥镇痛效果。

NSAIDs 抗炎解热作用的机制是由于其抑制了前列腺素的合成过程。前列腺素广泛存在于各种重要器官、组织和体液中,机体内绝大多数组织均有合成前列腺素的功能,主要是利用细胞膜的磷脂在细胞膜合成前列腺素。当细胞受损时,可以为合成前列腺素提供大量的磷脂。前列腺素(如 TXA_2、$PGF_{2\alpha}$、PGE_2、PGI_2)参与机体内多种生理、病理过程的调节,如 TXA_2 可以影响血小板聚集、收缩血管;PGI_2 可以抑制血小板聚集,同时兼有扩张血管的功能;PGE_2 能诱发炎症、发热、致痛、舒张支气管、扩张血管、保护胃黏膜、收缩子宫;$PGF_{2\alpha}$ 有收缩支气管、血管及子宫的功能。传统的 NSAIDs 可以抑制所有的 PG 合成,因此药理作用和不良反应同时存在。COX 同工酶可以促进花生四烯酸转化为各种 PG,分别是固有型(COX-1)和诱生型(COX-2),两种同工酶的酶活性部位的氨基酸都具有高度保守性。其作用机制相似,均可催化 AA 环氧化为 PGG_2,并催化 PGG_2 还原成 PGH_2。通过不同的酶将 PGH_2 转化为各种有生物活性的终末产物如 TXA_2、PGE_2、$PGF_{2\alpha}$ 和 PGD_2,从而参与炎症反应。

COX-1 和 COX-2 两种同工酶在生理和病理状态下是并存的。COX-1 为结构酶,其基因位于第 9 号染色体。蛋白质分子由 599 个氨基酸组成,无亲水侧链结构,具有半衰期长、代谢慢的特点;广泛存在于血管、肾脏、胃肠道等多数器官组织的内皮细胞和血小板中。负责传递细胞间信号和维持细胞功能的稳态,维持胃、肾等组织器官的生理功能;如果被抑制则可能产生胃溃疡、穿孔、出血等不良反应。在生理刺激下其可刺激花生四烯酸产生

TXA_2、PGE_2 和 PGI,从而诱导产生的 PGs 可以参与机体各项正常生理活动,同时可以维持内环境稳态,如调节外周血管阻力、维持肾脏灌注、保护胃黏膜完整性及调节血小板聚集等功能。COX-1 的表达还可受多种细胞因子的调节。参与炎症部位 PGs 的产生。

COX-2 为诱导酶,其基因位于第 1 号染色体,蛋白质分子由 604 个氨基酸组成,含有亲水侧链结构,具有半衰期短、代谢快的特点;主要存在于呼吸道上皮细胞和平滑肌细胞、单核巨噬细胞、表皮细胞、纤维母细胞及软骨。在正常生理状态下几乎无表达。仅在如白介素-1 和肿瘤坏死因子为主的各种炎性介质存在时,刺激炎症相关细胞诱导产生。诱导表达时水平可以上调 10~20 倍,可被糖皮质激素抑制。由其诱导产生的 PGs 不仅能增强缓激肽的致炎作用,而且可使血管扩张、通透性增加,并促使局部充血、水肿,诱发炎性疼痛。因此,COX-2 只有在受炎症因子刺激时才在炎症组织中表达产生,参与炎症反应。

现有证据表明,抑制 COX-2 的产生是 NSAIDs 能发挥抗炎、止痛等药理作用的原因。同时还发现 COX-2 也在如大脑、肾脏、胃肠道、卵巢等一些组织中具有结构性表达,并在维持肾脏、胃肠道、卵巢正常生理功能中起重要作用。通过对 COX-1 及 COX-2 缺陷的转基因小鼠的研究发现,两种 COX 异构酶均在炎症部位前列腺素的产生中扮演了角色,而 COX-2 来源的前列腺素可以在炎症早期和愈合期的吸收中起到作用;COX-1 可能具有调节胃酸及碳酸氢盐分泌的功能,但只有 COX-2 对肾脏的发育和正常功能起重要作用。

PG 的病理效能:①炎症因子;②降低痛觉感受阈值;③致热。NSAIDs 通过抑制 COX 酶、阻断花生四烯酸转化为前列腺素(主要是 PGG_2、PGH_2),从而发挥抗炎、镇痛和解热作用。NSAIDs 的不良反应,如胃肠损伤、肾损伤以及心血管不良事件,也是由于分别抑制不同的前列腺素类产物所致。

(二) 分类

1. 按化学结构分类　以阿司匹林为原型的非甾体抗炎药物是一组具有相似的治疗作用(抗炎、止痛、退热等)的物质,但它们具有不同的化学结构,均可以通过抑制 COX 而阻断前列腺素合成而发挥治疗作用,同时它们也具有类似的不良反应,如胃肠道损伤等。这些物质按化学结构的不同可分为水杨酸类、苯胺类、吡唑酮类,以及其他有机酸类。各类药物均具有镇痛作用,但其抗炎作用则有明显区别。阿司匹林和吲哚美辛的抗炎作用较强,有机酸类的抗炎作用偏弱,苯胺类基本不具有抗炎和抗风湿作用。

2. 按作用原理分类　依据 NSAIDs 对两种 COX 选择性的不同又可进一步分类。IC_{50} 表示酶 50% 活性被抑制时所需要的药物浓度。目前常用 $IC_{50}COX-2/IC_{50}COX-1$ 的比值,反映 NSAIDs 对 COX-1 和 COX-2 的抑制作用。二者的比值越大,代表药物对 COX-1 的抑制作用越强;反之,表明药物对 COX-2 的抑制作用强。

根据药物对两种 COX 的选择性的不同,NSAIDs 可以分为:①非选择性 COX 抑制药,生物学和临床上对 COX-1 和 COX-2 的抑制程度无差别。主要有水杨酸类(阿司匹林)、苯胺类(对乙酰氨基酚)、吲哚类(吲哚美辛)、芳基乙酸类(双氯芬酸)、芳基丙酸类(布洛芬)、烯醇酸类(美洛昔康)、烷酮类(萘丁美酮)和异丁芬酸类(舒林酸);②COX-2选择性抑制药,主要有二芳基吡唑类(塞来昔布)和二芳基呋喃酮类(罗非昔布)。研究证据表明 NSAIDs 的疗效主要与抑制 COX-2 有关。其不良反应与 COX-1 受抑制有关。

(三) 药理特点

NSAIDs 是一组非激素类药物,临床上广泛应用于各种原因所导致的疼痛。其作用包括解热、镇痛和抗炎等。

镇痛特点:组织损伤或有炎症时,局部会产生与释放致痛化学物质(也是炎症因子)如缓激肽等,同时产生与释放 PG。缓激肽作用于痛觉感受器引起疼痛;PG 则可使痛觉感受器对缓激肽等致痛因子的敏感性提高。因此,在炎症过程中,PG 的释放可放大炎性疼痛,而 PG(E_1、E_2 及 $F_{2\alpha}$)本身也可导致疼痛。NSAIDs 的镇痛作用与阿片类药物的效果不同,治疗量不会引起欣快感(而吗啡类镇痛药常有)。不影响其他感觉,无导致嗜睡的作用,不改变人体大脑的警觉机制,亦无麻醉性,长期应用不出现耐受和不产生依赖性,但当剂量达到一定水平后即使再增加剂量也不会增加镇痛效果,因此其镇痛效果有峰顶效应。NSAIDs 通过抑制 COX 生成而降低中枢和外周 PGs 的表达水平,从而减弱有害刺激引起的外周和中枢的过度反应,减轻由于有害刺激引起的炎性疼痛反应,可适用于轻/中度的疼痛,对各种严重的创伤性疼痛及内脏平滑肌绞痛没有效果;但是对头痛、牙痛、骨骼和关节、肌肉痛、轻度创伤、产后痛、月经痛等有良好的止痛效果。

由于机体对疼痛的感受和反应个体差异巨大,因此增加了临床治疗的困难及复杂性。NSAIDs 有中度程度的镇痛效应,可用于一般性疼痛、炎性疼痛、术后疼痛和部分轻度癌性疼痛的治疗。术后疼痛是人体受到手术伤害刺激后的一种反应。除疼痛本身外,还产生一系列的病理生理改变,包括自主神经系统、呼吸系统、消化系统以及精神系统等方面的反应,严重可影响手术患者预后。NSAIDs 用于术后镇痛,其镇痛作用弱于阿片类镇痛药,效果不理想,可作为联合用药的一种选择。可单独用于中、小术后的疼痛治疗,大手术后可与阿片类镇痛药联合使用。NSAIDs 与阿片类药物有协同镇痛作用,两者合用可使后者用量减少约 30%,并明显减少其不良反应。某些 NSAIDs 可激活阿片类药物作用的神经系统靶点,用于治疗中、重度疼痛,并且不会出现阿片类镇痛药的呼吸抑制、依赖性、镇静等不良反应。选择性 COX-2 抑制剂较非选择性 COX 抑制剂有更好的镇痛效果。

(四) 临床应用

临床用药要依据病情,既要考虑药物的疗效,也要预防及减少不良反应。因此,使用 NSAIDs 时应注意以下情况:

1. 注重原发疾病的治疗。NSAIDs 仅能改善疼痛症状,不影响病程。

2. 同一种药物可因年龄、性别、疾病和病程的不同而效果不同。选用一种 NSAIDs 服用一段时间(一般不超过 2 周),效果不佳或不能耐受应及时换用另外一类 NSAIDs。

3. 尽量避免不必要的大剂量、长期应用 NSAIDs,用药过程中注意监测可能出现的各系统、器官和组织的损害。

4. 小剂量、短疗程。NSAIDs 的作用与剂量在一定范围内正相关;对重症和需要长期服用的患者,可联合使用麻醉镇痛药或其他药物治疗。

5. 不宜同时使用两种或两种以上的 NSAIDs,因为不仅不能提高疗效,还会导致不良反应的叠加。

6. 应选用半衰期短的药物。半衰期长的药物,COX 抑制时间长,不良反应产生机会亦多,反之,停药后不良反应可以很快消失。

7. 用药期间不宜饮酒,否则会加重对胃肠道和膜的刺激。

8. 加强监测对有危险因素者,尤其肝、肾功能不全者,药物的选用、剂量和疗程一定要慎重;可采用减量、延长给药间隔等措施。尽量给予低肾毒性药物或 COX-2 选择性药物。

9. 下列情况应禁服或慎服 NSAIDs:活动性消化性溃疡和近期胃肠道出血者,对阿司匹林或其他 NSAIDs 过敏者,肝、肾功能不全者,严重高血压和充血性心力衰竭患者,血细胞减少,妊娠和哺乳期妇女。用药过程中如出现可疑不良反应时应立即停药,咨询医师后决定是否继续用药,必要时对不良反应给予合适的处理。

(五) 药物不良反应

1. **胃肠道损害**　胃肠道损害最常见。临床表现多种多样,轻重不一,无特异性,严重者可发生消化道溃疡出血;还可造成小肠、大肠损害及原有肠病(如免疫性肠病、IBD)加重。内镜所见主要为充血、水肿、红斑、糜烂和溃疡,结肠病理表现类似于炎症性肠病。根据胃镜检查发现,各种 NSAIDs 服药后病变自轻到重的排列如下:①布洛芬;②舒林酸;③吲哚美辛;④萘普生;⑤阿司匹林。

NSAIDs 所致溃疡以下特点:①胃溃疡多于十二指肠溃疡;②多发生在胃窦部;③易发生出血及穿孔;④老年妇女多见;⑤多为无痛性。易患因素:①年龄>65 岁者,女性发生率高于男性;②胃肠道基础病变;③剂量、疗程,在一定范围内不良反应随剂量增加而增加,早期危险性较大,随疗程延长而降低;④联合用药,激素、抗凝剂均使出血危险性显著增加;⑤多种 NSAIDs 同时服用;⑥存在其他慢性疾病,如缺氧、心衰、休克、严重感染等;⑦其他,如幽门螺杆菌、饮酒、吸烟等。

治疗:①停药,一般停药后 1~2 周,临床症状可以自行缓解;②合并有溃疡和出血者,应同时应用抗溃疡及止血药物。有穿孔者,应当考虑手术治疗。NSAIDs 相关肠病可以使用水杨酸偶氮磺胺吡啶(SSZ)、米索前列醇等。

2. **肝脏损害**　临床表现程度不一,从轻度肝酶升高到严重的肝细胞坏死均可发生。急性肝损伤表现,以乏力、食欲下降、恶心、黄疸为主要表现;肝管损伤者以明显黄疸、瘙痒为主;生化改变与急性病毒性肝炎相似,ALT、AST 升高可达数倍至数十倍。病理改变主要为肝细胞实质损害,如肝细胞的变性、坏死及小胆管的炎症及坏死;过敏反应所致的肝损害以肉芽肿样炎症为特点。

处理:停药及保肝治疗,同其他急慢性肝损伤。

3. **肾脏损害**　临床表现:①急性肾衰竭(肾缺血所致)、水钠潴留、高钾血症(低肾素-低醛固酮);②急性间质性肾炎或肾病综合征,过敏机制多见,短期(数分钟至数天)内出现蛋白尿、血尿、管型尿、肾功不全等症状,伴其他过敏反应如皮疹、发热等;细胞免疫介导者,多无过敏反应表现。多见于年龄大、服药时间长(服药 2~18 天即可发生急性间质性肾炎),常伴发肾病综合征。③镇痛剂肾病(髓质缺血、慢性间质性肾炎、肾乳头坏死),多为长期、大量使用 NSAIDs 所致。起病隐匿,发展缓慢,早期无特殊表现,晚期可出现尿毒症等。危险因素包括儿童、老年人、患有肾脏疾病、肝硬化、高血压、心衰、脱水、同时使用其他肾损药物等。

处理:停药及对症支持治疗。停药及恰当治疗后大多数可以逆转,但 20% 患者肾功能不能完全恢复。

4. **血液和心血管系统不良反应**　国内报道心血管系统不良反应的发生率为 0.5%。血液系统不良反应临床表现有:血细胞减少、凝血功能障碍等。COX-2 特异性或选择性 NSAIDs 由于对 COX-1 无抑制或作用减弱,不具备抗血小板聚集作用;COX-2 特异性 NSAIDs 可能增加血栓风险。

5. **中枢神经系统不良反应**　中枢神经系统不良反应主要表现为头痛、头晕、耳鸣、耳聋、视力改变、嗜睡、失眠、感觉异常、麻木以及无菌性脑膜炎等。

6. **其他**　其他不良反应表现为各种皮疹、瘙痒、哮喘等,严重者可发生中毒性表皮松解症,多发生在服药后 2h 内。多数非甾体抗炎药对血压正常者有轻度升压作用,也可部分或完全拮抗多数抗高血压药的药效。

二、抗抑郁、抗焦虑、抗癫痫药

(一) 抗抑郁药

抗抑郁药具有提高情绪、增强活力的作用,临床上将其分为三环类抗类抗抑郁药、去甲肾上腺素再摄取抑制药、5-羟色胺再摄取抑制药、非典型抗抑郁药、单胺氧化酶抑制药。抗抑郁药可显著改善一些慢性疼痛的症状,尤其是对慢性顽固性疼痛并发抑郁的患者,效果更佳。抗抑郁药的镇痛作用主要通过改变中枢神经系统的递质功能而实现。对不伴有抑郁症状的神经病理性疼痛和偏头痛等患者也有一定的疗效。

1. **三环类抗抑郁药物**　三环类抗抑郁药通过作用于中枢和外周疼痛传导通路的多个环节发挥其镇痛作用:阻断多种离子通道、抑制 5-羟色胺和去甲肾上腺素的再吸收;阻断 α-肾上腺素能、M 胆碱能和组胺受体;阻断 NMDA 受体和作用于内源性阿片受体等。主要包含阿米替林、多塞平、丙米嗪等药物。常用于偏头痛、糖尿病神经痛、带状疱疹后神经痛和慢性紧张性头痛的治疗,尤其适用于慢性疼痛和神经病理性疼痛镇痛治疗。

治疗初期可能出现失眠与抗胆碱能反应,如多汗、口干、震颤、眩晕、心动过速、视物模糊、排尿困难、便秘或麻痹性肠梗阻等。大剂量可发生心脏传导阻滞、心律失常等。偶见癫痫发作和骨髓抑制或中毒性肝损害。

下列情况应慎用或禁用：急性心肌梗死恢复期；支气管哮喘；癫痫；青光眼；甲亢；前列腺肥大；精神分裂症和尿潴留。

2. **单胺氧化酶抑制剂**　单胺氧化酶抑制剂通过抑制单胺氧化酶，减少儿茶酚胺的代谢灭活，促使突触部位的儿茶酚胺含量增多，产生抗抑郁作用，并有降压作用。该类药物为最早发现的抗抑郁药，主要有苯乙肼、异卡波肼、尼拉米、超环苯丙胺等。曾广泛应用，因副作用较多已少用。此类药物对于顽固性头痛、慢性频发性偏头痛的镇痛效果好，对伴有抑郁的神经性疼痛有效。

药物常见不良反应有轻度恶心、口干、头痛、头晕、出汗、心悸、直立性低血压、水肿、便秘和恶心等；超量可导致昏厥、多汗、脉快、呼吸表浅等。禁止与其他抗抑郁药物同时使用，以避免引起"高 5-羟色胺综合征"的危险。长期用药应定期检查血象，心、肝、肾功能。已知肝肾功能减退及癫痫患者慎用。躁狂症患者、嗜铬细胞瘤、甲状腺功能亢进者禁用。

3. **选择性 5-羟色胺再摄取抑制剂**　选择性 5-羟色胺再摄取抑制剂通过抑制神经突触细胞对神经递质 5-羟色胺的再吸收来增加细胞外和突触后受体结合的 5-羟色胺水平，亦可使突触间隙中的 5-羟色胺浓度增高来发挥抗抑郁作用。主要有氟西汀、帕罗西汀等药物。主要用于治疗抑郁症、强迫症、神经性贪食症、惊恐障碍和社交焦虑障碍等疾病。

常见不良反应为食欲减退、嗜睡、失眠、眩晕、震颤、视力模糊、恶心、便秘、腹泻、口干、出汗、尿潴留、性功能障碍等。

4. **5-羟色胺和去甲肾上腺素再吸收双重抑制剂**　代表药物为文拉法辛，适用于各种类型的抑郁症。常见不良反应为恶心、口干、头晕、嗜睡、便秘、出汗、紧张不安、失眠、乏力、射精异常或性欲增高。

5. **肾上腺素能和 5-羟色胺能抗抑郁药**　肾上腺素能和 5-羟色胺能抗抑郁药可作用于中枢的突触前 α_2 受体，增强肾上腺素能神经传导，可与中枢的 5-羟色胺受体相互作用起调节 5-羟色胺的功能。主要代表药物为米氮平。除治疗抑郁症外，还对快感缺乏、精神运动性抑制、睡眠欠佳等有疗效。

常见不良反应有食欲增大、体重增加、疲倦、镇静，通常发生在服药后一周内。

(二) 抗焦虑药

抗焦虑药包括吩噻嗪类、硫杂蒽类和丁酰苯类等。主要通过中枢多巴胺受体阻断等机制产生作用。临床研究这些药物对伴失眠、焦虑不安等精神症状的急慢性疼痛和精神性疾病引起的疼痛有良好的镇痛作用，对三环类抗抑郁药无效的慢性疼痛、神经病理性疼痛以及癌性疼痛也有一定疗效。

此类药物主要包括：盐酸氯丙嗪、氯普噻吨、氟哌利多、奋乃静、氟奋乃静、氟哌啶醇等。这类药物常见的不良反应包括中枢抑制症状、锥体外系反应、M 受体阻断症状及 α 受体阻断症状,皮疹等过敏现象和肝损害少见。有癫痫史、昏迷及严重肝功能损害者禁用。

(三)抗癫痫药

抗癫痫药物具有防止或减少中枢神经元病理性过度放电,提高正常脑组织的兴奋阈的功能,适用于防止和治疗癫痫发作,同时还具有治疗神经病理性疼痛的作用。主要代表药物有卡马西平、拉莫三嗪、加巴喷丁、普瑞巴林以及奥卡西平等。此类药物的作用主要有:①降低神经细胞膜对 Na^+ 和 Ca^{2+} 的通透性,降低细胞的兴奋性,延长不应期;②抑制谷氨酸的释放;③降低电刺激引起的大脑去甲肾上腺素、多巴胺及 5-羟色胺的释放;④阻断电压依从性 Ca^{2+} 通道,减少神经递质的释放,使过度兴奋的神经元恢复正常状态;⑤组织钠通道、T 型钙通道及增强 GABA 的作用。

药物常见不良反应主要有:视力模糊、复视、头晕、共济失调、嗜睡、疲劳和恶心呕吐等。偶有皮疹、血管神经源性水肿、Stevens-Johnson 综合征等。孕妇儿童慎用。

三、糖皮质激素类药物

(一)作用机制

糖皮质激素类药物是疼痛治疗中最常用的药物,其药理作用非常广泛,具有抗炎、免疫抑制、抗毒素、抗休克作用,并对机体代谢和各器官系统的功能产生明显的影响。糖皮质激素类药物主要有以下药理作用机制:

1. 抑制炎症部位炎症早期白细胞的黏附、迁移和聚集,防止炎性反应进一步发生;

2. 抑制中性粒细胞、巨噬细胞的吞噬作用、酶释放以及炎症前细胞因子[尤其是白细胞介素-1(IL-1)以及肿瘤坏死因子(TNF)的释放];

3. 诱导脂调素的产生,脂调素能够抑制磷脂酶 A2 产生,从而花生四烯酸的合成下降,在炎症级联反应中使对应的白三烯、前列腺素的产生减少;

4. 糖皮质激素抑制 COX-2 的产生;

5. T 细胞增殖以及白细胞介素合成和分泌的下降;

6. 通过抑制 κB 抑制因子 α 基因的转录活性抑制黏附因子(ICAM-li)以及细胞因子(IL-1、TNF)的分泌,从而抑制核转录因子 NFκB 的产生;

7. 干预 Ap-1,NF-AT 转录因子的活性;

8. 诱导淋巴细胞的凋亡。

(二)药理特点

1. **抗炎作用** 糖皮质激素在药理剂量时对细菌、化学及机械等各种致炎因素引起的炎症反应均有明显的抑制作用。

2. **免疫抑制作用** 免疫抑制是一个非常复杂的过程,药理剂量的糖皮质激素可影响免疫反应的多个环节。如抑制巨噬细胞吞噬作用、破坏免疫细胞、抑制白介素合成与释放等。

3. **抗毒素作用** 糖皮质激素对内源毒素或外源毒素没有直接的对抗或破坏作用,但可提高人体对有害刺激的应激能力,通过其促代谢作用改善机体内环境,迅速缓解中毒症状。

4. **抗休克作用** 糖皮质激素可解除小动脉痉挛,抑制血小板聚集,减少心肌抑制因子的产生,增强心肌收缩力,改善微循环;可用于中毒性休克,低血容量性休克、心源性休克等。

5. **其他作用** 潴钠排钾,促进糖原异生,使肝糖原、肌糖原升高,血糖升高;促进肝外组织蛋白的分解,使蛋白质分解过程处于相对优势;促进脂肪组织中的脂肪分解,使大量游离脂肪酸进入肝脏分解氧化,过多时引起体内脂肪重新分布,出现"向心性肥胖"。

(三) 临床应用

临床使用糖皮质激素前应当排除慢性感染或机会感染的可能,使用前进行胸部 X 线检查以及结核菌素皮试,进行糖耐量的检测,检测空腹血糖判断能否完成治疗,进行定期血糖监测,尤其长期治疗前要考虑这个问题。考虑骨质疏松症状等相关疾病的风险,如果有可能,进行骨密度的检测,骨质疏松的高危人群尤应注意,可采取预防性的措施。患者有严重的胃肠道溃疡性疾病时应当谨慎,严重者可考虑大便隐血实验和平均血细胞容积、全血计数等检测。严重的高血压、心脏病应当注意外周水肿的情况以及全身体检,有精神病史患者的使用需要谨慎。

在疼痛性疾病的治疗中,糖皮质激素的主要适应证包括:①软组织或骨关节无菌性炎症引起的疼痛;②肌肉韧带劳损;③炎症或创伤后遗症;④反射性交感神经营养不良;⑤癌痛;⑥风湿病引起的疼痛。

(四) 药物不良反应

1. **类肾上腺皮质功能亢进** 长期应用超剂量的激素可引起水、盐、糖、蛋白和脂肪代谢的紊乱,表现为向心性肥胖、痤疮、多毛、无力、低血钾等,一般不需特殊治疗,停药后可自行逐渐消失。糖皮质激素促进蛋白质分解和抑制蛋白质合成,又能增加钙磷的排泄,还有抗维生素 D 的作用,减少钙的吸收。

2. **诱发和加重感染** 糖皮质激素抑制炎症反应和免疫反应,降低机体的防御功能,反而有可能使潜在的感染病灶(如化脓性病灶、结核等)活动和扩散,一般感染不用此类药物,急性感染、中毒或重症结核时,必须与足量有效的抗菌药物或抗结核药物合并使用。

3. **影响伤口愈合,诱发和加重溃疡** 糖皮质激素可促进蛋白质分解,故阻碍组织修复,延缓组织愈合,还可使胃酸、胃蛋白酶分泌增多,减少胃黏液分泌,因此可诱发和加重消化道溃疡。

4. **影响生长发育** 糖皮质激素可对抗生长素的作用,抑制蛋白质合成,儿童长期应用能抑制骨的生长。

5. **停药反应** 医源性肾上腺皮质萎缩或功能不全(肾上腺危象);反跳现象;成瘾反应。

6. 局部注射部位并发症 神经损伤、局部感染、皮下组织萎缩、皮肤色素减退、糖皮质激素结晶导致的滑膜炎、跟腱断裂(禁忌跟腱注射)、骨坏死(罕见)、红皮病等。

四、局部麻醉药

局部麻醉药(local anaesthetics)简称局麻药,是一类以适当的浓度应用于局部神经末梢或神经干周围,在患者意识清醒的情况下可使局部痛觉等感觉暂时消失的药物。本类药物能暂时、完全和可逆性地阻断神经冲动的产生和传导,局麻作用消失后,神经功能可完全恢复,同时对各类组织无损伤作用。

常用局麻药在化学结构上由三部分组成,即芳香环、中间链和胺基团,中间链可分为酯链或酰胺链,它可以直接影响本类药物的作用。根据中间链的结构,可将常用局麻药分为两类:第一类为酯类,结构中有—COO—基团,属于这一类的药物有普鲁卡因、丁卡因、苯佐卡因等;第二类为酰胺类,结构中具有—CONH—基团,属于这一类的药物有利多卡因、布比卡因、罗哌卡因等。

(一) 作用机制

1. 离子通道理论 局部麻醉药阻滞的神经范围包括外周、中枢、传入或传出、轴索或胞体、末梢或突触。其作用机制为使细胞膜兴奋阈电位升高、动作电位降低、不应期延长、神经去极化的速度和程度降低、对去极化的抑制增加,直至去极化无法达到阈电位而完全丧失兴奋性和传导性。因此细胞膜保持正常的静息跨膜电位,但却对任何刺激不再产生去极化。即保持不应期而达到完全阻滞状态。其作用机制与细胞膜 Na^+ 通道有很大的相关性,通过抑制钠离子内流动阻止动作电位产生而导致局部麻醉作用。局麻药在溶液中存在有不带电荷的碱基和阳离子。不带电荷的碱基为亲脂性的,易于透过神经纤维外围包裹的结缔组织结构,而与神经细胞膜的脂质结构结合。从而达到阻滞神经的传导,同时这种阻滞可呈现出暂时性、完全性和可逆性的特点。

2. 表面电荷理论 细胞膜为双层脂质类膜。神经细胞膜也不例外。局麻药分子的亲脂部分与膜脂质发生非特异性结合。而带阳电荷的铵盐部分则留在膜的外侧面。局麻药的不断聚集导致膜外侧阳离子电荷不断增加,促使跨膜电位上升,中和外膜负电位,提高跨膜电位,而细胞内静息电位不发生改变,从而抑制膜电流,去极化阈值提高,阳离子电荷同时可以排斥 Na^+,动作电位亦很难产生,由此细胞膜处于失活状态,传导受抑制而发生阻滞。表面电荷理论能够较好地阐述局麻药脂溶性同其效能的相关性。但不能解释电中性药物苯佐卡因的作用机制。

3. 膨胀理论 局麻药的亲脂疏水性分子基团作用于细胞脂质膜,脂质结构改变,引起膜膨胀体积增大。邻近的钠通道压力加大。从而受压变窄失去作用,钠离子内流受限。钠通道蛋白质的构型也因此可以发生改变,降低了 Na^+ 的流动性,从而膜去极化受抑制,冲动亦无法传导。增高膜外压力可以对无电荷局麻药分子的局麻作用产生逆转,而对带电荷的局麻药无逆转作用。因此,膜膨胀理论只限于解释中性局麻药苯佐卡因的作用机制,但对局麻药带电荷基团的活性无法解释。

(二) 药理作用

目前临床最常应用的局麻药分为酯类与酰胺类两大类,其效能、起效时间、作用时间、感觉与运动阻滞时间均存在有较大差异。

1. **局部麻醉作用** 局麻药必须与神经直接接触并且与神经膜上的钠通道疏水性位点结合才能产生作用,从而阻滞神经冲动的产生和传导。其起效时间、阻滞程度、作用时间与剂量、浓度、神经纤维的类别及刺激强度等因素有关。而要获得满意的神经传导阻滞效果,必须满足有效接触、足够的浓度、充分的时间三个条件。

2. **吸收作用** 局麻药在局部给药后弥散吸收入血,血药浓度取决于吸收的量和速度,浓度升高较快或足够大时可引起全身效应。其影响因素包含药物剂量、注射部位、血管收缩药三个方面。

局麻药血药峰值浓度与单次注射的局麻药剂量成正比;局麻药注射部位与该处血供情况有直接关系,一般局部给药以肋间神经阻滞吸收最快,皮下注射、坐骨神经阻滞等方式则较慢。局部应用于咽喉、气管黏膜或炎性组织等,吸收速度亦较快。适量添加肾上腺素等缩血管药物,能够延缓局麻药药液的吸收,延长作用时间,并减少毒性反应的发生。

(三) 临床应用

在疼痛治疗中,局麻药可用于神经阻滞,治疗各种急慢性疼痛、术后镇痛、癌性疼痛、分娩镇痛等。

在局麻药的临床应用中,安全有效地应用局麻药是问题的关键。要求使用者熟悉局麻药的剂量、性质和不良反应,并熟悉周围神经的解剖、生理及其分布,确保麻醉作用完善的同时。具备处理意外事件的能力,必要时适当应用镇静镇痛药,以降低大脑皮质兴奋性。

局麻药使用过程中,有时需要添加肾上腺素,其目的在于减慢局麻药的吸收速率、降低局麻药的血药浓度、完善神经阻滞的程度、延长局麻药阻滞的时效、减少局麻药毒性反应。而添加肾上腺素应该注意避免在末梢动脉部位使用,如手指、足趾、阴茎等处,以防组织坏死;气管内表面麻醉不能使用,原因在于肾上腺素可引起气管平滑肌扩张,加速局麻药的吸收;对老年患者及患甲亢、糖尿病及周围血管痉挛性疾病的患者,局麻药中不加或少用肾上腺素。而采用氟烷进行全麻时,使用局麻药物可发生严重心律失常,应给予充分注意。

局麻药物中添加肾上腺素还应该了解肾上腺素的特性,有关的肾上腺素反应表现为面色苍白、烦躁不安、心悸、气促、恶心呕吐、血压升高,应该注意与局麻药中毒反应或过敏反应相区别。发生肾上腺素反应后应立即对症处理,如用巴比妥类药物或吸氧,对有严重高血压者可用酚妥拉明等血管扩张药治疗。

(四) 不良反应

目前临床使用的局麻药尚未达到理想化要求,局麻药吸收入血后,当血药浓度超过一定阈值时,局麻药的系统毒性如心血管和中枢毒性会导致心搏骤停、神经系统损伤和死亡。而引起毒性反应的常见原因及对症措施为:①一次用量超过患者的耐受能力,血液中局麻药浓度已达到引起毒性反应水平,预防方法为严格掌握个体化用药原则;②误注入血管内,预防方法为注药前反复回抽;③注药部位血供丰富,未酌情减量;④局麻药药液内未加肾上腺素,预防方法添加肾上腺素;⑤患者因体质衰弱等原因而导致耐受力降低,预防方法应注意患者及麻醉方式和药物的选择。

局麻药不良反应主要包括以下几点:

1. 中枢神经毒性反应症状 舌或唇麻木、头晕、头痛、耳鸣、视力模糊、注视困难、复视或眼球震颤、言语不清、多语、语无伦次、肌肉颤搐、寒战、嗜睡、眩晕、意识模糊、惊厥、昏迷、呼吸停止、全身性强直-阵挛性发作。局麻药对神经系统的作用主要是抑制,而震颤和惊厥可能是局麻药对中枢神经系统抑制不平衡的结果。

2. 心血管毒性反应 局麻药对心血管系统的作用主要是对心肌、传导系统和周围血管平滑肌的抑制,直接心血管效应为心肌抑制、降低心肌收缩力、降低心肌传导系统的传导速率,心输出量下降致心功能不全。当局麻药血药浓度较低时,周围血管收缩、血压升高、心率加快;而当血药浓度极高时,周围血管广泛扩张、血压下降、心率缓慢、房室传导阻滞、室性心律失常,甚至循环衰竭、心搏骤停局麻药的周围血管效应与局麻药本身的效能无关。

3. 呼吸系统反应 中枢兴奋时,呼吸频率加快;而中枢抑制时,则表现为呼吸表浅。局麻药同时可以松弛支气管平滑肌。

4. 过敏反应 过敏反应的临床表现为应用局麻药后患者出现荨麻疹、咽喉水肿、支气管痉挛、低血压和血管神经性水肿,严重时会危及患者生命。

5. 高铁血红蛋白血症 主要见于静脉大剂量应用普鲁卡因等局麻药时。其主要原因在于血红蛋白内的二价铁被氧化为高价铁,从而血红蛋白携氧能力下降当高铁血红蛋白总量不断增加时,患者即会出现缺氧、发绀、神经症状、少尿、蛋白尿、溶血,严重时可危及生命。

6. 高敏反应 高敏反应是患者在接受少量局麻药时即出现毒性反应。高敏反应的主要特点是剂量与症状极不相称。除有一般毒性反应症状和体征外,也可表现为突然发生晕厥、呼吸抑制甚至循环衰竭。高敏反应的发生与患者的病理生理状态及周围环境有很大关系。如脱水、酸碱失衡、感染及室温过高等。

五、中枢性抗痉挛药

(一) 巴氯芬

巴氯芬为中枢性肌松剂,是 γ-氨基丁酸(GABA)的衍生物,是作用于脑和脊髓的骨骼肌松弛剂和镇静剂。巴氯芬通过激动 GABA 的 β 受体而使兴奋性氨基酸如谷氨酸、门冬氨酸的释放受到抑制，从而使肌梭的敏感性降低，使锥体束受损后引起的骨骼肌痉挛状态缓解、肌张力下降，有助于骨骼肌运动功能的恢复。

临床上巴氯芬主要用于中风后偏瘫、脊髓损伤后截瘫和多发性硬化症等疾病引起的中枢性痉挛性瘫痪等的临床治疗，也能明显改善胃食管反流，有效缓解儿童肌张力障碍，治疗中枢性顽固性呃逆和脊髓损伤后的排尿困难等。

巴氯芬的不良反应包括恶心、呕吐、镇静、嗜睡、疲劳、肌肉无力、抑制咳嗽反射、引起癫痫失控和记忆损害等。使用中要注意，溃疡、肝肾功能不全和呼吸功能受损者慎用。停止用药应逐渐减量，以防反跳现象。

(二) 乙哌立松

盐酸乙哌立松是一种兼具扩张血管、抑制疼痛放射的中枢性肌肉松弛药。乙哌立松抑制人体肌梭传入神经纤维（Ⅰa 纤维）的活性，抑制动物的 γ-运动神经元发出冲动，但不直接作用于肌梭。乙哌立松还可以通过对血管平滑肌的钙离子拮抗作用和肌交感神经抑制作用，扩张血管，增加皮肤、肌肉以及颈外动脉、颈内动脉和椎动脉的血流；此外，本药还能够抑制痛觉反射，发挥止痛作用。

乙哌立松主要用于改善肩颈臂综合征、肩周炎、腰痛症引起的肌紧张状态，缓解脑血管障碍，痉挛性脊髓麻痹，颈部脊椎病，手术后遗症（包括脑、脊髓肿瘤），外伤后遗症（脊髓损伤、头部外伤），肌萎缩性侧索硬化症，婴儿大脑性轻瘫，脊髓小脑变性症，脊髓血管障碍，亚急性脊髓神经病及其他脑脊髓疾病引起的痉挛性麻痹；缓解与脑血管病变和颈肌痉挛有关的头晕或耳鸣。

乙哌立松的不良反应：恶心、呕吐、食欲减退、胃部不适、皮疹、瘙痒、失眠头痛、困倦、身体僵硬、四肢麻木等，偶有头晕和肌紧张减退等。在用药期间不宜进行驾驶车辆等有危险性的机械操作。孕妇、哺乳期妇女和肝脏功能障碍的患者慎用。

(三) 替扎尼定

替扎尼定是中枢性肌肉松弛药，为咪唑衍生物，可选择性地抑制与肌肉过度紧张有关的多突触机制，减少中间神经元释放兴奋性氨基酸。替扎尼定不影响神经和肌肉的传递，且耐受性良好，并可减少被动运动的阻力，减轻痉挛和阵挛，增强随意运动强度。对急性疼痛性肌痉挛和源于脊髓及大脑的慢性强直状态均有效。替扎尼定还可增加非甾体抗炎药（NSAIDs）的抗炎作用，并可防止 NSAIDs 诱导的胃黏膜损害。在动物实验中替扎尼定可减少胃酸分泌并逆转阿司匹林所致的胃黏膜糖蛋白减少。替扎尼定与巴氯芬作用相似，对巴氯芬无效或不能耐受者可使用替扎尼定。替扎尼定与地西泮在治疗偏瘫和脊柱旁肌肉痉挛患者的痉挛状态时，作用相似，但在治疗脊柱旁肌肉痉挛时，替扎尼定起效更快。

该药物能用于疼痛性肌痉挛,如与脊柱静止及功能障碍有关的颈腰部综合征(如斜颈、下背部疼痛),腰椎间盘突出症或髋部骨关节炎,手术后疼痛;用于神经性强直状态,如多发性硬化、慢性脊髓病、脊髓退化性疾病、脑血管病和大脑麻痹所致的肢体肌张力增高;替扎尼定对传统疗法(如抗抑郁药)不能控制的慢性紧张性头痛可能也有作用。

替扎尼定的不良反应:常见低血压,呈剂量相关性,多为轻度;心动过缓、和室性期前收缩少见且短暂;体位性低血压、头晕、眩晕和晕厥也有报道。中枢神经系统不良反应常见镇静、嗜睡,也常见失眠、疲劳或嗜睡;较少引起头痛、神经质、眩晕、焦虑、晕厥和震颤,也有抑郁、虚弱、感觉异常、幻视、妄想的报道。高热。消化系统不良反应常见口干,也常见恶心、呕吐、消化不良、腹泻或便秘;有引起肝功能损害甚至肝功能衰竭并导致死亡的报道。用药期间偶有皮疹、出汗、皮肤溃疡和瘙痒。骨骼肌肉不良反应常有背痛和肌无力。

(四)A 型肉毒素

A 型肉毒素是肉毒杆菌在生长中产生的一种外毒素,属高分子蛋白神经毒素。肉毒素作用于运动神经末梢,神经肌肉接头处,抑制突触前膜对神经介质-乙酰胆碱的释放,引起肌肉松弛性麻痹。此外,肉毒素还通过周围抗受伤害作用和抑制 P 物质释放而发挥止痛功效。

肉毒素治疗肌肉痉挛安全有效,目前已应用于斜颈、眼睑痉挛、偏侧面肌痉挛、Meige综合征、痉挛状态、紧张性头痛、偏头痛、震颤、抽动症、多汗症、除皱美容、贲门失弛缓等疾病。

A 型肉毒素的不良的反应:正常剂量的肉毒素很少引起全身中毒症状,但可出现不同程度的局部不良反应,如眼睑下垂、眼裂闭合不全、口角歪斜,甚至轻度的吞咽困难或颈肌无力等。注射前应仔细询问病史,凡有发热、急性传染病、心肺肝病、活动性结核、血液病等患者,孕妇及 12 岁以下儿童慎用。

(五)氯唑沙宗

氯唑沙宗属于中枢性肌肉松弛剂,主要作用于中枢神经系统,在脊髓和大脑皮质区抑制突触反射弧,从而对痉挛性骨骼肌产生肌肉松弛作用。氯唑沙宗适用于慢性软组织损伤、运动后肌肉劳损、慢性筋膜炎引起的疼痛。

氯唑沙宗的不良反应:常见恶心、呕吐、上腹部不适、头昏、头晕和嗜睡等。症状轻微,多自行消失或停药后缓解。对肝、肾功能不全,孕妇及哺乳期妇女慎用。

六、神经破坏药

(一)乙醇

无水乙醇含乙醇大于 99.5%,又称为纯酒精。无水乙醇阻滞周围神经后,由于其脱水作用,末梢神经纤维产生远心性变性(Waller 变性)和逆行性变性(向心性变性),这种变性与神经切断后产生的改变是相同的。无水乙醇常用于腹腔神经丛、垂体、肋间神经、蛛网膜下腔和交感神经等毁损。

无水乙醇神经损毁常见不良反应有注射部位疼痛、出血、水肿、阻滞部位麻木感或感觉异常、肌无力、运动功能受损和酒精性神经炎等。尿潴留和大便失禁少见,主要发生在腰骶部椎管内注射时,高位注射少见。

(二) 苯酚

苯酚简称酚,又名石碳酸,1%~2% 苯酚溶液具有局麻作用,5% 苯酚溶液可使组织蛋白凝固。临床上常把苯酚溶于甘油中而得到苯酚甘油。注入人体后苯酚再从甘油中缓慢释放出来,从而发挥神经阻滞的作用。临床上常用 5%~15% 的苯酚甘油溶液进行治疗。苯酚甘油除较少影响运动神经外,其余不良反应同无水乙醇。

(三) 阿霉素

阿霉素为蒽环类抗生素,具有广泛的细胞毒性和神经毒性。目前认为阿霉素可能通过两种不同途径造成组织细胞损伤:①产生有害羟自由基,造成膜脂质过氧化;②嵌入DNA 碱基对之间,阻止转录过程,抑制 RNA 合成,阻止 DNA 复制。近年来应用于三叉神经痛、带状疱疹后痛、脊神经后支痛和顽固性癌痛的治疗,疗效肯定。

阿霉素最主要的毒性之一是心脏毒性。另外也可以发生骨髓造血功能改变,表现为血小板及白细胞减少。可见到恶心、呕吐、口腔炎、脱发、高热、静脉炎及皮肤色素沉着等。少数患者有发热、出血性红斑及肝功能损害。

七、其他药物

(一) 可乐定

可乐定是 α_2-肾上腺素能受体激动剂,原为中枢性抗高血压药,近年来研究发现它还具有镇静镇痛、抗焦虑、抗惊厥、抗休克等广泛的药理作用。目前可乐定已广泛地应用于临床麻醉和疼痛治疗中,主要运用于术后镇痛和癌性疼痛治疗。

椎管内给予可乐定镇痛的不良反应主要是低血压、心动过缓、镇静和嗜睡等。凡血容量不足、心动过缓、心脏传导系统异常的患者严禁使用可乐定。晚期癌痛伴恶病质者应慎用。

(二) 维生素

维生素是维持机体正常代谢和生理功能所必需的物质,其主要作为某些酶或其辅基的组成成分。疼痛治疗应用维生素主要基于它们具有多种生理功能,参与各种代谢促进受损的神经和肌肉的功能恢复。最近研究表明维生素 B 对神经系统损伤引起的神经痛有很好的疗效，并认为维生素 B 的镇痛效应至少部分通过脊髓的环鸟苷酸-蛋白激酶 G 信号通路的激活所致。

目前维生素 B1 在疼痛治疗中主要适用于神经炎和神经痛的治疗以及慢性疼痛治疗，如面神经炎、三叉神经痛、慢性腰腿痛等。

（三）高乌甲素

氢溴酸高乌甲素是一种非成瘾性镇痛药，具有较强的镇痛作用，同时具有局部麻醉、解热和抗炎消肿作用。适用于癌症疼痛、术后疼痛、带状疱疹引起的神经痛和膝骨关节炎疼痛等。

高乌甲素不良反应少而轻，个别患者使用后出现荨麻疹、心慌、胸闷、头晕等，停药后很快消失。药物中毒早期表现为心电图改变。

（四）神经妥乐平

神经妥乐平对单胺能下行性疼痛抑制系统具有激活作用；对损伤神经有修复作用；对局部侵害性刺激导致的止痛物质缓激肽的释放具有抑制作用，可改善冷感和其他感觉异常；对末梢循环不良具有改善作用；同时具有抗变态反应作用。

神经妥乐平的严重不良反应为休克，表现为脉搏异常、胸痛、呼吸困难、面色苍白、发绀、低血压等。其他不良反应包括注射部位疼痛、硬结、过敏反应、心动过速、恶心、呕吐、食欲减退、腹痛、腹泻、头晕、头痛等。

（五）硫酸氨基葡萄糖

氨基单糖可以刺激软骨细胞产生具有正常多聚体结构的糖蛋白，抑制可损害关节的胶原酶等酶，抑制超氧化自由基的产生，防止糖皮质激素和 NSAIDs 对软骨细胞的损害，减少损伤细胞毒性因子的释放。有抗炎止痛的功效，可防止骨关节炎发展。主要不良反应为胃肠道不适，但多为轻度，偶见轻度嗜睡。

（六）辣椒碱

辣椒碱可通过激活无髓 C 神经纤维上的非特异性阳离子通道香草醛受体（VR1），引起细胞去极化，影响 P 物质合成、释放和贮藏而起镇痛和止痒的作用。药物适用于短期缓解由风湿引起的肌肉和关节的轻度疼痛、带状疱疹后神经痛、背部疼痛，以及扭伤和拉伤引起的疼痛。

药物的不良反应为偶发用药部位烧灼感，但随着时间的延长和反复用药会减轻或消失。在药物使用过程中注意不能将药物用于皮肤损伤部位，不要与眼睛及黏膜接触，不宜全身大面积使用，不宜加热使用。

（张中伟　何　敏　魏春燕）

参考文献

[1] BRUNTON L L,CHABNER B C,KNOLLMANN B C. 古德曼·吉尔曼治疗学的药理学基础[M]. 李大魁，金有豫，译. 北京：人民卫生出版社，2015.

[2] 黄宇光，罗爱伦. 疼痛治疗药[M]. 北京：世界图书出版公司，2017.

[3] 斯威曼. 马丁代尔药物大典[M]. 李大魁，金有豫，汤光，等译. 北京：化学工业出版社，2008.

[4] 唐虹，方应权，周振华. 药物化学[M]. 武汉：华中科技大学出版社，2016.

[5] BROGDEN R N,SPEIGHT T M,AVERY G S. Baclofen：a preliminary report of its pharmacological properties and therapeutic efficacy in spasticity [J]. Drugs,1974,8(1):1-14.

[6] CHAUGAI S,DICKSON A L,SHUEY M M,et al. Co-prescription of strong CYP1A2 inhibitors and the risk of tizanidine-associated hypotension：a retrospective cohort study [J]. Clin Pharmacol Ther,2019,105(3):703-709.

[7] NIELSEN R V,FOMSGAARD J S,SIEGEL H,et al. The effect of chlorzoxazone on acute pain after spine surgery：a randomized,blinded trial [J]. Acta Anaesthesiol Scand,2016,60(8):1152-1160.

[8] SUN M L,AO J P,WANG Y R,et al. Lappaconitine,a C18-diterpenoid alkaloid,exhibits antihypersensitivity in chronic pain through stimulation of spinal dynorphin a expression [J]. Psychopharmacology (Berl),2018,235(9):2559-2571.

[9] SHARMA S K,VIJ A S,SHARMA M. Mechanisms and clinical uses of capsaicin [J]. Eur J Pharmacol,2013,720(1-3):55-62.

第三节　具有镇痛作用的镇静药

(一) 氯胺酮

1. 作用机制　氯胺酮为中枢神经系统非特异性 N-甲基-D-天门冬氨酸（NMDA）受体阻断剂，主要是抑制兴奋性神经递质（乙酰胆碱、L-谷氨酸）及 N-甲基-D-天冬氨酸受体而产生麻醉作用。其镇痛作用是阻断痛觉冲动向丘脑和新皮质的传导，同时还能兴奋脑干及边缘系统。

2. 药理作用　氯胺酮是唯一具有镇静、镇痛和麻醉作用的静脉麻醉药。氯胺酮稳态分布容积为 3L/kg，血浆蛋白结合率为 45%~50%。具有高度亲脂性，脂溶性为硫喷妥钠的 5~10 倍。静脉注射后有两个分布相，第一相对应氯胺酮的麻醉效应，首先进入脑组织，脑内浓度是血浆浓度的 6.5 倍（$T_{1/2\alpha}$ 为 7~17min）。第二相是药物从中枢神经系统分布至外周组织（$T_{1/2\beta}$ 为 2~3h）。主要经肝脏脱甲基成为去甲氯胺酮，去甲氯胺酮仍有一定的镇痛作用，效力大约为氯胺酮的 1/3，去甲氯胺酮再继续代谢成无活性化合物经肾排出，约 2.5% 的氯胺酮以原形经尿液排出。本品静注后（1~2mg/kg）可迅速进入中枢神经系统，25~30s，患者意识消失,作用可维持 10~15min。

（1）对中枢神经系统的作用:氯胺酮具有间接的拟交感活性和循环兴奋作用,表现为血压升高、心率加快、眼内压和颅内压升高,故在麻醉诱导时能够支持具有低血压风险患者的血压。但对心脏有直接抑制作用,对循环衰竭患者表现尤为突出。麻醉后伴有眼球震颤及睁眼凝视,呈木僵状态,自发的肢体运动和全身肌张力增高,提示丘脑与皮质之间通路阻断,同时丘脑和边缘系统的活动有增无减,癫痫样波仍能传至皮质。用药后瞳孔扩大,眼泪、唾液分泌增多,麻醉前使用抗胆碱药可避免或减少发生。虽然氯胺酮不产生经典的麻醉状态,但患者可处于一种遗忘、对疼痛刺激无反应的状态,还可产生明显的镇痛作用,这是它优于其他静脉麻醉药的特点。镇痛作用主要是由于丘脑内侧核被选择性抑制,阻滞了延髓至网状结构的上行传导,但脊髓丘脑传导未受影响,为此表现情感淡漠,躯体痛可有所减轻,但内脏疼痛的缓解有限。

左旋氯胺酮增加脑血流量和脑代谢率,而右旋氯胺酮减少脑血流量和脑代谢率。其外消旋混合物总的效应是增加脑代谢率和脑血流量,尤其在前扣带回、额叶皮质、丘脑和壳核。但是氯胺酮并不增加颅内高压患者的颅内压。另外,与镇静催眠药(丙泊酚、巴比妥类、咪达唑仑)合用时,氯胺酮对脑血流量的影响减小。总之,目前数据表明,氯胺酮仅用于脑缺血或颅内病变患者还需要进行再评价。氯胺酮可升高眼压,其在开放性眼部创伤患者中的麻醉诱导尚存争议。

（2）对心血管系统的作用:与其他麻醉药不同,氯胺酮具有间接的拟交感效应,其机理可能是通过抑制中枢和外周儿茶酚胺再摄取。诱导剂量的氯胺酮常使心率增快,血压升高,外周血管阻力、肺动脉压和肺血管阻力均增高,心脏每搏输出量、心排血量、冠状动脉血流量有不同程度的上升,心肌耗氧量增多。氯胺酮具有直接的抑制心肌收缩力和扩张外周血管作用,但这些作用常被间接的拟交感作用掩盖。因此,氯胺酮可与依托咪酯一起,用于有低血压风险的患者。氯胺酮虽无导致心律失常作用,但因增加心肌耗氧量,慎用于心肌缺血患者。

（3）对呼吸系统的作用:与其他全身麻醉药相比,对呼吸的抑制较轻,诱导剂量的氯胺酮可产生轻微的一过性每分通气量的降低,如大剂量使用、注射速度过快,或与其他镇痛药同时使用,则可产生呼吸抑制,甚至使呼吸骤停。氯胺酮不抑制咽喉反射,是强效支气管扩张剂,因其具有间接拟交感活性,可能还有某种直接的扩张支气管活性,使支气管平滑肌松弛,呼吸道阻力下降,唾液和支气管分泌增多,尤其适用于支气管痉挛高风险的患者。

3. 临床应用 临床用于无需使用肌松剂的诊断性检查麻醉或浅表、短小手术,常用于吸入麻醉,也可作为氧化亚氮或局麻的辅助用药,或与其他全身或局部麻醉药联用。小儿基础麻醉常用肌内注射。因其对血压和呼吸影响小,使其适用于发生低血压及支气管痉挛风险较高的患者。氯胺酮常用静脉注射,但也可口服、肌内注射或直肠给药。麻醉诱导剂量为静脉注射 0.5~1.5mg/kg,约在 1min 内注入,全麻可持续 5~10min,肌内注射 4~6mg/kg,直肠给药 8~10mg/kg。全麻维持:每次 0.5~1mg/kg,用量不超过 3~4mg/(kg·h)。

若用于小儿基础麻醉:肌内注射,每次 4~5mg/kg,必要时追加 1/3~1/2 量。

氯胺酮可迅速使患者处于催眠状态,这种状态其他全身麻醉药不能产生,表现为显著的无痛觉、对指令的反应消失和遗忘状态(不如苯二氮䓬类明显),但可出现睁眼凝视、四肢不自主运动和自主呼吸,这种木僵的状态称为分离麻醉(dissociative anesthesia)。

氯胺酮是具有镇痛作用的静脉麻醉药,人们认为小剂量氯胺酮(0.1~0.2mg/kg,iv)与阿片类镇痛药联合使用可以减少阿片类镇痛药用量及不良反应,因此得到了临床的普遍认可。有几项研究将小剂量氯胺酮与局麻药和/或阿片类镇痛药联合使用。结果显示,用于腹部手术术后镇痛(PCA)时,相比于,用吗啡,氯胺酮(1mg/ml)与吗啡(1mg/ml)联合使用并未改善镇痛效果,反而增加了不良反应。氯胺酮在辅助镇痛治疗中的地位还需进一步研究证实。与经常使用的镇静药-阿片类镇痛药组合相比,联合使用氯胺酮 4~18μg/(kg·min)和丙泊酚 30~90μg/(kg·min)可以避免呼吸抑制,对患者术后情绪恢复及认知功能的早期恢复均有利。此外,有研究显示术中给予单次剂量氯胺酮(0.1~0.15mg,iv)还可以显著减少阿片类镇痛药用量,且不增加不良反应。大的上腹部手术术后硬膜外注射小剂量氯胺酮(20~30mg)可以增强硬膜外吗啡的镇痛效果。小儿扁桃体切除术后使用氯胺酮(0.1mg/kg,im)在内的多模式镇痛可以减轻吞咽时的疼痛。氯胺酮可以抑制中枢 NMDA 受体,还有学者认为其具有超前镇痛作用,但目前尚缺乏设计良好的临床对照试验来证实这一作用。

有趣的是,对于一些对阿片类镇痛药无效的术后疼痛可以考虑使用中等剂量氯胺酮(250μg/kg)治疗。反复给予 NMDA 受体阻滞剂,可以避免阿片类镇痛药急性耐药导致的长时间的痛觉高敏。静脉或硬膜外使用小剂量右旋和左旋氯胺酮异构体可以减轻损伤诱发的痛觉高敏现象。尽管静脉使用右旋氯胺酮[初始 0.5mg/kg,iv,随后以 0.125~1μg/(kg·min)的速度输注]不能改善膝关节术后疼痛,但硬膜外右旋氯胺酮(0.25mg/kg)可以增强膝关节成形术后罗哌卡因的镇痛效果。还有研究发现硝酸甘油(5mg)贴剂可以增强硬膜外右旋氯胺酮(0.1~0.2mg/kg)的镇痛作用。一项早期的临床比较研究结果显示,左旋氯胺酮(1mg/kg,iv)仅在术后早期产生短时间的镇痛作用。

4. 不良反应

(1) 神经和精神系统:部分患者有精神异常现象,特别是在麻醉恢复期,个别患者会出现噩梦,漂浮感或肢体离断感,错觉,幻觉,暂时性失眠,严重锥体外系反应,癫痫发作,偶有躁动、惊厥和谵妄,有时会出现视觉异常,如视物变形、复视等;青壮年较年幼和年长者多见。在麻醉恢复期中应尽量避免外界刺激(包括语言),必要时静注少量短效巴比妥类药或地西泮,以减少此类不良反应。

(2) 循环系统:最常见血压升高和心率加快,少见低血压、室性早搏、心动过缓和严重心律失常。当交感神经反射被阻断时,可产生直接的心肌抑制。对于心功能障碍和血容量不足的患者,可能引起严重循环抑制。因此在使用氯胺酮麻醉前应改善心肌功能、补充血容量、纠正水电解质紊乱等。

（3）呼吸系统：少见呼吸减慢或困难，一般能自行消失，常因分泌物增多、呕吐、反流、误吸等引起呼吸梗阻。为了减少气道分泌物，可在用药前给予阿托品或莨菪碱，但后者可能导致苏醒时梦幻增多。如因氯胺酮过量引起呼吸抑制，可施行人工呼吸等措施，但不可使用呼吸兴奋剂。

（4）术前须禁食，给药后 24h 内禁止服用中枢神经抑制药或饮酒。由于存在咽喉反射，不适用于口腔手术。

（5）恶心、呕吐发生率较高。因其对心血管系统的兴奋作用，高血压、颅内压升高、心肌供血不足和癫痫患者不宜使用。

（二）右美托咪定

1. **作用机制** α_2 肾上腺素受体广泛分布于中枢神经系统。右美托咪定是一种相对选择性的 α_2 肾上腺素受体激动剂，通过激动 α_2 受体产生中枢性镇静和镇痛作用。然而，这些作用也同样限制这些药物的广泛应用（如非需要的镇静作用）。尽管已有大量实验数据研究 α_2 受体激动剂的细胞和突触的作用，但我们仍不知晓右美托咪定在体内是否通过调节神经元环路以产生镇痛效应。为了解决此问题，研究者实施了在体实验记录脊髓背角神经元的膜电流和突触活性，并观察其对右美托咪定的反应性。结果发现高剂量（>10µg/kg）的右美托咪定是通过直接的突触后作用，产生外向电流来增强脊髓背角抑制性突触后电位的传递。相反，镇痛剂量（<10µg/kg）的右美托咪定并不是通过改变兴奋性突触传递或引起直接的突触后膜电位来发挥作用。但右美托咪定介导增强抑制性突触后电位的作用并不像右美托咪定脊髓水平给药的作用那样，这提示全身给予右美托咪定，其作用可能在脊髓以上。此外，鞘内注射 α_1 受体拮抗剂（如哌唑嗪）可抑制右美托咪定的作用。在脑干或全身使用低剂量的右美托咪定可激活蓝斑核神经元，这提示全身给药激活 α_2 受体可以增强脊髓背角的抑制性突触反应来产生镇痛作用，这种镇痛作用是通过激活脑桥-脊髓去甲肾上腺素能抑制系统介导。这个新机制可能为将右美托咪定的镇痛作用从镇静作用中分离出来提供新的靶点。

α_2 受体激动剂兼具外周和中枢作用，因其可激动突触前膜 α_2 受体，抑制去甲肾上腺素的释放，还可通过 K^+ 通道引起细胞膜超极化并减少 Ca^{2+} 内流而产生外周镇痛效果。另一种理论认为，α_2 受体和 A_1 腺苷受体以及阿片 μ 受体之间具有相似性，这也可以解释为什么右美托咪定与阿片类药物联用具有协同效应。在中枢，激活脊髓背角 α_2 受体可降低兴奋性，抑制脊髓背角 P 物质的释放。尽管激动蓝斑 α_2 受体似乎可抑制神经递质的释放，并降低由外周 A 和 C 纤维刺激引起的伤害性感受神经元的活性，但脊髓以上的作用仍有争议。

2. **药理作用** 右美托咪定是一种高度选择性的 α_2 肾上腺素受体激动剂，其镇静镇痛作用是通过作用于中枢和外周神经系统的 α_2 受体产生。动物实验显示，低至中剂量右美托咪定（10~300µg/kg）缓慢静脉输注时对 α_2 肾上腺素受体具有选择性，而缓慢静脉输注高剂量右美托咪定（1 000µg/kg）或快速静脉输注则失去选择性，同时作用于 α_1 或 α_2 肾上腺素受体。

右美托咪定作用机制与可乐定相似,但右美托咪定对 α_2 肾上腺素受体的亲和力是可乐定的 8 倍,胃肠外给药时,其药理作用也与可乐定相似,主要包括镇痛、镇静、抗焦虑、血压心率下降、应激反应降低和疲倦,右美托咪定还有抑制唾液腺分泌、稳定血流动力学、利尿、抗寒战等作用,与其他镇痛药物联合使用,可以产生良好的协同效应,且可以明显减少其他镇痛镇静药物的使用剂量。右美托咪定在体内经过复杂的代谢过程,主要在肝脏线粒体代谢失活,包括直接葡萄苷酸化和肝脏内的细胞色素 P450(CYP2A6)催化介导的代谢,最终绝大部分代谢产物(约 95%)会通过肾脏排出,少部分(约 5%)是通过粪便排出。因此肝功能受损时,右美托咪定的清除率会明显降低,在肝功能损伤患者中应用时应减少剂量,对于肾功能受损患者一般不需调整药物剂量。

右美托咪定可通过多种途径给药,包括口服、鼻腔或颊黏膜给药、肌内注射、静脉内缓慢泵入等,重症患者中常用静脉内缓慢泵入。由于右美托咪定有明显的肝脏首过消除效应,口服给药其生物利用度较低,仅有 16%。右美托咪定具有较高血浆蛋白结合率,血浆中 90% 以上的右美托咪定会与白蛋白或 α_1-糖蛋白结合,因此药物能顺利透过血脑屏障、胎盘屏障等。非房室分析结果表明右美托咪定的分布半衰期($t_{1/2\alpha}$)为 5~10min,消除半衰期($t_{1/2\beta}$)为 2~3h,清除率大约为 39L/h,稳态分布容积(Vss)约为 118L。经静脉给予恒定的负荷剂量时,10~15min 起效;如果不给予负荷剂量,其达峰时间和起效时间均会明显延长。以 $0.1~2.5\mu g/(kg\cdot h)$ 持续静脉泵入右美托咪定时,其药代动力学参数呈线性关系,持续输注时其半衰期($t_{1/2CS}$)随输注时间的延长而增加,若持续输注 10min,$t_{1/2CS}$ 为 4min,若持续输注 8h,$t_{1/2CS}$ 可达 250min。

(1)对中枢神经系统的作用:①交感神经的活性降低:右美托咪定可抑制交感神经末梢释放儿茶酚胺,降低脑内儿茶酚胺水平,从而阻止突触前 α_2 受体的激活,表现为血中儿茶酚胺的浓度呈剂量依赖性降低。②镇静、催眠、麻醉:健康成人单次肌内注射 $0.5~1.5\mu g/kg$ 或静注 $0.25~2\mu g/kg$ 均可产生镇静作用,呈剂量依赖性。静脉注射后 10min 作用达最高峰,持续时间约 4h。右美托咪定产生麻醉作用的确切机制尚不清楚,可能存在以下几种机制:与中枢突触后(也可能有突触前)受体激活有关与外周突触受体可能无关,因为该药的催眠和麻醉效应可被能够透过血脑屏障的 α_2 拮抗剂阻断,而外周 α_2 受体拮抗剂则不能阻断;可能与百日咳毒素敏感的 G 蛋白有关,它使神经元细胞膜超极化,使 4-氨基吡啶敏感的钾通道开放以及钙通道被阻断;降低腺苷酸环化酶的活性,减少细胞内环磷腺苷(cAMP)的生成。③镇痛作用:右美托咪定的镇痛效应不能被纳洛酮阻断,但可被选择性 α_2 受体阻滞剂阿替美唑(atipamezole)阻断。有学者认为右美托咪定的镇痛效应也与脑啡肽样物质的释放有关,其通过释放脑啡肽样物质产生的外周抗伤害反应而发挥镇痛作用,但其作用与位于脊髓后角 α_2 受体的激活,抑制感觉神经递质(如 P 物质)的释放有关,通过脊髓和脊髓上机制介导发挥作用。近年来还有学者提出阿片 μ 受体和 α_2 肾上腺素能受体活性之间有着紧密的联系。

（2）对心血管系统的作用：使用右美托咪定最常见的不良反应是血压下降、心动过缓，主要与中枢突触后 α_2 肾上腺素能受体被激动，交感神经发放的冲动被抑制，交感神经张力降低及迷走神经活性增强有关，同时交感神经末梢的突触前 α_2 受体也会被激动，去甲肾上腺素的释放被抑制，血浆儿茶酚胺浓度降低。健康成人静脉注射 $1.0\sim2.0\mu g/kg$ 后，血压呈双相变化，先出现短暂升高，随后出现持续降低。出现血压升高的原因可能是因为血管平滑肌突触后 α_2 受体可被高浓度右美托咪定激活，使血管收缩，血压升高，外周血管阻力增加，当仅小剂量静推或肌内注射右美托咪定时则仅出现低血压。α_2 肾上腺素能受体激动剂可收缩冠状动脉，低浓度右美托咪定引起的近端冠状动脉收缩可以被阿替美唑（α_2 受体阻滞剂）阻断，但远端的冠状动脉不受该药物影响，推测 α_2 受体可能仅分布于冠状动脉近端。心肌细胞没有突触后 α_2 受体，主要通过突触前 α_2 受体调节去甲肾上腺素的释放。心肌离体实验结果表明，α_2 受体激动剂会降低心输出量，但这并不是因为直接抑制心肌的收缩，而可能是由于外周受体激动引起外周血管的收缩，使外周血管阻力增加。

（3）对呼吸系统的作用：右美托咪定有轻微的呼吸抑制作用，这使得其在重症患者中的使用具有优势。静息通气量轻度减少，表现为潮气量降低，呼吸频率几乎无变化。可使 $PaCO_2$ 轻度增加，对 pH 值、PaO_2 无明显影响。少数情况会在静脉注射后立即出现短暂的呼吸暂停，对 CO_2 引起的肺通气反应有轻度抑制作用。

（4）对脑血流和脑代谢的影响：右美托咪定对一过性全脑缺血和局灶性脑缺血可能具有保护作用；动物实验表明，右美托咪定和吸入麻醉药（氟烷/异氟烷等）联合使用可降低狗脑血流量，但不影响脑氧代谢，后期也没有出现局部脑缺血。这可能是 MAC 降低，相应地使吸入麻醉药的扩血管作用降低，同时激动突触后 α_2 受体产生脑血管收缩的作用，心输出量的降低也进一步导致脑血流下降。

（5）对内分泌代谢系统的影响：右美托咪定可促进生长激素的释放，对正常人血浆肾素活性、皮质醇、精氨酸加压素、尿钠肽等均不产生影响。静脉给予 $1.0\sim2.0\mu g/kg$ 时，会引起无临床意义的体温轻度下降，不会引起术后体温调节障碍；氧耗呈双向改变，先短暂增加随后持续降低；机体 CO_2 生成减少；血糖轻度上升，但持续时间很短。

3. 临床应用

（1）全身麻醉

1）全身麻醉诱导：右美托咪定具有明确的抑制中枢交感作用，能有效减轻应激反应，使机体血流动力学较稳定，麻醉诱导前 $10\sim15min$ 内静脉持续泵入右美托咪定（$0.5\sim1.0\mu g/kg$）可以减少插管反应和其他全麻药的使用剂量，使麻醉诱导期间人体的各项循环指标平稳，也可以在麻醉诱导前持续静脉泵右美托咪定 $[\,0.2\sim0.7\mu g/(kg\cdot h)\,]$ 直至麻醉结束前或结束后。

2）全身麻醉维持：右美托咪定与其他麻醉性镇痛药、吸入麻醉药和镇静催眠药联用时均有协同作用，其降低 MAC 达 90% 以上，ASA Ⅰ~Ⅱ级患者联用右美托咪定和芬太尼可使芬太尼用量降低 60%。全身麻醉维持期可使用右美托咪定 $0.2\sim0.7\mu g/(kg\cdot h)$ 持续泵入，同时吸入麻醉药和麻醉性镇痛药的剂量需根据患者手术需求、患者生命体征等进行调整。

小于30min的手术,可以只给予0.5~1.0μg/kg的负荷剂量;手术时间大于6h时,可在手术结束前30min停止泵入药物,这既不影响患者麻醉苏醒,又不影响患者术中血流动力学的稳定,更易于麻醉维持期的管理。

3) 全身麻醉苏醒:如仅在全身麻醉苏醒期给予右美托咪定,而全身麻醉诱导期和维持期未给予时,应在手术结束前40min静脉泵注右美托咪定(0.8μg/kg),维持10min。手术结束前约30min,除半衰期较短的瑞芬太尼外,应停止给予其他肌松药和麻醉性镇痛药,手术结束时停用吸入麻醉药,待肌松作用消退后,患者意识和呼吸恢复满意后再拔出气管插管。此方案可减少术后恶心呕吐、谵妄、寒战、躁动等的发生,使患者麻醉苏醒较平稳,尤其是高血压和颅内高压患者,可以避免术后拔管时刺激性血压增高、心率增快和颅内压过高。

(2) 辅助镇痛:与可乐定相似,右美托咪定可以减少术后吗啡的镇痛剂量,降低术后24h的VAS评分,以及恶心、呕吐的发生率,术中高血压的发生率也会降低。减少吗啡用量和没有呼吸抑制的优点使得右美托咪定在肥胖症治疗手术中备受青睐,且许多研究表明,右美托咪定可以显著减少肥胖人群阿片类药物的用量。

1) 围手术期超前镇痛:儿童在术前给予右美托咪定(1.0μg/kg)可产生明显的超前镇痛作用,使术后吗啡的用量明显减少,吗啡相关的不良反应也相应减少。术前给予右美托咪定,术中阿片类药物的用量也可明显减少,且延后术后镇痛药给予时间。作为术前用药与咪达唑仑相比可产生明显的镇静作用,且可产生"清醒镇静",不产生呼吸抑制,但易诱发心动过缓,应注意监护。

2) 术中镇痛

A. 产科镇痛:产科用药需十分谨慎,稍有不慎可能对胎儿和母体健康造成严重影响。随着对右美托咪定安全性研究的深入进行,右美托咪定在产科手术全身麻醉中的应用也逐渐被认识。右美托咪定分子量较大(236D),蛋白结合率高(>90%),pH值为5~7,这些理化性质使得其从血液向乳汁转移较困难,加上右美托咪定经胃肠道吸收较少,且剖宫产术后早期乳汁分泌量较少,故新生儿受随乳汁分泌的右美托咪定的影响可忽略不计。右美托咪定还可促进子宫平滑肌的收缩,减少剖宫产术后出血等。但目前右美托咪定尚未在产科手术中常规使用,大多应用于一些合并严重心血管疾病或存在椎管内麻醉禁忌证的产妇。有多例个案报道在剖宫产全身麻醉中,静脉持续泵入右美托咪定,母体血流动力学稳定,新生儿Apgar评分无明显受影响,新生儿神经行为学评分及生长发育情况正常。有研究显示使用0.6μg/kg剂量的右美托咪定的孕妇镇静水平适当,血流动力学最为稳定。这些研究提示,右美托咪定在产科全身麻醉中的应用是相对安全的。

B. 小儿镇痛:无论是用于成人还是儿童,右美托咪定对呼吸的影响均小于其他镇痛药物。研究报道小儿先心病术后静脉给予右美托咪定0.3~0.6μg/(kg·h)镇静是安全有效的,同时其呼吸抑制作用小,且具有一定镇痛作用,能减少阿片类镇痛药物的剂量,减少不良反应。而在小儿心脏手术后使用右美托咪定0.3μg/(kg·h)可在术后早期获得良好镇静、镇痛作用,且不良反应少。有研究对比在小儿麻醉诱导前给予右美托咪定鼻内滴注和口服咪达唑仑,结果显示右美托咪定鼻内滴注的镇静状态更佳,有利于小儿与父母分离,减少术后芬太尼的用量。

右美托咪定与布比卡因联合用于小儿骶管阻滞,与可乐定相比,右美托咪定和可乐定均可明显延长布比卡因的镇痛时间,且不增加不良反应。此外,右美托咪定与氯胺酮联用于小儿麻醉亦有良好的疗效,且两者不良反应有互补效应,氯胺酮可以减少右美托咪定相关的心动过缓、低血压,同时可弥补右美托咪定镇静速度较慢、镇痛不足的缺点,右美托咪定可抑制氯胺酮引起的心动过速、高血压、苏醒期躁动等;两者联合使用并未发现呼吸抑制作用的增加,用于小儿有创操作具有明显优势。

3)术后镇痛

A. 局部镇痛:右美托咪定联合局麻药应用于区域神经阻滞,可能会延长神经阻滞和术后镇痛时间,降低局麻药的最低有效镇痛剂量,但其效果尚待进一步证实。有研究报道,右美托咪定用于局部麻醉经皮椎体后凸成形术中,于手术开始前10min持续泵注负荷剂量右美托咪定1.0μg/kg,以0.5μg/(kg·h)维持至手术结束,可达到满意的镇痛效果,降低围手术期血流动力学不稳定的发生率。联合右美托咪定1μg/kg和0.25%罗哌卡因用于关节腔内注射,可显著延长局部麻醉药的镇痛时间,并为膝关节镜手术提供良好的术后镇痛效果。区域神经阻滞局麻药中加入右美托咪定,仍需密切关注心动过缓、低血压及上呼吸道梗阻等不良反应。

B. 全身镇痛:右美托咪定延长蛛网膜下腔麻醉感觉和运动阻滞时间作用呈剂量依赖性,术后镇痛效果明显提高,镇静时间明显延长。但在健康志愿者中的研究表明,全身使用中至大剂量镇静剂量的右美托咪定对热刺激痛和电刺激痛无明显止痛效果,提示在低于意识消失剂量时,右美托咪定对于急性疼痛可能无效。因此临床上常将其与阿片类药物联合使用,以提供更佳的镇痛、镇静效果。行开腹式子宫全切的老年患者术中静脉应用右美托咪定,可在术后12h内明显增强硬膜外吗啡的镇痛效果,减少吗啡的用量,且右美托咪定联合吗啡组患者的疼痛评分明显低于吗啡单药组。

(3)重症患者机械通气:重症监护室中患者完全清醒后,拔除气管插管前给予右美托咪定镇静,可减少插管期间的血流动力学不稳定和谵妄、躁动的发生率,缓解患者焦虑、烦躁等情绪,改善术后睡眠,提高患者舒适度和对呼吸机的耐受性,并可以随时唤醒,配合治疗,效果优于其他镇静药物。剂量和疗程随患者情况进行个体化调整,通常使用剂量为静脉持续输注0.05~0.7μg/(kg·h),疗程一般不超过1周,但也视患者情况而定。儿科ICU镇静常用剂量为0.2~0.7μg/(kg·h)。因右美托咪定对呼吸抑制不明显,也可用于非气管插管患者的镇静治疗,以及拔管后的序贯镇静或重症患者转运(外出检查、科室间或院际转运)。但因右美托咪定可引起口咽部肌肉的松弛,导致气道梗阻,过度镇静可能影响循环稳定,仍应注意对呼吸和循环的监测。

(4)特殊人群或手术中的应用

1)纤维支气管镜(以下简称纤维支气管镜)引导下的气管插管或镜检:患者气道的清

醒气管插管需在纤维支气管镜引导下进行,为保证操作的顺利进行和患者的耐受性,必须进行适宜的镇静。可在 15min 内静脉泵注右美托咪定 $1.0\mu g/kg$,随后以 $0.2\sim0.7\mu g/(kg\cdot h)$ 的维持量持续静脉泵注右美托咪定,使患者 Ramsay 评分维持在 2~3 分,并根据患者情况决定是否给予咪达唑仑补充镇静,在完善的局部麻醉下进行纤维支气管镜引导的气管插管。这样可以提高患者耐受性,使插管过程中患者血流动力学波动较小。若要进一步进行纤维支气管镜检查,应同时给予麻醉性镇痛药,并进行充分的表面麻醉,再进行气管内操作,可以提高患者耐受性。右美托咪定可能引起心动过缓,在进行纤维支气管镜操作时可能引起严重的迷走神经反射性心律失常,严重者可能导致心搏骤停,因此在操作时应对患者严密监测并及时做好抢救准备。

2) 功能神经外科手术:功能神经外科术中需要唤醒时,全麻诱导前给予 1% 丁卡因进行气管表面麻醉,术前使用 0.25% 罗哌卡因 40~60ml 进行头皮神经阻滞和头皮浸润麻醉。

3) 运动区手术:维持基础麻醉,不使用或限量使用肌松药,开颅后至切开硬膜前 15min 静脉泵注右美托咪定 $0.5\mu g/kg$,后以 $0.2\sim0.5\mu g/(kg\cdot h)$ 持续静脉泵入。拟进行皮质运动区手术前 15min,右美托咪定调至 $0.1\sim0.3\mu g/(kg\cdot h)$ 静脉泵入,同时减少其他镇静和镇痛药剂量,使 BIS 达 70 以上后开始唤醒,同时进行运动区肿瘤或癫痫灶切除。手术切除完成后增加镇静、镇痛药物剂量,维持 BIS 在 40~60 至术毕。该技术称为 AAA(asleep-awake-asleep)麻醉。

4) κ 语言区手术:置入喉罩,侧卧位手术。最好不用肌松药麻醉维持。开颅切开硬膜前 15min 泵注 $0.3\sim0.5\mu g/kg$ 右美托咪定,后以 $0.2\sim0.5\mu g/(kg\cdot h)$ 持续静脉泵入。拟行脑皮质语言区手术前 15min,右美托咪定泵入速度调整至 $0.1\sim0.2\mu g/kg$,并减少镇静和镇痛药剂量,使 BIS 达 80 以上,使患者能呼之睁眼,自主呼吸能维持 $PetCO_2$ 30~35mmHg 后拔除喉罩,开始术中唤醒,同时切除语言区肿瘤或癫痫灶。唤醒成功后,再增加镇静和镇痛药剂量,BIS 达到 40~60 后,重新置入喉罩,进行听诊确认患者通气正常后再给予肌松药,镇静和镇痛药物持续输注直至术毕。

5) λ 脑深部电极(DBS)植入术:术前 15~20min 静脉泵注 $0.1\sim0.3\mu g/kg$ 右美托咪定,使 Ramsay 评分达 2~3 分,随后维持 $0.2\sim0.3\mu g/(kg\cdot h)$ 持续静脉泵入,Ramsay 评分不应超过 3 分,否则可能影响神经功能的测试,应注意预防上呼吸道梗阻的出现。DBS 患者多为高龄患者,右美托咪定应注意尽量从小剂量开始使用。

(5) 治疗戒断综合征

1) 酒精戒断综合征(AWS):右美托咪定可作为预防和治疗酒精戒断综合征的辅助用药,使 AWS 患者达到满意的镇静效果,并且减少苯二氮䓬类药物的使用剂量。右美托咪定可控制 AWS 的交感神经兴奋症状,如高血压、心动过速、震颤等,使 AWS 患者的血流动力学较稳定。治疗时无需使用负荷剂量,可直接以 $0.2\mu g/(kg\cdot h)$ 开始持续静脉泵入,根据需要可每 30min 增加 $0.1\sim0.2\mu g/(kg\cdot h)$,最大剂量为 $1.5\mu g/(kg\cdot h)$,直至患者症状消失后停药,疗程不超过 7 天。由于右美托咪定在应用过程中有可能引起低血压及心动过缓,因此在使用时应监测血流动力学。

2）阿片类药物成瘾患者的戒断：右美托咪定可以减少阿片类药物成瘾患者戒断治疗过程中的交感神经系统兴奋，减少患者全麻下快速脱毒的戒断症状。用法为 15min 静脉泵注右美托咪定 1.0μg/kg 后，以 0.2~0.7μg/(kg·h) 持续静脉泵入。此外，右美托咪定还可用于减少儿科患者的麻醉药物戒断症状。所用剂量一般为 15min 静脉泵注右美托咪定 0.5~1.0μg/kg 后，以 0.1~1.4μg/(kg·h) 持续静脉泵入，具体剂量视患儿情况而定。

（6）预防和治疗术后谵妄：右美托咪定可显著缩短术后老年患者谵妄的持续时间并减轻谵妄症状，因此多用于治疗术后及 ICU 老年患者谵妄的治疗。用法为 15min 静脉泵注右美托咪定 0.5~1μg/kg 后，以 0.2~0.7μg/(kg·h) 持续静脉泵入，直至症状控制。

右美托咪定还可预防老年患者术后谵妄。非心脏手术：术后早期持续泵入右美托咪定 0.1μg/kg，可以有效减少老年患者术后谵妄的发生率，并且在使用过程中，患者血流动力学波动较小，睡眠质量显著提高。

1）心脏手术：患者术后早期血流动力学稳定时 10~20min 静脉泵入负荷剂量右美托咪定 0.2~0.5μg/kg，后以 0.2~0.7μg/(kg·h) 持续静脉泵入，可使老年患者术后谵妄的发生率明显降低，谵妄持续时间明显缩短。

2）认知功能障碍患者手术：轻度认知功能障碍患者术中予以右美托咪定 0.2~0.4μg/(kg·h) 持续泵入，可防止术后认知功能障碍的恶化。右美托咪定对老年患者术后谵妄有预防和治疗作用，可缩短患者气管插管的拔管时间、ICU 住院时间以及住院总天数，有效减轻患者医疗负担。但是，对于高龄患者，应严密观察患者循环和呼吸情况，保证血流动力学的稳定，并注意发生呼吸道梗阻，保持上呼吸道通畅。术中持续静脉输注右美托咪定还可预防老年痴呆患者术后躁动。

4. 不良反应　右美托咪定起效时间为给药后 10~15min，达峰时间为 25~30min，因此不宜在 30min 内频繁调整泵入速度，以免过度镇静。临床上最常见不良反应为高血压、低血压、心动过缓及口干。

患者血压波动和心动过缓等不良反应发生率低于 8%，与右美托咪定的给药剂量和输注速度相关。手术中持续输注较大剂量右美托咪定，可使机体对低血容量的生理调控反应明显降低，若在术中出现大出血可能出现严重低血压。应用右美托咪定镇静或作为术前用药的患者中，约有 30% 会出现低血压，其血压较基础值降低 20%。右美托咪定引起的心动过缓可能与迷走神经刺激加剧有关，可静脉给予抗胆碱能药物来缓解迷走神经的紧张性，如给予阿托品或格隆溴铵。高龄、高血压、糖尿病、迷走神经张力高和肝功能严重受损的患者使用本品后更易发生心动过缓，甚至窦性停搏，因此慎用于有重度心脏传导阻滞或严重心室功能不全的患者。右美托咪定引起的低血压可使用选择性 α_2 受体阻滞剂（如阿替美唑）逆转。少数患者用药后还可出现房颤。口干发生率为 3%。

5. 药物相互作用　右美托咪定主要经肝脏代谢，当肝内浓度大于 100nmol/L 时，即可能发生明显的药物相互作用。离体实验证明，右美托咪定是细胞色素 P450 酶的强抑制剂，可对其他经细胞色素 P450 酶代谢的药物的肝内代谢产生抑制作用，如可抑制阿芬太尼、氯胺酮的肝微粒体代谢。右美托咪定与苯二氮䓬类药物可在受体水平产生协同催眠作用，与阿片类药物用于复合椎管内注射时，可产生协同抗伤害感受作用，增加镇痛作用，延长镇痛时间。右美托咪定还可在不加重对呼吸和心血管抑制作用的前提下，逆转大剂量阿芬太尼导致的肌肉强直。该药不影响罗库溴铵和维库溴铵的神经肌肉阻滞作用，对氯胺酮、依托咪酯、丙泊酚麻醉时的血流动力学有一定影响。

（张中伟　何　敏　魏春燕）

参考文献

［1］ WHITE P F,WAY W L,TREVOR A J. Ketamine-its pharmacology and therapeutic uses ［J］. Anesthesiology,1982,56(2):119-136.

［2］ LAHTI A C,WEILER M A,TAMARA MICHAELIDIS B A,et al. Effects of ketamine in normal and schizophrenic volunteers ［J］. Neuropsychopharmacology,2001,25(4):455-467.

［3］ REICH D L,SILVAY G. Ketamine:an update on the first twenty-five years of clinical experience ［J］. Can J Anaesth,1989,36(2):186-197.

［4］ WANG L,JOHNSTON B,KAUSHAL A,et al. Ketamine added to morphine or hydromorphone patient-controlled analgesia for acute postoperative pain in adults:a systematic review and meta-analysis of randomized trials ［J］. Can J Anaesth,2016,63(3):311-325.

［5］ MION G,TOURTIER J P,ROUSSEAU J M. Ketamine in PCA:what is the effective dose ［J］. Eur J Anaesthesiol,2008,25(12):1040-1041.

［6］ SUBRAMANIAM K,SUBRAMANIAM B,STEINBROOK R A. Ketamine as adjuvant analgesic to opioids:a quantitative and qualitative systematic review［J］. Anesth Analg,2004,99(2):482-495.

［7］ CAROLLO D S,NOSSAMAN B D,RAMADHYANI U. Dexmedetomidine:a review of clinical applications ［J］. Curr Opin Anaesthesiol,2008,21(4):457-461.

［8］ AFONSO J,REIS F. Dexmedetomidine:current role in anesthesia and intensive care ［J］. Rev Bras Anestesiol,2012,62(1):118-133.

［9］ BELLEVILLE J P,WARD D S,BIOOR B C,et al. Effects of intravenous dexmedetomidine in humans ［J］. Anesthesiology,77(6):1125-1133.

［10］吴新民,薛张纲,马虹. 右美托咪定临床应用专家共识［J］. 临床麻醉学杂志,2018,34(008):820-823.

第四节　常用镇痛药物与镇静药物的相互作用

ICU 患者通常需要同时使用镇痛药物和镇静药物，镇痛药和镇静药存在协同作用，镇痛药物可带来镇静的作用，镇静药物也有镇痛的效果。同时镇痛药物和镇静药物合用时，也可能增加某些不良反应。

一、镇痛药物与镇静药物协同作用机制

疼痛是躯体遭受强烈应激时的一种保护性反应,使患者遭受痛苦的同时还会对机体造成显著不良影响,因此疼痛又被称作人类的第五生命体征。疼痛可能带来各种并发症,比如因刺激使患者体内激素和活性物质的释放增加,血压升高、心律失常和心动过速,还可能导致淋巴细胞减少、白细胞增多和网状内皮系统处于抑制状态等免疫系统的改变,使患者对病菌的抵抗力减弱,感染的发生率均增加,出现恐惧、失眠、焦虑等心理上的改变,严重影响疾病的治疗和康复。

ICU 由于存在各种抢救设备噪声、灯光、吸痰、换药、静脉置管等各种操作的影响,使患者处于应激状态中,同时因自身疾病的原因,可能导致焦虑、疼痛、谵妄。在气管插管的患者中,这种应激反应尤为突出,可能造成人机对抗、意外拔管、机体氧耗增加、呼吸机相关肺损伤、机械通气时间延长等一系列并发症。研究表明,在镇痛基础上联合镇静治疗,可以减少 ICU 患者镇静药物的使用和镇静药物残留带来的影响,降低重症患者应激反应,预防应激性溃疡,减少人机对抗。美国重症医学协会(SCCM)提出的 ICU 机械通气患者的"iPAD"指南,建议在严密监护下进行充分的镇痛,可减少镇静药物的使用,以期减轻药物对于循环、呼吸的不良反应,降低谵妄的发生率。

部分镇静药物也有镇痛作用:右美托咪定是目前唯一兼具良好镇静与镇痛作用的药物,是一种具有高度选择性的中枢性 α_2 受体激动剂,具有抗焦虑、镇静及一定的镇痛作用。右美托咪定的镇痛机制目前尚无定论。在脊髓水平,右美托咪定通过激活脊髓背角神经元的突触前 α_2 受体从而抑制去甲肾上腺素能的释放,同时通过突触后 α_2 受体激活 G 蛋白偶联的内向整流 K^+ 通道,这两者均能使细胞发生超极化,从而抑制疼痛信号的传递。右美托咪定的镇痛作用呈剂量依赖性,剂量增加,镇痛效果也越强,但它是否具有封顶效应还无定论。有研究表明相比较于没有镇痛作用的苯二氮䓬类镇静药物(如咪达唑仑),具有镇痛作用的右美托咪定可以减少 ICU 机械通气患者镇痛药物使用剂量,降低 ICU 住院时长和谵妄发生率,但可能并不会改善患者预后。

二、联合使用时的不良反应及注意事项

镇痛药与镇静药联用使用可以降低患者镇痛评分,降低机械通气使用率,缩短气管插管时间及缩短住院时长。但使用镇痛为先的镇静方法也要权衡镇痛药对呼吸动力和循环稳定的影响,同时可能降低胃肠动力,增加建立肠内营养的难度,同时还要考虑停药所导致的疼痛复发。镇痛、镇静药物还可能对患者各器官、系统的功能造成影响。在实施镇痛镇静治疗过程中,应对患者进行严密监测,以达到较好的个体化治疗效果,控制不良反应的发生率。

(一) ICU 获得性肌无力

制动、炎症反应、长期深镇静、糖皮质激素、神经-肌肉阻滞剂等多种因素可以导致 ICU 获得性肌无力,神经-肌肉阻滞剂和深镇静是其中重要的诱导因素。神经-肌肉阻滞剂通过抑制神经肌肉耦联而抑制肌肉的收缩,从而导致肌无力。机械通气患者通常需要使用大剂量镇痛镇静药物,这也会增加 ICU 获得性肌无力的发生率,尤其是在高龄患者中。且 ICU 患者常存在神经-肌肉阻滞剂常与镇静或镇痛药物联用的情况。尽量减少或避免引起肌无力的药物、早期康复锻炼、充足的营养支持等均有助于肌无力的预防及恢复。

除肌无力外,镇痛镇静还可能带来其他神经肌肉相关的影响,如芬太尼静脉注射过快可引起胸、腹壁肌肉强直;苯二氮䓬类药物可能引起躁动甚至谵妄等反常性神经兴奋反应;哌替啶使用剂量过大,可导致神经兴奋症状(如欣快、谵妄、震颤、抽搐);长时间制动、长时间神经肌肉阻滞治疗使患者关节和肌肉活动减少,并增加深静脉血栓(deed vein thrombosis, DVT)形成的危险,应给予积极的物理或药物预防和治疗 DVT 形成,保护关节和肌肉的运动功能。

(二) 对循环功能的影响

多种镇静镇痛药物都可能对循环产生影响。对于低血容量、血流动力学不稳定或交感兴奋升高的患者,镇痛镇静治疗易引起低血压,阿片类药物在此类患者中尤为容易引起低血压。在血容量正常的患者中,阿片类药物引起低血压是因为抑制交感神经,右迷走神经介导的心动过缓和组胺释放的综合结果。芬太尼对循环的抑制较吗啡轻,血流动力学不稳定、低血容量的患者宜选用芬太尼镇痛。

苯二氮䓬类镇静剂在给予负荷剂量时可发生低血压,尤其是血流动力学不稳的低血容量的患者更易出现,因此,苯二氮䓬类给予负荷剂量时速度不宜过快。丙泊酚所致的低血压与全身血管阻力降低和抑制心肌有关,老年人反应更明显,注射速度过快和药物剂量过大会增加低血压发生率。右美托咪定具有抗交感作用,可导致心动过缓和/或低血压。

因此镇痛镇静期间应严密监测血压(有创血压或无创血压)、中心静脉压、心率和心电节律,尤其是给予负荷剂量时,应根据患者的血流动力学变化调整给药速度,并在必要时适当进行液体复苏治疗或给予血管活性药物,以保证血流动力学稳定。

镇痛镇静不足时,患者可表现为心率快、血压高,应予以鉴别,不要盲目给予药物降低血压或减慢心率,应结合临床综合评估,考虑是否为镇痛镇静不足。

(三) 呼吸功能抑制

多种镇痛镇静药物都可以产生呼吸抑制,阿片类镇痛药引起的呼吸抑制由延髓 μ_2 受体介导产生,通常使呼吸频率减慢,潮气量不变。阿片类药物引起组胺释放作用可能使部分敏感患者发生支气管痉挛,故有支气管哮喘病史的患者使用阿片类镇痛药时应尤为注意。

苯二氮䓬类药物可产生剂量依赖性呼吸抑制作用,通常表现为潮气量降低,呼吸频率增加,低剂量的苯二氮䓬类可掩盖机体对缺氧所产生的通气反应,低氧血症未得到纠正,特别是未建立人工气道的患者应谨慎使用。

丙泊酚引起的呼吸抑制表现为潮气量降低和呼吸频率增加,负荷剂量推注过快或剂量过大可能导致呼吸暂停,因此给予负荷剂量时应缓慢静脉推注,并从小剂量开始,逐渐增加到治疗剂量。

深度镇静还可以导致患者咳嗽和排痰能力减弱,影响呼吸功能恢复和气道分泌物的清除,增加肺部感染机会。因此实施镇痛镇静过程中要密切监测呼吸频率、节律及幅度,呼吸周期比和呼吸形式,常规监测血氧饱和度,酌情监测呼气末二氧化碳,定时监测动脉血氧分压和二氧化碳分压,对机械通气患者定期监测自主呼吸潮气量、分钟通气量等。并在病情允许的情况下尽可能及时调整为浅镇静。长期镇痛镇静的患者,应加强护理,缩短翻身、拍背时间间隔,酌情给予背部叩击治疗和肺部理疗,结合体位引流,促进呼吸道分泌物排出,必要时应结合纤维支气管镜治疗。不适当的长期过度镇静治疗可致气管插管拔管延迟,ICU 住院时间延长,治疗费用增加。

镇痛镇静不足时,患者可能出现呼吸浅促、潮气量减少、氧饱和度降低等,应结合镇痛镇静状态评估,及时调整治疗方案,避免发生不良事件。无创通气患者尤其应该引起注意。

(四) 消化功能影响

阿片类镇痛药物可抑制胃肠蠕动,导致便秘和腹胀,并引起恶心、呕吐、肠绞痛及奥狄括约肌痉挛,影响肠内营养建立。配合应用促胃肠动力药物,联合应用非阿片类镇痛药物和新型阿片类药物等可减少上述不良反应。

(五) 代谢功能影响

大剂量吗啡可兴奋交感神经,使儿茶酚胺释放增加,促进肝糖原分解,血糖升高。丙泊酚以脂肪乳剂为载体,长时间大剂量应用可能引起三酰甘油升高,应根据丙泊酚用量适当减少营养支持中的脂肪乳用量。长时间大剂量应用丙泊酚的患者可能出现"丙泊酚输注综合征",是由于线粒体呼吸链功能衰竭脂肪酸氧化障碍所致,表现为进展性心脏衰竭、心动过速、代谢性酸中毒、高钾血症、横纹肌溶解。唯一有效的治疗措施是立即停药并进行血液净化治疗,同时对症支持。

(六) 耐受性和依赖性

苯二氮䓬类和阿片类药长期使用都可引起耐受性和依赖性,突然停药可能产生戒断症状,因此应从小剂量开始给药,及时调整剂量和停药,密切观察患者是否出现戒断症状。

(七) 肝肾功能影响

肝功能方面大部分阿片类药物(除瑞芬太尼)都是主要经过肝脏代谢,代谢物由肾脏排泄,肝功能不全患者可能产生蓄积,也可能加重对肝功能的损害。肝损害时,苯二氮䓬类药物及其活性代谢产物清除也会减慢。肾功能方面吗啡等阿片类镇痛药可引起尿潴留,劳拉西泮的溶剂丙二醇具有一定的肾毒性,长期大剂量输注可能引起急性肾小管坏死、乳酸酸中毒及高渗状态。非阿片类镇痛药,如 NSAIDs 也会对肾功能造成影响,尤其高龄、低血容量、既往有肾功能损害、合并使用其他肾损害药物的患者应慎用。

(八) 其他

镇痛镇静后患者自主活动减少,加之疼痛感觉变弱,会引起患者体位长时间不变,继而容易引起深静脉血栓、压疮等并发症,因此对于接受镇痛镇静治疗的重症患者应注意变换体位,早期活动以减少上述并发症。此外,丙泊酚与阿芬太尼联合使用可能增加患者出现角弓反张或癫痫大发作的风险。

(张中伟　何　敏　魏春燕)

参考文献

[1] 张翔,李涛.ICU 药物治疗学[M].北京:化学工业出版社,2010.

[2] 中华医学会重症医学分会.中国成人 ICU 镇痛和镇静治疗指南[J].中华重症医学电子杂志,2018,4(2):90-113.

[3] APFELBAUM J L,GROSS J B,AGARKAR M,et al. Practice guidelines for moderate procedural sedation and analgesia 2018 [J]. Anesthesiology,2018,128(3):437-479.

[4] FAN E,DEL SORBO L,GOLIGHER E C,et al. An official American thoracic society/European society of intensive care medicine/society of critical care medicine clinical practice guideline:mechanical ventilation in adult patients with acute respiratory distress syndrome [J]. Am J Respir Crit Care Med,2017,195(9):1253-1263.

[5] DEVLIN J W,SKROBIK Y,GÉLINAS C,et al. Clinical practice guidelines for the prevention and management of pain,agitation/sedation,delirium,immobility,and sleep disruption in adult patients in the ICU [J]. Crit Care Med,2018,46(9):825-873.

第五节　新型镇痛药物的研发

(一) 异缬氨酸

异缬氨酸是一种独特类型的镇痛药物,其作用机制与其他药物不同,通过作用于特定类型的神经受体(GABA-B 受体)发挥作用。因为异缬氨酸不能穿过血脑屏障,仅对外周神经受体起作用。

异缬氨酸的结构类似于氨基酸 GABA 和甘氨酸,它们是哺乳动物中枢神经系统的主要抑制性神经递质。异缬氨酸通过激活外周的 GABA-B 受体作为小鼠的镇痛药。在骨关节炎的小鼠模型中,异缬氨酸恢复了小鼠的活动能力,表明异缬氨酸抑制了小鼠膝关节滑膜的伤害感受。

异缬氨酸不会穿过血脑屏障,也不会进入大脑或脊髓。阿片类药物等药物会穿过血脑屏障产生镇痛作用,但通常会导致混乱、镇静和成瘾。异缬氨酸在 NSAIDs 抑制的环氧合酶系统的下游起作用,这表明它可能提供了一种避免不良反应(如刺激胃肠道系统)的方法。这种新颖的一流化合物具有治疗急性和慢性疼痛的潜力,而不会产生与其他常用镇痛药相关的副作用。

加拿大温哥华英属哥伦比亚大学 Whitehead RA 等的动物研究表明:异缬氨酸与麻醉药物合用可以避免阿片类镇痛药的使用,从而避免了一些可能发生的严重不良反应,尤其是阿片类药物相关的呼吸抑制,这使得异缬氨酸成为一种很有临床应用前景的新型镇痛药,未来也许可以替代阿片类药物用于麻醉和程序性镇静。

Whitehead RA 等的研究采用成年雌性 CD-1 小鼠,剂量评估采用 Dixon 的升降法(up-and-down method)。实验动物接受腹腔内生理盐水、丙泊酚、异缬氨酸、芬太尼或丙泊酚联合异缬氨酸或联合芬太尼注射。用翻正反射消失评估催眠状态,用尾夹夹尾而无运动反应代表进入静止状态。全身麻醉被定义为同时存在催眠和静止状态。采用旋转试验评估清醒镇静。不伴有每分钟呼吸频率小于 4 次、呼吸暂停或死亡的最大量被定义为最大耐受剂量。

结果显示,异缬氨酸或芬太尼与丙泊酚联合用药时,其催眠的半数最大有效剂量(ED50)均可引起全身麻醉[缬氨酸 ED_{50} 为 96mg/kg(95%CI:88~124mg/kg);芬太尼 ED_{50} 为 0.12mg/kg(95%CI:0.08~3.5mg/kg)]。丙泊酚产生催眠效应[ED_{50} 为 124mg/kg(95%CI:84~3 520mg/kg)]但并不会阻滞对应用尾夹的反应。异缬氨酸和芬太尼在产生静止效应时,异缬氨酸(ED_{50})为 350mg/kg(95%CI:286~1 120mg/kg);芬太尼 ED_{50} 为 0.35mg/kg(95%CI:0.23~0.51mg/kg),均不会产生催眠效应。异缬氨酸在其镇痛 ED_{50} 剂量下,与丙泊酚(亚催眠剂量为 40mg/kg)联合应用,并不会加重丙泊酚引起的旋转试验表现不足。与丙泊酚(催眠 ED_{50} 剂量)联合应用时,芬太尼的中位最大耐受剂量为 11mg/kg(95%CI:8~18mg/kg)。异缬氨酸在最大可给药剂量(最大溶解剂量)5 000mg/kg 时仍不会产生明显的呼吸抑制或其他副作用。

该研究结果表明,异缬氨酸可能是程序性镇静和全身麻醉的一个新选择。因为异缬氨酸不作用于中枢神经系统,所以可以增强这两种麻醉方案的麻醉效果,但同时又不会增加严重不良反应的风险。尽管实验结果支持“异缬氨酸复合麻醉”的观念,但未来还需要更多的研究其作用机制,观察它们如何在人体产生临床麻醉作用。

(二) 西博帕多

西博帕多是一种新型镇痛药,可以同时通过 NOP (nociceptin/orphanin FQ peptide) 和阿片受体发挥作用。NOP 受体是阿片受体家族的一个亚型,NOP 对经典阿片受体配体的亲和力很低。西博帕多通过与内源性激动剂 NOP 的相互作用介导中枢性镇痛和抗焦虑作用。西博帕多对 NOP 和 μ-阿片类药物 (MOP) 受体的亲和力都很高,西博帕多在各种动物疼痛模型中镇痛效果确切,在啮齿类动物实验中证实其既不影响运动协调性也不影响呼吸功能,对人类呼吸功能影响也较小,因此比阿片类药物的耐受性更好。

西博帕多是一种新型阿片类镇痛药,近年被开发用于治疗各种不同的急性和慢性疼痛状态。截至 2014 年 11 月,正在进行Ⅲ期临床试验。其作为阿片样物质的作用机制是独特的,可与所有四个阿片样物质受体结合并激活它们。它可作为伤害感受器受体,μ 阿片受体和 δ-阿片样物质的完全激动剂受体,并且是 κ 阿片受体的部分激动剂。

西博帕多在多种不同的动物疼痛模型中均显示出高度有效的镇痛和降压作用。值得注意的是,与选择性 μ 阿片受体激动剂相比,在慢性神经性疼痛模型中,它比急性伤害性疼痛更有效。相对于吗啡,已发现对西博帕多镇痛作用的耐受性较慢 (完全耐受性为 26 天,而完全耐受为 11 天)。此外,与吗啡不同,在镇痛的剂量范围内或超过剂量范围,尚未发现西博帕多会影响动物的运动协调或减少动物的呼吸。因此,与目前可用的阿片类镇痛药相比,它可能具有改善和延长的疗效以及更大的耐受性。

作为 κ 阿片受体激动剂,可能具有足够高剂量时产生拟精神药作用的能力,这一特性可能会限制其实际临床剂量范围。

研究者 Andreas Scholz 等人在美国的 4 个研究中心开展了一项Ⅱa 期随机对照的临床试验,评估了西博帕多在囊肿切除术后中度至重度急性疼痛患者中的镇痛效果,安全性及耐受性。这一研究共纳入了 258 名首次接受拇囊炎切除术的患者 (ASA 分级为Ⅰ或Ⅱ级,平均年龄为 37.7 岁 ± 11.1 岁),随机分为 5 组,分别是西博帕多 200μg 组,西博帕多 400μg 组,西博帕多 600μg 组,吗啡控释片 60mg 组和安慰剂组。疼痛评估采用 0~10 的数字评定量表,服药后 4h 内每隔 30min 测量一次,4h 以后每隔 2h 测量一次直到服药 24h 结束。主要观察指标是在服药后 2~10h 的疼痛评分总和 (SPI),即 SPI 2~10。疼痛治疗相关不良事件 (TEAE) 是指从服药开始到随访结束发生的不良事件次数,安全性评估主要指标包括 TEAE 的次数和由于 TEAE 被排除的患者的所占的百分比、治疗期间的生命体征体格检查、服药后 4~6h 的心电图及实验室检查结果。

结果显示,SPI 2~10 评分西博帕多 200μg 组为 47.84 ± 19.6,西博帕多 400μg 组为 36.62 ± 19.3,西博帕多 600μg 组为 36.95 ± 22.9,吗啡控释片 60mg 组 43.82 ± 22.5,安慰剂组为 48.19 ± 15.3。与安慰剂组相比,口服 400μg 和 600μg 西博帕多在减轻术后疼痛时效果更好。而口服 200μg 时与安慰剂组效果没有区别。服用 400μg 和 600μg 西博帕多的患者比服用 60mg 吗啡控释片的患者对疼痛的治疗效果更满意。对于主要观察指标 (SPI 2~10),西博帕多 400μg 和 600μg 的效果比吗啡控释片 60mg 好。然而在 10h 以后,60mg 吗啡控释片的效果与 400μg 和 600μg 的西博帕多相当。西博帕多口服治疗术后急性疼痛是安全的,而且单次服用 400μg 的耐受性较 60mg 吗啡控释片要好。在服用西博帕多患者的治疗相关的不良事件(TEAE)中(200μg 组 37/55,67.3%;400μg 组 38/49,77.6%;600μg 组 48/57,84.2%),至少发生一次 TEAE 的患者数量随剂量的增加而增加,而吗啡控释片 60mg 组,发生 TEAE 的患者数量占比最高(46/50,92.0%)。

本次临床试验证实,在针对中至重度术后急性疼痛患者的治疗中,这一新型的 NOP/MOP 受体激动剂西博帕多镇痛效果确切,安全有效,与经典阿片类药物吗啡相比,西博帕多在术后早期(10h 内)镇痛效果更好,而且耐受性好,不良事件较少,患者的整体评分更高。

(三) 电压门控钠离子通道阻滞剂

电压门控钠离子通道(voltage-gated,NAV)是潜在的重要药物作用靶点。目前认为 Nav1.7 的突变与许多疼痛综合征有关,因而受到许多研究者的关注,成为研发新型止痛药的靶标。在人类电压门控钠通道(Nav)的 9 个亚型中,由 SCN9A 编码并在周围感觉神经元中高度表达的 Nav1.7 与疼痛综合征有直接关联。在许多疼痛综合征中都发现了 Nav1.7 的突变,包括极端疼痛和对疼痛的漠不关心。准确的 Nav1.7 结构模型将有助于发现这一有前途的靶标的药物。钠离子通道是公认的镇痛药物研究分子靶位,通过有效阻滞钠离子通道,钠离子通道阻滞剂型镇痛药物能够起到很好的镇痛作用。研发全新结构类型和全新作用机制的钠离子通道阻滞剂型镇痛先导化合物,对满足患者急需的临床治疗需求具有重要意义。

先前的一些研究表明,Nav 通道能与许多天然毒素结合。这些分子一般可以被分为两类,一类神经毒素是孔隙阻滞剂(pore blocker),如河豚毒素(tetrodotoxin,TTX)和石房蛤毒素(saxitoxin,STX),它们通过堵塞离子通道孔隙来抑制钠离子的流动。第二类神经毒素称为门控调节毒素(gatingmodifier toxins,GMTs),它们通过复杂的别构效应将离子通道的构象固定在一个状态,从而达到抑制或激活离子通道的效果。

研究人员使用这两种毒素(孔隙阻滞剂+门控调节毒素)的组合:如石房蛤毒素+Huwentoxin-Ⅳ,或河豚毒素+原毒素Ⅱ(Protoxin-Ⅱ)。随后使用单粒子冷冻电镜技术解析带有 $β_1$ 和 $β_2$ 辅助亚基的 Nav1.7 通道分别与这两个毒素组合相结合时,形成的复合体结构。据报道,这两个结构都达到了 3.2Å 的总分辨率。

对比来看,无论是与石房蛤毒素+Huwentoxin-Ⅳ结合还是与河豚毒素+原毒素Ⅱ结合,复合体的总体结构都相差不大。唯一的构象区别在于 Nav 通道的电压感应域Ⅱ(VSDⅡ)上,这是因为与之结合的门控调节毒素有所不同。此外,研究人员还发现,在 VSDⅡ上,还能结合一个额外的原毒素Ⅱ。这些结构为我们理解 Nav1.7 的结构与工作原理提供了新的工具。

Nav1.2 与 Nav1.7 有着相似的性质,同样可以被孔隙阻滞剂和门控调节毒素所抑制。其中,孔隙阻滞剂按其分子性质,又可以分为小分子阻滞剂和肽类阻滞剂。肽类阻滞剂对于 Nav 亚型可能具有更高的特异性和更好的成药潜力,因此也成为了许多医药研发人员所关注的重点。

（四）Tanezumab

神经生长因子（nerve growth factor，NGF）是最早发现的神经营养因子之一，具有神经元营养和促突起生长双重的生物学功能，对中枢及周围神经元的发育、分化、生长和再生及功能性的表达具有重要的调控作用。而 Tanezumab 是一种人源化单克隆抗体，通过选择性靶向结合并抑制 NGF 发挥作用。

在机体炎症、受伤或慢性疼痛状态下时，体内 NGF 水平会升高。Tanezumab 通过选择性抑制 NGF，从而阻止皮肤、肌肉或器官产生的疼痛信号传递到脊髓和大脑。

近年研究表明，对于患有中重度膝关节或髋关节炎，且对标准镇痛药反应不敏感的患者中，Tanezumab 在疼痛、生理功能评分和在 PGA-OA 评分方面有显著改善。Tanezumab 与传统 OA 治疗药物作用机制不同。迄今为止，Tanezumab 还没有表现出成瘾、误用或依赖的风险。鉴于 Tanezumab 良好的安全有效性，有望成为新一代治疗 OA 的药物。Tanezumab 的研究目前主要集中于对 OA 疼痛、重度慢性腰疼（CLBP）及由于癌症骨转移引起的疼痛这三类疼痛的治疗。在至今为止的试验中从未出现过任何成瘾、滥用或依赖的风险。

（张中伟　何　敏　魏春燕）

参考文献

［1］ MARTIN B. Isovaline：is it the next analgesic［J］. Anesthesia & Analgesia，2015，121（6）：1415-1416.

［2］ WHITEHEAD R A，PUIL E，RIES C R，et al. GABAB receptor-mediated selective peripheral analgesia by the non-proteinogenic amino acid，isovaline［J］. Neuroscience，2012，213：154-160.

［3］ CHRISTOPH A，EERDEKENS M H，KOK M，et al. Cebranopadol，a novel first-in-class analgesic drug candidate［J］. 2017，158（9）：1813-1824.

［4］ SCHOLZ A，BOTHMER J，KOK M，et al. Cebranopadol：a novel，first-in-class，strong analgesic：results from a randomized phase iia clinical trial in postoperative acute pain［J］. Pain physician，2018，21（3）：E193-E206.

［5］ WU Y，MA H，ZHANG F，et al. Selective voltage-gated sodium channel peptide toxins from animal venom：pharmacological probes and analgesic drug development［J］. ACS Chem Neurosci，2018，9（2）：187-197.

［6］ SHEN H，ZHOU Q，PAN X，et al. Structure of a eukaryotic voltage-gated sodium channel at near-atomic resolution［J］. Science，2017，355（6328）：4326.

［7］ LANE N E，SCHNITZER T J，BIRBARA C A，et al. Tanezumab for the treatment of pain from osteoarthritis of the knee［J］. New England Journal of Medicine，2010，363（16）：1521-1531.

［8］ CATTANEO A. Tanezumab，a recombinant humanized mAb against nerve growth factor for the treatment of acute and chronic pain［J］. Curr Opin Mol Ther，2010，12（1）：94-106.

第五章

重症患者镇痛

镇痛药物和镇痛技术主要通过以下机制减轻疼痛：①改变中枢神经系统的疼痛感知（如阿片类镇痛药）；②抑制疼痛介质的局部生成（如非甾体抗炎药可阻断前列腺素合成）；③阻断脊髓神经冲动传导（如用于椎管内阻滞的局麻醉药）。疼痛控制的目标是让患者感到舒适，帮助患者控制焦虑和应激状态，缓解疼痛所造成的不良生理反应（如代谢亢进、氧消耗增加、高凝状态和免疫功能的变化），预防慢性疼痛综合征。

近年来，更多的研究证据表明多模式镇痛（multimodal analgesia）在疼痛管理中发挥着重要作用。联合应用不同作用机制的镇痛药物和/或不同的镇痛方法，作用于疼痛产生的不同靶点、调制疼痛发生病理生理过程的不同时相，可达到较理想的镇痛状态，尽可能减少镇痛不足及药物副作用。

第一节　静脉镇痛

一、静脉镇痛的概述

静脉镇痛，即通过静脉输注药物治疗疼痛，是目前 ICU 应用最为广泛的镇痛方式。重症患者常存在胃肠吸收不良（肠内给药的禁忌），因此口服给药途径受到限制，皮下和肌内给药途径也常由于休克或水肿引起的局部灌注不足导致药物吸收能力降低，因此使得静脉给药成为最优给药途径。ICU 主要通过以下方式提供静脉镇痛：①静脉单次注射：适用于中度至重度的阵发性疼痛，镇痛迅速但相对短暂；②持续静脉滴注：适用于中度至重度的持续性疼痛，或需要反复静脉注射镇痛药物的情况，但对于不依赖呼吸机的患者,使用这种模式需要密切监测呼吸状态;③患者自控镇痛(patient-controlled analgesia, PCA):可作为有意识的、合作性好的中重度疼痛患者的首选镇痛方式。但 ICU 中的许多患者常由于各种潜在的疾病,常不具备使用 PCA 的能力。因此,持续静脉注射阿片类药物是 ICU 静脉镇痛的主要方式。

二、静脉镇痛的适应证

静脉镇痛适用于 ICU 有镇痛需求的所有患者,包括各种有创诊疗操作、自身疾病伤痛、气管插管或其他各种插管等。

三、静脉镇痛的给药原则

静脉镇痛的药物包括阿片类及非阿片类药物、NSAIDs 静脉制剂、对乙酰氨基酚静脉制剂、氯胺酮、α_2 受体激动剂等。尽管联合使用非阿片类药物的多模式镇痛可以带来诸多益处,但静脉非阿片类药物在 ICU 的应用仍十分有限。非阿片类药物可能对于阿片成瘾的患者或者神经病理疼痛的患者更有用。但是由于非阿片类药物对脏器的潜在毒性和药物之间的相互作用,可能会加重患者的病情,故非阿片类静脉镇痛药物用于 ICU 患者时,一定要评估风险-利益。因此,阿片类药物仍是治疗重症患者非神经病理疼痛的一线选择。

此外,混合受体激动-拮抗剂、哌替啶和可待因不推荐用于 ICU 常规镇痛。大剂量的混合受体激动-拮抗剂可能引起其他阿片类药物的拮抗作用,并使已经产生耐受或依赖的患者突然出现戒断综合征。哌替啶的活性代谢物去甲哌啶可能引起中枢神经系统兴奋,并与抗抑郁药物发生相互作用。可待因的代谢常具有个体性及可变性,主要取决于遗传因素,故其效果是不可预测的,不推荐于用于 ICU 常规镇痛。

四、静脉镇痛的用药选择及副作用

(一) 阿片类药物

1. **ICU 常用的阿片类药物** ICU 常用的阿片类药物为吗啡、氢吗啡酮、芬太尼、舒芬太尼和瑞芬太尼。

(1) 吗啡:吗啡是一种自然产生的、相对亲水性的阿片类药物,具有悠久的临床使用历史。吗啡起效时间相对缓慢(15~30min),作用持续时间 2~4h,主要代谢部位在肝脏。美国重症医学协会(Society of Critical Care Medicine)建议吗啡(0.05mg/kg)可作为静脉镇痛的首要选择。但仍应注意,吗啡在肝脏内可生成吗啡-6-葡萄糖醛酸,这些代谢物的积累会导致长期的呼吸抑制;同时吗啡也可能介导组胺释放,引起血管舒张,导致严重低血压的发生。

(2) 氢吗啡酮:氢吗啡酮是一种半合成的阿片类药物,其药效约为吗啡的 5~7 倍,脂溶性介于吗啡和芬太尼之间。起效和持续时间略短于吗啡,起效时间 10~20min,持续时间 1~3h。氢吗啡酮主要代谢部位为肝脏,产生代谢物氢吗啡酮 3-葡萄糖醛酸内酯,代谢过程可能受到肝、肾疾病或蛋白结合改变的影响。由于代谢产物的蓄积,因此氢吗啡酮不适用于 ICU 长期需要静脉镇痛治疗的患者。推荐每 1~2h 单次静脉注射 10~20μg/kg。

(3) 芬太尼:芬太尼是一种合成的、强效、高脂溶性阿片类药物。芬太尼良好的脂溶性决定了其起效时间短(1~3min),更适用于急性疼痛患者,其作用时间为 30~45min,因此常需要持续输注。芬太尼常用初始剂量为 1~2μg/kg,维持剂量为 1~2μg/(kg·h)。

舒芬太尼是芬太尼的衍生物,其药效约为芬太尼的 10 倍,广泛应用于危重症患者,在插管前可静脉注射 50~100μg 实现快速镇静镇痛的目的,根据患者的个体需要也可重复给予额外的维持剂量(25~50μg)。机械通气患者推荐输注剂量为 0.75~1.0μg/(kg·h),持续输注舒芬太尼也可以用于正在脱机或存在自主呼吸的患者,但需要降低输注率,推荐 0.25~0.35μg/(kg·h)。由于减少剂量后血浆舒芬太尼水平迅速下降,在 2h 内,患者自主呼吸可恢复,没有呼吸抑制的危险,也可用于非插管危重症患者。

瑞芬太尼是一种强效、作用时间短暂的阿片类药物,其具有独特的药代动力学特性,3min 内可快速起效,即使在长时间输注的情况下,其半衰期也非常短(3~10min),推荐剂量 0.01~0.2μg/(kg·min)。瑞芬太尼主要由血浆和组织酯酶代谢,通过对多项随机对照试验的回顾性分析,比较瑞芬太尼与其他常用镇痛药物(芬太尼、咪达唑仑、吗啡和异丙酚)在 ICU 镇痛镇静中的作用,发现瑞芬太尼因其易滴定和不依赖于肝肾器官的代谢,已被证明是一种理想的镇痛剂,对肝、肾衰竭患者有潜在的益处。另一项研究比较了瑞芬太尼和芬太尼在 ICU 的镇痛作用,结果显示瑞芬太尼可能与机械通气时间缩短、停止镇静后拔管时间缩短和 ICU-LOS 有关,但瑞芬太尼与其他阿片类药物在住院时间、费用、死亡率或躁动方面均无显著统计学差异。

2. 阿片类药物的不良反应　阿片类药物的主要不良反应包括恶心呕吐、呼吸抑制、低血压、药物耐受及神经系统障碍。

阿片类药物引起的恶心和呕吐较为常见。在 ICU,患者常因内脏灌注不足、肠壁水肿、术后肠梗阻、肠内喂养不足和疼痛等因素导致胃肠运动能力下降;阿片类药物通过刺激胃肠道肌间丛中的外周阿片体,导致胃肠道平滑肌张力增加,蠕动减少,肛门括约肌张力增加,从而加剧了这一问题。因此当使用阿片类药物时,正确合理地使用泻药、促胃肠动力药和止吐药是必要的;同时外周阿片受体拮抗剂如甲基纳曲酮可用于治疗严重阿片类药物引起的便秘,但在机械性肠梗阻的情况下禁用。

阿片类药物通过减弱机体对动脉二氧化碳张力升高的呼吸反射而引起中枢性呼吸抑制;也可能导致上呼吸道阻塞,进而引起低通气或呼吸暂停,对于阻塞性睡眠呼吸暂停的患者尤其危险。值得注意的是,大剂量的阿片类药物可能导致肌肉僵硬,甚至在机械通气的患者中也会损害呼吸。

虽然阿片类药物很少对正常血容量的患者造成危害,但它可以通过降低交感神经张力或组胺释放引起低血压。吗啡比其他阿片类药物更易出现这类不良反应。阿片类药物可引起镇静和谵妄,特别是在危重患者中,或与其他中枢神经系统抑制剂或精神药物联合使用时更易发生。

随着阿片类药物治疗持续时间的延长,患者可产生耐受,通常需要增加阿片类药物的剂量以达到相同的镇痛效果。还会产生阿片类药物依赖,这使他们在停止治疗后有戒断的风险。阿片类药物引起的痛觉过敏(OIH)是一种现象,患者在接触阿片类药物后对疼痛刺激变得异常敏感,甚至在急性阿片类药物给药后也可能发生这种现象。虽然目前对OIH 的机制还未完全明确,但与其他阿片类药物相比,在瑞芬太尼的使用中,OIH 似乎更为常见。

(二) 非阿片类药物

(1) 氯胺酮:氯胺酮是一种苯环己哌啶衍生物,在不同剂量下可产生有效的镇痛、镇静或麻醉作用,其主要作用机制为拮抗 N-甲基-D-天[门]冬氨酸(NMDA)。与阿片类药物不同,它不会引起呼吸抑制,反而具有支气管扩张特性。在重症监护室,氯胺酮可用于静脉注射,以增强患者对换药等短暂而痛苦的操作的耐受性;其也可作为持续的静脉镇痛药物,氯胺酮辅助持续静脉输注可促进机械通气患者的镇痛和镇静剂量节省效应,同时缩短在目标镇静范围内的时间。氯胺酮的交感神经效应使其成为低血压患者的一个有用的选择,尽管它仍然可以通过儿茶酚胺缺乏患者的心肌抑制引起低血压。由于氯胺酮会增加脑血流量和代谢率,因此传统上应避免使用氯胺酮治疗颅内高压的患者(如急性脑损伤)。氯胺酮对患者精神系统可产生影响,患者可表现为谵妄、幻觉或精神病。虽然这些效应可以通过逐步剂量滴定和联合苯二氮䓬类药物来减弱,但对于有精神病史或高度谵妄风险的患者,最好避免使用氯胺酮。

(2) 对乙酰氨基酚:有研究对轻中度疼痛 ICU 患者静脉注射扑热息痛与芬太尼的镇痛效果及不良反应进行比较。通过视觉模拟量表(VAS)评定疼痛,第一组每 6h 静脉滴注 1g 对乙酰氨基酚,共 48h,第二组每 3h 静脉滴注 25μg 芬太尼,共 48h。研究显示静脉注射扑热息痛在轻中度疼痛的 ICU 患者中可能与芬太尼一样安全有效。

总的来说,非阿片类药物在 ICU 主要用于手术后患者的镇痛和吉兰-巴雷综合征患者的镇痛。大量研究显示,作为阿片类药物的辅助用药,非阿片药物可以提供更好的镇痛效果,并降低阿片药物的用量,减少这类患者恶心呕吐不良反应的发生。

(刘 飞 杨邦祥)

参考文献

[1] KRÖLL W, LIST W F. Pain treatment in the ICU: intravenous, regional or both? [J]. Eur J Anaesthesiol Suppl, 1997, 15: 49-52.

［2］ DEVABHAKTHUNI S,ARMAHIZER M J,DASTA J F,et al. Analgosedation:a paradigm shift in intensive care unit sedation practice ［J］. Ann Pharmacother,2012,46:530-540.

［3］ SAKATA R K. Analgesia and sedation in intensive care unit ［J］. Rev Bras Anestesiol,2010,60:648-658.

［4］ CASAMENTO A,BELLOMO R. Fentanyl versus morphine for analgo-sedation in mechanically ventilated adult ICU patients ［J］. Crit Care Resusc,2019,21:76-83.

［5］ KARABINIS A,MANDRAGOS K,STERGIOPOULOS S,et al. Safety and efficacy of analgesia-based sedation with remifentanil versus standard hypnotic-based regimens in intensive care unit patients with brain injuries:a randomised,controlled trial ［ISRCTN50308308］［J］. Crit Care,2004,8:R268-R280.

［6］ Zhu Y B,Wang Y H,Du B,et al. Could remifentanil reduce duration of mechanical ventilation in comparison with other opioids for mechanically ventilated patients? A systematic review and meta-analysis ［J］. Crit Care,2017,21(206):1-14.

［7］ MUELLEJANS B,LÓPEZ A,CROSS M H,et al. Remifentanil versus fentanyl for analgesia based sedation to provide patient comfort in the intensive care unit:a randomized,double-blind controlled trial ［ISRCTN43755713］［J］. Crit Care,2004,8:R1-R11.

［8］ GARBER P M,DROEGE C A,CARTER K E,et al. Continuous infusion ketamine for adjunctive analgosedation in mechanically ventilated,critically ill patients ［J］. Pharmacotherapy,2019,39:288-296.

［9］ REESE J M,SULLIVAN V F,BOYER N L,et al. A non-comparative prospective pilot study of ketamine for sedation in adult septic shock ［J］. Mil Med,2018,183:e409-e413.

［10］ KOUCHEK M,MANSOURI B,MOKHTARI M,et al. A comparative study of intravenous paracetamol and fentanyl for pain management in ICU ［J］. Iran J Pharm Res,2013,12:193-198.

第二节　区域阻滞

区域阻滞技术包括椎管内麻醉(如硬膜外麻醉、腰麻)和外周神经阻滞(如腹横肌平面、椎旁神经、坐骨/股神经或切口阻滞),可以单次使用,也可留置导管进行持续镇痛。主要药物为局麻药和阿片类药物,亦可使用辅助用药(如可乐定、右美托咪定、糖皮质激素),并在术前或术后均可实施。术前使用区域阻滞麻醉及术后区域镇痛可以减少术中阿片类药物的使用量,降低术后即刻的疼痛评分及减少因伤害感受信号向中枢神经系统传递所致的术后痛觉敏感的发生。

区域阻滞技术不常用作危重患者的镇痛方法,但其提供的术后镇痛可使危重手术患者获益。通常情况下,在手术室内开始进行椎管内或外周神经阻滞,以控制切口疼痛。在超声可视化技术引导下进行区域阻滞,能提高治疗的安全性和有效性。

一、连续硬膜外镇痛

与静脉镇痛相比,连续硬膜外镇痛可以提供更佳的术后镇痛效果、减少患者围手术期循环和呼吸系统并发症的发生率,且可促进术后胃肠道功能的恢复。

（一）适应证

连续硬膜外镇痛适用于:胸部或腹部手术的患者;下肢手术后需要尽早肢体活动的患者(包括主动与被动的肢体锻炼);下肢血管手术,需要交感神经阻滞的患者;未接受抗凝治疗且在术后早期也不会接受抗凝治疗的患者;特别适用于心功能或肺功能不良的患者。

（二）禁忌证

连续硬膜外镇痛不适用于:患者拒绝接受;存在凝血功能障碍的患者;目前正在或准备接受低分子肝素(LMWH)治疗的患者;存在菌血症的患者;硬膜外穿刺部位存在局部感染的患者;存在脊柱疾患的患者(相对禁忌)。

（三）用药选择

连续硬膜外镇痛既可以选用利多卡因、布比卡因或罗哌卡因等局麻药物,也可选用吗啡类镇痛药物。一般术前或麻醉前给患者置入硬膜外导管,并给予试验剂量以确定硬膜外导管的位置,术中亦可开始连续注药。最常用的药物是吗啡(0.1mg/kg)或罗哌卡因(7.5mg/ml)的溶液,或芬太尼(10μg/ml)联合罗哌卡因(7.5mg/ml),术中通过微量泵连续硬膜外给药(4~6ml/h)。连续硬膜外注入药物之前应给予负荷剂量,以缩短镇痛起效时间。患者硬膜外自控镇痛(PCEA)参数设置:单次剂量为2ml,锁定时间为20min,背景输注为4~6ml/h。

（四）不良反应

阿片类药物:瘙痒、镇静、眩晕和尿潴留;局麻药可致低血压、轻微感觉改变、尿潴留。大部分药物的不良反应可以通过减慢输注速度、改变药物种类或药物剂量缓解。瘙痒是硬膜外使用阿片类药物时常见的副作用,可以使用抗组胺药物处理。

（五）并发症及防治

硬脊膜穿刺后头痛(post-duralpunctureheadache,PDPH)是相对常见的并发症,可能与意外穿破硬膜导致少量脑脊液漏出有关。PDPH 的发作时间有延迟性,大约为24h,通常在术后第一天才表现出来。PDPH 在患者坐卧位,特别是行走时加重,在平卧时减轻,所以常在患者术后第一次下床活动时被发现。PDPH 主要表现为枕部和颈部紧缩、牵拉和搏动样疼痛。传统的治疗方法包括卧床休息、静脉或口服补液及服用缓解头痛药物(NSAIDs、咖啡因)。

硬膜外自控镇痛更严重的并发症为椎管内占位性改变,如血肿和脓肿,前者更常见。如果出现占位性病变的征象,需要立即停止硬膜外输注,或者拔除硬膜外导管(特别是发现存在皮肤感染时)。如果发现有血或脓凝块流出,则应待凝块溶解后再拔除导管。一旦证实已经发生椎管内占位,应立刻进行外科手术减压,以防出现永久性神经损伤。若处理不及时,可能出现脊髓受压,甚至造成患者截瘫。

脊髓受压的主要征象包括背痛、下肢感觉和运动异常(通常为双侧)。轻微的感觉异常较常见,可能并不一定由脊髓受压引起,但若在停止硬膜外输注后仍长期存在运动异常或背痛,则需要引起重视。占位发生在骶管时,主要表现为二便功能异常,而疼痛较少见。辅助检查可以借助 MRI 进行确诊,一经证实应行神经外科治疗。其他严重的并发症包括:前脊髓动脉综合征、横断性脊髓炎、脑膜炎,虽有报道,但十分罕见。

二、椎管内单次给予阿片类药物

椎管内使用的阿片类药物包括亲脂性阿片类药物(如芬太尼、舒芬太尼),其起效迅速,但持续时间较短;亲水性阿片类药物(如吗啡、氢吗啡酮),其起效较慢,但持续时间长。通常,硬膜外持续输注比单次输注安全,但一些医院并不常规使用硬膜外吗啡持续输注。在硬膜外或鞘内注射单次剂量吗啡可以提供较长时间的镇痛(长达 24h),但是可能会出现延迟性呼吸抑制。

单次蛛网膜下腔注射阿片类镇痛药可提供长时间的镇痛作用。对于单次给予蛛网膜下腔注射通常使用硫酸吗啡(0.1~0.5mg),可持续镇痛 6~24h。阿片类药物在脑脊液(CSF)中的药代动力学特性(即 CSF 中的浓度以及药物沿 CSF 向头侧扩散的倾向)与呼吸抑制的发生率有关。如将小剂量的阿片类药物缓慢注入蛛网膜下腔,药物将在 4~6h 期间沿 CSF 循环抵达脑部呼吸中枢。蛛网膜下腔注药后发生呼吸抑制的时间变异很大,接受吗啡镇痛的患者,一般在注药后 6~10h 左右呼吸抑制表现明显。在接受蛛网膜下腔注药镇痛的患者,如在 24h 内另经肌内注射常规剂量的阿片类镇痛药,则呼吸抑制的危险性增加。

三、腹横肌平面阻滞及留置导管

腹横肌平面(transversus abdominis plane,TAP)阻滞技术将局麻药注入腹横肌平面,阻断经过此平面的感觉神经,可阻滞支配腹壁前侧的神经(T_6~L_1),从而达到镇痛效果。对于不能使用硬膜外自控镇痛的外科手术患者(有硬膜外阻滞禁忌证或腹腔镜手术),TAP 阻滞是一个很好的选择。多项研究表明,TAP 可以有效减少术后阿片类镇痛药的用量,但 TAP 阻滞对于内脏痛无效。不良反应主要为局麻药毒性和穿刺针穿透腹膜可能导致内脏损伤。

腹壁前外侧的肌肉组织主要有三层,由外及里依次为:腹外斜肌、腹内斜肌、腹横肌,肌肉之间为筋膜层。腹部正前方主要由腹直肌及其肌鞘构成。腹内斜肌与腹横肌之间的平面称为腹横肌平面(TAP),也就是 TAP 阻滞的目标平面。

适应证:大部肠切除术、腹腔镜下或开放性阑尾切除术、剖宫产术、全子宫切除术、腹腔镜下胆囊切除术、前列腺切除术、肾移植手术、髂嵴骨移植术等。

用药选择:关于 TAP 阻滞时局麻药的使用,尚没有统一的标准。推荐 0.33% 罗哌卡因 20~25ml。

并发症:发生率极低,包括感染、血肿形成、神经损伤、局麻药的毒性反应(局麻药使用剂量过大或误注入血管)、穿入腹腔、刺伤肠管、刺伤肝脏等。

四、椎旁神经阻滞及留置导管

椎旁神经阻滞(paravertebral blockade,PVB)是将穿刺针经椎板外侧缘进入到椎间孔的外口,将局麻药注射到椎间孔外口的脊神经根附近,以阻滞椎旁脊神经根的治疗方法。连续 PVB 是通过置管,利用镇痛泵给药,从而实现持续神经阻滞。

适应证:颈部、胸部和腰部手术的麻醉,术后镇痛、神经根炎性疼痛、带状疱疹后遗神经痛,以及肿瘤等引起疼痛的治疗。

胸椎椎旁神经阻滞(thoracic paravertebral block,TPVB)对于胸腹壁手术后的镇痛效果明确,对于一些心肺功能极差的患者的乳腺、肩胛骨手术也同样适用。胸椎椎旁间隙是位于胸椎两侧的一个通道样腔隙,由脂肪组织、交感干和小血管填充。胸脊神经由椎间孔穿出后通过此间隙,然后成为肋间神经。

并发症:低血压(发生率较硬膜外阻滞低)、穿透血管或胸膜及气胸。在超声引导下操作能降低并发症的发生率。

用药选择:对于单侧阻滞,通常使用 10~15ml 的 0.33% 罗哌卡因或 0.25% 布比卡因。

五、股神经、坐骨神经阻滞

股神经是腰丛最大的分支,穿过腹股沟韧带后于股动脉外侧进入股三角区,其皮支主要分布于大腿、膝关节前面、小腿内侧面和足内侧缘皮肤。股神经阻滞已广泛用于下肢术后镇痛。由于股神经是运动和感觉的混合神经,股神经阻滞在阻滞皮支的同时也阻滞了肌支,可导致股四头肌乏力,影响活动和行走。坐骨神经是人体最粗大的神经,它来源于 L_4~S_3,沿大腿后侧下行,分为胫神经和腓总神经后继续走行至膝关节以下。坐骨神经支配大腿屈肌群、小腿的运动功能和膝部以下绝大部分的感觉功能。

适应证:大腿前和小腿内侧皮肤的疼痛,如同时阻滞坐骨神经可用于膝关节、小腿手术的镇痛。

禁忌证:注射部位皮肤、软组织有感染性疾病者,注射同侧伴有股疝者;有出血倾向者。

六、切口浸润及留置导管

切口浸润可为单次注射局麻药或由外科医师在缝合切口前留置导管以持续给药,该方法可以显著降低患者术后 1h 的疼痛评分,明显减少阿片类药物的用量并减少出现阿片类药物依赖的可能。但其对术后超过 24h 的镇痛效果有限。

(徐宏伟　杨邦祥　刘　慧)

参考文献

[1]　罗纳德·米勒.米勒麻醉学[M].8 版.邓小明,曾因明,黄宇光,译.北京:北京大学医学出版社,2017.
[2]　倪家骧,樊碧发,薛富善.临床疼痛诊疗技术[M].北京:科学技术文献出版社,2003.
[3]　中华医学会疼痛学分.中国疼痛病诊疗常规[M].北京:人民卫生出版社,2020.
[4]　Narouze S N. Altas of ultrasound-guided procedures in interventional pain management [M]. New York:Springer,2011.

第三节　患者自控镇痛

一、患者自控镇痛的概念、模式、参数设置和分类

(一) 患者自控镇痛的概念

患者自控镇痛(patient-controlled analgesia,PCA)是指在有或没有持续性背景药物输注的情况下,由患者根据自身疼痛的剧烈程度而自我控制给予医师预设剂量镇痛药液的镇痛方法。PCA 技术使用微电脑控制,按照设定的程序运行,使用前根据患者的临床实际情况对各项参数进行预先设定,是由患者在安全、有效的范围内自行控制镇痛药物供给的镇痛方式。当患者感到疼痛难以忍受时,按压镇痛泵的给药按钮,镇痛药物就会通过控量装置稳速、均匀地进入患者体内,达到减轻和解除患者疼痛的目的。PCA 可满足不同患者、不同时刻、不同疼痛强度下的镇痛需求。在医师设定的程序条件下,由患者自己按压 PCA 泵,可达到个体化的镇痛效果。PCA 也是目前解决疼痛个体化差异的有效手段。

PCA 是术后镇痛不断发展的产物,19 世纪 50 年代开始使用阿片类药物吗啡镇痛;20 世纪 70 年代采用哌替啶肌内注射,但镇痛效果不充分;20 世纪 80 年代有报道硬膜外腔注射小剂量吗啡镇痛,但效果短暂,患者易出现延迟性呼吸抑制,且调整剂量困难;20 世纪 90 年代后期进入了 PCA 镇痛管理的时代。1968 年,Sechzer 提出"按需镇痛"理念,1976 年第一台 PCA 泵问世。随着电子技术与现代医学紧密结合,微电脑控制的 PCA 得到迅速发展。相比传统给药方式,PCA 给药更符合个体化镇痛需求,患者发生疼痛时无需等待医护人员的处方和药物准备,患者按压 PCA,镇痛药物迅速起效,即可及时治疗。PCA 还有效地减少药代动力学和药效动力学的个体间差异,用相对少量的镇痛药物获得较好的止

痛效果。PCA 使血药浓度保持相对稳定,副作用更少,避免药物过量。患者能够自主积极参与对自己的治疗,增强信心和依从性,有利于康复。1993 年北京协和医院罗爱伦、黄宇光教授与广州佘守章教授引进了 PCA 理念,将 PCA 技术带回中国,随后 PCA 技术不断发展并取得了诸多成果。2007 年 1 月由黄宇光、佘守章、姚尚龙为代表的三所医院共同申报的《术后病人自控镇痛(PCA)应用于临床疼痛治疗研究》荣获中华人民共和国教育部科技进步奖二等奖;2007 年 12 月《病人自控镇痛(PCA)临床研究与推广应用》获得中华医学科技奖三等奖。随着该技术的不断推广,PCA 已广泛用于术后急性疼痛、癌性疼痛的治疗,内科疾病如心绞痛的治疗,以及分娩期间、分娩后及剖宫产后的镇痛治疗等。

需要注意的是,PCA 是一种镇痛管理的模式,也可认为是对镇痛装置依赖的给药技术或给药模式。更广泛的 PCA 概念不限于单种镇痛药物或单种给药途径或方式,PCA 也不意味着必须使用复杂、昂贵的输液设备。通过任何给药途径(如口服、皮下、硬膜外、外周神经导管或经皮)给予的任何镇痛药物都可视为 PCA。

(二) 患者自控镇痛的模式

目前临床常用的 PCA 泵有电子 PCA 泵和一次性 PCA 泵。其共同的组成部分包括:足够大的储药盒,以满足反复给药需要;精确地输注控制器,以按量给药;自控按钮,以使得装置运转、给药;可调整的负荷量;有间隔时间锁定,以防止患者在短时间重复给药,避免药物过量。其中,电子 PCA 泵具有匀速给药、药量准确、有报警装置等优点,但同时也存在操作较烦琐、操作者可能编程错误、按钮易被意外启动或失灵、电源中断以及电池不足等缺点。一次性 PCA 泵利用硅胶储液囊的弹性回缩力作用驱使镇痛药物通过硬膜外导管或静脉输液通路等达到镇痛目的,具有体积小、无需动力、无程序错误、操作简单、便于携带、价格相对低廉等特点,但其流量阀及输注管路的品质会影响其运转,另外,该泵无报警功能,因而安全性较低。

(三) 患者自控镇痛的参数设置

1. **负荷剂量**　负荷剂量是指 PCA 开始时的首次用药剂量。目的是迅速达到止痛所需的血药浓度,从而缩短药物起效时间,使患者迅速达到无痛状态。负荷剂量的设置,应根据患者的全身状况、引起疼痛的病变和疼痛程度、PCA 途径、选用药物种类或浓度以及对试验剂量的反应等情况综合确定。

2. **单次给药剂量**　单次给药剂量又称追加量或指令量,指患者疼痛未能缓解或疼痛复发时,通过按压 PCA 泵上的按钮来完成一次给药的剂量。因为不同患者的痛阈和痛耐受阈不同,对镇痛药的敏感程度也不同,因此 PCA 宜采用小剂量多次给药方式,以维持最低有效血浆浓度。若剂量过大,会造成血药浓度的骤然升高甚至出现并发症;若剂量过小,则会导致用药次数增加或镇痛效果不佳。

3. **锁定时间**　锁定时间是指两次有效给药的时间间隔,在该时间内患者按压的追加量无效。作为一种保护措施,锁定时间可防止在前次所用药物达到最大效应之前重复用药而造成过量。锁定时间一般根据所用药物的药效学、药代学以及 PCA 途径而定,同时与镇痛药物在作用部位达到足够止痛浓度的时间有关,也受到单次按压 PCA 的给药剂量的影响。

4. 最大给药剂量 最大给药剂量是指单位时间内给药剂量的限定参数,是 PCA 装置的另一项保护措施,一般设置 1h 或 4h 最大剂量,目的在于防止药物过量。由于患者所需各种药物的剂量范围各不相同,因此设定 PCA 最大剂量时应做到因人而异、因病而异。

5. 连续背景输注给药 连续背景输注给药的目的是维持稳定的血药浓度,一定程度上缓解患者的疼痛,在此基础上由患者根据自身的止痛需要自行追加药物。为确保 PCA 的安全性,背景输注的速度应选择更接近群体平均最小有效镇痛浓度而非平均有效镇痛浓度。一般从小剂量开始设定,根据镇痛满意程度进行调整。

根据以上参数,PCA 主要有三种模式:①单纯 PCA,即无背景剂量,无负荷剂量,只设有单次给药剂量、锁定时间及最大给药剂量;②PCA+背景输注剂量:有一定的背景输注剂量,同时也有单次给药剂量和锁定时间及最大给药剂量;③负荷剂量+PCA+背景输注剂量。所有的电子泵都能设置以上三种 PCA 模式,而且参数可以根据患者的身体情况进行调整,而一次性硅胶 PCA 泵则没有负荷剂量和最大给药剂量的参数,单次给药剂量、锁定时间及最大给药剂量也是固定的,无法修改。

(四) 患者自控镇痛的分类

PCA 根据给药途径不同可分为:硬膜外 PCA(patient-controlled epidural analgesia,PCEA)、静脉 PCA(patient controlled intravenous analgesia,PCIA)、外周神经阻滞 PCA(patient controlled nerve analgesia,PCNA) 和 皮下 PCA(patient controlled subcutaneous analgesia,PCSA),其中以 PCEA 和 PCIA 在临床上最为常用。不同种类 PCA 的主要特征见表 5-1。

表 5-1　PCA 的分类及主要特征

不同种类的 PCA	单次给药量	锁定时间	常用药物
静脉 PCA(PCIA)	0.5ml(如吗啡 1mg)	5~8min	阿片类药物
硬膜外 PCA(PCEA)	4.0ml(如 0.2% 罗哌卡因)	15min	长效局麻药或联合阿片类药物
皮下 PCA(PCSA)	0.5ml(如吗啡 2.5mg)	20min	阿片类药物
外周神经阻滞 PCA (PCNA)	5~8ml(如 0.2% 罗哌卡因)	30min	长效局麻药
切口 PCRA	10ml(视切口大小)	30min	长效局麻药
鼻内 PCA	25μg 芬太尼	6min	阿片类药物

注:ICU 患者最常用的是静脉自控镇痛,也有部分患者采用硬膜外自控镇痛。

二、静脉自控镇痛

(一) 患者静脉自控镇痛的常用药物

所有静脉使用的药物理论上都可通过自控镇痛的模式给予患者。PCIA 为全身给药，适合于身体任何部位的疼痛，对于清醒，能配合的中、重度疼痛患者，PCIA 是首选的给药模式。静脉自控镇痛可以优化阿片类药物的给药方式，将不同个体之间药代动力学和药效动力学差异的影响降至最小。对于使用阿片类药物的静脉自控镇痛，是否必须设置背景输注，仍有争议。一些研究认为背景输注不会改善镇痛效果，反而会增加镇痛药的用量和呼吸抑制等不良反应的发生率，但对于受到严密监护的 ICU 患者，背景输注可能有一定益处。阿片类药物通过与中枢和外周阿片受体结合而发挥镇痛作用，其中 μ 和 κ 阿片受体对镇痛作用最为重要。"理想的"阿片类药物起效快，易于滴定，药物或其代谢物蓄积少，价格低廉。目前临床上最常用的阿片类药物主要有吗啡、氢吗啡酮和芬太尼。

1. **吗啡** 吗啡是一种较理想的镇痛药，但吗啡可能引起组胺释放，理论上可能会导致 ICU 低血容量患者发生严重的低血压。此外，在肾功能不全的患者中，吗啡-3-葡萄糖苷酸和吗啡-6-葡萄糖苷酸等活性代谢产物可能会蓄积。不推荐在 ICU 患者中使用哌替啶，因为它会被代谢为去甲哌替啶，该代谢产物的蓄积可能导致肾功能不全患者出现谵妄和癫痫发作。吗啡曾经是重症患者镇痛的首选药物，在初始 5~15min 内以 0.05mg/kg 的负荷剂量给药，大多数成年人在给予适当的负荷剂量后以 4~6mg/h 持续输注。

2. **芬太尼** 芬太尼是一种起效快，作用时间较短的阿片类药物。常用剂量：初始负荷剂量为 1~2μg/kg，然后以 1~2μg/(kg·h) 持续输注。但是长时间连续给药会延长药物作用时间，需要加强监测，避免产生呼吸抑制等副作用。

舒芬太尼和阿芬太尼：它们都是芬太尼的衍生物，起效和作用时间短。舒芬太尼属于亲脂性麻醉性镇痛药，与芬太尼相比，它具有更强的蛋白结合能力和更小的分布体积，因此作用时间更短。但是，与芬太尼相似，长时间输注可能会发生舒芬太尼蓄积，导致其作用时间难以预测。阿芬太尼的亲脂性低，但与血浆蛋白结合率较高，分布容积小，作用时间可预测。

3. **氢吗啡酮** 氢吗啡酮的起效时间比芬太尼长，作用时间也更长。可间断给药，剂量为每 1~2h 给予 10~20μg/kg。因潜在的肝、肾疾病或引起蛋白结合功能改变的疾病会影响氢吗啡酮的代谢，代谢产物的堆积会导致给药剂量难以掌控，因此，对于这类患者不建议长时间输注氢吗啡酮。

(二) 静脉自控镇痛药物的推荐方案

静脉自控镇痛药物的推荐方案见表 5-2。应注意，患者对镇痛药物的需求个体间差异很大，对老年和危重患者应选择较小剂量。PCA 给药前如需建立初始镇痛作用应该逐步给予静脉负荷剂量。对从未使用过阿片类药物的患者,不建议应用持续静脉输注的方式进行初始镇痛治疗。

表 5-2　PCIA 药物的推荐方案(成人)

药物(浓度)	单次给药量	锁定时间(min)	持续输注
吗啡(1mg/ml)	0.5~2.5mg	5~15	0~2mg/h
芬太尼(10μg/ml)	20~50μg	5~10	0~60μg/h
舒芬太尼(1μg/ml)	1~5μg	5~15	0~5μg/h
阿芬太尼(0.1mg/ml)	0.1~0.2mg	5~8	
氢吗啡酮(1mg/ml)	0.05~0.25mg	5~10	
羟吗啡酮(1mg/ml)	0.2~0.4mg	8~10	
美沙酮(1mg/ml)	0.5~2.5mg	8~20	
曲马多(1mg/ml)	10~30mg	6~10	0~20mg/h
布托啡诺(1mg/ml)	0.2~0.5mg	10~15	0.1~0.2mg/h
丁丙诺啡(0.03mg/ml)	0.03~0.1mg	8~20	
纳布啡(1mg/ml)	1~5mg	5~15	
喷他佐辛(10mg/ml)	5~30mg	5~15	

(三)静脉自控镇痛的风险和注意事项

一套标准的 PCA 泵应包括储药盒、输注设备、按钮装置、预定程序、锁定时间及管道连接系统等。根据患者疼痛程度连续或间断少量给药,使血药浓度始终维持在镇痛药物的最低有效镇痛浓度。因此,PCA 可将过度镇静和呼吸抑制的风险降到最低。需要注意的是,目前静脉自控镇痛主要使用的药物是强效阿片类药物,不正确地使用,容易使患者发生恶心、呕吐、瘙痒、呼吸抑制、嗜睡、认知功能障碍和尿潴留等不良反应。由于 ICU 患者病情危重,许多患者没有自控能力来使用 PCA,因此 PCA 在 ICU 的应用受到一定的局限。值得注意的是,使用阿片类药物可能会使容量不足或依赖交感神经张力的患者发生低血压,导致器官灌注不足,带来严重的问题。

(四)静脉自控镇痛在 ICU 的应用进展

2016 年欧洲重症监护医学会(ESICM)前主席 Jean-Louis Vincent 提出了 eCASH 理念。以患者为中心是 eCASH 的核心组成部分,对于没有禁忌的患者,应尽可能运用 PCIA。虽然 PCIA 已经广泛运用于开胸手术、颅脑手术、普外手术、移植手术的术后镇痛,但是在 ICU 中多数患者面临着机械通气、气管插管、导尿管等诊疗干预措施,会造成患者不适,使其处于应激状态,静脉自控镇痛将在 ICU 发挥越来越重要的作用。有小样本的研究显示,使用 PCIA 能减少阿片类药物的用量并提高镇痛效果,今后需要更多的临床研究来证明 ICU 患者长期使用 PCIA 的优势。

三、硬膜外自控镇痛

硬膜外自控镇痛是一种安全有效的治疗急性术后疼痛的方法,能满足术后镇痛的个体化需求,镇痛效果可能优于静脉自控镇痛,而且药物用量较少,患者满意度较高。与静脉自控镇痛相比,硬膜外自控镇痛较常采用持续背景剂量输注加自控需求量的模式。硬膜外自控镇痛的效果与硬膜外导管留置位置、镇痛药物选择和用量密切相关。硬膜外导管位置须与手术切口皮区对应的脊髓和神经节段一致才能实现最佳的镇痛效果,此时用药量也最小,副作用最轻。例如,对于胸部手术一般以 $T_{3\sim8}$ 间隙为穿刺点,上腹部手术(如胃食管、胆囊、肝脏)以 $T_{6\sim8}$ 间隙为穿刺点,中腹部手术如肾脏手术以 $T_{7\sim10}$ 间隙为穿刺点,下腹部如结肠手术以 $T_{8\sim11}$ 间隙为穿刺点,下肢手术一般以 $L_{1\sim4}$ 为穿刺点。

(一) 硬膜外自控镇痛常用的药物及方案

硬膜外自控镇痛常用的药物是长效局麻药罗哌卡因、布比卡因和左旋布比卡因。阿片类药物也可用于硬膜外自控镇痛,由于其亲脂性和亲水性不同,临床起效和作用时间亦不相同。亲水性阿片类药物(吗啡和氢吗啡酮)不易透过亲脂性的脊膜,在脑脊液中停留时间长,镇痛起效慢(30~60min),作用时间长(6h 以上),生物利用度高,易于向头侧扩散,具有较广的镇痛节段,但副作用发生率较高,可产生延迟性呼吸抑制。亲脂性阿片类药物(如芬太尼和舒芬太尼)在硬膜外腔给药后很快与硬膜外脂肪结合或被吸收入血,起效迅速(5~10min),作用时间短暂(2~4h),恶心、呕吐、瘙痒等副作用发生率低,不抑制呼吸,但脊髓生物利用度较低,镇痛节段较窄。

目前一般推荐低浓度长效局麻药和阿片类药物联合用于硬膜外自控镇痛。≤0.2% 浓度的罗哌卡因或≤0.125% 浓度的布比卡因/左旋布比卡因具有对感觉和运动神经阻滞分离的特点。舒芬太尼常用的浓度为 0.5~1µg/ml,芬太尼为 2~5µg/ml,吗啡的输注速度为 0.08~0.3mg/h。PCEA 常用药物配方及参数见表 5-3。

表 5-3　PCEA 常用药物配方及参数

镇痛配方	背景速度/ml·h	单次量/ml	锁定时间/min
方案(负荷量 6~10ml)	4~10	4~6	15~30
0.062 5%~0.15% 布比卡因			
或 0.062 5%~0.15% 左旋布比卡因			
或 0.075%~0.2% 罗哌卡因			
或+芬太尼 2~5µg/ml			
或+舒芬太尼 0.3~1µg/ml			
或+吗啡 20~40µg/ml			
或+布托啡诺 0.04~0.06mg/ml			

（二）硬膜外自控镇痛的不良反应及潜在风险

硬膜外自控镇痛常见的不良反应主要与阿片类药物和局麻药有关。阿片类药物可能引起恶心、呕吐、瘙痒、镇静、眩晕和尿潴留，局麻药则可能导致低血压、感觉改变及尿潴留。椎管内持续输注阿片类药物致恶心、呕吐的发生率可高达 45%~80%，呈剂量依赖性，而联合使用局麻药可减少这类并发症。瘙痒是硬膜外使用阿片类药物最常见的副作用，使用抗组胺药物或阿片受体激动/拮抗剂（如纳布啡）可以缓解瘙痒。低血压主要由交感神经被阻滞后外周血管扩张导致，治疗措施包括减慢输注速度或降低药物剂量及浓度，或单独输注阿片类药物，以及治疗低血压的其他诱因，必要时应扩容补液或给予血管活性药物对症处理。尿潴留由硬膜外应用阿片类药物导致，阿片类药物与脊髓阿片受体相互作用，降低了逼尿肌收缩力。因重大手术后患者一般常规安置导尿管，所以很难确定尿潴留的发生率，但可以用小剂量纳洛酮拮抗。运动阻滞是局麻药的另一个副作用，与药物浓度和剂量及导管位置有关，相比胸段硬膜外自控镇痛，腰段硬膜外自控镇痛更容易发生运动阻滞。大多数患者运动阻滞在停止硬膜外输注约 2h 后缓解，如运动阻滞为持续性或渐进性，应警惕椎管内血肿和椎管内脓肿的发生。

硬膜外自控镇痛通常是非常安全的，但也可能发生并发症。椎管内血肿和脓肿是罕见但非常严重的并发症，一旦发生，要立刻进行外科手术减压，防止脊髓受压导致截瘫。临床工作中，应权衡硬膜外自控镇痛对患者的利弊后再决定是否实施这类操作，尽量防范严重并发症的发生。

（三）硬膜外自控镇痛在 ICU 的应用进展

目前，硬膜外自控镇痛主要是运用于外科术后的镇痛。在 ICU 患者中运用硬膜外自控镇痛治疗创伤性肋骨骨折导致的疼痛已逐渐受到关注。硬膜外自控镇痛较静脉 PCA 能更好地改善患者的疼痛评分。一项研究回顾了 64 例在机动车事故后有三根或更多肋骨骨折患者接受 24h 吗啡 PCIA 或布比卡因联合芬太尼胸段硬膜外镇痛（thoracic epidural analgesia，TEA）的临床疗效，结果发现尽管接受硬膜自控外镇痛的患者年龄较大且肋骨骨折更多，但在距基线最长 80h 的时间段内，他们的疼痛评分明显降低。Flagel 等人回顾了来自美国国家创伤数据库的 64 000 多例有一根或多根肋骨骨折的患者。研究发现，患者死亡率和肺部并发症的发生率随肋骨骨折数目的增加而增加。与其他镇痛形式相比，硬膜外自控镇痛能显著降低院内死亡率。硬膜自控外镇痛还适合用于有合并症的腹部术后患者。Panaretou 等人的研究表明，在接受腹主动脉瘤开放手术的慢性阻塞性肺疾病患者中，与全身麻醉和全身给予镇痛药物相比，硬膜外麻醉和术后硬膜外镇痛能改善患者术后呼吸功能并减轻术后疼痛。同样，硬膜外自控镇痛在胸科手术患者的术后镇痛方面也得到了广泛的应用。TEA 也是多模式治疗肺移植患者术后疼痛的基石，TEA 不但可以减少患者机械通气时间，还可以减少 ICU 住院时间和呼吸系统相关并发症。此外，Rudin 等人的研究比较胸腹食管切除术后胸段膜硬膜外布比卡因联合吗啡与吗啡 PCIA 的疗效,结果显示在术后第 1 天,硬膜外镇痛组患者静息和运动时的疼痛评分低于 PCIA 组,阿片类药物相关的不良反应(如镇静)的发生也更少。

但值得注意的是,硬膜外组中有三分之一的患者由于镇痛不足或导管移位而提前终止使用硬膜外镇痛。两组患者在 ICU 住院时间,住院时间及死亡率方面无差异。硬膜外自控镇痛在急性胰腺炎的治疗中还具有重要价值,2016 年发表在 *Critical Care* 的一篇综述通过非系统性分析的方法重点讨论了 TEA 对急性胰腺炎(acute pancreatitis,AP)的病理生理过程的影响,也讨论了其利弊关系。AP 的总病死率为 1%,严重时会增加到 30%。目前对重症急性胰腺炎的治疗主要是对症处理,纠正全身性炎症反应综合征或多器官功能障碍。除胆源性胰腺炎可以通过手术治疗外,尚无令人满意的病因治疗方法。TEA 因具有良好的镇痛效果而受到关注,TEA 可在阻滞区域内产生靶向"交感神经切断"的效果,使内脏血管舒张并改善局部微循环。越来越多的基础研究证据表明 TEA 对 AP 动物模型有益处,能改善内脏和胰腺的灌注,改善微循环,减少肝脏损伤并降低死亡率。但到目前为止,关于 AP 期间使用 TEA 的临床研究却较少,有关 TEA 对内脏灌注的影响也缺少数据支持。TEA 可能是治疗 AP 的一种新方法,今后的临床研究需要进一步证实在动物研究中所观察到的良好疗效。

(郑碧鑫　刘 飞)

参考文献

[1]　楼尉,陈骏萍.舒芬太尼自控静脉镇痛与吗啡硬膜外镇痛在爆发性癌痛治疗中的比较[J].中国疼痛医学杂志,2011,17(12):762-763.

[2]　乔瑞冬,黄宏辉,梁根强,等.术后静脉病人自控镇痛(PCIA)的临床应用与研究[J].中华麻醉学杂志,1997(04):57-59.

[3]　CHOU R,GORDON D B,DE LEON-CASASOLA O A,et al. Management of Postoperative Pain:A Clinical Practice Guideline From the American Pain Society,the American Society of Regional Anesthesia and Pain Medicine,and the American Society of Anesthesiologists' Committee on Regional Anesthesia,Executive Committee,and Administrative Council [J]. J Pain,2016,17:131-157.

[4]　佘守章,黄宇光.患者自控镇痛技术在我国发展的回顾与临床策略前瞻[J].实用疼痛学杂志.2018,14(4):247-249.

[5]　中华医学会重症医学分会.中国成人 ICU 镇痛和镇静治疗指南[J].中华危重病急救医学,2018,30(06):497-514.

[6]　PAYEN J-F,CHANQUES G,MANTZ J,et al. Current practices in sedation and analgesia for mechanically ventilated critically ill patients:a prospective multicenter patient-based study [J]. Anesthesiology,2007,106:687-695.

[7]　ERSTAD B L,PUNTILLO K,GILBERT H C,et al. Pain management principles in the critically ill [J]. Chest,2009,135:1075-1086.

［8］ SIGAKIS M J G,BITTNER E A. Ten myths and misconceptions regarding pain management in the ICU ［J］. Crit Care Med,2015,43:2468-2478.

［9］ 邓小明,姚尚龙,于布为.现代麻醉学［M］.4版.北京:人民卫生出版社,2014:2319-2328.

［10］ 米勒.米勒麻醉学［M］.北京:北京大学医学出版社,2011.

［11］ WU C L,JANI N D,PERKINS F M,et al. Thoracic epidural analgesia versus intravenous patient-controlled analgesia for the treatment of rib fracture pain after motor vehicle crash ［J］. J Trauma,1999,47:564-567.

［12］ FLAGEL B T,LUCHETTE F A,LAWRENCE REED R,et al. Half-a-dozen ribs:the breakpoint for mortality ［J］. Surgery,2005,138:717-725.

［13］ PANARETOU V,TOUFEKTZIAN L,SIAFAKA I,et al. Postoperative pulmonary function after open abdominal aortic aneurysm repair in patients with chronic obstructive pulmonary disease:epidural versus intravenous analgesia ［J］. Ann Vasc Surg,2012,26:149-155.

［14］ POTTECHER J,FALCOZ P-E,MASSARD G et al. Does thoracic epidural analgesia improve outcome after lung transplantation? ［J］. Interact Cardiovasc Thorac Surg,2011,12:51-53.

［15］ RUDIN A,FLISBERG P,JOHANSSON J,et al. Thoracic epidural analgesia or intravenous morphine analgesia after thoracoabdominal esophagectomy:a prospective follow-up of 201 patients ［J］. J Cardiothorac Vasc Anesth,2005,19:350-357.

［16］ WINDISCH O,HEIDEGGER C-P,GIRAUD R,et al. Thoracic epidural analgesia:a new approach for the treatment of acute pancreatitis? ［J］. Crit Care,2016,20:116.

［17］ WINSÖ O,KRAL J,WANG W Z,et al. Thoracic epidural anaesthesia reduces insulin resistance and inflammatory response in experimental acute pancreatitis ［J］. Ups J Med Sci,2018,123:207-215.

第四节　疼痛的中医药针灸治疗

《说文解字》:"痛,病也。"疼痛是一种病症。由于疼痛使人产生不愉快的感觉和情绪上的不良感受,因此,疼痛不仅是一种单纯复杂的生理病理问题,还是一个具有复杂心理活动的社会问题。近年来,根植于中医理论,结合现代研究成果及重症医学病患特有的医疗环境等特点,在多学科融合力求达到合理、有效、安全、经济、利于推广的中国式疼痛治疗模式思路指导下,中医针灸开展了中西医结合治疗重症患者疼痛病症的临床实践,获得了一些针对重症患者补充针灸中药止痛治疗的有益经验。

一、中医学对疼痛的认识

中医学对疼痛认识的记载始于《黄帝内经》,在"阴阳平和""气血流通"认知思维的指导下,将身体内外产生的一种难以忍受的苦楚称之为"痛",痛而带有一些酸感称之为"疼",并指出如果身体之"精、气、神"任何一个方面的"阴阳平和"受到干扰和破坏,导致"气血流通"受阻,身体就可能会发生使人难以忍受的苦楚而形成疼痛病症。而引发机体疼痛的病因,中医学认为主要涉及三类,即内因(如内伤七情等),外因(如六淫、疫疠等),不内外因(如饮食失宜、劳逸失度、外伤等)。《素问·举痛论》中有"经脉流行不止,环周不休,寒气入经而稽迟,泣而不行,客于脉外则血少,客于脉中则气不通,故卒然而痛",即指外感之寒邪是导致身体发生疼痛病症的主要病因,因寒邪入侵而引起身体的气血运行失常是引发疼痛的主要病机。此后,在传统认知思维方式的指导下,在历代中医临床学者的努力下,金元时期医家李东垣在其所著的《医学发明》中在"泻可以去闭,葶苈大黄之属是也"章中首提"通则不痛,痛则不通"之论,最终形成了实痛病机学说;而明代医家张景岳在其《景岳全书·质疑录·论诸痛不宜补气》中提出"凡属诸痛之虚者,不可以不补也"之论,最终形成了"不荣则痛"的虚证病机理论学说。

中医对疼痛的治疗遵循其辨证论治的原则,根据对疼痛病因病机的分析开展治疗,达到"通则不痛""荣则不痛"的目的。对于疼痛具体治疗方案的选择,在"不通则痛""不荣则痛"的中医病机认识基础上,取《素问·异法方宜论》中"杂合以治"的思想,选用不同治疗手段如推拿、针灸、中药外用内服等诸多方法联合运用,以获取最大可能的临床疗效。

二、针灸中药疗法对疼痛病症的治疗

疼痛病症是针灸治疗的第一适应证。在欧美,60% 以上求助针灸治疗患者所患病症与疼痛有关。1971 年 7 月 26 日,《纽约时报》发表了纪实文章 "*Now, About My Operation in Peking*",文章介绍了作者在北京协和医院阑尾切除术后接受针灸治疗以缓解术后腹部胀痛不适的经过和疗效,从而引起西方世界对针灸治疗的关注。此后,许多国家都先后开展了针刺镇痛的机制与临床运用研究,获得了一些有价值的学术见解。

(一) 针刺镇痛的机制研究

"调阴阳、平虚实"是针灸治疗学的核心,这种双向调节效应既是维持机体处于"稳态系统"的生物学基础,也是补充支持现代医疗技术治疗不足的作用机制。

针刺的镇痛镇静效应是体表外部的刺激信号引发机体内发生的一个从外周到中枢各级水平,由多种神经递质相互配合,涉及神经、内分泌、免疫等多因素相互作用的整合过程。因此,针灸获得镇痛镇静疗效的影响因素除与患者机体功能状态及病情相关外,其还取决于穴位所依附部位的固有生物学特性,以及刺激方式与刺激强度两个方面。

就刺激强度而言,现有研究提示,针刺镇痛的主要机制包括:①较弱的针刺或艾灸刺激体表特定部位(腧穴),常在局部观察到镇痛或痛阈升高的现象。这种近节段的针灸镇痛效果应是在脊髓水平完成的,在"闸门控制"系统下发挥作用,即粗纤维的传入活动可以启动抑制疼痛的闸门,使来自相同或相邻节段的由细纤维传递疼痛的信号不易通过,从而阻断了伤害性信息向中枢神经系统的传递,达到镇痛作用;②针刺所产生的身体广泛区域的镇痛效果应是在刺激强度较大情况下,即采用足以兴奋 Aδ 和 C 类纤维的穴位刺激以激活内源性镇痛系统,通过其下行抑制性痛觉调制通路升高全身痛阈,发挥镇痛效应,这种不同于神经节段的针灸镇痛效果应需要有脊髓上中枢参与。

就刺激部位而言,现有的针灸临床研究均表明针灸疼痛部位的局部腧穴或针灸体表疼痛点可以明确观察到具有临床意义的镇痛效果。而分析从人体四肢的经脉远端选取刺激治疗疼痛腧穴的临床研究结果看,针灸具有镇痛效果的临床腧穴较少,主要集中在合谷、足三里等少数几个特定腧穴上,且获得的数据较为矛盾,结论不如局部取穴的针刺镇痛效果明确。

最后,针刺镇痛的机制除了上述研究比较明确外,目前的研究还表明针刺可能通过影响体内多种递质或调质水平而对重症患者的疼痛产生止痛疗效,如阿片肽(μ、δ和κ受体)、谷氨酸(NMDA 和 AMPA/KA 受体)、5-HT 和 CCK-8 等。这些递质在不同的信号通路中对针刺镇痛镇静发挥着重要作用,相信对这些递质的进一步研究将有助于帮助针灸治疗更加"精准"。

(二) 电针镇痛的影响因素

电针是将传统不锈钢毫针刺入身体的特定部位(腧穴)后,在毫针针具上通以接近人体生物电的微量电流,利用毫针和电流两种刺激相结合以防治疾病的一种新型针灸方法。由于电针可以替代医师做较长时间的持续运针,且不具有艾灸治疗时的烟雾刺激等不适,使用方便,因此,就 ICU 的医疗环境而言,电针无疑是中医针灸介入重症患者,对其实施镇痛镇静干预的较好选择。此外,对于重症患者出现疼痛症状时需要考虑疼痛是否是身体脏腑病变发出的一个警示信号,一般而言在因脏腑急性疼痛诊断明确前需要谨慎,甚至不能用镇痛剂,以免掩盖病情影响诊断,且单纯"镇痛"只是治标不治本。因此,作为重症患者脏腑病变出现疼痛症状的最佳治疗方案应该是:镇痛与针对脏腑病变调控的二者兼顾,研究表明,针灸特别是电针治疗具有对两者兼顾的作用。

通过对近 50 年来针灸临床文献系统分析发现,影响电针镇痛与内脏调控效应的主要因素包括刺激频率、刺激波形、电流强度、刺激时间等因素。

1. 刺激频率 目前在临床治疗中,2Hz、15Hz、100Hz 被认定为是低、中、高频电刺激的标准设置。2Hz 电针刺激主要促进脑脊液中脑啡肽和内啡肽的含量升高,而 100Hz 电针刺激主要促进脑脊液内强啡肽含量上升。有临床研究发现,给予妇科全麻术后患者 2Hz、2/100Hz、100Hz 三种经皮神经电刺激及安慰组治疗,观察术后患者自控注射吗啡的需求量,结果与安慰组比较,2Hz 组、2/100Hz 与 100Hz 组三组患者的吗啡需求量分别下降了32%、53% 和 35%。推测其产生不同疗效的作用机制可能是:2Hz 电针可能通过激发下丘脑弓状核(β-内啡肽神经元)、中脑导水管周围灰质(periaqueductal gray matter,PAG)、延髓(脑啡肽能神经元),到达脊髓后角神经元,抑制其对伤害信号的传递;而 100Hz 电刺激激活一条较短的传导通路,经臂旁核、PAG、延髓,到达脊髓后角神经元,其中有强啡肽能神经元参与。因此,不同频率电针刺激产生镇痛效果可能是通过不同的传导机制完成。

2. **刺激波形** 现行临床通用的电针仪器常有疏波、密波、断续波、疏密波、连续波等数种电针刺激波形供临床医师选择。选择不同的电针刺激波形产生的治疗效应是不同的，目前临床研究普遍倾向在电针止痛治疗过程中以选择疏密波或连续波为佳，其中疏密波是一种组合波，即疏波和密波轮流输出，由于疏密波可对感觉和运动神经产生即时和延迟抑制，被认为能发挥较强的镇痛效应，且疏密波的轮流输出使被刺激组织不易出现适应性反应，因而具有维持止痛治疗效应的作用，如果临床应用2Hz和100Hz交替进行的疏密波可同时释放内啡肽和强啡肽，两者可发挥协同镇痛作用。连续波的操作则需在治疗过程中调整频率及掌握合理的时间。

3. **电流强度** 针刺止痛治疗所兴奋的神经纤维种类包括Aα、Aβ、Aδ和C纤维等4类。低强度电针刺激（非伤害性刺激，刺激部位以肌肉轻微抖动为准）主要兴奋Aβ类和部分Aδ类神经纤维传入，通过脊髓节段痛整合作用实现局部小范围区域组织的镇痛效果，所以主要用于创伤局部区域电针刺激；而高强度电针刺激（伤害性刺激，刺激部位肌肉组织持续明显抖动）主要兴奋Aδ，特别是C类纤维传入，通过激活脑内中缝大核痛负反馈调节机制，发挥广泛的镇痛作用，因此常用于经脉远端腧穴的电针刺激，如四肢部位经穴的刺激等。

4. **刺激时间**

（1）单次电针治疗持续时间对镇痛效果的影响：临床与实验室研究均表明，运用电针治疗各类急慢性痛症过程中，电针出现镇痛效应需要大约15min左右的时间，如果刺激时间在30min以内，则仅能发挥强啡肽的镇痛作用，刺激在45min左右则可能进一步激发镇痛主体的脑啡肽和β-内啡肽的作用，从而使镇痛作用达到高峰，但刺激时间如果超过45min，实验数据虽然仍能维持镇痛，但其镇痛作用呈减弱趋势。结合我们的临床实践经验，我们推荐单次电针镇痛治疗时间控制在45min左右较为适宜。

（2）电针治疗频次对镇痛效果的影响：针对电针治疗骨癌患者疼痛的研究表明，在同一频率刺激下，急性疼痛适合每天电针治疗，慢性疼痛则更适合隔日电针治疗。而针对结扎大鼠坐骨神经造成慢性压迫性损伤（CCI）疼痛模型的实验室电针镇痛机制研究则进一步表明，低强度电针每天1次、隔2日1次和每周1次的三种治疗频度方案比较，每天1次治疗的镇痛效果最好。

（3）昼夜节律对电针镇痛效应的影响：昼夜节律异常可能是导致疼痛的病理生理基础之一，临床发现多种疼痛都具有明显昼夜节律特征。针刺作为一种非特异性刺激，能激活内源性阿片肽系统，引起神经系统内一些核团释放阿片肽，产生镇痛作用，而中枢内源性阿片肽及其受体均受生物节律调节，因此电针止痛效应也相应受到人体日节律的影响，每天择时针灸治疗是针灸医学根据人体生物节律总结出的临床经验，其目标是利用身体日节律规律进行治疗及提高止痛功效，并调节及整复身体的日节律。中医认为疾病病情轻重的昼夜变化在临床上是颇为常见的，往往存在"旦慧昼安，夕加夜甚"的规律，尤其是阳气虚弱的危急重症患者往往在日暮黄昏或半夜凌晨时分出现烦躁不安等病情加重现象，甚至死亡等。鉴于针灸治疗的主要特点是激发身体的潜能进而调整机体功能障碍改善病症，我们的临床经验初步认为，在患者身体阳气虚弱时进行刺激往往不能产生良好的镇痛镇静作用，电针镇痛镇静治疗在午时(11:00至13:00)左右进行可能会获得更好的疗效，这在近期的针刺镇痛介入时机的实验研究中也获得一些线索支持。

(三) 针灸在重症患者镇痛镇静及脏器调理方面的应用

1. 针灸镇痛 和意识清醒的疼痛患者相比较，重症患者由于意识障碍或发音障碍等因素，其疼痛往往因不能自述而迟钝，或定位不清。针灸医学认为，穴位是脏腑、经络之气血输注于体表的特定部位，既是脏腑疾病在体表的反应点，又是针刺时疏通气血、调整脏腑功能的激发点。《素问·刺要论》曰："病有浮沉，刺有浅深，各至其理，无过其道……浅深不得，反为大贼，内动五脏，后生大病。"因此选择合适部位的腧穴及明确刺激部位的深浅度等将有助于镇痛镇静疗效的产生。

研究表明，针对局限性急性疼痛，如果选择针刺镇痛，则最好选择痛源附近的穴位，根据疼痛生理学研究，在疼痛区域的附近有范围较大的抑制性感受野，这些邻近抑制区的穴位是针刺治疗疼痛的最佳选择；就刺激的深浅度而言，元代著名针灸大师窦默在《针灸玉龙歌》就明确指出痛证针刺压痛点须卧针浅刺。近期研究发现，在疼痛局部或邻近部位皮下浅刺或皮内注射，其镇痛效果显著，起效迅速，且其皮内注射生理盐水，起效时间更短于注射麻醉剂利多卡因；根据激活较细的 Aδ 和 C 类纤维的强针灸刺激能引起全身广泛区域的镇痛效应这一研究结果，建议可以采用手术局部或邻近部位的经穴或阿是穴等，以沿皮下透刺或顺肌纤维斜刺为主，取强刺激方法以更好地激发电针止痛疗效。此外，根据我们的临床经验，在疼痛部位的局部或痛源附近取穴治疗疼痛会获得比较好的临床效果，其可能的原因还包括有：局部的针灸刺激在某种情况下还具有通过脊髓的节段性闸门控制系统发挥镇痛作用，而不仅仅是启动内源性镇痛系统。

此外，近期研究表明，高位颈髓(主要是颈椎 $C_{1~3}$ 节段)存在一些具有重要功能意义的脊髓固有神经元，它对内脏伤害性传入信息具有重要调控作用。来自胸腔(如心肺)、腹腔(胃肠)及盆腔(直结肠、膀胱)的信号传入都可激活一定比例不同种属动物的 $C_{1~3}$ 神经元，表明这些高位颈髓神经元有广泛的内脏传入会聚作用。因此，在这些节段的体表部位进行恰当的刺激，刺激信号的传入可以调制这些神经元的活动，进而对内脏伤害性传入发挥调控作用。因此，高位颈髓神经元在功能上相当于内脏伤害信号传递的过滤器、处理器、整合器和调制器。

结合重症患者的实际情况与多年的临床止痛经验，我们认为针对重症患者的镇痛治疗没有特异性的腧穴，以考虑患者可能的疼痛部位的局部腧穴为主，配合我们的经验"新四总穴"——足三里、三阴交、内关、合谷。针对内脏疾病的疼痛症状还可以补充选择头颈项部的部分腧穴进行配合治疗。

就刺激的强度而言，疼痛部位的局部腧穴以轻刺激为主，可以将针斜刺入皮下，长时间留针;而远端"新四总穴"建议取重手法刺激,每次行针刺激时以患者四肢的轻微抽动为度。

2. **针灸镇静** 目前临床多采用异丙酚、咪达唑仑等镇静药物来实现对机械通气患者镇静的治疗目标,但毫无疑问,基于以患者为中心的安全治疗原则,临床重症患者的镇静治疗仍然需要多学科的合作。尽管针灸在镇静治疗中的临床研究较少,但已有的较多临床研究证实针灸尤其是电针对调节睡眠障碍是一种可能安全的补充治疗手段。如有学者通过对60例心脏瓣膜置换术后的单病种患者进行"神庭"与"印堂"两穴联合电针刺激后发现,电针治疗具有良好的镇静作用。进一步的一项对51例机械通气患者临床随机对照研究数据提示,电针"神庭"与"印堂"两穴对机械通气的危重患者具有一定镇静作用,可使镇静后患者氧耗下降,且可以减少患者的镇静治疗费用。并指出对危重患者的头部局部取穴刺激可能是通过激发与睡眠有关的神经中枢包括:额叶底部、眶部皮质、视交叉上核、中脑盖部巨细胞区、蓝斑核、缝隙核、延髓网状结构抑制区以及上行网状系统等,并且可能涉及多种递质,主要包括5-羟色胺、多巴胺、去甲肾上腺素、乙酰胆碱以及神经肽等,而发挥多通道、多靶点的非特异性刺激作用机制。

3. **针灸对血压与心率的调控作用** 早期的临床观察表明,针刺手厥阴心包经的内关穴对心率和血压具有良性调控作用,如阵发性心动过速、心动过缓等症状,在针刺强度适中的情况下,针刺具有使减慢的心率明显增快的作用,超声心动图检查提示针刺内关穴可增强心肌收缩功能,对改善心绞痛患者的疼痛,提高心功能,减少用药量具有一定的临床意义。近期的临床试验表明,低频低强度电针刺激手厥阴心包经"内关穴"配合"间使穴",对因应激或情绪紧张等因素引起的高血压有降低调控作用,或对不稳定血压具有良性调控作用。进一步的实验机制研究表明,内关穴的升压效应与交感神经和臂丛神经关系密切,刺激内关穴可明显引起同节段交感神经活动增加,而与迷走神经无关。

4. **针刺对胃肠道运动的调控作用** 胃肠道在危重症特别是在MODS发生发展过程中扮演了非常重要的角色。有研究表明胃肠功能障碍可以延长ICU患者住院和机械通气时间,增加患者病死率。大量临床研究表明针灸治疗能够调节胃肠功能,尤其是电针"足三里穴"对胃肠运动有明显的良性双向调节作用,2012年欧洲AGI指南已采纳德国学者的研究结果,将针灸刺激促进神经外科术后ICU患者胃排空的恢复作为2B类推荐写进指南。此外,一项针对国内针灸治疗呃逆病症的系统评价研究提示,普通毫针或电针介入治疗均对胃肠道呃逆症状,尤其是术后呃逆具有显著治疗效果,可能涉及包括改善神经调节、调节胃肠激素的分泌、改善胃肠黏膜的血液循环、清除氧自由基等炎性递质、加强肠壁屏障功能等多个方面的作用机制。根据近年来的研究成果,有学者提出,针灸刺激腧穴对内脏功能,尤其是胃肠道功能具有调节与治疗作用,这种调节包括相关经穴的特异性调节和不同经穴的非特异性调节。根据神经生物学原则,这种调节是以节段性的、节段间的和全身性(脊髓上)作用为基础。体表穴区域相同节段神经支配的内脏器官在交感神经控制下组成一个相对紧密联系的结构-功能性单元(体节),围绕这种结构-功能性单元的异节段神经支配区域经穴,形成一个可能通过副交感神经通路发挥相悖效应的功能性集元;腧穴在结构-功能性单元发挥相对特异性效应,在功能性集元发挥与之相悖的广谱效应。

联系针灸对胃肠功能的调节,与胃肠道神经支配同节段的腹部穴位属于功能性单元穴位,它在交感神经参与下发挥对胃肠功能的抑制作用;所有其他节段的属于功能性集元穴位,他们在副交感神经(特别是迷走神经)参与下发挥促进胃肠功能性的作用。单元经穴和集元经穴共同构建躯体传入信息调整和平衡内脏功能的稳态系统。所以,针灸学者据此提出电针刺激部位的选取原则,副交感神经活动偏亢的病症主要取单元穴位,包括腹部的局部腧穴,如中脘、天枢等,而交感神经活动偏亢的病症,如胃运动弛缓、胃轻瘫等主要取集元穴位,如上巨虚、足三里等穴,以激活迷走神经,发挥促进胃肠运动的作用。

5. 针刺对盆腔与膀胱排尿功能的调控作用 危急重症患者由于多种原因导致控制膀胱排尿及储备尿液的功能出现障碍,往往需要留置导尿管,进而产生各种不适症状,对患者的镇痛镇静治疗均有潜在的不良影响。近年来的临床研究表明,针灸可以通过改善患者下尿路相关的症状进而协助患者实现镇痛镇静的治疗目标,如一项纳入国内 35 篇关于针灸治疗术后或产后尿潴留临床研究的 meta 分析结果提示,针灸治疗,包括针刺、艾灸、穴位注射等方法对改善患者术后尿潴留疗效优于目前的常规治疗(如肌内注射、诱导排尿等)。而一项关于针灸治疗下尿路病症取穴的文献数据挖掘研究提示,目前针灸治疗下尿路尿失禁多选取关元穴、中极穴、三阴交穴、会阳穴及中髎穴、次髎穴等。进一步的机制研究提示:刺激上述腧穴一方面可能激活 T_{11}~L_2 支配膀胱的交感腹下神经,该神经有效的调控可以使膀胱逼尿肌舒张和膀胱颈后尿道平滑肌收缩;另一方面可以激活 $S_{2\sim4}$ 的躯体会阴神经,其分支支配尿道外括约肌,使外括约肌收缩,从而达到停止排尿。根据现有的研究成果,对危急重症留置尿管的患者,我们推荐电针治疗,取穴包括关元、水道、中极、三阴交、阴陵泉和次髎、中髎(和躯体会阴神经皮节相对应)等穴位。相信针灸治疗的介入可以有效地协助改善患者下尿路症状,进而协助止痛镇静治疗。

(四) 耳针及其他中医药的镇痛治疗研究

1. 耳针方案的认识 耳朵是人体的一个重要组成部分,中医学认为"耳者,宗脉所聚也",人体十二经脉均直接或间接上达于耳部,形成耳部经络脉的纵横交错,通过这些经络脉的气血运行使耳部与全身脏腑产生紧密联系。当人体发生病变时相应的经络就会产生气血运行不畅致使脏腑精气不能滋养相关组织器官,进而在耳部一定部位出现阳性反应点。

耳针,又称耳郭疗法,通过耳针或耳压等疗法刺激这些部位可激发机体免疫功能,调整阴阳平衡,进而改善脏腑经络气血的协调关系以防病治病。研究表明,耳郭是体表唯一有迷走神经分布的区域,"躯体-交感"和"耳甲-迷走"是两种自主神经参与的体表-内脏联系、调控和反应系统,人体的心率、血压、胃肠功能以及内分泌、免疫功能活动均受自主神经系统的调节,其中副交感神经系统负责修复和维持体内功能的平衡,而交感系统则调控机体应激情况下的适应变化。这两个系统的在功能上相互协调,相互制约,维持"内环境"的平衡与协同。

有学者提出通过刺激耳部腧穴可能激活迷走神经,进而产生可能对抗交感神经紧张性的效果,治疗交感亢进性疾病。例如,高血压的发病与交感神经的紧张性增强有关,增强迷走神经紧张性则可以对抗交感神经的作用,从而达到治疗高血压的目的。有研究电刺激耳穴降压沟、降压点对血压升高患者的收缩压、舒张压、平均动脉压的疗效观察发现,电针耳穴有较好的即时降压效果,并且降压效果随着治疗时间的延长也越明显。推测治疗机制可能是由于耳穴刺激提高了迷走神经的紧张性,迷走神经的兴奋性升高进而可能有效对抗交感神经的过度兴奋,从而导致心排出量减少和心率变慢,阻力血管(小动脉和微动脉)的紧张性下降,增加血管收纳血量的能力,最后导致动脉血压的下降。此外,有学者对 2 型糖尿病患者给予耳穴电针刺激发现,对患者空腹血糖、口服 75g 葡萄糖耐量试验2h 后血糖、糖化血红蛋白等具有一定的调控影响,尤其是具有明显改善患者糖化血红蛋白的治疗意义,进一步基础研究表明,产生作用的机制可能是刺激耳部的穴位可经耳迷走神经调控激活葡萄糖敏感神经元、胰岛素敏感神经元,且主要以葡萄糖抑制反应的细胞为主,继而调控胰岛素水平,发挥降低血糖的治疗效应。

随着对人体功能结构研究的深入,特别是自从人们认识到机体存在胆碱能抗炎通路后,临床目前通过植入式迷走神经刺激仪治疗失眠、癫痫、帕金森病取得了一定的临床疗效,相信耳迷走神经刺激调节免疫功能的作用也必将被进一步认识与运用于临床各科,特别是重症医学科患者的镇静镇痛治疗中。

2. 中药治疗方案思考 目前在重症医学中的中药介入手段包括中药管饲内服、中药灌肠治疗与中药外敷治疗等,如 2017 浙江省急性重症胰腺炎(SAP)共识意见中明确指出合并急性胃肠功能损伤患者可使用中药内服、外敷、灌肠等治疗手段。

中药灌肠是药物成分经肠道吸收而发挥作用。一项纳入 40 项研究共计 2 397 名受试者的关于中药治疗恶性肠梗阻的系统评价提示,积极的中药灌肠干预可以有效改善患者的恶心呕吐、腹胀腹痛等症状,并可以加快肛门排气、排便时间,以及可能缩短胃管拔除时间及住院时间。一项文献结合临床回顾性研究提示,中医内外治法应用于腹部术后患者可以有效加快患者胃肠功能恢复,缩短首次排气排便时间,降低了恶心呕吐、腹痛腹胀的发生率。但由于中医药的辨证论治理论,使不同地域及不同医院采用的中药管喂或灌肠的药物有明显差异,运用最多的中药方剂以传统承气汤类为主,如华西医院院内协定处方"柴芩承气汤",强调在保证患者安全的基础上内服或灌肠药物选用均应根据患者及医院具体情况而定,并以灌肠为主,必要时联合管喂及中药外敷应用,该方已有部分循证证据支持其临床有效性。此外,除药物组成外,影响中药灌肠作用发挥的因素还包括灌肠深度及滴入速度,一项临床研究提示,插管深度在距肛 25~30cm 较之距肛 15~20cm 能明显延长药液保留时间和加速药物吸收以提高疗效,而药液滴速无论是 10~14ml/min 与5~9ml/min 比较对药液保留时间和疗效均无显著影响。

中药外敷治疗在现代药剂学中称经皮给药系统,即药物分子透过皮肤进入血液循环或中医认为的经络脉道系统而达到治疗目标。目前中药外敷治疗主要集中在帮助解决危急重症患者的胃肠道功能障碍方面,特别是华西医院的协定处方——六合丹,研究表明对重症胰腺炎患者可以协助改善腹腔高渗环境,缓解腹内高压、恢复肠蠕动,减轻患者腹痛腹胀症状,此观点已有部分循证依据证实。

3. **总结** 对于疼痛的认识,中、西医学的理解存在较大差异。西医学主要关注疼痛是如何从外周神经末梢传递到神经中枢从而引起痛觉感受,故其疼痛理论都在试图揭示疼痛在神经系统中是如何整合的,进而用于指导疼痛的诊断与治疗。而中医学认为,人体脏腑、气血、精神等任何一个方面出现的失衡或破坏导致的难以忍受的苦楚,均可称作疼痛,并根据"异病同治"理念进行辨证论治。尽管两者的侧重点不同,但二者均认识到疼痛部位、性质等的准确掌握对疼痛治疗的重要性,并且充分考虑到心理因素对疼痛的影响作用。

虽然针灸止痛的临床报道很多,但同时将经穴部位、疼痛来源部位(包括内脏疼痛)、针灸操作手法(包括刺激量、刺激强度)综合起来考虑的临床研究目前尚少,尤其是在 ICU病房,一个主要因素就是疼痛完全是一种主观的感觉,难以用客观化的指标来定量分析,尤其是当患者难以开口讲述他的疼痛不适症状时,这样的结果造成临床疗效评价的困难。另一个重要因素就是针灸刺激量的强度如何界定,用何种针灸刺激手法能在什么部位产生何种强度的止痛疗效还没有系统研究的成果,尤其是临床方面,这是进一步开展中医镇痛研究的动力。

中药在重症患者中应用的报道主要集中在胃肠道功能改善及发热等症状的处理。由于中医辨证论治的理论,目前尚缺乏统一规范的药物运用方案,临床用药多随证加减,因此提供规范的、安全的管喂与灌肠用药方案,减少皮肤过敏的外用中药敷贴研发是进一步临床运用研究的重点。

(文 谦　李 宁　夏 庆)

参考文献

[1] 杜广中,卜彦青.《内经》论"痛"[J].中国中医基础医学杂志,2013,19(10):1121-1122.

[2] 陈广super.《黄帝内经》论治痛症的文献整理研究[D].广州:广州中医药大学,2012.

[3] 朱中书.《内经》疼痛的文献研究[D].济南:山东中医药大学,2015.

[4] 林国盟.论疼痛的病因病机及临床意义[D].济南:山东中医药大学,2012.

[5] 朱兵.系统针灸学:复兴"体表医学"[M].北京:人民卫生出版社,2015.

[6] 叶忠亮.电针对危重症患者镇静作用的临床研究[D].杭州:浙江大学,2009.

[7] 孟建标.电针联合咪达唑仑对危重症患者镇静作用的研究[D].杭州:浙江大学,2009.

[8] 宁怡乐.电针刺激对机械通气重症患者镇痛镇静疗效观察[D].广州:广州中医药大学,2016.

[9] 付宏伟,阎丽娟,刘阳阳,等.不同电针刺激参数对镇痛效应影响的研究概述[J].上海针灸杂志,2018,37

(11):1331-1335.

［10］卢筱潇,蔡定均.时间节律与针刺镇痛机制相关研究[J].吉林中医药,2014,34(12):1310-1314.

［11］朱丽霞,黎春元,莫孝荣,等.针刺镇痛选穴原则的探讨[J].中国针灸,1985,17(01):24-27.

［12］鲁珊珊,王佳琦,黄锦,等.针刺抗炎镇痛机制探讨[J].针灸临床杂志,2021,37(05):1-4.

［13］黄焕姬,李万瑶.从针刺镇痛机理谈针刺镇痛的选穴[C].针灸治疗痛症国际学术研讨会论文汇编,北京,2009,346-350.

［14］荣培晶,朱兵,黄启福.高位颈髓:体表与内脏伤害性传入的整合器[J].生理科学进展,2004,35(02):152-154.

［15］吴艳春,陈俭,方强.电针对心脏瓣膜置换术后患者镇静作用的初步研究[J].中国中西医结合杂志,2007,27(12):1070-1073.

［16］叶忠亮,傅志华,蔡云,等.电针对机械通气患者镇静作用的临床观察[J].中国中医急症,2013,22(06):1026-1027.

［17］孙国超,孙伊平.内关穴治疗心脏疾病的临床应用文献综述[J].中国民康医学,2012,24(22):2780-2781.

［18］吴志宗.低频电刺激内关、间使穴心率、血压及植物神经功能的影响[D].南京:南京中医药大学,2010.

［19］翁太来,陆美芬,陆文英,等.电针家兔"内关"穴对出血性升压效应及传导途径的实验观察[C].第二届全国针灸麻醉学术讨论会论文摘要,北京,1984,430.

［20］REINTAM B A,MALBRAIN M L,STARKOPF J,et al. Gastrointestinal function in intensive care patients:terminology,definitions and management. Recommendations of the ESICM working group on abdominal problems［J］. Intensive Care Med,2012,38(3):384-394.

［21］刘宇,贺海东,王兰,等.超声评估电针改善危重症患者胃动力功能的临床研究[J].临床急诊杂志,2017,18(12):902-906.

［22］LIU Z,YAN S,WU J,et al. Acupuncture for chronic severe functional constipation:a randomized trial ［J］. Ann Intern Med,2016,165(11):761-769.

［23］宋卓原.针灸治疗顽固性呃逆系统评价[D].成都:成都中医药大学,2016.

［24］刘利花.针灸治疗术后、产后尿潴留的 meta 分析[D].济南:山东中医药大学,2014.

［25］谭志高.针刺治疗压力性尿失禁的古今文献数据挖掘及现代临床文献系统评价[D].长沙:湖南中医药大学,2015.

［26］李晗.耳针(迷走神经刺激)调节胃肠运动的功效及其与迷走神经的关系[D].南京:南京医科大学,2013.

［27］高昕妍.耳针疗法与耳—迷走—内脏反射[D].北京:中国中医研究院,2005.

［28］刘必文.耳穴电刺激降压沟、降压点治疗原发性高血压即时降压效应的临床观察[D].南京:南京中医药大学,2019.

［29］钟岗.恶性肠梗阻的中医防治进展[J].中国中西医结合外科杂志,2016,22(02):196-200.

［30］彭健.中药治疗恶性肠梗阻的系统评价及 meta 分析[D].北京:北京中医药大学,2018.

［31］刘萍.中医内外合治对术后胃肠功能恢复文献及临床研究[D].广州:广州中医药大学,2016.

［32］於凤.灌肠插管深度与灌入速度对急性胰腺炎患者清胰Ⅱ号保留灌肠疗效影响的研究[D].遵义:遵义医科大学,2019.

［33］王毛毛.中药外敷治疗恶性肿瘤术后局部"寒证"粘连性肠梗阻的临床研究[D].北京:北京中医药大学,2016.

第五节　疼痛的其他辅助治疗

前述章节已经详细阐述了临床上经常使用的镇痛药物及方法,并按不同给药途径(静脉、硬膜外、局部、吸入)分述其适应证、效果和优缺点,还介绍了患者自控镇痛、中医止痛治疗等。由于重症患者的合并症多,其独特的病理生理变化可能限制上述常规药物的使用及剂量,导致镇痛效果的个体差异大,不少重症患者在给予这些常规方法处理之后仍未能达到疼痛的完全缓解或减轻。某些非常规的、对患者来说总体无害的方法也可以考虑作为联合辅助方式参与疼痛管理,如音乐疗法、视觉模拟(网络疗法或催眠)等。

(一) 音乐疗法

音乐疗法在临床中的应用历史悠久。一百多年前,人们将音乐用于改善睡眠,转移注意力。第二次世界大战期间,人们观察到,为受伤战士播放音乐,可以减少伤口感染率、降低死亡率,缓解手术相关的焦虑,提高局部麻醉的效果。这种现象很快引起关注,随后专业的音乐家、心理学家也加入其中,将其拓展到军队医院、精神病医院乃至其他医疗领域,如孕妇分娩、新生儿护理、围手术期相关的焦虑和疼痛的治疗、慢性病生活质量的改善等,最终逐步发展成一门独立的学科。1974 年,世界音乐治疗联合会成立。1979 年,美国的刘邦瑞教授在我国中央音乐学院进行的讲学,第一次将音乐治疗引入国内,我国音乐治疗作为新兴的学科领域从此拉开帷幕。1997 年中央音乐学院创办了中国第一家独立的音乐治疗所。目前,北美、南美、欧洲、澳大利亚及亚洲的 50 多个国家开展了音乐治疗,在欧美一些发达国家,音乐治疗已逐步形成为特殊的社会职业,美国从事音乐治疗相关工作的注册医师达 4 000 余人,全世界有数百所大学设置了音乐治疗教育专业。

音乐疗法最初主要用于心理治疗领域,遵循心理治疗的基本原则,治疗过程中需要医患双方的共同参与,以音乐作为媒介和催化剂,利用音乐对心理、生理产生的独特效应,改变患者的情绪、思想、行为,从而达到消除患者心理障碍,帮助患者更好地适应环境,改善情绪和躯体不适感,提高生活质量。音乐疗法的适用领域广泛,如艾滋病、听力障碍、语言障碍、学习障碍、智力缺陷、分娩、早产儿、外科手术、精神病、脑损伤、神经损伤、脊髓损伤、老年痴呆、脑卒中后遗症、儿童心理治疗、临终关怀、青少年犯罪、戒毒、哮喘、情绪管控、身心重建、舒缓压力、减轻疼痛等,人群涉及在院住院治疗患者、接受身体康复患者、青少年及老年人群、试图达到身心健康的普通人群。

从物理学层面看,音乐本质是有规律的声波,可被人耳感知的频率范围为 20~20 000Hz。具有规律和变化频率的声波振动可作用于人体各部位,使得胃肠道蠕动、肌肉收缩舒张、心脏跳动、脑电波与之发生和谐共振,促使各器官节律趋于协调,改善器官功能紊乱状态,从而消除疾患,促进康复。

从生物学层面看,音乐具有特定曲调、节奏、旋律、音色、力度、速度,这种特定的节奏和曲调模式,与机体张弛动静感觉交替之间有着神奇的共通之处。音乐的节奏可以明显地影响人们的行为和生理节奏,使生理上产生不同的反应,如心率和脉搏速度、血压、皮肤和肌肉电位、运动反应、脑电波等。音乐能够调节人类对疼痛的感知辨别能力,减轻(有创或非有创的)医源性或疾病本身所带来的焦虑、不适和疼痛感。可能的机制是,大脑皮质的听觉中枢与痛觉中枢位置毗邻,音乐刺激听觉中枢产生兴奋时可有效地抑制相邻的痛觉中枢,从而减少疼痛,产生明显的镇痛作用;音乐还可刺激增加血液中的内啡肽含量,从而明显减轻疼痛。音乐能降低疼痛对自主神经系统造成的影响,如心率增快、血压升高,使得深大、不规则的呼吸变得缓慢均匀;一定程度上避免急性应激反应造成的不良影响,比如免疫系统的激活和补体级联的全身炎症反应。通过音乐疗法为患者营造出放松愉悦的医疗氛围,甚至可能对慢性应激所致的免疫系统功能受损和伤口延迟愈合等带来好处。

从心理学层面看,无论音乐是先影响人的情绪,通过情感体验影响生理,还是先作用于生理继而影响心理,都是一种复杂的身心交互作用机制。音乐的心理治疗似乎是"情绪决定认知",利用音乐对情绪的影响,来改变人的情绪,从而改变认知。音乐治疗师可以使用充满抑郁、悲伤、痛苦、愤怒、矛盾情感的音乐来激发被治疗者的负面消极情绪,使其宣泄出来,当这些不好的情绪发泄到一定程度,内心深处积极的一面就会显现,此时,音乐治疗师再使用积极的音乐来强化支持被治疗者的正面积极情绪,最终帮助被治疗者摆脱痛苦。

音乐疗法需要由专业的音乐治疗师来负责实施,并根据患者的病情需要进行全程指导。一名专业的音乐治疗师必须同时具备音乐和临床治疗的知识、技能及实践经验,需要对患者病情进行全面了解和评估,针对患者的实际情况采取不同的方法,促进患者的疾病康复。由于患者的人生经历、文化程度差异大,对音乐的敏感程度、理解和接受能力不同,再加上疾病状态的不同,不同个体通过音乐疗法所能获得的效果或收益也可能存在巨大的差异。音乐治疗师正是以此为依据针对不同患者的不同疾病状态进行科学化、专业化的音乐素材选取和不断调整,继而达到科学化、体系化的音乐治疗。

音乐疗法的开展形式灵活、方法多样,可分为主动和被动两种方式。主动疗法,顾名思义,更加注重患者的参与,让音乐治疗师与患者以合作的方式一对一开展,或患者与治疗组中的一人或多人组合,或患者边吟唱边使用乐器,使得患者在演奏乐器、吟唱中情绪激昂、内心充实,继而达到心情放松和治疗的目的。被动疗法,则主要依赖于音乐治疗师的引导,强调营造赏析音乐的环境和条件,患者在聆听音乐的过程中,产生自由联想,并报告其感受给音乐治疗师,音乐治疗师在其中进行一定的引导,患者在不知不觉中对自我和周围世界的认知进行调整。在被动倾听的过程中,患者的注意力也能够得到很好的转移。不同于针灸、按摩,被动音乐疗法的实施过程几乎不与其他任何的常规医护操作发生冲突,可在任何时间与任何护理或治疗手段同步进行,可以根据患者的主观感受和反应随时开始、调整和终止。

音乐的节奏、强度、分贝大小都会对人体产生不同的效果。实验表明,节奏较慢的音乐能让人放松,而节奏较快的音乐则能促进交感神经兴奋。因此,报道的文献中,大多数医疗机构选择的音乐本身并不含有歌词,而为纯音乐,节奏缓慢放松,如中国竹笛音乐、西方古典钢琴音乐、宗教音乐等。最简单的开展形式如下:患者可从预先录制的放松类型音乐曲库中选择自己喜欢的音乐进行播放,患者自行或在医护人员帮助下佩戴耳机,依据个人习惯和喜好调节音量大小,随时可对倾听的音乐进行更换调整。可以安排在每天固定的时间播放固定次数的音乐,也可以依据患者的需求随时增加或减少播放的持续时间及频次,一般不建议清醒患者的单次播放持续时间超过 2h,这样容易引起疲劳。音乐疗法可以在患者休息、疼痛尚不明显或可忍受时进行,也可以在预判极可能发生难以忍受的疼痛的医护措施过程的围操作期进行。若在进行有创操作或翻身时开展音乐疗法,通常在操作前 10~15min 开始给患者听音乐,直到操作结束后 15min 左右。有医疗机构甚至采取现场即兴竖琴演奏的方式进行音乐治疗,使患者的疼痛程度降低约 27%,即使对心率、呼吸频率、氧饱和度、血压或心率变异度方面并没有产生显著影响,但这样一种形式可以让患者在视觉、听觉、社交层面均积极地参与进来,从而起到一定的正面的积极的治疗效果。

无论是对危重症成人患者提供音乐疗法以缓解操作性疼痛或非操作性疼痛,在一系列的对照研究中,均观察到音乐疗法的使用能降低患者的疼痛强度,尽管所降低的疼痛强度评分数值本身可能不大。即使疼痛缓解不明显,但大部分接受音乐疗法的患者均表示在享受音乐的过程中,分散了注意力,得到了放松。某大型随机对照研究发现,危重症成年人的个人导向音乐疗法可以减少患者的焦虑和镇静药物的使用量。而镇静镇痛药物的使用量减少,则意味着由这些药物所带来的不良反应的减少,如恶心、呕吐、呼吸抑制、便秘、幻觉和定向力障碍等。

音乐疗法实施过程中影响治疗效果的因素可能包括患者意识状态、自身的听力、文化差异,对音乐的认知、感受,干预时机、持续时间、频率等。音乐疗法实施的可行性,涉及如下的资源配置:①人力方面,即对专业人员的需求,包括音乐家、音乐治疗师;②硬件设施方面,如购买音乐版权、音响设备、耳机、乐器,以及对耳机设备的消毒、存储等。若经费充足,甚至可以考虑,在 ICU 医疗单元的每个独立单间病房安置非耳机式的外放式音乐播放设备,这样可省略耳机及播放器的消毒存放问题,节省人力资源。此外,音乐疗法不应局限于某次有创操作的围手术期或单次给予,要达到良好的辅助治疗疼痛的效果,许多研究均倾向认为更适宜多次重复给予,譬如通过计算机信息化系统全天候或按照一定的方式周期性地给予每个患者个体化的轻松愉悦舒适的音乐治疗。

总体来说,对于音乐疗法普遍的态度是安全的、倾向于对患者有益的、没有不良事件发生的。因此在 2018 年版的 PADIS 指南专家推荐意见是,可为危重症成人患者提供音乐治疗以缓解操作性和非操作性疼痛(条件性建议,低证据质量)。

(二) 视觉模拟

视觉模拟的提法依据具体实施办法各不相同,如虚拟现实(virtual reality,VR)、网络疗法(cybertherapy)、催眠(hypnosis)。

一提到手术,患者往往情不自禁地对手术、麻醉及各种未知产生恐惧心理。参与其中的因素还涉及社会学、心理学以及既往手术经历等。手术遭遇的疼痛对患者的心理和生理均会产生不良影响,影响术后恢复。即使是很少报告有焦虑情绪的患者,也容易发生生理指标的改变,如呼吸频率、心率加快,血压、血管收缩和胃肠道功能紊乱。强烈的外科痛苦会激活交感神经系统,降低人体免疫功能,患者在这个过程中极易专注于疼痛本身并产生不愉快的体验。而视觉模拟的原理就是基于虚拟现实能分散注意力,从而减少术后疼痛及 ICU 相关疼痛的假设,有一系列的实验从生物学层面对其更深入的机制进行了研究。

20 世纪 90 年代,研究者开发了一个"snow world"系统,是一款电脑驱动的设备,能使患者沉浸在一个"冰雪世界"里,在这里,患者可以穿过结冰的峡谷,向雪人、企鹅、冰屋扔雪球,这是一种奇妙的体验,患者反映在这个过程中他们的疼痛得到减轻,能更好地耐受不愉快的治疗过程。大脑中五个疼痛处理的区域分别是岛叶、丘脑、前扣带皮质及两个体感皮质,他们共同组成了疼痛基质,无论机体经历何种形式何种来源的疼痛,这些区域均会被持续激活。将经历痛苦事件的志愿者分配成四组,进行大脑功能性磁共振成像检查发现,在只玩这款游戏(虚拟现实)或只服用阿片类镇痛药物的情况下,疼痛基质区域的活性较无干预措施条件下低,而在虚拟现实与阿片类镇痛药物同时给予组的疼痛基质区域活性最低。可能的解释是,在进行虚拟现实游戏时,大脑可能会产生类似于阿片类的化合物即内啡肽,作用于与阿片类药物相同的大脑感受器。

为此,研究组进行了另一个实验企图验证。将志愿者在不同的两天里随机分配服用安慰剂和大量的纳洛酮,在虚拟现实游戏中感受实验性疼痛,纳洛酮能阻断大脑中阿片类药物的受体,研究发现无论志愿者服用安慰剂还是纳洛酮,镇痛效果都基本相同,因此,虚拟现实似乎并不是通过阿片类受体通路发挥作用,而可能通过另外的方式降低疼痛基质区域的活性,譬如某项任务需要人体集中注意力,如解决数学疑难问题或完成游戏任务,因此可能减少人体对疼痛的感觉。该研究组近期的研究还发现,虚拟现实联合小剂量氯胺酮可以使志愿者达到更加真实引人入胜的体验感,而更加丰富的视觉效果、声音以及互动游戏体验能够更好地减轻疼痛。该研究组因长期致力于虚拟现实项目的研究所取得的成绩,得到了美国国立卫生研究院的资助。

Brennan Spiegel 等进行了一项将虚拟现实技术用于减轻住院患者疼痛的随机对照研究。干预组患者通过耳机获取沉浸式虚拟现实体验,涵盖自然环境中的引导式放松、模拟飞行、动画游戏。对照组患者通过电视机观看健康和保健类节目,其中也包括引导放松和诗歌朗诵等内容。结果自我报告的疼痛评分在对照组的下降程度较干预组(虚拟现实体验)低。在疼痛基线水平较高的患者中(评分大于 7 分),对照组与干预组(虚拟现实体验)的差异更明显。在刚开始及体验 48h 和 72h 后,虚拟现实对疼痛的影响更明显,且患者对虚拟现实体验的满意程度明显高于单纯观看电视组,尽管两组患者在阿片类药物处方量上并没有差异。

随着科技的进步,VR 技术已日趋成熟。有不少科技公司致力于相关应用程序及穿戴设备的开发,在用户或患者体验 VR 的同时,通过后台采集大量的生物学数据和指标,进一步完善产品。计算机工程师联合心理治疗师等相关人员开发设计出一系列虚拟场景,为患者提供视觉场景模拟,如温暖舒适的阳光照射在平静的沙滩,和煦的阳光挥洒进草木繁茂的树林。患者通过佩戴 VR 眼镜,沉浸入让人轻松愉悦的场景,注意力自然而然地转移至这些虚拟场景中,而不是眼前那些令人恐惧的冰冷仪器装置。还有的医疗机构直接让患者投身到一些节奏相对平缓的 VR 游戏中,甚至配合安全适度的肢体动作来体验游戏辅助肢体康复锻炼,只要患者足够专注于沉浸式的 VR 体验中,事后的随访均表示会一定程度忽略或遗忘或减轻由当时医疗环境及可能正在进行的操作带来的不适和疼痛。疼痛被转移或分散的一种解释是,如果将我们的大脑比作一台中央处理器,平时绝大部分都被分配用于视觉和声音的处理,当我们进行沉浸式 VR 体验时,大脑会超负荷运转,痛苦体验可能将从优先处理级别被剔除。这一方法得以实施的另一前提是患者意识清醒,视力或矫正视力不影响 VR 体验,肢体可相对自由地活动,通常要求患者没有气管插管且血流动力学相对稳定。有地区将此称作网络疗法。

闸门控制理论认为,疼痛刺激必须通过一个控制闸门才能达到大脑,使得大脑接受信息并作出分析,继而发送反馈信息至反应中枢,再做出适当的生理反应。意识会影响这个控制闸门,允许人们只选择或感受痛苦刺激进入,然后触发一个痛苦的生理反应。通过催眠,可以改变人的意识状态的控制范围或控制能力,使人的意识层面的焦点缩小,从而控制疼痛反应。通过催眠可以抑制交感神经系统的活动,激活副交感神经系统,使人体达到放松,缓解疼痛。身体自动化理论认为,我们的身体不会去思考或回应你的大脑是否真实接受了或知觉了某个信息,这一过程是自动化的,而催眠可以改变一个人的感知觉能力,在这样的理论下,疼痛可以被重新解释成压力、温暖或其他可忍受或控制的感觉。

催眠已被越来越广泛地应用于疼痛的管理中:在女性分娩过程中,催眠可明显减少与分娩相关的不适和疼痛,有助于减少甚至不使用麻醉剂的前提下使分娩顺利地进行;催眠能降低或改善慢性疼痛带来的恐惧、焦虑、紧张,提高疼痛反应的阈值,增强患者的自控力,提高患者对慢性疼痛的忍耐力;在外科手术领域,催眠可以减少手术对化学性麻醉剂的依赖,减少外科手术的失血量,加速患者的康复进程;在牙科治疗过程中,催眠可用于治疗牙病恐惧症,增强患者对人工牙的适应力,有利于控制牙科治疗过程中的出血量、控制唾液分泌和呕吐反射,加速患者从牙科手术中恢复。

催眠疗法用于 ICU 的疼痛管理,通常是由完成 3 年培训的护士,在精神科医师监管下进行。建议尽早地开始,例如在患者入住 ICU 时,拔除气管插管后,或产生警觉时。在达到催眠满意的恍惚水平或获得足够舒适体验前,有一个医患相互适应学习的过程,其间需要辅以一定的麻醉或镇静镇痛药物。护士在催眠诱导过程中的细节把握和具体操作,可能依据所观察到的患者的行为反应和需求作出差异化调整。疼痛控制的催眠过程包含 5 个阶段:准备和场景铺设阶段,呼吸减慢和放松阶段,加深放松和催眠阶段,指导疼痛控制阶段,逐步清醒阶段。呼吸放慢、患者描述"在一个安全的地方"都提示达到了充分的催眠深度,这一评估工作是由专门的催眠护士进行的。通常达到理想的催眠深度需要大约15min左右。在患者注意力高度集中的催眠过程中,患者在主观觉察的意识中,可能表现出注意力变窄、想象力提升、可暗示性增加、想象力更加生动、认知和知觉发生改变、主观上对某种信念更加确信。通过不断学习和被指导,患者逐步掌握了应对疼痛的"自主权",他们知道自己能够控制疼痛,而不是被动地承受,并学会了如何去应对疼痛。表面上看,催眠疗法需要更多的人力资源参与其中,似乎增加了成本,但有研究观察到了通过该疗法可带来的ICU患者住院时间的减少、麻醉和疼痛药物使用的减少、平均住院时间的缩短,从而降低了总体医疗花费。

Berger MM等对大面积烧伤入住ICU的重症成人患者,将催眠疗法加入疼痛管理方案的研究,共纳入23例患者,患者入住ICU后一旦拔管或清醒、没有谵妄、能配合时,便实施包含催眠疗法的镇痛方案,通过历史对照研究发现,包含催眠疗法在内的镇痛方案能降低疼痛强度,提高阿片类药物的效能,减轻焦虑,改善伤口结局,降低花费,同时能给患者带来明显的心理上的好处。

但是,无论是虚拟现实、网络疗法还是催眠疗法,都对特定资源有相当的要求,如计算机设备、穿戴或视听设备、经过培训的专职人员等,穿戴设备本身价值不菲,广泛开展似乎在现阶段难以实施。因此,PADIS专家组不建议对危重症成人患者给予视觉模拟或催眠来进疼痛管理(条件性建议,证据质量非常低)。

需要注意的是,无论上述哪种方式,均是疼痛的辅助治疗手段,切不可本末倒置。基本原则是在辅以这些方法时,能够减少传统镇痛药物的剂量或带来的不良反应,做到"1+1"大于2,同时能适当地降低医疗花费,是否开展相应的辅助手段也同时需结合各医疗机构自身实际情况。

(白雪 钟西)

参考文献

[1] LIU G,YUAN L X,JIN R. Hot research and clinical application of music therapy [J]. Chinese Journal of Clinical Rehabilitation,2004,9(4):140-142.

[2] BROSCIOUS S K. Music:an intervention for pain during chest tube removal after open heart surgery [J]. Am J Crit Care,1999,8:410-415.

[3] CHAN M F. Effects of music on patients undergoing a C-clamp procedure after percutaneous coronary interventions:a randomized controlled trial [J]. Heart Lung,2007,36:431-439.

[4] COOKE M,CHABOYER W,SCHLUTER P,et al. The effect of music on discomfort experienced by intensive care unit patients during turning:a randomized cross-over study [J]. Int J Nurs Pract,2010,16:125-131.

[5] CHIASSON A M,LINDA B A,MCLAUGHLIN C,et al. The effect of live spontaneous harp music on patients in the intensive care unit [J]. Evid Based Complement Alternat Med,2013,2013:428731.

[6] KSHETTRY V R,CAROLE L F,HENLY S J,et al. Complementary alternative medical therapies for

heart surgery patients：Feasibility，safety，and impact［J］. Ann Thorac Surg，2006，81：201-205.

［7］ MOSSO-VáZQUEZ J L，GAO K，WIEDERHOLD B K，et al. Virtual reality for pain management in cardiac surgery［J］. Cyberpsychol Behav Soc Netw，2014，17：371-378.

［8］ BERGER M M，DAVADANT M，MARIN C，et al. Impact of a pain protocol including hypnosis in major burns［J］. Burns，2010，36：639-646.

［9］ ÖZER N，KARAMAN ÖZLü Z，ARSLAN S，et al. Effect of music on postoperative pain and physiologic parameters of patients after open heart surgery［J］. Pain Manag Nurs，2013，14：20-28.

［10］ GORJI H M，NESAMI B M，AYYASI M，et al. Comparison of ice packs application and relaxation therapy in pain reduction during chest tube removal following cardiac surgery［J］. N Am J Med Sci，2014，6：19-24.

［11］ HOUSTON S，JESURUM J. The quick relaxation technique：Effect on pain associated with chest tube removal［J］. Appl Nurs Res，1999，12：196-205.

［12］ FRIESNER S A，CURRY D M，MODDEMAN G R. Comparison of two pain-management strategies during chest tube removal：relaxation exercise with opioids and opioids alone［J］. Heart Lung，2006，35：269-276.

［13］ LóPEZ-LóPEZ C，ROBLEDA-FONT G，FRADE-MERA M J，et al. Clinical practice guidelines of the american college of critical care medicine for the prevention and management of pain，agitation/sedation，delirium，immobility，and sleep disruption in adult patients［J］. Enfermería Intensiva（English ed.），2019，30（1）：38-42.

第六节　疼痛治疗的阶梯原则

1985 年，世界卫生组织（World Health Organization，WHO）提出了镇痛药物缓慢引入、逐渐滴定的简单模型，被称为疼痛治疗阶梯原则。它的基本原则是镇痛药物进阶式使用，根据患者的疼痛程度，从非阿片类药物开始，其次是"弱"阿片类药物，最后到"强"阿片类药物。WHO 的阶梯原则影响了全世界癌症疼痛治疗的临床实践和药物可用性政策实施。它主要包括以下五项基本原则：

（1）口服给药。

（2）按阶梯用药。根据患者的疼痛程度，有针对性地选择不同强度的镇痛药物。①轻度疼痛：可选 NSAIDs。②中度疼痛：可选用弱阿片类药物，且可合用非甾体抗炎药。③重度疼痛：可选用强阿片类药物，且可合用非甾体抗炎药。如果患者的疼痛类型包括有神经病理性疼痛，根据患者的情况可选用三环类抗抑郁药物或抗惊厥类药物及其他治疗措施。

（3）按时用药。按规定时间间隔规律性给予镇痛药，这可以有效地使血药浓度保持稳定的水平。

（4）个体化给药。根据患者的病情和疼痛程度调整剂量，制定个体化用药方案。

（5）注意具体细节。对使用镇痛药的患者要加强监护，密切观察其疼痛缓解程度和机体反应情况，注意药物联合使用的相互作用，及时采取必要措施，尽可能减少药物的不良反应,提高患者的生活质量。

阶梯镇痛原则发表后的几十年也见证了很多其他疼痛治疗措施的出现,这些措施包括辅助镇痛药以及介入、康复、心理和整合疗法。因此,有人也对阶梯原则进行了改良,提出了阶梯用药的第4阶梯:临床医师可考虑使用非药物性干预措施来治疗疼痛。

疼痛阶梯治疗原则为疼痛的阶梯式和系统性治疗提供了框架,也奠定了阿片类药物在疼痛治疗中的地位,但随着阿片类药物使用量的递增,不良后果随之增加,包括更高的成瘾率,认知功能障碍,普遍缺乏健康,生活质量差,影响内分泌造成激素改变以及较高的事故发生率等。并且很多细节已经过时,所以不再适宜作为循证或最佳的实践指南。例如,从药理学的角度来看,弱阿片类与强阿片类药物的区别存在争议,作为选择药物的依据值得商榷。此外,至少一项近期的随机临床试验发现,与可待因(或曲马多)联合或不联合对乙酰氨基酚相比,低剂量吗啡(最多 30mg/d)显著减轻了中度癌痛患者的疼痛,两组的耐受性相近,吗啡组起效更快。所以,临床应该辩证地对待该原则,取其精华去其糟粕,将其继续发挥光大。

ICU 患者的疼痛类型是高度个体化的,如急性疼痛、慢性疼痛、急性疼痛发展为慢性疼痛。按疼痛起源不同可分为躯体性、内脏性、神经病理性疼痛。疼痛在 ICU 患者中非常普遍。几乎所有的患者都会经历急性疼痛的反复发作,疼痛可能伴发于手术、侵入性操作或并发症。ICU 患者慢性疼痛的原因有很多,其发生率和严重程度因病情严重程度、住院时间、既往治疗、共存疾病以及其他因素而异。ICU 镇痛治疗的目的是让患者在治疗过程中感到舒适,尽可能地提高生活质量。秉持着"舒适至上"的原则,其带来的成瘾和其他的风险也被接受,但阿片类药物的过度使用也会在一定程度上对患者造成伤害。在 ICU 患者的镇痛治疗中,阶梯原则也同样适用。但考虑到 ICU 患者的特殊性,我们不能机械地将 ICU 患者的疼痛按照持续时间或病因分类,而应根据患者的疾病状态、心理情绪、环境、应激、持续时间、ICU 接受程度、对预后的期望和恐惧等因素综合考虑,将 WHO 的疼痛治疗阶梯原则进行一定的改进,使其更合理化、更适合 ICU 患者的使用。

一、给药方式

对于危重症患者,通常优选静脉给药。大部分 ICU 患者胃肠道功能受损,因此不易预计药物在胃肠道的吸收情况。如果患者经口或鼻胃管摄入耐受良好,口服镇痛药的液体制剂或速释型片剂也可能有效。皮下或肌肉给药时常出现在胃肠道吸收不稳定或吸收可能不充分的患者,尤其在存在组织水肿或局部灌注不足(如休克)的 ICU 患者中。

(一) 持续静脉输注
对未能快速缓解的持续性疼痛和/或反复静脉推注但对疼痛控制不佳的中-重度疼痛患者,可予以持续静脉输注阿片类药物的方法。通常情况下,先静脉推注,之后以低速率持续输注,然后逐步调整输注速率达到期望的镇痛效果,同时密切监测是否发生阿片类药物相关不良反应。若有需要,可静脉推注补充给药。

(二) 静脉推注

静脉推注阿片类药物可用于控制中度疼痛,并调整后续剂量。对于事件相关性疼痛(如更换敷料或侵入性操作等),可在引起疼痛的操作前静脉推注药物预先进行镇痛,并在操作过程中根据情况追加给药。

患者自控镇痛(patient-controlled analgesia,PCA)可用于清醒患者,以控制术后疼痛或其他可快速缓解的疼痛。该技术让患者可在临床医师预先设定的剂量限制范围内自行控制给药。必要情况下可设置持续的背景输注速率给药,以充分控制疼痛。

二、按阶梯用药

根据患者疼痛程度,可有针对性地选取不同强度的镇痛药物。

(一) 轻度疼痛

轻度疼痛可选用 NSAIDs。对于疼痛程度较轻的 ICU 患者,首先选用 NSAIDs。NSAIDs 可与其他镇痛药物联用,达到额外的镇痛效果。NSAIDs 有抗炎、镇痛和解热的特性。使用这类药物的每天最大剂量时需要考虑其副作用及相关风险,例如出血、已经存在的肾功能不全和高血压等。NSAIDs 可以单独使用或与阿片类药物联用。目前没有明确证据表明在阿片类药物中加入 NSAIDs 可以获益。在使用阿片类药物时,合用 NSAIDs,可以增强阿片类药物的镇痛效果,减少阿片类药物用量。用于治疗疼痛的 NSAIDs 包括:布洛芬,双氯芬酸,对乙酰氨基酚,吲哚美辛,塞来昔布等。其中,对乙酰氨基酚可作为有轻微疼痛,不需要阿片类药物或在犹豫是否需要使用阿片类药物的患者的一线治疗。对乙酰氨基酚血浆峰浓度大约出现在用药后 30~60min 内,每天剂量的限制取决于年龄和患者基础肝功能。对乙酰氨基酚可与阿片类药物联合使用;一些处方药同时含有对乙酰氨基酚和阿片类药物,以方便管理。然而,有研究指出,对乙酰氨基酚联合阿片类药物没有益处。尽管开始时使用对乙酰氨基酚来治疗轻度疼痛,但如果临床医师意识到单独使用对乙酰氨基酚不能达到足够的镇痛效果时,应立即更改为阿片类药物,以达到更好的镇痛效果。另外,对乙酰氨基酚在 ICU 患者中的应用受到肝功能的限制,特别是对于肝功能不全的患者需要谨慎。

(二) 中度疼痛

中度疼痛可选用弱阿片类药物或低剂量强阿片类药物,并可合用 NSAIDs。阶梯镇痛法提倡的概念是,一组阿片类药物应常规用于治疗中度疼痛(第 2 阶梯),而另一组阿片类药物应常规用于治疗重度疼痛(第 3 阶梯)。第 2 阶梯药物被称为"弱"阿片类(以可待因为代表),第 3 阶梯药物被称为"强"阿片类(以吗啡为代表)。虽然有药理学家建议取消"弱""强"阿片类药物的说法,按照受体对阿片类药物进行分类,但目前指南仍采用此类分类方法对阿片类药物的阶梯治疗进行管理。也有学者建议取消第 2 阶梯,因为弱阿片类药物对控制疼痛的作用很小。在中度疼痛的情况下,直接使用小剂量的强阿片类药物可能更有用(如每天口服 30mg 吗啡)。此外,根据一些作者的观点,应该有必要将治疗急性疼痛与治疗慢性疼痛的方法更具体地区分开。

(三) 重度疼痛

重度疼痛可选用强阿片类药,并可合用 NSAIDs。对于中至重度疼痛的患者,以及疼痛没有这么强烈但尝试单用 NSAIDs 后疗效不充分的患者,应使用阿片类药物。阶梯镇痛法表明,在第 2 阶梯和第 3 阶梯,使用含 NSAIDs 或其他药物的联合治疗来增强镇痛效果或治疗副作用是可能有益的。如果能达到良好的镇痛效果,且无严重的不良反应,轻度和中度疼痛都可考虑使用强阿片类药物。如果患者诊断为神经病理性疼痛,应首选三环类抗抑郁药物或抗惊厥类药物等。

三、辅助药物

辅助用药用于治疗伤害性疼痛,当与阿片类药物联合使用或单药治疗神经病理性疼痛时,可能具有累加作用。神经病理性疼痛影响了 ICU 患者,且相较于运动损伤,更常引起感觉损伤。临床医师应该知道如何最大化非阿片类药物的使用和最小化阿片类药物的使用,特别是长期住 ICU 的患者。两种常见的辅助药物包括抗抑郁药和抗惊厥药。

(一) 抗抑郁药

神经疾病的病理生理学很复杂,涉及去甲肾上腺素、5-羟色胺、阿片类和 NMDA 受体。因此,一些抗抑郁药可以对这些受体作用,有效的治疗神经病理性疼痛。5-羟色胺-去甲肾上腺素再摄取抑制剂(serotonin-norepinephrine reuptake inhibitor,SNRI)——主要对5-羟色胺能和去甲肾上腺素能神经元起作用,对胆碱能或组胺能受体作用甚微或没有作用。SNRI 的主要适应证为抑郁障碍和焦虑障碍,也用于慢性疼痛综合征,临床医师还用SNRI 治疗躯体变形障碍、强迫症和创伤后应激障碍。SNRI 包括去甲文拉法辛,度洛西汀,左旋米那普仑,米那普仑,文拉法辛。

1. **度洛西汀** 用于治疗慢性肌肉骨骼疼痛(包括骨关节炎引起的不适和慢性腰痛),糖尿病性周围神经病和纤维肌痛,以及重性抑郁、焦虑和压力性尿失禁。对于重度抑郁患者,初始剂量通常为 30mg/d,尽可能减少副作用,剂量 1 周后增至 60mg/d。与此同时,将初始剂量设为一次 60mg、每天 1 次,或 1 次 30mg、每天 2 次也是合理的。一直使用 SSRI的患者可以直接换为 60mg/d 度洛西汀,无需进行交叉逐渐减量。对于 60mg/d 度洛西汀治疗 4 周无效的患者,按照 30mg/周的增幅逐渐增加剂量,每 1~4 周增加 1 次剂量,最大剂量为 120mg/d(可单次给药 120mg/d,或 1 次 60mg、每天 2 次)。停药时推荐逐渐减量至停药,以免发生戒断症状。度洛西汀最常见的不良反应包括恶心、口干、失眠、嗜睡、便秘、乏力和头晕。度洛西汀应避免用于肾功能严重受损(肌酐清除率<30ml/min)、终末期肾病或肝功能受损的患者,慎用于闭角型青光眼、慢性肝病或酗酒患者。

2. 文拉法辛 可用于治疗急性和慢性神经病理性疼痛。在极低剂量时,文拉法辛具有类似于 SSRI 的活性,随着剂量增加,其作为 SNRI 的特性逐渐发挥作用。对于重度抑郁患者,文拉法辛速释型的初始剂量通常为 1 次 37.5mg、每天 2 次。2~4 周后无反应的患者应增加剂量,每天增量 2 次,每次增加 37.5mg,每 2~4 周观察疗效,若无反应则重复上述方案增量,直至推荐的最大剂量 375mg/d、分 2~3 次给药。临床紧急情况下,可每 4 天调整 1 次,每次增加 37.5mg、每天 2 次。对于肝功能受损、肾功能严重受损(肌酐清除率<30ml/min)或终末期肾病患者,初始剂量为一次 37.5mg、每天 1 次,以 37.5mg/d 的速率增量,至最大剂量 187.5mg/d、分 2 次给药。已有研究报道文拉法辛引起了少数患者心脏传导异常,而且引起血压升高;因此,对心脏病患者慎用文拉法辛。此外,由于可引起戒断症状,停用文拉法辛时应逐渐减量至停药。

3. 三环类抗抑郁药 虽然所有三环类抗抑郁药(tricyclic antidepressant,TCA)均没有针对疼痛治疗的适应证,但是许多 ICU 患者有伴随抑郁的慢性疼痛状态。若神经病理性疼痛的患者使用最大安全剂量的加巴喷丁或普瑞巴林仍不能缓解症状,则需改用三环类抗抑郁药。TCA 可分为叔胺类药物及其去甲基化的仲胺类衍生物。阿米替林是慢性疼痛中得到最广泛研究的 TCA,许多其他药物也已成功应用,包括多塞平、丙米嗪、去甲替林和地昔帕明。TCA 具有独立的镇痛作用,同时也能缓解与慢性疼痛有关的抑郁症状。当使用 TCA 治疗慢性疼痛时,剂量通常低于治疗抑郁的剂量。对于存在严重胃肠道功能障碍的患者,应避免使用 TCA,因为 TCA 可能加重此类症状。年龄较大的患者使用地昔帕明和去甲替林较安全;但起始剂量应减半,在缓慢增加剂量的过程中,应密切观察患者是否出现不良反应。国际疼痛研究协会(IASP)的指南推荐:对于缺血性心脏病或室性传导异常的患者,应谨慎使用 TCA;尽可能将剂量限制在 100mg/d 以下;对于 40 岁以上的患者,应进行心电图筛查。肾功能正常患者治疗神经病理性疼痛首选 TCA,但在 ICU 患者中,由于可能出现肾功能不全,TCA 的副作用更常见。TCA 的抗胆碱能、抗组胺能和抗肾上腺素能活性可导致口干、直立性低血压和嗜睡等副作用。由于 ICU 患者心血管疾病的负担较大,TCA 诱导的快速性心律失常也是该药用于 ICU 患者时存在的一个隐患。由于这些原因,TCA 被认为是治疗 ICU 患者神经病理性疼痛的二线药物。如果加巴喷丁/普瑞巴林或 TCA 对神经病理性疼痛无效,从对乙酰氨基酚开始,采用阶梯式方法来选用传统的镇痛药。

(二)抗惊厥药

自 20 世纪 60 年代以来,抗惊厥药已被用于治疗疼痛。美国 FDA 批准用于治疗神经病理性疼痛的 5 种药物中,有 3 种是抗惊厥药,即加巴喷丁、普瑞巴林和卡马西平。

1. **加巴喷丁**　加巴喷丁对非恶性神经病理性疼痛状态的治疗作用已经被证实。加巴喷丁结合至电压门控钙离子通道的 α_2-δ 亚基,抑制神经递质释放。加巴喷丁治疗应从低剂量开始,逐渐加量,一般起始剂量 100~300mg,口服,每天 1 次,逐步增量至 300~600mg,每天 3 次,最大剂量为 3 600mg/d(分 3 次给药)。

2. **普瑞巴林**　普瑞巴林是一种亲脂性 γ-氨基丁酸(gamma aminobutyric acid,GABA)类似物,以促进其扩散穿过血脑屏障。普瑞巴林的镇痛作用起效比加巴喷丁更快速,其逐步加量至全剂量所需的时间更短。普瑞巴林一般起始剂量 75~150mg,每天 2~3 次,最大剂量 600mg/d。

加巴喷丁和普瑞巴林均可产生剂量依赖性头晕和镇静,这些问题可通过使用更低的初始剂量并逐步缓慢调整剂量来减轻。若患者正在使用其他镇痛镇静药物,应慎用普瑞巴林和加巴喷丁。因为有报道显示加巴喷丁联合其他多模式镇痛或联合全身麻醉以及在老年患者中单用加巴喷丁容易发生呼吸抑制。一项纳入约 6 500 例患者的研究显示,使用阿片类药物的患者,同时使用普瑞巴林会升高阿片类药物相关死亡风险,并且升高幅度与普瑞巴林剂量相关,加巴喷丁联合使用阿片类药物也报道了类似结果。

(三) 其他抗惊厥药

其他抗癫痫药已被报道用于治疗多种疼痛性疾病,这些药物包括托吡酯、拉莫三嗪、左乙拉西坦、苯妥英钠、丙戊酸钠、唑尼沙胺、噻加宾和苯二氮䓬类药物氯硝西泮。在一般情况下,这些药物仅作为二线治疗,用于对其他药物无反应或不耐受的患者。

四、非药物干预措施

尽管阿片类药物是中至重度疼痛治疗的中坚力量,也有几种非药物策略可供患者选择。非药物性治疗涵盖了一系列治疗方法,可分为物理干预(包括理疗、针刺、整脊手法、按摩及其他方法)和心理教育干预,如认知行为治疗(cognitive-behavioral therapy,CBT)、家庭治疗、心理治疗和患者教育。

ICU 患者的疼痛是生理紊乱和心理紊乱共同作用的结果。因此,成功治疗需兼顾其所有方面。这应从以下方面开始:让患者知道目前可用的治疗方法,并了解每种方法的作用。在维持长期获益方面,联合治疗比任何单一治疗方法更有效。

(一) 认知行为治疗

CBT 是最常用于疼痛患者的行为医学疗法。CBT 同时涉及环境、行为和认知。CBT是结构化、以目标为导向、聚焦于问题并有时间限制(常为 10~20 次治疗)的疗法。患者学习其想法如何影响其疾病的症状,并学习如何调整这些想法。增加认知意识应与特定行为技术相结合。针对疼痛的 CBT 包含三个部分：患者教育、行为技能训练和认知技能训练。行为技能训练包括：与行为原理（如条件反射、强化、疼痛/疾病行为以及注意力训练）有关的教育，以及这些原理如何与疼痛和失能相互影响。在技能获得阶段，放松和呼吸控制训练特别有用，因为几乎所有患者都可轻松掌握。治疗疼痛的典型认知功能训练，从帮助患者了解自身认知反应系统开始。特别是，患者可学习监测触发其疼痛/应激的情境因素，以及当存在疼痛/应激时，他们在情感、行为和躯体方面的真实体验。

（二）生物反馈

系统评价发现，对于偏头痛和紧张型头痛的治疗，生物反馈表明是有效的，其对头痛发作频率的影响最大，并且对焦虑和药物摄入量也有显著影响。

（三）物理医学疗法

针对患者个体化定制的运动方案是理疗或技能训练计划的核心。拉伸是恢复正常关节活动度（range of motion，ROM）的一个关键内容。ROM 训练从被动训练（无随意肌收缩，完全依靠施加外力）到主动辅助训练（有部分随意肌收缩并施加外力）不等。当 ROM 恢复正常后，要着眼于肌肉训练（muscle conditioning）以改善稳定性、功能和疼痛。肌肉训练集中于三个方面：力量、耐力和再教育。

（四）神经调节疗法

用于镇痛的神经调节系统可分为四大类：体外外周、体内外周、脊髓和脊髓上（supraspinal）系统。体外外周系统又可进一步细分为表面系统和穿皮（percutaneous）系统。最常见的表面体外外周神经调节系统是 TENS。

（五）脊髓刺激

脊髓刺激（spinal cord stimulation，SCS）是一种脊髓神经调节镇痛系统，可用于治疗慢性神经病理性疼痛，这种疼痛可在神经或神经系统损伤后出现。SCS 是一种微创的可逆性治疗，可在实施临时筛查试验（用一个体外脉冲发生器来评估治疗效果和不良反应）后永久植入体内。在美国，实施 SCS 的最常见指征是背部手术失败综合征（failed back surgery syndrome）所致的慢性疼痛。SCS 也可用于复杂性局部疼痛综合征、难治性心绞痛和疼痛性外周血管疾病。

非癌性疼痛的介入操作包括：肋间神经阻滞、鞘内注射（硬膜外类固醇注射、选择性神经根注射、关节突关节内侧支神经注射）、枕神经注射以及多个其他周围神经注射。对于严格筛选的患者，注射可获得短期镇痛有助于进行理疗；然而，无明显证据表明注射可显著改善长期结局。

五、按时用药

按规定时间间隔规律性给予镇痛药。按时给药有助于维持稳定、有效的血药浓度。目前,控缓释药物临床使用日益广泛,以控缓释阿片药物作为基础用药的镇痛方法,在滴定和出现爆发痛时,可给予速释阿片类药物对症处理。

(一)阿片类药物

阿片类药物产生镇痛作用是通过作用于中枢和外周的 μ、κ 和 δ 型阿片样受体,从而抑制伤害性刺激信号的传递和疼痛知觉。阿片类药物是中、重度疼痛治疗的首选药物,包括机械通气患者在内的大多数 ICU 患者,静脉给予阿片类药物是非神经病理性疼痛的一线治疗。对于在 ICU 住院时间短的患者,可选用短效阿片类药物,例如吗啡即释片。对于在 ICU 住院时间长的患者,可选用长效阿片类药物,如吗啡缓释片、羟考酮缓释片、芬太尼透皮贴剂等。对于合并慢性疼痛的 ICU 患者,需要长期使用阿片类止痛药时,首选口服给药途径,有明确指征时可选用透皮吸收途径,也可临时皮下注射用药,必要时可自控镇痛给药。对于部分可交流且仅有轻至中度疼痛的危重患者,非阿片类镇痛药可能已足够,不需要补充阿片类药物。阿片类镇痛药物的疗效及安全性存在较大个体差异,特别是对于病情更为复杂的 ICU 患者,需要根据患者的情况逐渐调整剂量,以获得最佳剂量,称为剂量滴定。对于 ICU 患者,临床医师可以首选非处方镇痛药物控制疼痛,若无法充分控制疼痛,临床医师可选用第 2 阶梯或第 3 阶梯的阿片类药物。ICU 患者病情复杂,临床医师必须考虑患者之前的阿片类药物暴露情况,可能与阿片类药物相互作用的药物,以及患者的器官功能来确定阿片类药物的起始剂量。根据患者的疾病类型,严重程度以及患者疼痛持续的时间及类型,选择不同的给药方式及剂量。若患者为围手术期急性疼痛管理,目前常用的阿片类药物使用方法如下:

1. **吗啡**　静脉给药:每次 1~3mg,每 5 分钟 1 次,直到疼痛缓解,或者直到出现镇静、血氧饱和度<95% 或严重事件(如低血压、心率等)。初步实现疼痛控制后,静脉给药每次 1~3mg,每 3~4 小时 1 次,按需给予。肌内给药:按需给药,每 3~4 小时给予 5~10mg,但现已不再推荐使用肌内给药,尤其是反复肌内给药,因为这种给药方法会造成疼痛、吸收差异大和峰值效应出现时间延迟。皮下给药:目前很少使用,也不推荐使用,因为反复皮下给药会引起局部组织刺激、疼痛和硬化。

2. **氢吗啡酮**　静脉给药:每次 0.2~0.5mg,每 5 分钟 1 次,直到疼痛缓解,或者直到出现镇静、血氧饱和度<95% 或严重事件(如低血压、心率等)。初步实现疼痛控制后,静脉给药:每次 0.2~0.5mg,每 3~4 小时 1 次,按需给予。肌内给药:不推荐使用;该给药方式存在吸收差异,且峰值效应延迟出现。皮下给药:每次 0.8~1mg、每 3~4 小时 1 次。

3. **芬太尼**　芬太尼不会引起组胺释放,因此血流动力学不稳定或支气管痉挛时可能是首选。静脉给药：手术患者如果存在中度疼痛，可每5分钟给予25~50μg；如果为中度至重度疼痛，每2~5分钟给予50~100μg直到疼痛缓解，在那之后临床医师应该重新审视整体疼痛控制方案。在ICU，芬太尼常以持续静脉输注的方式为机械通气患者提供镇痛。持续使用芬太尼超过5天可能导致该药在脂肪组织中蓄积和镇静时间延长。舒芬太尼和阿芬太尼是芬太尼的衍生物。舒芬太尼似乎比芬太尼和阿芬太尼更少引起血流动力学不稳定性、呼吸抑制和胸壁僵直。瑞芬太尼可以被非特异性组织和血浆酯酶迅速水解。

如果患者疼痛为慢性疼痛，可按照指南进行滴定：以吗啡即释片为例，根据疼痛程度，拟定初始固定剂量5~15mg，每4小时1次；用药后疼痛不缓解或缓解不满意，应于1h后根据疼痛程度给予滴定剂量（表5-4），密切观察疼痛程度及不良反应。第1天治疗结束后，计算第二天药物剂量：次日总固定量=前24h总固定量+前日总滴定量。第2天治疗时，将计算所得次日总固定量分6次口服，次日滴定量为前24h总固定量的10%~20%。依法逐日调整剂量，直到疼痛评分稳定在0~3分。如果出现不可控的不良反应，疼痛强度<4，应该考虑将滴定剂量下调25%，并重新评价患者疼痛程度。

表5-4 剂量滴定增加幅度参考标准

疼痛强度（NRS）	剂量滴定增加幅度
7~10	50%~100%
4~6	25%~50%
2~3	≤25%

对于未使用过阿片类药物的中、重度癌痛患者，推荐初始用药选择短效制剂，个体化滴定用药剂量，当用药剂量调整到理想止痛及安全的剂量水平时，可考虑换用等效剂量的长效阿片类止痛药。对于已使用阿片类药物治疗疼痛的患者，根据患者疼痛强度，按照表5-4的标准进行滴定。对疼痛病情相对稳定的患者，可考虑使用阿片类药物控释剂作为背景给药，在此基础上备用短效阿片类药物，用于治疗爆发性疼痛。

如果患者的疼痛没有得到有效的控制，临床医师应仔细获得患者的疼痛史，以确定潜在问题。速释阿片类药物无法有效控制疼痛有两种主要可能性。第1个原因是剂量可能不足。如果单用的速释阿片类药物剂量完全不能缓解疼痛，且不会引起副作用，此药物剂量可以增加100%。如果该剂量可减轻中度疼痛，则可增加剂量50%。第2个原因是给药间隔过长。速释阿片类药物通常持续时间为2~4h，具体取决于代谢率，但是，在临床应用中通常每6小时给予1次。仅当速释阿片类药物单药使用（不与对乙酰氨基酚联用），且患者存在肝脏或肾脏功能不全时才6h给药1次。如果患者自述速释阿片类药物可以完全缓解疼痛，但镇痛效果仅持续2h，接下来的步骤是将按需给药（PRN）频率放宽1d或2d，以确定每天的阿片类药物总需求量，然后再添加长效阿片类药物。这通常比增加PRN剂量更有效，因为在这种情况下患者的问题并不是每剂PRN的剂量不充分，而是每次 PRN 剂量缓解的持续时间不足。值得注意的是,出于安全原因考虑,患者应在当前使用的阿片类药物达到稳态之后进行额外的药物滴定。药物需要 4~5 个半衰期才能达到稳态,因此速释阿片类药物在大约 24h 内达到稳态,而缓释类阿片药物大约需要 2~3d 达到稳态。美沙酮达到稳态的时间至少 5d。长效阿片类药物永远不要在达到稳态时间之前调节。

对 ICU 患者而言,与按需给药或反应性给药(即当患者陈诉疼痛时给药)相比,持续或定期给药或患者自控给药能够达到更一致的疼痛控制。我国常用的长效阿片类药物包括吗啡缓释片、羟考酮缓释片、芬太尼透皮贴剂等。在应用长效阿片类药物期间,应当备用短效阿片类止痛药。当患者因病情变化,长效止痛药物剂量不足时,或发生爆发性疼痛时,立即给予短效阿片类药物,用于解救治疗及剂量滴定。解救剂量为前 24h 用药总量的 10%~20%。每天短效阿片解救用药次数大于 3 次时,应当考虑将前 24h 解救用药换算成长效阿片类药按时给药。阿片类药物之间的剂量换算,可参照换算系数表(表 5-5)。换用另一种阿片类药时,仍然需要仔细观察病情,并个体化滴定用药剂量。

表 5-5　阿片类药物剂量换算表

药物	非胃肠给药	口服	等效剂量
吗啡	10mg	30mg	非胃肠道:口服=1:3
可待因	130mg	200mg	非胃肠道:口服=1:1.2 吗啡(口服):可待因(口服)=1:6.5
羟考酮	10mg		吗啡(口服):羟考酮(口服)=1.5~2:1
芬太尼透皮贴剂	25μg/h (透皮吸收)		芬太尼透皮贴剂 μg/h,每 72 小时 1 次 剂量=1/2×口服吗啡 mg/d 剂量

如需减少或停用阿片类药物,则采用逐渐减量法,即先减量 30%,两天后再减少 25%,直到每天剂量相当于 30mg 口服吗啡的药量,继续服用两天后即可停药。

(二) 不良反应防治

阿片类药的不良反应主要包括便秘、恶心、呕吐、嗜睡、瘙痒、头晕、尿潴留、谵妄、认知障碍、呼吸抑制等。除便秘外,阿片类药物的不良反应大多是暂时性或可耐受的。应把预防和处理阿片类止痛药不良反应作为止痛治疗计划的重要组成部分。恶心、呕吐、嗜睡、头晕等不良反应,大多出现在未使用过阿片类药物患者的用药最初几天。初用阿片类药物的数天内,可考虑同时给予甲氧氯普胺(胃复安)等止吐药预防恶心、呕吐,如无恶心症状,则可停用止吐药。便秘症状通常会持续发生于阿片类药物止痛治疗全过程,多数患者需要使用缓泻剂防治便秘。出现过度镇静、精神异常等不良反应,需要减少阿片类药物用药剂量。用药过程中,应当注意肾功能不全、高钙血症、代谢异常、合用精神类药物等因素的影响。

六、个体化给药

个体化给药指按照患者病情和对镇痛药物的反应,制订个体化用药方案。使用阿片类药物时,由于个体差异,阿片类药物无理想标准用药剂量,应当根据患者的病情,疼痛程度、性质,正在接受的治疗,伴随的疾病情况等,合理选择镇痛药物和辅助药物,个体化调整用药剂量、给药频率,以期获得最佳镇痛效果,减少不良反应发生。同时,还应鉴别是否有神经病理性疼痛的性质,必要时考虑联合用药可能。最开始,WHO 阶梯原则是单向的。从最低步骤的 NSAIDs 开始,包括 COX 抑制剂或对乙酰氨基酚,然后根据患者的疼痛程度向阿片类药物前进。WHO 更新后的版本更侧重于患者的生活质量,阶梯原则更倾向于一种双向方法,同时也扩展了治疗急性疼痛的策略。对于急性疼痛,最强的镇痛药(针对该强度的疼痛)是初始治疗,后来逐渐减弱,而对于慢性疼痛,则采用从下到上的逐步方法。但是,在慢性疼痛缓解的情况下,临床医师还应提供降级服务。

七、注意具体细节

对使用镇痛药的患者要加强监护,密切观察其疼痛缓解程度和机体的反应,注意药物联合应用的相互作用,并及时采取必要措施尽可能减少药物的不良反应,以期提高患者的生活质量。在治疗过程中,患者及家属的理解和配合至关重要,应当有针对性地开展镇痛知识宣传教育。重点宣教以下内容:鼓励患者主动向医护人员描述疼痛的程度;镇痛治疗是 ICU 综合治疗的重要部分,忍痛对患者有害无益;多数疼痛可通过药物治疗有效控制,在疼痛治疗时应用药物引起成瘾的现象极为罕见;应鼓励患者保持动力,并对其任何进步表示赞赏;应当确保药物安全放置;镇痛治疗时要密切观察疗效和药物的不良反应,随时与医务人员沟通,调整治疗目标及治疗措施。

(傅 敏 钟 西)

参考文献

[1] VENTAFRIDDA V,SAITA L,RIPAMONTI C,et al. WHO guidelines for the use of analgesics in cancer pain [J]. Int J Tissue React,1985,7(1):93-96.

[2] DWORKIN R H,O'CONNOR A B,BACKONJA M,et al. Pharmacologic management of neuropathic pain:evidence-based recommendations [J]. Pain,2007,132(3):237-251.

[3] MOULIN D E,CLARK A J,GILRON I,et al. Pharmacological management of chronic neuropathic pain-consensus statement and guidelines from the Canadian Pain Society [J]. Pain Res Manag,2007,12(1):13-21.

[4] DEVLIN J W,SKROBIK Y,GÉLINAS C,et al. Clinical practice guidelines for the prevention and

management of pain, agitation/sedation, delirium, immobility, and sleep disruption in adult patients in the ICU [J]. Crit Care Med, 2018, 46 (09): e825-e873.

[5] VADALOUCA A, MOKA E, ARGYRA E, et al. Opioid rotation in patients with cancer: a review of the current literature [J]. J Opioid Manag, 2008, 4 (4): 213-250.

[6] ATTAL N, CRUCCU G, BARON R, et al. EFNS guidelines on the pharmacological treatment of neuropathic pain: 2010 revision [J]. Eur J Neurol, 2010, 17 (9): 1113-e88.

[7] CASCELLA M, MUZIO M R, VISCARDI D, et al. Features and role of minimally invasive palliative procedures for pain management in malignant pelvic diseases: a review [J]. Am J Hosp Palliat Care, 2017, 34 (6): 524-531.

[8] KANPOLAT Y. Percutaneous destructive pain procedures on the upper spinal cord and brain stem in cancer pain: CT-guided techniques, indications and results [J]. Adv Tech Stand Neurosurg, 2007, 32: 147-173.

[9] CAHANA A, MAVROCORDATOS P, GEURTS J W, et al. Do minimally invasive procedures have a place in the treatment of chronic low back pain? [J]. Expert Rev Neurother, 2004, 4 (3): 479-490.

[10] 中华人民共和国卫生部(卫办医政发〔2011〕161号). 癌症疼痛诊疗规范(2011年版)[J]. 临床肿瘤学杂志, 2012, 17 (02): 153-158.

[11] 中华人民共和国国家卫生健康委员会(国卫办医函〔2018〕734号). 癌症疼痛诊疗规范(2018年版)[J]. 临床肿瘤学杂志, 2018, 23 (10): 937-944.

第六章

疼痛相关的痛觉过敏、依赖及戒断症状

阿片类药物是 ICU 中最常用的镇痛药物，在消除患者的各种不适、降低应激反应及保护器官中发挥重要作用。部分重症患者，如严重多发创伤、重度 ARDS、重症急性胰腺炎患者等，可能会长期暴露于大量阿片类药物。随着用药时间的延长，患者可能会出现药物耐受、依赖、痛觉敏化、戒断等症状，这些症状有时并不典型，与原发病的进程相互交织，容易被忽略，然而，这些问题如果得不到及时、正确的处理，有可能会加重原发病。

阿片类药物所致的耐受、依赖、痛觉敏化等多种不良反应产生和发展的过程，本质是细胞水平一系列生理、生化过程变化的结果，是机体内部适应和暂时不适应相互转化的表现，机制复杂，涉及多系统，多部位，多途径，多递质及多信号转导通路。目前研究主要集中在中枢神经递质的调控及阿片受体的后效应（第二信使、信号传导等）。目前认为阿片类药物导致的多种反应的主要机制为药物反复或长时间刺激受体引起受体的脱敏、受体表达量下降，导致下游产生的信号强度降低，细胞内信号系统产生适应性调节。炎症反应及应激等特有因素同样参与不良反应的发生，我们将对以上反常的精神行为，从定义、诊断、发生机制及治疗这几个方面展开叙述。

第一节　阿片类药物所致的痛觉敏化、耐受、依赖及戒断

一、阿片诱导的痛觉敏化

(一) 定义

阿片诱导的痛觉敏化（opioid induced hyperalgesia，OIH）是指患者在接受

阿片类药物后出现对伤害性刺激敏感性增高,出现异常疼痛或者使原先的疼痛加剧。患者出现 OIH 常见于以下几种情况:①接受疼痛程度较高的手术;②使用短效阿片类药物,如瑞芬太尼;③使用极高剂量或极低剂量的阿片药物。

(二) 分型

根据敏化部位不同,OIH 分为两个亚型:原发性痛觉敏化和继发性痛觉敏化。原发性痛觉敏化表现为对损伤刺激区域产生夸大的痛觉反应;继发性痛觉敏化表现为对损伤区域外的刺激也能产生更重痛觉反应。根据组织对不同刺激的感受分类,OIH 分为机械痛觉敏化和热痛敏化,冷痛敏化。大量研究证实,吗啡、芬太尼及瑞芬太尼均可导致机械痛觉敏化。热痛敏化的产生与给药时机及时间有一定关系,长时间反复注射阿片类药物可导致热痛敏化。目前阿片类药物是否导致冷痛觉敏化的研究尚无统一定论。

(三) 诊断

OIH 目前尚无明确的诊断标准及方法,需要临床医师根据患者阿片类药物用量、临床症状及主观表达等进行综合判断,同时与急性耐受及急性依赖等相鉴别。定量感觉测定(quantitative sensory testing,QST)是目前用于辅助诊断 OIH 的方法,OST 对药物使用前、使用后或接受刺激前、后刺激反应值的构成比进行系统测定。目前有许多类型的感觉检查仪可以定量检测人体感觉阈值变化情况,因方法学争论,在临床上尚未广泛使用,仅应用在研究的数据及统计分析阶段。研究发现存在 OIH 的患者痛阈降低,而阿片耐受没变化。

(四) 发生机制

OIH 的发生与阿片类药物导致伤害性刺激感受通路敏化,从而使机体对疼痛敏感性增高有关。①中枢谷氨酸能系统活化:谷氨酸是中枢神经系统中的兴奋性神经递质,阿片药物激活 N-甲基-D-天冬氨酸(N-methyl-D-aspartic acid,NMDA)受体通路,使兴奋性氨基酸(excitatory amino acids,EEAs)及内源性神经肽(如 P 物质)增多,导致患者疼痛敏感增加,氯胺酮作为非选择性 NMDA 受体拮抗剂,可以减轻低剂量阿片诱导的痛觉过敏反应。②抑制性神经递质(如 γ-氨基丁酸,GABA)受体减少:输注芬太尼诱发 OIH 的大鼠模型中可发现神经元胞体及突起中的 GABA 含量下降,增加了锥体神经元对突触前刺激的易感性。μ 受体功能改变,由抑制性向兴奋性转变,促进伤害性信号的转导,增加 OIH 的发生。

(五) 防治方法

1. **调整药物使用剂量及撤药策略** 来自重症患者的研究相对较少,麻醉的研究可能会有一定的借鉴意义。多项研究证实全麻术中使用瑞芬太尼在 $0.1\sim0.3\mu g/(kg\cdot min)$ 范围之间或者累计使用超过 $40\mu g/kg$ 均会增加术后 OIH 的发生;多项前瞻性研究发现术中使用瑞芬太尼在术后避免突然停药并逐渐撤退可以预防术后 OIH 的发生。

2. **阿片类药物轮替使用** 有研究表明给予不同的阿片类药物通常能增强镇痛效果，减少单种药物使用剂量，从而减少耐受等不良反应。这可能与不同种类阿片药物与阿片受体亚型交替结合有关。

3. **非阿片类药物的使用** 应用非甾体抗炎药（NSAIDs），如选择 COX-2 抑制剂抑制痛觉超敏的发生，已作为术后多模式镇痛方案的组成部分。

二、阿片耐受

(一) 定义

阿片耐受（opioid tolerance, OT）是指长期使用阿片类药物导致的药物镇痛效力逐渐降低，通常需要增加剂量才能维持最初的镇痛效果。此不良反应的发生机制与阿片受体介导的抗伤害性感受通路的脱敏有关，OT 和 OIH 虽然在发生机制上不完全相同，但临床上发生 OIH 和 OT 的患者均表现为对阿片类药物的需求量增加，所以二者很难鉴别，OIH 常表现为新发疼痛或者疼痛性质改变，增加药物缓解不明显；而 OT 不会出现以上表现。

(二) 治疗方法

阿片耐受的治疗方法包括：补充应用非阿片类镇痛药物和/或使用其他疼痛控制方案（如区域麻醉技术和非阿片类药物），也可以采用轮换使用阿片类药物的方法，但该方法证据相对较少。

三、阿片类依赖及戒断反应

(一) 定义

阿片类依赖（opioid dependence）是指长期大量使用阿片类药物可导致患者依赖（包括躯体依赖和精神依赖）。重症患者很少发生精神依赖，当重症患者生理上依赖阿片类物质镇痛，快速减量或突然停止使用阿片类物质时，尤其是使用较高日剂量的患者，可发生自发性阿片类物质戒断反应（opioid abstinence reaction），即撤药综合征。根据阿片类药物的半衰期，戒断反应一般发生在最近一次使用药物后 6~48h，戒断症状通常在发作 24~48h 内达到峰值，但也可持续数日。据报道，阿片类获得性撤药综合征（iatrogenic opioid withdrawal，IWS）IWS 在 PICU 中发病率为 10%~57%，在某些医院成人 ICU 中发病率为 16%~30%，但尚无大样本流行病学数据。阿片类药物撤药综合征的发生目前认为与药物累计暴露剂量、使用时间及快速撤药有关，但仍无定论。IWS 的发生不仅导致患者身心痛苦，导致更多的镇静药物使用，且增加患者住院时间及病死率。

(二)诊断

目前关于 IWS 的诊断,在临床上已经有全套儿童 IWS 的临床评分量表,应用量表评分法有助于区分病情的轻重,指导治疗和调整药物剂量。Finnegan 评分法包括 31 项,较为复杂,0~7 分表示轻度,8~11 分表示中度,12~15 分表示重度撤药反应。Ostrca6 级标准较为简单,目前美国儿科医学学会推荐 Lipsite11 项评分法,详见表 6-1。而成人目前尚无统一诊断标准,研究发现使用 CAM-ICU 评估发生 IWS 的患者,发现谵妄发生率高达 44%,谵妄与撤药综合征是否有相关性,需进一步研究。

表 6-1 Lipsite 新生儿撤药综合征评分

症状	0	1	2	3
肢体颤抖	无	饥饿或打扰时略有增加	中度或明显颤抖,喂哺或舒适着时消失	明显或持续的颤抖,向惊厥样运动发展
激惹	无	略有增加	饥饿或打扰时中度至重度增加	未打扰时明显激惹
反射	正常	增强	明显增强	
粪便性状	正常	喷射式但频率正常	喷射式每天 8 次以上	
肌张力	正常	增强	紧张	
皮肤擦伤	无	膝、肘部发红	皮肤擦破	
呼吸频率/(次·min^{-1})	<55	55~75	76~95	
反复打喷嚏	无	有		
反复打哈欠	无	有		
呕吐	无	有		
发热	无	有		

(三)临床表现

阿片类依赖的临床表现包括:①胃肠道不适-患者会出现喂养不耐受,腹部痛性痉挛、腹泻、恶心和/或呕吐;②流感样症状,如流泪、鼻溢、出汗、寒战、立毛(起鸡皮疙瘩);③交感神经和中枢神经系统兴奋(瞳孔散大)、轻度高血压和心动过速、焦虑、易激惹、失眠、躁动、震颤等。④其他,包括打哈欠、打喷嚏、厌食、头晕、肌痛、关节痛、腿部痛性痉挛等。患者偶尔也可出现低热和触觉过敏。部分患者可因不耐受体内儿茶酚胺短时间内的激增而出现血流动力学不稳定,甚至可危及生命。

(四)治疗和预防方法

治疗达到疼痛评分目标时,阿片类药物剂量应逐渐减量(每 1~4 天减少 10%~20%

剂量):研究推荐芬太尼日用量≥1.5mg/kg或者持续使用5天,发生撤药反应的概率为50%,若日用量≥2.5mg/kg或者持续使用9天,100%发生撤药反应,所以对于以上高危人群撤药时需逐渐减量,对于低危人群使用时间5~7天时可以尽快撤药(每6~8h减少10%~15%);尽早开始每天间断给药(非持续泵入)或患者自控的镇痛模式;当临床怀疑出现戒断反应时,应暂时增加剂量,或使用长效阿片类药物,目前推荐美沙酮和丁丙诺啡进行过度治疗。美沙酮10mg肌内注射或20mg口服,丁丙诺啡4~8mg舌下含化,若30~60min症状仍不缓解,考虑给予第二剂最高剂量24mg。若患者合并有胃肠道反应对症处理,若患者存在焦虑、烦躁等神经系统症状,可考虑给予苯二氮䓬类(如地西泮)。

(五) 可能的发生机制

1. **阿片依赖及戒断主要解剖结构及神经递质** 既往研究表明,与依赖、耐受及戒断相关的主要解剖结构部位集中在脑干及脊髓,较为重要的是中脑-边缘的多巴胺系统,中脑-边缘多巴胺系统通路由腹侧被盖区(ventral tagmental area,VTA)多巴胺(DA)神经元胞体和它的纤维投射部位伏隔核(nucleus accumbens,NAc)及内侧前额皮质(medial prefrontal cortex,mPFC)组成,其中VTA和NAc是多种奖赏效应的共同通路,是中脑-边缘系统多巴胺通路中最重要的两个核团。Mansour发现此部位阿片受体分布密度高,不同阿片类物质作用于中脑-边缘系统,引起DA释放产生奖赏作用,产生欣快感与满足感,从而产生药物依赖。VTA内除存在极其丰富的多巴胺能神经元外,还含有γ-氨基丁酸(GABA)及谷氨酸能神经元,阿片类药品可通过激动γ-氨基丁酸(GABA)能中间神经元从而抑制该神经元,进而解除GABA能神经元对DA神经元的紧张性抑制,激活DA神经元,促进DA释放,产生效应。蓝斑核(locus coeruleus,LC)是中枢神经内最大去甲肾上腺素(norepinephine,NA)能神经核团,研究发现NA含量与戒断症状严重程度成正比;痛觉敏化与中脑边缘系统多巴胺系统功能增强。

2. **阿片依赖及戒断的主要受体及其信号转导通路** 关于阿片受体的研究,我们所知目前脑内存在三种阿片受体,各种阿片受体的分布及药理均不同,介导阿片依赖或戒断的μ阿片受体分布于以上这些重要的神经核团内。研究发现,敲除μ阿片受体的大鼠对吗啡不产生痛敏、镇痛耐受、位置偏爱和身体依赖作用,给予纳洛酮也不出现戒断综合征。所以μ阿片受体是参与镇痛和介导成瘾相关性最强的受体。阿片受体脱敏、内化及下调是阿片类受体耐受和依赖的主要机制。长期反复使用大剂量阿片类药物引起受体表达量下降,考虑与细胞膜上阿片受体内化有关,已有研究证实吗啡诱导阿片受体内化与配体脱离导致耐受产生。阿片受体后第二信使系统(如腺苷酸环化酶AC、cAMP、Ca^{2+}和NO等)介导的神经系统磷酸化作用以及与阿片受体偶联的G蛋白在阿片依赖和戒断中具有重要作用。受体与G蛋白解耦联,cAMP抑制作用减弱,导致细胞内cAMP水平的升高,cAMP依赖的蛋白激酶磷酸化导致阿片受体的脱敏,表现出对受体激动剂的反应性减弱,当骤然撤药时,就会出现戒断症状;研究证实阿片耐受及依赖的过程伴随蛋白激酶PKC、PKA活性增高,PKA 可以引起与阿片依赖和耐受有关的 N-甲基-D-天门冬氨酸(NMDA)受体磷酸化,从而加剧了阿片依赖和耐受的产生。Ca^{2+}通道关闭,K^+通道开放,使靶细胞发生超级化抑制,LC 神经元放电率降低。而戒断时,LC 神经元失去了吗啡控制,放电增高,导致NA 等神经递质释放增多,研究证实,使用钙通道拮抗剂(维拉帕米)能改善阿片类戒断综合征症状。

研究发现重症患者的痛敏比普通患者更加严重,考虑与炎症、感染、应激及阿片药物使用均有相关性。急性应激导致应激性镇痛,若持续交感神经过度活动可导致应激性痛觉过敏。重复应激也可导致中枢和外周白细胞启动和炎症介质的释放,引起过度的疼痛行为。也有研究证实拮抗或敲除 toll 样受体可以减轻痛觉过敏。应激还可诱导免疫细胞释放炎症因子,糖皮质激素释放及胶质细胞活化,可导致神经炎症,可夸大疼痛行为、耐受性和阿片类药物引起的痛觉过敏,造成剂量增加和疼痛恶化的恶性循环。

第二节　非阿片类以镇痛药物的耐受、躯体依赖及戒断反应

目前,有许多药物应用于 ICU 患者的镇静镇痛治疗,我们在这里仅讨论常用的几种药物。

(一) 苯二氮䓬类药物

苯二氮䓬类药物的耐受、躯体依赖及戒断反应在成人及儿童中均有相应报道,临床主要表现为幻视,好斗及癫痫发作,心率增快,胃肠道不适,症状在复用后消失。累积使用咪达唑仑≥60mg/kg 会导致苯二氮䓬类药物撤药反应增加。长期联合使用苯二氮䓬类药物和阿片类药物可加重阿片类药物的耐受及痛觉过敏,因此临床上应减少苯二氮䓬类药物使用。

(二) 氯胺酮

因为临床上较少使用氯胺酮进行持续镇痛镇静,所以氯胺酮引起的戒断症状鲜有报道,但氯胺酮因为其较好的镇痛效果,在 ICU 以外的区域实施有创操作和检查过程中较多被使用,有些学者发现在反复多次使用后,某些患者达到同样的镇痛级别需要增加药物剂量及睡眠时间缩短等药物耐受情况。

(三) 丙泊酚戒断

回顾性研究发现,危重患者长时间使用丙泊酚后突然撤药会出现急性戒断症状,与药物剂量有相关性,日剂量>1g 患者更容易出现。

大部分戒断症状和体征都是相同,仅在不同药物有细微差别。发生戒断症状的时间

与药物或者活性产物半衰期有关,幻听和幻视好发于使用阿片类、苯二氮䓬类、巴比妥类药物和吸入麻醉机的患者,长期耳鸣会持续6~8个月。半衰期较短的药物(如丙泊酚和芬太尼等)戒断症状出现的时间在中断药物后很快出现,半衰期长的药物(如地西泮)会在数日后出现,若肝肾功能不全仍会推迟症状出现。戒断症状不应被过度诊断,而应该作为排除诊断,予以重视。研究学者发现联合使用咪达唑仑及丙泊酚,年轻人,女性,低白蛋白水平及同时合用茶碱类药品是发生撤药反应的高危因素。

ICU医师需要对镇痛管理提高认识,积极处理镇痛药物的不良反应。制订积极的治疗策略,基础研究已经开始揭示细胞对药物的耐受和依赖机制,并对延缓这些机制的发展提供了一些见解,虽然受限于临床的应用,但对于临床医师需引起重视,早期识别,制订恰当的治疗策略,对护理,患者家庭及全社会进行正确教育,规范镇痛药物使用。

(董薇 薄虹 廖雪莲)

参考文献

[1] KIM S H,STOICEA N,SOGHOMONYAN S,et al. Remifentanil-acute opioid tolerance and opioid-induced hyperalgesia:a systematic review [J]. Am J Ther,2015,22(3):e62-74.

[2] MAUERMANN E,FILITZ J,DOLDER P,et al. Does Fentanyl lead to opioid-induced hyperalgesia in healthy volunteers?:a double-blind,randomized,crossover trial [J]. Anesthesiology,2016,124(2):453-463.

[3] COMELON M,RAEDER J,STUBHAUG A,et al. Gradual withdrawal of remifentanil infusion may prevent opioid-induced hyperalgesia [J]. Br J Anaesth,2016,116(4):524-530.

[4] FLETCHER D,MARTINEZ V. Opioid-induced hyperalgesia in patients after surgery:a systematic review and a meta-analysis [J]. Br J Anaesth,2014,112(6):991-1004.

[5] AROUT C A,EDENS E,PETRAKIS I L,et al. Targeting opioid-induced hyperalgesia in clinical treatment:neurobiological considerations [J]. CNS Drugs,2015,29(6):465-586.

[6] WEBSTER L R,FINE P G. Review and critique of opioid rotation practices and associated risks of toxicity [J]. Pain Med,2012,13(4):562-570.

[7] MANSOUR A,FOX C A,AKIL H,et al. Opioid-receptor mRNA expression in the rat CNS:anatomical and functional implications.Trends in Neurosciences,1995,18(1):22-29.

[8] Barrios M,Baeyens J M. Differential effects of L-type calcium channel blockers and stimulants on naloxone-precipitated withdrawal in mice acutely dependent on morphine.Psychopharmacology,1991,104(3):397-403.

[9] MARTYN J A J,MAO J,BITTNER E A. Opioid tolerance in critical illness [J]. N Engl J Med,2019,380(4):365-378.

第七章

重症患者的疼痛管理分论

第一节　机械通气患者的镇痛

一、概述

机械通气的基本目标是改善氧合、减少呼吸做功和改善患者舒适度,镇痛治疗是机械通气患者支持治疗的重要组成部分。2013 年美国 ICU 患者镇痛镇静指南(iPAD)、2018 年美国 ICU 成人疼痛、躁动/镇静、谵妄、制动及睡眠中断管理指南(PADIS)以及 2018 年中国重症患者镇痛镇静指南,均重点强调了重症镇痛治疗的重要性。然而,机械通气患者常常存在镇痛不足的情况,其主要原因有:气管插管患者常进行持续镇静治疗,不便于正确评估疼痛;气管插管或中枢神经系统疾病患者难以准确评估疼痛,包括是否存在疼痛、疼痛的位置及程度;内科患者因没有外科疼痛或有创操作而易于忽视疼痛管理。一项国际多中心临床研究调查发现,在患者机械通气期间,镇痛药物使用的比例由 45% 上升到 62%,部分地区高达 79%,然而机械通气患者早期发生显著疼痛(BPS>5)而未能有效控制的比例仍高达 20%,这部分患者的病死率显著增加、机械通气时间显著延长。

为改善机械通气患者舒适度,应秉承镇痛优先的原则,关注整个围机械通气期,对可能引发疼痛的相关因素进行分析,实施药物及非药物干预,减轻患者疼痛发生率及疼痛程度,管控镇痛治疗的不良反应,保证镇痛治疗的有效性与安全性。

重症患者普遍经历疼痛,主要包括静息痛和操作痛。静息痛主要包括气管插管刺激、持续制动、外科伤口疼痛、内脏痛等。而操作痛则包括血管穿刺、采血、翻身、呼吸训练、早期运动、更换床单、口腔护理等操作引起的疼痛,这些操作痛在正接受持续镇痛镇静治疗的机械通气患者中更容易被忽视。

(一) 气管插管

机械通气患者建立气管插管时使用喉镜和气管导管所产生的刺激是一种极度强烈的伤害性刺激,可引发强烈的交感兴奋,表现为高血压和心动过速。气管插管还会引起气道痉挛和咳嗽,从而加重原有的哮喘、急性呼吸衰竭等。一项多中心观察性研究发现,在急诊和 ICU 快速顺序诱导患者中有 11% 的患者使用了芬太尼作为诱导前用药。阿片类药物能明显抑制插管引起的高血压和心动过速,其中舒芬太尼和阿芬太尼更加有效,使用以芬太尼为基础的快速顺序诱导与传统的依托咪酯+司可林方案比较,喉镜暴露和插管时高血压的发生率明显下降,但三种药物引起的急诊创伤患者快速顺序诱导插管中的心血管反应并无统计学差异。插管前的各种应激反应同样会诱发重症患者强烈的交感输出而产生心动过速和血压变化,插管抑制这些生理应激后可能会暴露原有的相对低血容量和/或血管扩张而引起插管后低血压,严重的休克状态时需要警惕阿片类药物抑制交感代偿反应而引发循环衰竭。快速推注阿片类药物还可能引起胸壁僵硬,必要时需使用肌松剂。氯胺酮由于兼具遗忘、镇痛、拟交感、扩张支气管、扩张脑血管等作用,因而适用于哮喘持续状态、COPD 患者,冠心病、颅内高压是其使用的禁忌证,本品受我国毒麻药品管制,因而临床使用经验有限。也有使用利多卡因抑制插管高血压反应。

(二) 机械通气维持

由于静息痛和操作痛在机械通气患者中频繁发生,患者机械通气期间通常需要持续镇痛镇静。早期研究发现,机械通气患者第 2、4、6 天的镇痛比例分别达到 90%、80%、74%,均高于镇静的比例 72%、56%、49%,给药方式 90% 以上为连续静脉输注,使用最频繁的药物是舒芬太尼和芬太尼,吗啡和瑞芬太尼比例较低,而且有 35% 的患者使用了非阿片类镇痛药物。

(三) 操作痛的预镇痛治疗

胸腔引流管拔除、伤口引流管拔除与动脉穿刺是疼痛强度最高的三个操作,疼痛发生频次最高的分别是翻身、气管内吸引、运动及呼吸训练。2007 年,Payen 等进行的一项多中心观察性临床研究显示,ICU 患者机械通气期间评估操作痛的比例仅为 35%,评估操作痛后得到治疗的比例仅为 21%~22%。Robleda 等研究证实,在机械通气患者翻身前使用芬太尼(内科 1μg/kg,外科患者 1.5μg/kg)可以减少翻身相关疼痛。

(四) 镇痛性镇静

镇静治疗是气管插管机械通气重症患者治疗的重要组成部分,但持续镇静会延长机械通气时间,每天中断镇静可减少机械通气时间,还可减少创伤后应激综合征、呼吸机相关性肺炎、消化道出血等并发症。按照这一理论,将镇静的程度和时间降至最低将可进一步缩短机械通气时间。1999年,Strøm等提出了气管插管机械通气患者无镇静方案,患者接受静脉间断推注吗啡,但不输注镇静剂和镇痛剂,所以这一方案并不是真正的"无镇静",而是基于镇痛的镇静,也被称为镇痛性镇静(analgo-sedation)。有几项随机对照临床研究验证了镇痛性镇静的临床意义,结果发现镇痛性镇静策略将缩短撤机时间、机械通气时间、ICU治疗时间,降低患者谵妄的发生率。一项前后对照质量改进研究也证实,镇痛性镇静可以减轻镇静深度、改善疼痛管理和缩短机械通气时间。

(五)人机不同步

虽然机械通气可以改善患者氧合、减少呼吸做功、改善患者舒适度,但是也可以引起人机不同步。人机不同步可以发生在呼吸机触发、送气和切换几个不同时相,而表现为不同的人机不同步形式,包括自动触发、双触发、反向触发、流速不匹配、切换过早/延迟等。人机不同步的发生率为10%~85%,虽然参数设置不合理是一个因素,镇痛也非常重要,加强镇痛镇静后,人机不同步指数从41%下降至27%。同时也需关注镇痛镇静不当可能诱发人机不协调,有研究发现持续输注芬太尼并浅镇静时发生反向触发,可能原因是气道漏气所致。

(六)缓解呼吸窘迫

ICU内的重症患者呼吸困难发生率高达47%,其发生率比疼痛略高,机械通气患者呼吸困难发生率类似。机械通气患者的呼吸困难程度随着潮气量的下降而增加。护士明显低估了呼吸困难的发生率,而且针对中重度呼吸困难也不会增加阿片类药物治疗,因而呼吸困难的管理难度要高于疼痛。调整呼吸机参数可以缓解约三分之一的患者的呼吸困难,调整后呼吸困难缓解者短期成功撤机率也高于未缓解者。阿片类药物广泛用于治疗机械通气患者呼吸困难,可通过降低呼吸频率延长呼气时间,减少动态过度充气,也能直接减轻呼吸饥饿感受。

(七)镇痛药物选择对机械通气的影响

由于镇痛药物的作用维持时间并不一致,不同的镇痛药物可能会对机械通气患者的临床结果产生影响。研究发现,使用瑞芬太尼镇痛患者的机械通气时间和入住ICU时间缩短,这在机械通气时间小于4天的患者更加明显,而且使用瑞芬太尼后联用镇静药物的比例和剂量均更低。一项系统评价也发现,瑞芬太尼可缩短患者拔管时间、机械通气时间和入住ICU时间。

二、急性呼吸窘迫综合征患者的镇痛

ARDS是在严重感染、休克、创伤及烧伤等疾病过程中,肺毛细血管内皮细胞和肺泡上皮细胞炎症性损伤造成的弥漫性肺泡损伤,导致急性低氧性呼吸功能不全或衰竭。ARDS

以肺容积减少、肺顺应性降低、严重的通气/血流比例失调为病理生理特征,临床表现为进行性低氧血症和呼吸窘迫,肺部影像学上表现为非均一性的渗出病变。ARDS 是急性呼吸衰竭最常见的类型。

(一) ARDS 诊断

1967 年,Ashbaugh 首次报道了 12 例有严重创伤、急性胰腺炎、病毒性肺炎等引起的以"严重的低氧、呼吸窘迫、单纯氧疗难以纠正的发绀、肺顺应性下降、X 线显示弥漫性肺泡浸润影"为特征的患者,并提出 ARDS 的概念。1994 年欧美联席会议(AECC)明确了急性肺损伤(acute lung injury,ALI)和 ARDS 的诊断标准,并一直沿用至新的柏林定义。

2012 年由欧洲危重病医学会(ESICM)、美国胸科学会(ATS)、美国重症医学会共同组成的委员会更新了 ARDS 定义,制定了新的柏林定义诊断标准(表 7-1)。该定义整合了起病过程、肺部影像学改变、肺水肿原因及低氧血症严重程度,取消了 ALI 的概念,统称为 ARDS,并对诊断进行了危重程度分级,以利于临床医师根据不同严重程度给予患者相对应的处理措施,并较为准确地判断临床预后。

表 7-1 ARDS 柏林定义

项目	描述		
起病时机	一周以内的新发的或原有呼吸系统疾病症状加重		
肺部影像学	双肺透光度降低,不能完全用胸腔积液、肺不张或肺结节解释		
肺水肿来源	呼吸衰竭不能完全用心功能衰竭或液体过负荷解释,若没有危险因素存在时,还需要客观评估(如使用心脏彩超)排除高静水压肺水肿		
氧合	PEEP 或 CPAP≥5cmH$_2$O,PaO$_2$/FiO$_2$ 201~300mmHg 轻度 ARDS	PEEP 或 CPAP≥5cmH$_2$O,PaO$_2$/FiO$_2$≤200mmHg 中度 ARDS	PEEP 或 CPAP≥10cmH$_2$O,PaO$_2$/FiO$_2$≤100mmHg 重度 ARDS

(二) ARDS 流行病学

2016 年,严重急性呼吸衰竭的全球影响(Understand the Global Impact of Severe Acute Respiratory Failure,LUNG SAFE)研究对全球 50 个国家的流行病学调查显示,ICU 内的 ARDS 发病率为 10.4%,其中 48h 内发病占比 78.7%。轻、中、重度 ARDS 的病例比例分别是 30.0%、46.6%、23.4%,占用了同期 ICU 床位资源的 42%,轻度 ARDS 的漏诊率近 50%。轻、中、重度 ARDS 患者医院病死率分别为 34.9%、40.3%、46.1%,相较 2000 年后 ARDS 治疗持续紧张,病死率并无明显下降。

(三) ARDS 机械通气策略

机械通气是 ARDS 治疗的重要组成部分,机械通气的目的是提供足够的气体交换,减轻呼吸肌负荷,同时为肺部从原发性损伤中恢复赢得时间。ARDS的病理生理特征包括:肺容积明显减少——"婴儿肺",顺应性明显下降,通气/血流比例失调——顽固性低氧血症的主要机制,以及肺循环阻力增加。随着人们逐渐认识到机械通气本身同样可以引发肺部损伤——呼吸机相关性肺损伤(ventilator-induced lung injury,VILI),机械通气的目标已经由达到正常气体交换,转换为预防VILI同时维持气体交换在适当范围,肺保护通气成为ARDS机械通气的核心。

美国胸科医师协会、欧洲重症医学会、美国重症医学会共同制定的ARDS机械通气指南推荐建议包括:所有ARDS患者均需限制潮气量通气在4~8ml/kg PBW,限制平台压<30cmH$_2$O;中重度ARDS患者应接受较高水平PEEP而非低水平PEEP,中重度ARDS患者可接受肺复张治疗,中重度ARDS患者不应常规接受高频振荡通气;重度ARDS患者需要接受每天超过12h的俯卧位通气治疗。上述推荐意见虽有大量临床证据证实其有效性,然而临床实践与临床研究证据尚存在较大差距。LUNG SAFE研究结果表明,仍有35.1%的ARDS患者使用的潮气量超过8ml/kg PBW,仅40.1%的患者监测了平台压,82.6%的患者使用的PEEP低于12cmH$_2$O,其中重度ARDS患者32.7%接受了肺复张治疗,仅16.3%接受了俯卧位通气治疗。

(四) ARDS机械通气患者镇痛治疗

ARDS机械通气患者接受镇痛治疗的目的包括普通机械通气患者的镇痛目标:缓解疼痛不适,耐受气管插管,维持机械通气,改善人机不同步,减少伤害性刺激。同时,ARDS患者的镇痛治疗还需结合其原发疾病特点、自身病理生理特征及治疗措施的特异需求,满足不同的治疗目标。

1. **ARDS患者的特殊镇痛需求**　随着对VILI认识的不断深入,观察到区域肺泡过度膨胀引起肺内应力与应变过高导致容积伤,而周期性的肺泡开放与闭合则引发肺不张。基于这些研究发现而提出的肺保护通气策略主要包括小潮气量通气、限制平台压与驱动压,中重度患者使用更高的PEEP和肺复张治疗,早期使用肌松剂,以及俯卧位治疗措施等。这些治疗措施的有效实施都需要更加精细滴定镇痛镇静水平。

2. **小潮气量通气**　在提出小潮气量通气策略早期,就有研究关注到不同潮气量对镇痛镇静需求的影响,研究发现,6ml/kg通气组与12ml/kg通气组比较,在第1天与第2天,两组的芬太尼使用比例分别为77% vs.67%与78% vs.70%,芬太尼使用剂量为1 760(800~3 630)μg vs.1 560(869~3 090)μg与2 763(1 331~4 975)μg vs.2 260(925~3 900)μg。另两项相似研究则比较了ARDS机械通气更长时间的镇痛需求,同样发现ARDS患者小潮气量通气接受镇痛治疗比例增加,而镇痛剂量差异无统计学意义。

3. **呼气末正压**　呼气末正压通过预防小气道塌陷与维持呼气相肺泡复张而降低ARDS机械通气所致VILI的风险,有研究显示,较高的PEEP可能对中、重度ARDS有益而对轻度ARDS有害。针对高低PEEP通气策略的镇痛治疗现状研究显示,高PEEP组与低 PEEP 组在机械通气前 28 天内使用镇痛药物占比分别为 82.6% 与 82.1%,说明 PEEP 水平选择对镇痛药物治疗无影响;增加阿片类镇痛药物使用的相关因素主要是疾病危重程度、肺泡动脉氧分压差与平台压;而减少阿片类药物使用的因素包括老年等;使用镇痛药物后机械通气时间增加,成功通过 SBT 所需的时间更长;存活超过第一天的患者中使用阿片类药物患者,60 天死亡率为 25.5%,高于没有接受阿片类药物患者的病死率 20.1%。

4. 肺复张治疗 肺复张治疗通过间断持续升高气道压,使跨肺压高于塌陷肺泡开放压(ARDS 患者通常低于 35cmH$_2$O),从而达到开放肺,改善气体交换,增加顺应性,减少 VILI,而这些效应的维持则需要肺复张治疗后增加 PEEP 以维持肺泡免于塌陷。LOVSI 研究了使用肺复张治疗联合高 PEEP 策略对镇痛镇静需求的影响,结果发现,需要使用镇痛镇静药物的患者比例与对照组比较无差异(94.5% vs.93.7%),治疗时间也无差异,未报告药物使用剂量。ART 研究对比了肺复张联合 PEEP 滴定对比常规 ARDS 机械通气治疗对患者的影响,结果观察到两组镇痛镇静药物使用比例均无明显差异,但未报道使用剂量,肺复张联合 PEEP 滴定组几乎全部患者(96.8%)都使用了肌松剂,明显高于常规治疗组。

5. 肌松剂治疗 ARDS 早期使用肌松剂可以缓解肺泡血管内皮和上皮损伤,减轻肺部炎症,缩短机械通气时间,降低病死率,而使用肌松剂必然需要镇痛及深镇静治疗,其镇痛治疗遵循麻醉镇痛的基本原则,有报道使用肌松剂患者每天接受芬太尼的剂量为 7.5(5~11)μg/(kg·d)。

6. 俯卧位通气 俯卧位通气已用于治疗 ARDS 数十年,其可降低肺不均一性,改善患者氧合,缩短机械通气时间与住院时间,降低病死率,减少 VILI 发生。俯卧位通气因需要使患者持续处于非生理体位,不适感显著增加,浅镇静策略很难在俯卧位期间实施,《中国成人 ICU 镇痛和镇静治疗指南》建议俯卧位通气治疗需要达到较深的镇静目标。早期的 ARDS 患者俯卧位通气(每天至少 8h)的研究报告俯卧位通气与仰卧位均需要高比例持续镇静治疗(95.2% vs.92.9%),未报道镇痛治疗比例。而后在中重度 ARDS 患者进行的更长时间俯卧位(每天至少 20h)的研究发现,俯卧位治疗患者需要增加镇静/肌松剂使用的比例要明显高于仰卧位患者(80.4% vs.56.3%,P<0.001),其中,中度 ARDS 和重度 ARDS 俯卧位期间镇静/肌松剂增加的比例相似(79.8% vs.81.1%),同样也未报道镇痛治疗情况。最近一项在全球 20 个国家 141 个 ICU 进行的俯卧位通气实践现状流行病学调查发现,32.9% 的重度 ARDS 患者接受了俯卧位通气治疗,高达 97% 的俯卧位通气患者接受镇静治疗,87.1% 的患者接受了肌松剂治疗。

7. 体外生命支持 重度 ARDS 患者由于广泛肺实变而极易发生 VILI,且因充气肺组织非常少,即使使用肺保护通气也可能导致过高的应力与应变,体外生命支持不依赖于患者呼吸系统,可提供足够的氧合与二氧化碳清除,实施"超"保护通气,避免 VILI,为肺部损伤修复赢得时间。重度 ARDS 患者接受体外膜氧合器(extracorporeal membrane oxygenerator,ECMO)治疗 48h,100% 患者都需要使用镇痛治疗,存活组撤除 ECMO 前 24h 镇痛比例降至 91%,而死亡组这一比例为 80%,撤除 ECMO 后 48h 有 70% 的患者继续使用镇痛剂。

ECMO 期间使用镇痛药物的剂量要显著高于只接受机械通气患者,启动治疗 48h 内的每天芬太尼等效剂量 4 800(3 000~5 820)μg,而存活组撤机前 24h 每天芬太尼等效剂量下降至 1 625(610~3 345)μg,撤除 ECMO 48h 后进一步下降至 720(150~1 660)μg。而另一组患者回顾性分析发现,非肥胖与肥胖的 ECMO 患者第一周内芬太尼使用剂量均逐日增加,第七天芬太尼使用剂量分别达 9.7(5.1~24.9)mg vs.10.1(6.5~19.2)mg。而体外二氧化碳清除辅助下实施超保护小潮气量通气(潮气量≈3ml/kg)可以降低镇痛镇静的需求。

8. 通气模式的影响 由于对自主呼吸的要求不一,不同通气模式对镇痛镇静的需求各不相同,长久以来,临床医师持续关注到不同通气模式下镇痛镇静治疗的差异。Fan 等在一项观察性研究中观察到使用 APRV 治疗 ARDS 患者时,接受镇痛镇静治疗患者的比例和使用剂量均明显低于 AC 模式,其中 APRV 组使用芬太尼等效剂量为 1 200(530~2 400)μg,显著高于 VC 组的使用剂量 2 400(1 200~4 410)μg(P=0.006),对 APACHE Ⅱ评分≤20 分的亚组分析发现这一差别更加显著[1 238(600~2 425)μg vs.3 600(2 206~5 650)μg,P=0.002]。康焰等研究也进一步证实了这一发现,而且发现 APRV 通气组的镇痛需求在第 1、2、3、7 天逐步下降,而常规治疗组使用镇痛药物剂量并无明显变化。

9. 原发疾病的影响 不同疾病原因所致的 ARDS 患者接受机械通气治疗时的镇痛镇静需求并不一致。Olafson 等比较了流行性甲流肺炎、非 H1N1 病毒性肺炎、细菌性肺炎所致的 ARDS 患者入 ICU 第 1、3、7、14、28 天的镇痛镇静药物剂量,结果发现,为了达到相似的镇痛镇静水平,H1N1 肺炎患者每天使用的剂量最高,细菌性肺炎患者次之,非 H1N1 病毒性肺炎患者最低。

10. 自主呼吸驱动调控 保留 ARDS 患者自主呼吸可改善肺通气/血流比和重力依赖区气体分布及气体交换,增加静脉回流,改善血流动力学,肺外器官灌注和功能,减少镇静需求及其副作用,预防外周肌肉和膈肌的废用和功能丧失。然而,ARDS 患者常规表现为过强的自主呼吸驱动,降低胸内压而增加跨肺压,产生损伤性的大潮气量,增加局部跨肺压而产生隐性呼吸摆动,增加肺血流灌注及跨血管压而加重间质与肺泡水肿,增加人机不同步,加重肺损伤,这种损伤与 VILI 相似,被称为患者自戕性肺损伤(patient self-inflicted lung injury,P-SILI)。

ARDS 肺损伤越重,自主呼吸驱动越强。健康个体呼吸驱动增加时,吸气时间不变,先潮气量增加,然后呼吸频率增加。ARDS 患者呼吸驱动增强时,由于呼吸顺应性和呼吸肌虚弱无力等限制潮气量增加,更早出现呼吸频率增加,浅快呼吸指数(f/Vt)可以作为高呼吸驱动的指示性参数。过强的呼吸驱动同样会引发膈肌过度收缩和肌肉疲劳,产生膈肌功能障碍,延迟脱机。机械通气时自主呼吸可能妨碍对潮气量的限制,而早期使用肌松剂抑制自主呼吸亦被证实可改善 ARDS 患者的生存率及待机时间。因此,目前针对这一问题的解决措施包括气管插管、镇静肌松、保护性机械通气。除肺损伤本身,人机不同步通过增加不适增加呼吸负荷,气体陷闭则通过增加吸气负荷和延迟触发而增加呼吸驱动,疼痛、焦虑、不适也可以影响呼吸驱动,情绪反应也可能改变脑功能而影响呼吸中枢,镇痛镇静措施是解决这些问题的重要措施。

阿片类药物具有呼吸抑制作用,可缓解疼痛、降低中枢呼吸驱动,抑制疼痛和焦虑引发的高通气。阿片类药物通过抑制呼吸中枢的高二氧化碳刺激与低氧通气驱动,延长呼气时间、降低呼吸频率,潮气量降低较少。对普通外科术后呼吸衰竭患者,逐渐增加瑞芬太尼输注剂量可以明显降低呼吸频率,但并不影响吸气时间、膈肌电压和潮气量,并且产生清醒镇静的效果。但研究使用瑞芬太尼的剂量比临床镇痛剂量更小,关于阿片类药物对 ARDS 的呼吸驱动的影响的研究暂时缺乏,因此对呼吸驱动的不同维度的影响尚需更多研究。

(王 波 周永方 梁国鹏)

参考文献

［1］ 中华医学会重症医学分会. 中国成人 ICU 镇痛和镇静治疗指南［J］. 中华重症医学电子杂志,2018,4(2):24.

［2］ BARR J,FRASER G L,PUNTILLO K,et al. Clinical practice guidelines for the management of pain, agitation,and delirium in adult patients in the intensive care unit［J］. Critical Care Medicine.2013, 41(1):263-306.

［3］ DEVLIN J W,SKROBIK Y,GELINAS C,et al. Executive summary:clinical practice guidelines for the prevention and management of pain,agitation/sedation,delirium,immobility,and sleep disruption in adult patients in the ICU［J］. Critical Care Medicine,2018,46(9):1532-1548.

［4］ OWEN G D,STOLLINGS J L,RAKHIT S,et al. International analgesia,sedation,and delirium practices: a prospective cohort study［J］. J Intensive Care,2019,7(1):25.

［5］ YAMASHITA A,YAMASAKI M,MATSUYAMA H,et al. Risk factors and prognosis of pain events during mechanical ventilation:a retrospective study［J］. J Intensive Care,2017,5(1):17.

［6］ GROTH C M,ACQUISTO N M,KHADEM T. Current practices and safety of medication use during rapid sequence intubation［J］. J Crit Care,2018,45:65-70.

［7］ POURAGHAEI M,MOHARAMZADEH P,SOLEIMANPOUR H,et al. Comparison between the effects of alfentanil,fentanyl and sufentanil on hemodynamic indices during rapid sequence intubation in the emergency department［J］. Anesth Pain Med,2014,4(1):e14618.

［8］ PAYEN J F,CHANQUES G,MANTZ J,et al. Current practices in sedation and analgesia for mechanically ventilated critically ill patients:a prospective multicenter patient-based study［J］. Anesthesiology,2007,106(4):687-695.

［9］ PUNTILLO K A,MAX A,TIMSIT J F,et al. Determinants of procedural pain intensity in the intensive care unit.The Europain® study［J］. Am J Resp Crit Care,2014,189(1):39-47.

［10］ROBLEDA G,ROCHE-CAMPO F,SENDRA M A,et al. Fentanyl as pre-emptive treatment of pain associated with turning mechanically ventilated patients:a randomized controlled feasibility study［J］. Intens Care Med,2016,42(2):183-191.

［11］STROM T,MARTINUSSEN T,TOFT P. A protocol of no sedation for critically ill patients receiving mechanical ventilation:a randomised trial［J］. Lancet,2010,375(9713):475-480.

［12］BREEN D,KARABINIS A,MALBRAIN M,et al. Decreased duration of mechanical ventilation when comparing analgesia-based sedation using remifentanil with standard hypnotic-based sedation for up to 10 days in intensive care unit patients:a randomised trial［ISRCTN47583497］［J］. Crit Care,2005, 9(3):R200-R210.

［13］LIU D,LYU J,ZHAO H,et al. The influence of analgesic-based sedation protocols on delirium and outcomes in critically ill patients:a randomized controlled trial［J］. PLoS One,2017,12(9):e0184310.

［14］CHANQUES G,KRESS J P,POHLMAN A,et al. Impact of ventilator adjustment and sedation-analgesia practices on severe asynchrony in patients ventilated in assist-control mode［J］. Crit Care Med,2013, 41(9):2177-2187.

［15］ITAGAKI T,UENO Y,NAKANISHI N,et al. Reverse triggering induced by endotracheal tube leak in lightly sedated ARDS patient［J］. J Intensive Care 2018,6:41.

［16］SCHMIDT M,DEMOULE A,POLITO A,et al. Dyspnea in mechanically ventilated critically ill patients ［J］. Crit Care Med,2011,39(9):2059-2065.

［17］GENTZLER E R,DERRY H,OUYANG D J,et al. Underdetection and undertreatment of dyspnea in critically ill patients［J］. Am J Respir Crit Care Med,2019,199(11):1377-1384.

［18］LEUNG P,JUBRAN A,TOBIN M J. Comparison of assisted ventilator modes on triggering,patient effort,and dyspnea［J］. Am J Resp Crit Care,1997,155(6):1940-1948.

［19］PARSHALL M B,SCHWARTZSTEIN R M,ADAMS L,et al. An official American Thoracic Society statement:update on the mechanisms,assessment,and management of dyspnea［J］. Am J Respir Crit Care Med,2012,185(4):435-452.

［20］FUTIER E,CHANQUES G,CONSTANTIN S C,et al. Influence of opioid choice on mechanical ventilation duration and ICU length of stay［J］. Minerva Anestesiol,2012,78(1):46-53.

［21］ZHU Y,WANG Y,DU B,et al. Could remifentanil reduce duration of mechanical ventilation in comparison with other opioids for mechanically ventilated patients? A systematic review and meta-analysis［J］. Crit Care,2017,21(1):206.

［22］CHENG I W,EISNER M D,THOMPSON B T,et al. Acute effects of tidal volume strategy on hemodynamics,fluid balance,and sedation in acute lung injury［J］. Crit Care Med,2005,33(1):63-70.

［23］KAHN J M,ANDERSSON L,KARIR V,et al. Low tidal volume ventilation does not increase sedation use in patients with acute lung injury［J］. Crit Care Med,2005,33(4):766-771.

［24］WOLTHUIS E K,VEELO D P,CHOI G,et al. Mechanical ventilation with lower tidal volumes does not influence the prescription of opioids or sedatives［J］. Crit Care,2007,11(4):R77.

［25］ARROLIGA A C,THOMPSON B T,ANCUKIEWICZ M,et al. Use of sedatives,opioids,and neuromuscular blocking agents in patients with acute lung injury and acute respiratory distress syndrome［J］. Crit Care Med,2008,36(4):1083-1088.

［26］MEADE M O,COOK D J,GUYATT G H,et al. Ventilation strategy using low tidal volumes,recruitment maneuvers,and high positive end-expiratory pressure for acute lung injury and acute respiratory distress syndrome - a randomized controlled trial［J］. Jama-J Am Med Assoc,2008,299(6):637-645.

［27］CAVALCANTI A B,SUZUMURA É A,LARANJEIRA L N,et al. Effect of lung recruitment and titrated positive end-expiratory pressure(PEEP)vs low PEEP on mortality in patients with acute respiratory distress syndrome:a randomized clinical trial［J］. Jama,2017,318(14):1335-1345.

［28］SOTTILE P D,ALBERS D,MOSS M M. Neuromuscular blockade is associated with the attenuation of biomarkers of epithelial and endothelial injury in patients with moderate-to-severe acute respiratory distress syndrome［J］. Crit Care,2018,22(1):63.

［29］PAPAZIAN L,FOREL J M,GACOUIN A,et al. Neuromuscular blockers in early acute respiratory distress syndrome［J］. N Engl J Med,2010,363(12):1107-1116.

［30］MOORE L,KRAMER C J,DELCOIX-LOPES S,et al. Comparison of Cisatracurium Versus Atracurium in Early ARDS［J］. Respir Care,2017,62(7):947-952.

［31］GUERIN C,GAILLARD S,LEMASSON S,et al. Effect of systematic prone positioning in hypoxemic acute respiratory failure - a randomized controlled trial［J］. Jama-J Am Med Assoc,2004,292(19):2379-2387.

［32］DE BACKER J,TAMBERG E,MUNSHI L,et al. Sedation practice in extracorporeal membrane oxygenation-treated patients with acute respiratory distress syndrome:a retrospective study［J］. ASAIO J,2018,64(4):544-551.

［33］GUÉRIN C,BEURET P,CONSTANTIN J M,et al. A prospective international observational prevalence study on prone positioning of ARDS patients:the APRONET(ARDS Prone Position Network)study［J］. Intensive Care Medicine,2018,44:22-37.

［34］VERKERK B S,DZIERBA A L,MUIR J,et al. Opioid and benzodiazepine requirements in obese adult patients receiving extracorporeal membrane oxygenation［J］. Ann Pharmacother,2020,54(2):144-150.

［35］BEIN T,WEBER-CARSTENS S,GOLDMANN A,et al. Lower tidal volume strategy($\approx$3ml/kg) combined with extracorporeal CO_2 removal versus 'conventional' protective ventilation (6ml/kg) in severe ARDS:the prospective randomized Xtravent-study［J］. Intensive Care Med,2013,39(5):847-856.

［36］FAN E,KHATRI P,MENDEZ-TELLEZ P A,et al. Review of a large clinical series:sedation and analgesia usage with airway pressure release and assist-control ventilation for acute lung injury［J］. J Intensive Care Med,2008,23(6):376-383.

［37］ZHOU Y F,JIN X D,LV Y X,et al. Early application of airway pressure release ventilation may reduce the duration of mechanical ventilation in acute respiratory distress syndrome［J］. Intens Care Med,2017,43(11):1648-1659.

［38］OLAFSON K,RAMSEY C D,ARIANO R E,et al. Sedation and analgesia usage in severe pandemic H1N1 (2009) infection:a comparison to respiratory failure secondary to other infectious pneumonias［J］. Ann Pharmacother,2012,46(1):9-20.

［39］BROCHARD L,SLUTSKY A,PESENTI A. Mechanical ventilation to minimize progression of lung injury in acute respiratory failure［J］. Am J Respir Crit Care Med,2017,195(4):438-442.

［40］GOLIGHER E C,DRES M,FAN E,et al. Mechanical ventilation-induced diaphragm atrophy strongly impacts clinical outcomes［J］. Am J Resp Crit Care,2018,197(2):204-213.

［41］COSTA R,NAVALESI P,CAMMAROTA G,et al. Remifentanil effects on respiratory drive and timing during pressure support ventilation and neurally adjusted ventilatory assist［J］. Respir Physiol Neurobiol,2017,244:10-16.

第二节　休克患者的镇痛

休克是伴有细胞氧利用障碍的危及生命的急性循环衰竭,常表现为各种原因引起全身灌注流量改变,导致组织器官氧输送不足与氧代谢异常的急性循环综合征。休克作为临床上高发病率、高死亡率的疾病之一,常导致全身多器官系统功能障碍及衰竭。因此,针对休克进行早期识别和复苏,最大限度地减少器官损害成为挽救重症患者生命的必然选择。目前休克的复苏遵循集束化治疗策略,而镇痛治疗在休克复苏中的作用也得到了越来越多的重视。镇痛治疗已不仅仅局限于缓解患者的躯体不适感觉,还对休克相关的应激反应有调控作用。同时,各种镇痛药物对血流动力学的影响也应纳入治疗需考虑的范畴。因此,对于休克患者的镇痛治疗,需扬长避短,辨证施治,才能使休克复苏和减轻疼痛相向而行,达到最优化的治疗效果。

一、休克患者伴疼痛的常见原因

(一)原发疾病引起的疼痛

无论何种类型的休克,原发疾病对机体的侵害和损伤都是患者疼痛的主要来源,也是疼痛的初始源头。各种创伤引起的失血性休克,患者的主要症状一般为创伤部位的疼痛,甚至一些隐匿性内脏出血,也是以胸、腹部疼痛不适为首发症状。而对于各种部位的感染,疼痛更是最常见的伴随症状:中枢神经系统感染常伴有头痛;胃肠道及腹腔感染则伴有剧烈的腹痛;排尿痛是泌尿系感染的常见表现;皮肤软组织感染时局部的疼痛更加突出。即使是肺部感染,也会因为呼吸困难、排痰困难引起患者全身不适。临床上心源性休克最常见的病因是急性心肌梗死,突发的胸骨后压榨样疼痛常常是急性心肌梗死最具特征性的表现。而对于肺栓塞、主动脉夹层、急性肢体动脉闭塞等引起的梗阻性休克,疼痛也是疾病的首发症状之一。

(二)医疗护理操作引起的疼痛

临床上,救治休克患者所给予的各项医疗护理措施,也会给患者带来额外的疼痛。在ICU中,气管插管、胃管、尿管等各种管路的置入都会给患者带去很强的疼痛刺激,同时这些管路的留置常常会使疼痛刺激贯穿诊疗全过程,使患者持续处于应激状态。而因治疗需要使患者保持各种强迫体位,如去枕平卧位,高侧卧位、俯卧位等也会增加患者的痛苦。静脉穿刺输液、翻身拍背、吸痰、肢体约束等护理操作也是患者疼痛的常见来源。大量手术患者的术后伤口疼痛也是不应忽视的重要影响因素。

(三)环境和心理因素相关的疼痛

在ICU,患者要面对死亡的恐惧、潜在的永久性功能丧失、无亲属的陪伴、睡眠的剥夺、灯光噪声的干扰等,以上均会成为心理及精神创伤的应激因素,产生或加重患者的焦虑或抑郁。而焦虑或抑郁本身又可加强疼痛感觉,使患者处于无助、烦躁的精神状态。即使患者没有直接表达出躯体某一部位的疼痛,但所谓的全身"不舒服""难受"说不清楚,从广义上来说,也属疼痛的范畴。对于患者的类似表现,医护人员也应当按照疼痛来看待和处理,尽量减轻患者的不适感。

二、疼痛对休克患者的影响

休克作为一种以细胞氧代谢障碍为本质的病理生理综合征,既包含了大循环的血流动力学紊乱又包括了微循环障碍。其中炎症、应激和氧代谢是休克研究中非常重要的核心要素。一方面,部分休克是由于应激和炎症直接促成并加重的;另一方面,也有其他类型的休克并非直接由应激和炎症造成,但一旦发生休克,也能出现应激和炎症,进一步加重休克。所以讨论疼痛对休克的影响,就必然需要讨论疼痛直接对应激、炎症及氧代谢等方面的影响。同时,休克的结果是器官功能障碍,谵妄作为一种中枢神经系统功能障碍综合征,在休克患者中发生率很高。而疼痛作为导致谵妄的独立危险因素,会进一步加重休克患者的谵妄发生率和程度,影响患者的近远期预后。有研究发现,术后疼痛与谵妄的发生密切相关,且疼痛程度越严重,相对危险度越高。即使是非手术相关疼痛也会明显增加谵妄发生的风险,且血流动力学波动越大,患者发生谵妄的风险也越大。充分有效的镇痛不但有利于患者血流动力学的稳定,对减少谵妄的发生也有一定的帮助。

(一) 疼痛对全身氧耗的影响

疼痛对休克患者最直接的影响是引起患者焦虑躁动,使氧耗明显增加。休克的本质是机体氧输送和氧消耗的不匹配,导致组织器官缺氧。休克患者均存在着绝对或相对的氧输送不足,而原发疾病相关的发热、呼吸困难等因素可使机体的氧需求远超过正常人的生理水平。此时疼痛相关的氧耗增加使氧代谢失衡进一步恶化,组织缺氧进一步加重。而目前临床上休克复苏还是以提高氧输送为主,期望通过提高心输出量、血氧饱和度和血红蛋白水平等措施使氧输送和氧消耗重新达成平衡。疼痛刺激所致的氧耗增加使达成平衡的难度陡然增加,可能需要输入更多的液体、使用更多的强心药物和血管活性药物,对本已脆弱的机体带来新的损伤。同时提高氧输送也存在着一定的限度,甚至可能极高的氧输送都不能满足患者的氧耗需求,最终使休克进入不可逆转的境地。因此,镇痛治疗作为降低氧耗的方法之一,也是休克复苏的重要手段,其不但使休克复苏更易达标,也减少了不必要的液体和药物使用等循环支持措施,对机体可发挥有益的保护作用。

(二) 疼痛对全身应激的影响

休克本身就是一种强应激因素,可以使机体各器官系统功能发生改变。而疼痛使这种应激反应进一步放大,进而引起器官的一系列连锁反应。对于循环系统,疼痛刺激使交感神经兴奋,血中儿茶酚胺和血管紧张素Ⅱ水平大幅度升高,患者出现血压升高、心动过速,在早期可能会掩盖休克患者的低血压现象,让医护人员忽略患者已出现组织灌注不足,延误休克的诊断和治疗,同时疼痛刺激引起的血压升高和心动过速还可以诱发房颤、室性早搏等心律失常,这对已存在心输出量下降和冠状动脉缺血的患者极为不利,可使患者的血流动力学进一步恶化。疼痛刺激还可以促使醛固酮、盐皮质激素和抗利尿激素的合成和释放增多,引起水钠潴留,进一步加重心脏的负担。此外,剧烈的深部疼痛有时可引起副交感神经兴奋,使血压下降,心率减慢,甚至引发虚脱,使休克程度进一步加深。

疼痛对于休克患者的呼吸功能也存在着不利的影响。疼痛可导致呼吸肌张力升高,呼吸系统的总顺应性下降。因每次呼吸均可能会引起周期性疼痛加剧,因此患者常表现为呼吸浅快,潮气量和功能残气量下降,肺泡通气/血流比值下降,易出现低氧血症。同时,患者因疼痛而不敢用力咳嗽,气道内分泌物不易咳出,不利于肺部感染的控制。即使对于非肺部感染起病的患者,也易诱发肺炎或肺不张,加重组织的缺氧。这一现象在老年人,尤其是高龄老人更容易出现。

疼痛应激对其他系统也有不利的影响。急性疼痛诱发的应激反应可增加血液黏稠度,血小板黏附功能逐渐增强,纤溶功能下降,患者处于高凝状态,易形成血栓。此外,疼痛还可促进体内多种激素的释放,如儿茶酚胺、糖皮质激素等。儿茶酚胺可抑制胰岛素分泌、促进胰高血糖素分泌,胰高血糖素的增加又推动了糖原的异生和肝糖原分解,使血糖明显升高。疼痛还可引起肾血管反射性收缩,垂体抗利尿激素分泌增加,出现尿量减少的现象。

(三) 疼痛对炎症反应的影响

休克时体内会释放大量炎症因子,出现明显的炎症反应。而疼痛相关的应激也可促进炎症因子的释放,其和炎症反应间存在着相辅相成、互相影响的关系。在休克患者中,前列腺素、细胞因子等炎症因子的释放除了介导和维持全身炎症反应外,还可作用于中枢神经系统,导致神经炎症,中枢疼痛敏化。同时,前列腺素还能协同 P 物质、缓激肽、降钙素基因相关肽等促进外周敏化。由于外周敏化,更多的伤害感受可传入中枢,使中枢疼痛敏化进一步加重,逐步形成恶性循环。白细胞介素 6(IL-6)是急性期炎症反应的主要促炎因子,可通过直接的脊髓伤害感受机制或活化胶质细胞在外周、中枢产生痛觉过敏。而白细胞介素 1β(IL-1β)、肿瘤坏死因子 α(TNF-α)可通过刺激小胶质细胞、星形细胞释放一氧化氮(NO)、氧自由基、兴奋性氨基酸等神经活性物质,间接加强疼痛。此外,炎症因子还可通过释放内源性花生酸类物质及拟交感介质导致机械伤害感受器敏感性增加,痛觉传入更加明显。这些通路诱发的中枢和外周的痛觉刺激会影响交感神经系统,反过来又会调控细胞因子的自分泌和旁分泌,形成一个相关联的闭环。由于疼痛和细胞因子之间存在相互影响,疼痛与高细胞因子水平相关,反之亦然。因此,通过镇痛可以调控炎症反应,进而减轻炎症对休克患者机体的损害。

综上所述,休克患者镇痛的目的已不仅仅是缓解疼痛,降低氧耗,其还涉及对休克本身病理生理机制的调节,即通过降低应激反应、减轻炎症反应,使休克对其他器官的短期和长期损害有所缓解,切实实现了休克治疗的器官保护作用。因此,镇痛已成为休克患者血流动力学治疗中必不可少的环节,发挥着重要的协同作用。

三、镇痛治疗对循环的影响机制

适当的镇痛治疗可减轻休克患者的痛苦,提高其舒适度,增加患者对治疗的依从性,同时镇痛降低氧耗,减轻应激反应,有利于血流动力学的稳定。但镇痛治疗也存在着负面的作用。镇痛药物对交感神经的过度抑制,可导致心肌抑制和血管张力的下降,使休克患者血压进一步下降、心功能被抑制,低灌注状态进行性加重,血流动力学持续恶化。因此在镇痛治疗时,应特别关注治疗的获益和再损伤,重视镇痛药物的血流动力学效应。

虽然相对于镇静药物,镇痛药物对前负荷的影响较弱,但镇痛药物仍可通过减少张力容积,使患者出现有效循环容量不足的表现。心脏前负荷的降低,直接导致心输出量的下降,而血压亦会出现明显下降。此外,镇痛药物对心脏功能也有抑制作用,这一作用在联合镇静药物应用时更加明显。曾有病例报道显示,既往体健的年轻患者在手术中使用芬太尼镇痛联合异丙酚镇静时,出现双心室功能障碍,左心射血分数下降至20%,最终经体外膜氧合器支持5d后心功能才完全恢复。而心脏磁共振并未发现患者心脏存在任何水肿或病理损害,且后续随访不需要任何心脏相关治疗。因此考虑与镇静镇痛药物的不良反应密切相关。

在临床上应用镇痛药物后,最常见的血流动力学改变是心率的下降。一方面可能是镇痛治疗改善了患者的疼痛刺激、降低了应激反应所产生的期望结果,另一方面也可能是药物本身对心率的抑制作用。在一项前瞻、随机对照研究中,比较了咪达唑仑、舒芬太尼、异丙酚镇静对大动脉手术患者血流动力学的影响,发现三种药物对心率都存在一定的影响,虽然镇静药物的影响远大于镇痛药,但应用镇痛药物后心率的改变也应受到重视。

重症患者在镇痛镇静后,血压下降的原因之一是动脉系统张力的下降,虽然心脏后负荷降低可能使心输出量上升,有利于代偿张力的下降,但实际上血压下降程度取决于心输出量和动脉张力改变的比例。阿片类药物作用于阿片受休,对心血管系统的直接作用较弱。但大剂量吗啡可引起组胺释放,引起外周阻力下降导致明显的低血压。吗啡由于存在改善心脏后负荷的作用,因此广泛应用于心力衰竭患者的治疗中。

此外,镇痛药物通过降低应激反应,还可减少微循环血管过度收缩、痉挛,改善微循环血流分布状态,对微循环的恢复也有一定的帮助。

四、休克患者的疼痛镇痛方案及药物选择

对于休克患者,选择镇痛治疗方式和目标时,应首先判断疾病状态和休克所处的阶段。对于存在癫痫持续状态、颅内高压、严重呼吸衰竭伴或不伴使用肌松药物的休克患者,一般均采用深镇静的治疗策略,相应的镇痛治疗也应充分给予。一方面,镇痛是镇静的前提;另一方面,合适的镇痛也可减少镇静药物的使用剂量,降低药物相关的不良反应。而对于休克本身来说,当患者的休克复苏尚处于抢救和优化阶段时,由于此阶段的主要治疗

目标是降低氧耗,改善应激和炎症反应,充分保护器官。因此,镇痛治疗应和较深的镇静目标相一致,选择较深的水平,最大限度地发挥镇痛镇静治疗的血流动力学保护作用。当休克复苏进入稳定阶段和恢复阶段时,镇痛镇静的主要目的是减轻患者的痛苦,使患者舒适,同时尽可能降低药物对循环的负面影响。因此,镇痛药物宜选择能够快速起效,快速唤醒,对循环系统影响较小,可减少谵妄发生的药物。

休克的镇痛治疗应合理利用药物的血流动力学效应,并避免再损伤。严重的疼痛和应激状态可引起患者血压升高、心率增快,出现明显的高代谢状态。镇痛药物可降低内源性儿茶酚胺的释放,有利于降低机体氧耗,减少心脏做功,改善全身氧供和氧需的平衡。但在非疼痛原因导致的血压升高和心率增快时,应用镇痛药物也可能降低心率、出现容量不足和血压下降,导致组织灌注恶化,血流动力学紊乱。此时镇痛药物对患者完全是负面效应。在临床实践中,我们应明确各种镇痛药物的血流动力学作用位点,熟悉其改变血流动力学的机制,通过合理用药扬长避短,达到和其他血流动力学治疗协同推进的作用。

目前,临床上镇痛治疗还是以阿片类药物为主。理想的阿片类药物应具有起效快,易调控,用量少,代谢产物蓄积较少及费用低廉等优势。虽然临床中应用的阿片类药物多为选择性 μ 受体激动剂,但这些药物在组胺释放、用药后峰值效应时间、作用持续时间等方面还存在着较大的差异。因此,应根据患者特点和药代动力学选择药物。

吗啡对血容量正常患者的心血管系统一般无明显影响,而低血容量患者易引起低血压。肝肾功能不全时,吗啡的活性代谢产物可加重其不良反应,引起延时镇静。而芬太尼具有强效镇痛效应,对循环的抑制作用较吗啡更轻。但其清除半衰期较长,重复用药后易出现明显的蓄积效应。瑞芬太尼作为新的短效 μ 受体激动剂,在 ICU 中多采用持续输注。其最终被组织和血浆中非特异性酯酶水解,不依赖于肝肾功能,在肾功能不全的患者中持续输注,未观察到发生蓄积作用。舒芬太尼的镇痛作用持续时间为芬太尼的两倍;与瑞芬太尼相比较,舒芬太尼在持续输注过程中随时间延长,剂量逐渐降低,但唤醒时间会延长。哌替啶和单胺氧化酶抑制剂合用,可出现严重不良反应。其代谢产物甲基哌替啶半衰期明显延长,易造成肝脏蓄积损害,不宜重复大量应用。所以在 ICU 镇痛不推荐使用哌替啶。

阿片类药物的不良反应还包括呼吸抑制、血压下降和胃肠蠕动减弱。对于休克患者推荐持续静脉泵入,既有利于根据镇痛深度调整泵入速度,维持稳定的血药浓度,减少阿片类药物的总用量,又避免了因血药浓度不稳定所导致临床症状的波动。相对而言,短效的阿片类镇痛药更符合药效学和药代动力学的需求。但无论选择何种药物,持续静脉给药时均需根据镇痛效果不断调整用药剂量,以达到满意的镇痛效果。

非阿片类镇痛药物和非药物镇痛措施是重症患者镇痛治疗的有益补充,也是近些年镇痛研究的新热点。非甾体抗炎药(NSAIDs)通过非选择性抑制环氧化酶(COX)而达到镇痛的目的。其代表药物对乙酰氨基酚可用于治疗轻至中度疼痛,与阿片类药物联合应用有协同效应,可降低阿片类药物的用量。奈福泮作为一种新型非阿片类镇痛药,通过抑制多巴胺、去甲肾上腺素和 5-羟色胺在脊髓和脊髓上间隙的再摄取而发挥作用。20mg 剂量的止痛效果相当于 6mg 静脉注射吗啡。与阿片类药物不同,它对警觉、呼吸驱动和肠蠕动没有不良影响。然而,使用奈福泮可能与心动过速、青光眼、癫痫和谵妄有关。氯胺酮通过阻断 N-甲基-D-天门冬氨酸(NMDA)受体发挥镇痛作用,其还可降低阿片类痛觉过敏的风险,因此在术后镇痛方面独具优势。对于术后休克的患者,氯胺酮也可作为镇痛选择之一。

非药物镇痛治疗为重症患者的镇痛研究开辟了新的道路。已有许多研究证实冷疗、音乐疗法、按摩等措施可减轻重症患者,特别是手术后患者的疼痛不适。然而,目前还没有专门针对休克人群的相关研究。由于这些策略主要针对轻至中度疼痛,因此未来对于病情相对稳定的休克患者,这些措施有可能发挥更大的作用。

(汤 铂 王小亭 尹万红)

参考文献

［1］ VINCENT J L,BACKER D. Circulatory shock［J］. N Engl J Med,2013,369(18):1726-1734.

［2］ TANIGUCHI T,YAMAMOTO K,OHMOTO N,et al. Effects of propofol on hemodynamic and inflammatory responses to endotoxemia in rats［J］. Crit Care Med,2000,28(4):1101-1106.

［3］ HELMY S A,AL-ATTIYAH R J. The immunomodulatory effects of prolonged intravenous infusion of propofol versus midazolam in critically ill surgical patients［J］. Anaesthesia,2001,56(1):4-8.

［4］ VAURIO L E,SANDS L P,WANG Y,et al. Postoperative delirium:the importance of pain and pain management［J］. Anesth Analg,2006,102(4):1267-1273.

［5］ GONZÁLEZ A R,MARTINEZ-LUENGAS I L,MARTÍN E M B,et al. Cardiogenic shock following administration of propofol and fentanyl in a healthy woman:a case report［J］. J Med Case Rep,2011,5:382.

［6］ Godet G,Gossens S,Prayssac P,et al. Infusion of propofol,sufentanil,or midazolam for sedation after aortic surgery:comparison of oxygen consumption and hemodynamic stability［J］. Anesthesia & Analgesia,1998,87(2):272-276.

［7］ BARR J,FRASER G L,PUNTILLO K,et al. Clinical practice guidelines for the management of pain,agitation,and delirium in adult patients in the intensive care unit［J］. Crit Care Med,2013,41:263-306.

第三节　神经重症患者的镇痛

一、概述

神经重症患者由于神经疾病的原因大多数处于强烈的应激之中,加之手术、各种侵袭性操作及持续监护的环境等均可能对患者产生恶性刺激,增加患者痛苦。毫无疑问,镇痛治疗是神经重症患者救治过程中的重要组成部分,然而现实与理想差距很大,主要集中体现在对神经重症患者应用镇痛治疗存在较大争议,不同层级和不同专业背景的医务人员对镇痛治疗的理解水平参差不齐,导致了在不同医疗机构中存在实施差异。出现上述状况的主要原因有两点:首先,临床上对于意识障碍的神经重症患者的疼痛评估存在困难;其次,对于神经重症患者的镇痛治疗能否改善患者的临床结局、能否改善远期神经功能转归缺乏级别较高的循证医学证据。

神经重症患者的定义目前尚未统一,在本章节中我们把神经重症患者界定为:神经系统急重症需要重症监护和治疗的患者,包括重症急性脑血管病、重型颅脑损伤、高位脊髓损伤、神经系统重症感染、癫痫持续状态、颅脑肿瘤术后需重症监测者等。临床上对于神经重症患者的治疗中应用镇痛药物很常见,在神经重症病房中接受机械通气的患者比例与综合 ICU 收治的患者相似,应用镇痛药物的比例也相似。然而遗憾的是,在国内外针对重症患者进行的镇痛镇静随机对照研究中,多数都排除了神经重症患者,因此,多项关于镇痛镇静的指南都没有推荐意见来指导神经重症患者的镇痛治疗。

神经重症患者应用镇痛治疗的目的是多方面的。其一,对于疼痛的良好控制,可有效减少患者焦虑、躁动的发生率。其二,镇静之前先镇痛可减轻应激反应,提高机械通气过程中的人机协调性,减少医护诊疗行为中有创操作对患者造成的伤害性刺激。其三,维持脑氧的供需平衡是神经重症治疗的核心,而患者本身的疾病和医护诊疗有创操作所造成的伤害性刺激,均可能升高神经重症患者的脑氧耗水平,导致脑氧供需失衡。以临床上对急性脑损伤患者进行的气管内吸引为例,根据操作过程中患者是否出现体动和呛咳为标准,将患者分为两组,镇痛满意组和镇痛不满意组。结果发现,在实施气管内吸引后,镇痛不满意的患者颅内压明显升高,颈静脉球部血氧饱和度明显降低,神经系统容易继发二次损伤。其四,心输出量或者脑灌注压也会因为伤害性刺激影响循环而发生改变,造成颅内血流动力学的不稳定,当患者的脑血管自动调节功能已经受损时,就会对患者脑组织造成充血或者缺血的影响。综上所述,对神经重症患者应用镇痛药物,除了可以提高患者舒适度,更为重要的是减少伤害性刺激,体现人文关怀,减少医源性伤害,利于医护操作,减少继发性脑损伤,发挥脑保护作用。

目前现有的指南和共识对神经患者镇痛治疗的必要性已经达成共识,但尚缺乏高质量临床研究证据支持镇痛治疗能改善脑损伤患者的临床转归。现有证据主要来源于镇痛药物对一些生理性指标的良性影响,如颅内压、脑氧输送和脑代谢等指标。神经重症患者因疼痛可引起焦虑、心率增快和血压增高,这些都会增加患者再出血、颅内压增高、脑缺血缺氧等风险,因此必须进行处理。神经重症患者镇痛的目的在于:①减轻或消除患者的疼痛,减少伤害性刺激带来的交感神经系统的过度兴奋;②减少躯体不适感,减少或消除患者疾病治疗期间的痛苦记忆,改善患者睡眠;③减少因疼痛所导致的患者焦虑、躁动甚至谵妄的发生率,防止患者的无意识行为干扰治疗,保护患者安全;④减少疼痛所导致的过度应激,减轻过度应激的器官损害,降低代谢,维持脑氧供需平衡;⑤良好的镇痛有助于患者配合医护治疗和操作,有助于镇静的实施。

二、神经重症患者疼痛的常见原因

疼痛是一种与真正的或潜在的组织损伤有关的令人不愉快的感觉和情绪方面的经历,常因躯体损伤、炎症刺激或情感痛苦而产生。神经重症患者疼痛的诱发因素包括原发疾病、各种监测治疗手段、长时间卧床约束及气管插管等。疼痛导致机体处于应激状态中,引起患者睡眠不足和代谢改变,容易疲劳和定向障碍,导致心动过速、组织氧耗增加、凝血功能异常、呼吸功能障碍、分解代谢增加和免疫抑制等。充分了解诱发神经重症患者疼痛的常见原因,对于选择合适的镇痛治疗方案,减轻机体对痛觉刺激的应激,消除病理生理损伤具有很重要的意义。

(一) 伤害性疼痛

1. 定义 躯体和内脏结构遭受有害刺激(如物理、化学等作用),并最终激活伤害感受器引起的躯体痛或者内脏痛。

2. 发病机制 伤害性刺激是指有害刺激的程度强到足以能够产生损害的刺激来激活伤害感受器。伤害感受器的激活会导致多种神经化学物质通过不同的通路释放,如神经生长因子、腺苷、肾上腺素、缓激肽、前列腺素 E、5-羟色胺等,并且释放后与各自的受体结合,然后发生致敏作用。最后由 CGRP、P 物质、神经激肽 A 等血管周围的传入感觉纤维分泌的血管活性肽类物质,刺激血管导致神经源性炎症反应,造成血管扩张和水肿,最终增高伤害感受器的兴奋性。

在急性疼痛状态时,外周伤害感受器首先将兴奋冲动传导至第一个中继站脊髓背角,引起谷氨酸释放,突触后膜的 AMPA 受体被释放的谷氨酸兴奋,引发以钠离子为主的阳离子内流,进一步兴奋次级传入神经元,将痛觉信号接力传送至丘脑和皮质。

在慢性疼痛状态时,由于 AMPA 受体的持续开放,突触后膜持续去极化,引发 NMDA 受体开放。钙离子从开放的 NMDA 受体内流入突触后神经元,激活蛋白激酶 C,进而激活一氧化氮合成酶,产生大量的一氧化氮。一氧化氮透过突触间隙而进入突触前膜后激活鸟苷酸环化酶,继而抑制突触前膜的钾离子通道,造成突触前膜的去极化兴奋。同时一氧化氮还可导致 P 物质的释放增加。P 物质通过兴奋与其相应的神经激肽 I 型受体而影响基因表达水平。因此在慢性疼痛时,突触前、后膜均发生可塑性改变,从而导致痛觉的易化传入。

3. 临床表现 伤害性疼痛起源于有害刺激对伤害感受器的刺激,神经功能往往正常,有相关损伤或病理部位,多表现为钝痛、锐痛、酸痛等。其主要表现可分为两类:躯体痛和内脏痛。躯体痛可精确定位,主诉为刀割样、搏动性和压迫样疼痛,常由手术或创伤引起;内脏痛常更加弥散,表现为酸痛和痉挛痛,常发生于胸腹部脏器受到挤压、侵犯或牵拉后。

4. 治疗 单独针对神经重症患者应用镇痛药物的研究还比较少,从欧美已报道的研究来看,阿片类药物仍然是整合镇痛镇静救治策略中主要的镇痛药物,最常用的药物包括芬太尼、舒芬太尼、瑞芬太尼。芬太尼起效迅速,单次应用后作用时间短,但持续应用后,分布于外周组织的药物将会重新回到血浆,因此会延长消除时间。短时间内快速静脉注射较大剂量阿片类药物会引起肌肉僵硬,导致颅内压升高,对脑灌注压产生影响,因而为了避免此类情况的发生,需要滴定式缓慢给予阿片类药物。舒芬太尼镇痛作用很强,为芬太尼的 5~10 倍,因其镇痛效果明确、起效快、蓄积小、对呼吸抑制作用小,在临床的应用逐渐增多,尤其对于需要较强镇痛作用的患者。瑞芬太尼由血浆非特异性酯酶代谢,半衰期短,清除迅速,属超短效阿片类镇痛药物。已有研究评估瑞芬太尼在神经重症患者镇痛镇静中的作用,结果显示以瑞芬太尼为基础,按需联合丙泊酚或咪达唑仑的镇痛镇静策略,在停药后患者的苏醒时间及短时间内能对患者进行神经功能评估方面,均比以丙泊酚或咪达唑仑为基础按需联合芬太尼或吗啡的镇痛镇静策略更有优势。此外,对于神经重症患者实施镇痛镇静时,采用 α_2 肾上腺受体激动剂右美托咪定联合阿片类药物的方案,由于右美托咪定有镇痛的作用,在一定程度上可减少阿片类药物的用量,以及阿片类药物副作用的发生。

(二) 神经病理性疼痛

1. 定义 神经病理性疼痛是指由神经系统的原发性损害或功能障碍引起的疼痛。其病因可能与周围或中枢神经系统的感染、损伤及代谢紊乱等有关,主要临床表现特点为痛觉过敏、异样疼痛及自发性疼痛。

2. 发病机制 神经病理性疼痛的确切发病机制尚未完全明确。目前认为脑和脊髓的损伤可引起神经病理性疼痛。脑干网状结构和大脑皮质对疼痛信号的传递具有极强的抑制作用;在很大程度上,边缘系统也参与了疼痛的体验。脑外伤、颅内感染、脑肿瘤、脑出血、脑梗死及其他脑功能的异常,是引起顽固性神经病理性疼痛的中枢病因。脊髓损伤在大多数情况下可引起剧烈的疼痛以及感觉和运动功能的丧失。另外,外周神经受到损伤、感染等,也会产生神经纤维的病理性改变,这种变化也会对中枢神经系统产生影响。外周神经损伤后还会引起中枢神经的病理形态学变化。外周神经受损后,调控疼痛的许多化学物质,如多种肽及其受体(α_2 受体)、酶(NO 合成酶、酸性磷酸酯酶)及 P 物质等的产生和释放均会受到影响。原发性神经病理性疼痛与损伤的神经轴突和邻近的背根神经节传播来的异位冲动有关。这种冲动与初级传入神经的神经元兴奋性升高和在脊髓形成的突触数量增加有关,新的电压敏感钠通道在产生异位冲动方面起重要作用。因此,通过对钠通道 mMRA 亚单位进行调节从而影响钠通道的功能,可能改变损伤神经元的兴奋性。

3. 临床表现 神经病理性疼痛的性质多为自发性、烧灼样疼痛。常见表现包括:①痛觉过敏(hyperalgesia)即轻微的伤害性刺激诱发剧烈的疼痛反应;②异样疼痛(allodynia)即正常非伤害性刺激如触觉、温凉水等均可引起异常的疼痛。一般来说,疼痛发生后往往呈加重趋势,其性质也可发生变化。疼痛可以出现在中枢病变后即刻出现,也有少数患者在数月后出现。研究发现,即使相同的中枢神经系统部位出现同样的病理损害,但只有部分患者出现疼痛,说明神经病理性疼痛可能与遗传等因素密切相关。患病早期可出现运动功能下降,随即出现肌萎缩,甚至出现骨质疏松和关节挛缩,一般认为可能是废用性肌萎缩或局部血运欠佳所致。病变区域及周围组织常有血管功能障碍,可出现周围组织水肿。随着营养性障碍的加剧,常出现皮肤菲薄、毛发及指甲无光泽等表现。

4. **治疗** 神经病理性疼痛的病因复杂,可能涉及感染、创伤、代谢异常及神经卡压等,因此,临床治疗比较困难。积极治疗原发病,阻止疾病向慢性化方向转变,对防止神经病理性疼痛的发生、发展具有重要意义。药物治疗方面主要有:

(1) 抗抑郁药物:三环类抗抑郁药(如氯丙嗪、阿米替林、去甲丙米嗪、丙米嗪)、5-羟色胺或去甲肾上腺素再摄取抑制剂(如度洛西汀、文拉法辛);

(2) 抗癫痫药物:奥卡西平、卡马西平、普瑞巴林、加巴喷丁、苯妥英钠及丙戊酸钠、拉莫三嗪等,对电击样神经疼痛有效;

(3) 阿片类药物:该类药物(如芬太尼、曲马多、美沙酮、羟考酮)用于治疗神经病理性疼痛仍有争议;

(4) 其他:非甾体类药物、前列腺素制剂及激素类可试用。

(三) 中枢性疼痛

1. **定义** 中枢性疼痛是指中枢神经系统功能失调或病变所引起的疼痛,其原发病变在脑内或脊髓,脑出血、脑梗死、颅内肿瘤、脑血管畸形、颅脑外伤、颅内感染、多发性硬化、神经元变性、脊髓空洞等是其常见的致病原因。此外,帕金森病和癫痫患者发生的疼痛也归为中枢性疼痛。

丘脑痛是最常见的和典型的中枢性疼痛,丘脑痛的特点最早于 1906 年被描述,表现为突发而持久的剧烈疼痛,可伴有偏瘫、共济失调、舞蹈病、手足徐动样运动或半身深浅感觉障碍等,丘脑出血或梗死是其主要病因。过去,各种中枢性疼痛被误称为丘脑痛,在概念上,中枢性疼痛和丘脑痛一直混淆不清。其实,中枢性疼痛的范围更广,从三叉神经脊束核或者脊髓后角灰质起始至大脑皮质,沿神经轴索任何水平的脑或者脊髓的病变都能引起中枢性疼痛,而丘脑痛仅仅是中枢性疼痛的一种特殊类型而已。

2. **发病机制** 从疼痛发生的机制上分析,神经源性疼痛(neuropathic pain,NPP)又称为传入阻滞性疼痛(deafferentation pain,DAP),因为其共同特点都是在神经系统的某个水平,病灶干扰了疼痛信息的正常传递。中枢 DAP 是指病灶部分或者完全地影响了疼痛信号在脊髓丘脑通路的传递;周围神经 DAP 是指病灶干扰了疼痛信号在外周神经系统的传递。值得指出的是,有些病例常常是多种原因的混合体,兼具多种疼痛的特点,很难明确是外周神经原因还是中枢的原因。

3. **临床表现** 疼痛可即刻出现于中枢神经系统的功能障碍或者病变之后,也可延迟出现。疼痛范围大者可累及全身、半身、整个肢体或头面部,而范围小者可以只是局部,发生部位主要在躯体感觉异常、感觉减退或感觉缺失的部位,少数患者的中枢性疼痛也会出现在没有感觉障碍的区域,而且疼痛的部位可能也不是固定不变的。中枢性疼痛在各种内部或者外界的刺激下诱发或加重,疼痛的性质可以是多种多样的,表现形式和强度也各有不同。最常见的疼痛类型是烧灼样痛,其他形式有针刺样痛、刀割样痛、压榨样痛、撕裂样痛、放射痛、牵拉痛、紧缩样痛等,可以以多种形式存在,也可单独存在。中枢性痛是一种顽固性慢性疼痛,大多数疼痛始终存在疼痛背景,表现为持续存在且可阵发性加剧,也有部分病例表现为间歇性出现,如部分癫痫患者的疼痛就可表现为发作性疼痛反复出现,期间存在明显的无痛间隔。中枢性疼痛可伴有脑神经损害症状和躯体感觉障碍的表现,如偏瘫、失语、头痛、共济失调等。另外,中枢性疼痛的常见症状也包括疼痛部位的感觉过敏和感觉异常,即便是冷热、触摸等正常刺激都可能引起强烈的疼痛反应。

4. 治疗 临床上中枢性疼痛的治疗比较困难,一旦发生,常常迁延难治,目前也没有通用的有效治疗方法,联合多种治疗方法可能取得较好的效果。镇痛药只能暂时减轻疼痛而无法消除疼痛,对中枢性疼痛的镇痛效果较差。抗抑郁药是中枢性疼痛的治疗中应用较多的一类药物,主要改善患者的抑郁症状,但药物本身也具有一定的镇痛作用。抗癫痫药物减轻中枢性疼痛主要是通过不同的途径来抑制病变神经元的异常放电。抗心律失常药可作用于中枢和周围神经系统的离子通道,降低神经元的病理活动。其他一般只作为辅助药物治疗的包括胆碱能药物、肾上腺素能药物和纳洛酮等。由于药物治疗的作用非常有限,可以考虑实施外科止痛手术,其中脊髓后根入髓区毁损术、中脑及扣带回前毁损术、脑深部电刺激术,运动皮质电刺激术等疗效相对确切。其他还有一些对中枢性疼痛有一定的辅助价值的方法,如心理治疗、康复治疗、针刺治疗、神经阻滞等。

三、神经重症患者疼痛的评估手段

(一)疼痛评估的意义

定时对神经重症患者进行疼痛评估,其意义有:①不仅有助于实施恰当的镇痛治疗,而且还有助于减少镇痛药物的剂量;②对患者定时进行疼痛评估,可以显著降低疼痛的发生率及疼痛程度;③进行常规的疼痛评估,有助于缩短 ICU 住院时间、机械通气时间,并降低呼吸机相关性肺炎(ventilator associated pneumonia,VAP)的发生率。由此可见,应对神经重症患者常规进行疼痛评估,选择恰当的方法定时评估患者的疼痛程度及治疗反应并进行记录。

(二)疼痛评估的方法

神经重症患者的疼痛评估方法与综合 ICU 患者有所不同,常规的疼痛评估应包括疼痛的部位、特点、强度、加重及减轻因素,但是最可靠有效的评估指标其实是患者的自我描述,这对于神经重症合并意识障碍或者无法言语表达的患者评估难度很高。对意识清醒、能言语表达的患者目前较常应用的方法是数字评分表(numeric rating scale,NRS),对于接受机械通气治疗且能言语表达的患者,NRS 评分能达到较好的疼痛评价效果。对于意识障碍,不能言语表达,躯体尚能运动,可以观察行为的患者,行为疼痛量表(behavioral pain scale,BPS)和重症监护疼痛观察量表(critical-care pain observation tool,CPOT)两个量表对于评价疼痛程度具有较高的一致性和可信度。同时对于意识清醒的患者而言,BPS 或CPOT 评分与 NRS 评分具有较好的相关性。

(三)影响疼痛评估的因素

无论是在操作过程中,还是在静息状态下,神经重症患者普遍存在疼痛问题,这也是导致患者应激反应的重要因素。由于多数情况下疼痛依赖于患者的主观表达,神经重症患者疼痛的相关研究较少。尽管如此,不应因为患者缺乏表达疼痛的能力而忽视患者的疼痛问题,除意识障碍以外,影响神经重症患者疼痛表达能力的情况还包括人工气道、机械通气以及应用镇静和肌肉松弛药物。这种情况下,神经重症医师应尽一切可能对患者的疼痛进行评估和处理。对于存在主观表达障碍的神经重症患者,现临床多采用疼痛的行为学评估系统,这些疼痛评估系统包括了生命体征变化和疼痛的行为学特征,如表情和姿势,分为不同分值。2013 年美国重症学会(SCCM)镇痛镇静指南推荐,对于不能表达患者,应使用疼痛的行为学评估系统进行疼痛评价,其中信度和效度最好的是疼痛行为学量表(BPS)和重症疼痛观察工具(CPOT),但适用群体脑损伤患者除外,这使得对神经重症患者的评估标准工具缺如。

(四)合理应用疼痛评估工具

有对照研究显示,在创伤/神经外科 ICU 推行非语言疼痛量表(NVPS)后,医护人员进行疼痛评价的次数明显增加,患者自我表达疼痛的情况减少,镇痛药物的用量明显降低,医护人员对于评估患者疼痛和实施镇痛治疗方案的信心明显提高。其他疼痛行为学评估系统目前也应用于神经重症患者的镇痛评估,但是否完全适用于这类患者,还缺乏高质量的随机对照研究证据。我们也应该清晰地认识到,并非所有神经重症患者均合并严重的意识障碍,并非绝对没有可能实施疼痛评估。例如,开颅术后收治于 NICU 或者综合 ICU 的患者,ICU 医师或者 NICU 医师不应该担心镇痛药物的不良反应,或者患者意识障碍,言语表达障碍而忽视对疼痛的评估和处理。

目前已有指南指出在疼痛评估方法中不推荐单纯以生命体征变化作为唯一手段,可考虑作为辅助手段用于发现潜在的患者疼痛。现有证据表明,镇痛实施过程中进行疼痛的常规评估可改善患者临床结局,缩短患者的 ICU 住院时间,减少机械通气时间。对于能够进行言语表达的神经重症患者,主要的疼痛评估工具可以选择疼痛主诉量表化工具,面对存在意识障碍、言语表达障碍的患者,应采用疼痛行为学评估系统。虽然目前已有的研究尚缺乏明确证据支持疼痛常规评估是否适用于所有的神经重症患者,但是考虑到潜在的效益和低风险程度,应针对神经重症患者建立相似的疼痛常规评估。

四、疼痛对神经重症患者的影响

疼痛刺激后引发应激反应,促进机体释放多种激素,如儿茶酚胺、促肾上腺皮质激素、糖皮质激素、醛固酮、抗利尿激素等。促进分解代谢的激素分泌增加,加之合成代谢激素分泌减少,加强了糖原分解和异生作用,临床表现为水钠潴留,血糖升高,乳酸和酮体生成增加,机体呈现负氮平衡。疼痛可兴奋交感神经,患者表现为血压升高,心率加快,心肌氧耗增加。这些变化对伴有高血压、冠状动脉供血不足及脑血管病的患者影响极大。深部的剧烈疼痛甚至可引起副交感神经兴奋,血压下降,心率减慢,甚至发生休克。这些可导致血流动力学不稳定的因素,都可能影响脑灌注。颅脑或创伤手术后,疼痛会很大程度上影响患者的呼吸功能。疼痛引起膈肌功能降低,使肺顺应性下降;患者的浅快呼吸,降低了肺活量、潮气量、残气量和功能残气量,通气/血流比值下降,易发生低氧血症等。由于患者不敢用力呼吸和咳嗽,或者因为意识障碍,患者无法主动咳嗽,使积聚于肺泡和支气管内的分泌物不易排出,易并发肺炎和肺不张。

五、神经重症患者镇痛的注意事项

(一)镇痛治疗的"两面性"

镇痛治疗是一把"双刃剑",重症医师必须重视镇痛药物对神经重症患者器官功能的影响。镇痛药物在保护器官功能,降低应激的同时,也可能抑制呼吸、循环以及重要器官的生理功能,加重肝、肾等器官的代谢负担,最终导致器官功能失衡或损伤。

(二)镇痛前的评估与监测

神经重症患者镇痛治疗的目的在于减轻甚至消除机体器官因为疼痛而导致的过度应激,避免器官过度代偿,维护器官储备功能。在实施镇痛之前,必须严密监测患者的基本生命体征,包括意识、瞳孔、体温、心率、呼吸、血压、尿量,依据镇痛目的及镇痛深度选择合适的药物及剂量。镇痛实施过程中,要想实现个体化镇痛治疗方案,需要不断观察镇痛药物的疗效目标,调整镇痛的方案,以期达到最佳的疗效和最小的不良反应。镇痛实施后,镇痛效果和循环呼吸等器官功能监测同等重要,以避免镇痛不足或者镇痛过量。

镇痛不足时,达不到预期的镇痛效果,患者可能出现心率增快、呼吸急促、血氧饱和度降低或者人机对抗等表现。镇痛过深时,则可能引起抑制呼吸、循环,抑制胃肠道运动功能等不良反应,表现为呼吸频率减慢、心率减慢、血压下降、出现低氧和/或二氧化碳潴留等症状,最终延长 ICU 住院时间、机械通气时间,甚至还可能增加患者的病死率。因此,不断评估患者病情以及器官功能的状态，动态调整镇痛方案，才能避免此类不良事件的发生。

对神经重症患者镇痛效果评估的方法及预期目标需要考虑患者的意识状态：对于意识清醒，可自主表达的患者采用 NRS 评分，镇痛目标值为<4 分；对于意识障碍，无法表达、运动功能良好、可以观察行为的患者应用 BPS 评分或 CPOT 评分，镇痛目标值分别为 BPS<5 分和 CPOT<3 分。

（三）镇痛对器官功能的影响

1. 呼吸功能 阿片类镇痛药引起的呼吸抑制通常表现为呼吸频率减慢，潮气量不变，是由延髓 $\mu2$ 受体介导产生的，在使用此类药物时应加强呼吸功能监测。另外，有支气管哮喘病史的患者应慎用或避免使用阿片类镇痛药，是因为这类患者可能因阿片类药物的组胺释放作用诱发支气管痉挛，可造成二氧化碳潴留并引发严重后果。

2. 循环功能 阿片类镇痛药容易诱发低血压，即使在血容量正常的患者中，阿片类药物可通过抑制交感神经，通过迷走神经介导引起心动过缓，增强组胺释放作用而诱发低血压。而在血流动力学不稳定、交感神经兴奋性升高或者本身就处于低血容量的患者则更易引发低血压。吗啡对血容量正常的患者一般无明显影响，对低血容量的患者则容易诱发低血压。芬太尼有强效镇痛效果，抑制循环的作用较吗啡轻，对于低血容量、血流动力学不稳定的患者可选择芬太尼镇痛。

3. 神经肌肉功能 阿片类镇痛药在实施镇痛镇静过程中，可加强镇静药物的作用，但同时也影响对神经重症患者的病情观察，对一些特殊患者可引起幻觉加重躁动。快速静脉注射芬太尼可引起腹壁、胸壁肌肉强直；大剂量使用哌替啶时，可诱发谵妄、抽搐、欣快、震颤等神经兴奋症状。

4. 消化功能 阿片类镇痛药可引起恶心、呕吐，肠绞痛及奥狄括约肌痉挛，使用氟哌利多等止吐剂能有效预防恶心。阿片类药物还会抑制胃肠道的蠕动功能，导致便秘的发生率增加，镇痛过程中预防性应用刺激性导泻药可减少便秘的发生。在镇痛过程中如果使用到非甾体抗炎药，这类药物的最常见的不良反应是胃肠黏膜损伤，临床可表现为恶心、呕吐、腹胀、腹泻、消化不良，严重者可发生消化道溃疡，甚至可致消化道出血或穿孔。对有高危因素的神经重症患者，尽量慎用或避免使用，如果使用此类药物需要采取预防措施，包括选择不良反应较小的药物或剂型，预防性使用 H2 受体拮抗剂和前列腺素 E 制剂。

5. 其他 大剂量使用吗啡类镇痛药物，可导致交感神经中枢兴奋，释放儿茶酚胺，加速肝糖原分解，升高血糖；应用过程中应加强血糖监测和血管管理。此外，阿片类镇痛药可引起尿潴留，应特别关注存在意识障碍的神经重症患者，这类患者的发生率更高。大剂量非甾体抗炎药的使用可引起低凝血酶原血症，抑制血小板凝聚，导致出血时间延长，应该同时补充维生素 K_1 加以预防。疼痛产生应激，应激对机体免疫功能有抑制作用，在镇痛治疗时，由于药物对疼痛的缓解作用而可改善应激的免疫抑制作用。但是，长期使用阿片类药物或者阿片类药物成瘾的患者免疫功能却是普遍低下的。因此,虽然镇痛药物能缓解疼痛所导致的免疫抑制,但镇痛药物本身也可导致免疫抑制,如何调节疼痛、免疫、镇痛药物三者之间关系,值得深入研究。

(四) 实施器官功能保护的镇痛

镇痛治疗对于控制神经重症患者的应激无疑是有好处的,但同时又会对器官功能产生影响,因此镇痛的同时必须同时考虑器官功能的保护。面对血流动力学不稳定的患者,寻找不稳的原因及评估患者当前的血流动力学状态,对于选择合适的、对循环影响小的药物极为重要,并且要注意在镇痛实施的过程中尽可能维持循环的稳定,减少由于血流动力学波动对脑灌注的影响。神经重症患者可出现神经源性过度通气,自主呼吸驱动会很强,这类患者需要较深的镇痛,尽可能减少过强的自主呼吸驱动、减少对肺组织的牵张损伤。肝肾功能不全会影响药物的代谢,积极评估神经重症患者的肝肾功能,并根据患者的肝肾功能状态选择合适的药物、剂量和给药方式,同时根据肝肾功能变化,及时对药物的剂量进行调整。

大部分神经重症患者发生烦躁的首要原因是伤害性刺激后的疼痛和不适感,故应首先考虑镇痛治疗,将镇痛作为镇静治疗的基础,在给予镇静治疗之前给予适度的镇痛治疗。研究表明,联合镇痛治疗的"镇痛为先"镇静方案在临床观察中,不仅能减少疼痛的发生概率,还可以降低患者镇静药物的使用剂量,更好达到镇静效果,并且还能减少气管插管时间,缩短机械通气时间及降低 ICU 住院时间。虽然镇痛为先的镇静方案有诸多优点,但我们也需要认真地权衡镇痛药对呼吸动力的干扰,对胃动力的影响及增加肠内营养的实施难度,同时还要考虑停药所导致的疼痛复发及长时间使用所带来的药物依赖。

(五) 实施对因镇痛

实施镇痛之前对神经重症患者进行原因分析很有必要,针对非神经性疼痛,建议镇痛药物首选阿片类药物。阿片类药物的不良反应主要是引起血压下降,抑制呼吸和减弱胃肠蠕动,尤其在老年人中表现明显。另外一些药物,如吗啡类衍生物氢吗啡酮,阿片受体部分激动剂布托啡诺和地佐辛等可能在减少胃肠道不良反应及呼吸抑制方面具有一定的优势,但仍需进一步高质量的临床随机对照试验来验证。

近年来逐渐有研究表明,对于非神经性疼痛,联合应用非甾体抗炎药、氯胺酮、加巴喷丁和奈福泮等非阿片类镇痛药物,不仅可有效减少阿片类药物使用,并且能有效减轻神经重症患者的非神经性疼痛。而对神经性疼痛的患者,阿片类药物的效果往往不佳,应用卡马西平和加巴喷丁反而能取得较好的镇痛作用。非阿片类镇痛药物应用能显著减少阿片类恶心、呕吐等不良反应的发生以及阿片类药物的用量,因此,临床实施多模式的镇痛策略有一定的价值。

(胡成功　周建新　谢筱琪)

参考文献

［1］ 中国医师协会神经外科医师分会神经重症专家委员会.重症脑损伤患者镇痛镇静治疗专家共识［J］.中国脑血管病杂志,2014,11(1):48-55.

［2］ BARR J,FRASER G L,PUNTILLO K,et al. Clinical practice guidelines for the management of pain, agitation,and delirium in adult patients in the intensive care unit［J］. Crit Care Med,2013,41(1): 263-306.

［3］ GEMMA M,TOMMASINO C,CERRI M,et al. Intracranial effects of endotracheal suctioning in the acute phase of head injury［J］. J Neurosurg Anesthesiol,2002,14(1):50-54.

［4］ DAGAL A,LAM A M. Cerebral blood flow and the injured brain:how should we monitor and manipulate it?［J］. Curr Opin Anaesthesiol,2011,24(2):131-137.

［5］ MARTIN J,HEYMANN A,BSELL K,et al. Evidence and consensus-based German guidelines for the management of analgesia,sedation and delirium in intensive care-short version［J］. Ger Med Sci, 2010,8:2.

［6］ ROBERTS D J,HALL R I,KRAMER A H,et al. Sedation for cri-tically ill adults with severe traumatic brain injury:a systematic review of randomized controlled trials［J］. Crit Care Med,2011,39(12): 2743-2751.

［7］ LI L M,TIMOFEEV I,CZOSNYKA M,et al. Review article:the surgical approach to the management of increased intracranial pressure after traumatic brain injury［J］. Anesth Analg,2010,111(3):736-748.

［8］ LAUER K K,CONNOLLY L A,SCHMELING W T. Opioid sedation does not alter intracranial pressure in head injured patients［J］. Can J Anaesth,1997,44(9):929-933.

［9］ KARABINIS A,MANDRAGOS K,STERGIOPOULOS S,et al. Safety and efficacy of analgesia-based sedation with remifentanil versus standard hypnotic-based regimens in intensive care unit patients with brain injuries:a randomized,controlled trial［J］. Crit Care,2004,8(4):268-280.

［10］ GROF T M,BLEDSOE K A. Evaluating the use of dexmedetomidine in neurocritical care patients［J］. Neurocrit Care,2010,12(3):356-361.

［11］ JOHNSON R W,WASNER G,SADDIER P,et al. postherpetic neuralgia:epidemiology,pathophysiology and management［J］. Expert Rev Neurother,2007,7:1581-1595.

［12］ ATTAL N,BOUHASSIRA D. Pharmacotherapy of neuropathic pain:which drugs,which treatment algorithms?［J］. Pain,2015,156:104-114.

［13］ BOWSHER D. Central pain:clinical and physiological characterristics［J］. J Neuol Neurosurg Psychiatry,1996,61:62-69.

［14］ ANDERSEN G,VESTERGAARD K,INGEMANN-NIELSEN M,et al. Incidence of central poststroke pain［J］. Pain,1995,61:187-193.

［15］ 中华医学会重症医学分会.中国成人 ICU 镇痛和镇静治疗指南［J］.中华危重病急救医学,2018,30(6): 497-514.

［16］ TOPOLOVEC-VRANIC J,CANZIAN S,INNIS J,et al. Patient satisfaction and documentation of pain assessments and management after implementing the adult nonverbal pain scale［J］. Am J Crit Care, 2010,19(4):345-354.

［17］ CHANQUES G,VIEL E,CONSTANTIN J M,et al. The measurement of pain in intensive care unit:

comparison of 5 self-report intensity scales [J]. Pain,2010,151(3):711-721.

[18] PUDAS S M,AXELIN A,AANTAA R,et al. Pain assessment tools for unconscious or sedated intensive care patients:a systematic review [J]. J Adv Nurs,2009,65(5):946-956.

[19] ROZENDAAL F W,SPRONK P E,SNELLEN F F,et al. Remifentanil-propofol analgo-sedation shortens duration of ventilation and length of ICU stay compared to a conventional regimen:a centre randomised,cross-over,open-label study in the Netherlands [J]. Intensive Care Med,2009,35(2): 291-298.

第四节　创伤患者的镇痛

一、创伤患者疼痛特点及对机体的影响

(一) 创伤患者的疼痛特点

创伤是目前导致青壮年死亡的首位病因,其临床表现复杂、病情隐匿、致死率高。致伤因子瞬间作用于人体,常伤及多部位、多脏器,因此多发创伤更为常见。多发创伤常导致机体出现严重的疼痛、应激、炎症及病理生理紊乱。创伤应激、疼痛刺激及内毒素的释放,可导致或加剧内环境紊乱,重者可发生全身炎症反应综合征(systemic inflammatory response syndrome,SIRS)、MODS,以及多器官功能衰竭(multiple organ failure,MOF)。

创伤早期的主要临床表现为循环系统的不稳定性、有效循环血容量不足、氧输送能力下降及心脏活动异常。创伤后低血容量可通过兴奋交感神经,提高血管紧张素及抗利尿激素的水平,增加皮肤、骨骼肌肉、胃肠道及肾血管的收缩来增加有效循环容量。此外,体液从组织间向血管内的转移,增加了血管内的有效循环血量。而疼痛可作为交感神经兴奋的重要刺激因素,但过度刺激的后果则是进一步加重全身的病理生理紊乱。

在有效循环血容量恢复及微循环灌注得到纠正后,随即迎来创伤后的炎症反应阶段,包括系统性炎症反应(SIR)和代谢性抗炎反应(CAR)。单核-巨噬细胞系统、中性粒细胞被激活,释放肿瘤坏死因子、白介素等一系列炎性因子,导致血管壁通透性增加、间质水肿、组织缺血缺氧。这一过程发生在肺组织,将会导致 ARDS。如果炎症累及多个器官,则可进一步引起 MODS。

对于系统性炎症反应,Bone 曾经提出了 SIRS、MODS、ARDS 产生的机制。首先,创伤后的局部反应,即损伤发生时炎性介质释放,限制新的损害发生。随后,出现最初的全身炎症反应,即发生严重的损伤时,促炎和抗炎介质会分布全身,之后促炎和抗炎的平衡被打破,导致严重全身炎症反应。血管内皮的损伤,导致体液的重新分布,同时由于血小板瘀滞导致血流分布不均,从而激活凝血系统。免疫抑制随代偿性抗炎反应的加剧而增强,会增加患者对感染的易感性,最终出现器官功能衰竭或严重感染。创伤患者的炎症反应本质上是 SIR 与 CAR 的博弈,两者的强弱决定了机体对创伤的反应。炎症反应过强,可

导致 ARDS、MODS、MOF，甚至死亡。而在创伤导致的整个炎症反应过程中，不良的疼痛刺激将加重机体的应激反应、炎症反应，最终导致不良结局。

因此，疼痛往往成为创伤患者病情进展的重要推手，创伤患者的疼痛管理显得尤为重要。如果不在疼痛的初始阶段进行控制，持续的疼痛刺激将会引起中枢神经系统发生病理性重构。有文献报道，44% 的患者创伤后经历了中度以上的疼痛，仅有 21% 的患者对镇痛效果感到满意，创伤后的疼痛控制并未被每位医护人员关注。同时对于患者来说，疼痛将使患者畏惧一切治疗，畏惧换药、畏惧体位的改变、畏惧康复锻炼，从而影响患者的营养、心理、生理状态，给康复带来不良的影响。WHO 在 1998 年就提出"消除疼痛是每个患者的权利，不能缓解的疼痛是不可接受的，因为疼痛是可以避免的，疼痛治疗是提醒这种权利的方式"。消除疼痛是每位 ICU 医师义不容辞的责任，同时也是整个创伤治疗过程中亟待解决的问题。

（二）创伤疼痛对机体的影响

1. **对呼吸的影响**　疼痛造成创伤患者的肺通气功能下降，可引发缺氧和二氧化碳潴留，长时间的过度呼吸可导致患者呼吸肌的疲劳，造成呼吸衰竭，可能导致围手术期的二次气管插管。反复的气管插管带来的长时间的呼吸支持会发生呼吸机相关肺炎，而且长时间的呼吸支持会导致患者无法脱机甚至长期带机生存的情况，增加患者住院时间，增加死亡的风险，增加患者生理、心理和经济上的负担。

2. **对循环的影响**　创伤后机体内儿茶酚胺类激素的分泌增加，导致患者的心率增快，心脏收缩力增强，血管收缩，心肌耗氧量增大。但强烈的疼痛刺激会对循环系统产生较多不利的影响，如冠状动脉的痉挛、血液的高凝状态。这些不利的影响将会导致心肌缺血，甚至导致心律失常及猝死的发生。

3. **对胃肠道的影响**　强烈的疼痛刺激导致胃肠道血管收缩，机体供给胃肠道的血量减少，胃肠道的蠕动功能减弱，甚至导致胃肠道黏膜受损，出现应激性溃疡甚至肠道细菌移位，使胃肠道功能恢复延迟。

4. **对泌尿系统的影响**　创伤后由于交感神经兴奋，儿茶酚胺的分泌增加，导致肾脏入球小动脉的收缩，这将会影响肾小球滤过率。同时由于血流的重新分布，导致醛固酮及抗利尿激素的分泌增加，肾脏对水、钠的重吸收增强。这些变化将会导致急性肾损伤。同时由于疼痛的刺激，膀胱肌肉力量减弱，造成尿潴留。

5. **对肢体的影响**　疼痛导致肢体的活动受限，肌肉力量降低，肌肉泵功能减退。加之创伤后血管内平衡被破坏（血管损伤、静脉血流淤滞及创伤后血管内高凝状态），增加了深静脉血栓形成的概率。

6. **对心理的影响**　未经治疗的疼痛在短期和长期内均会对患者的生理和心理产生负面影响。该影响来源于应激反应的加重。研究结果表明，患者和患者家属认为在 ICU 治疗期间及出院后疼痛为最让人紧张的体验。因此，创伤应激障碍患者对 ICU 治疗期间疼痛刺激的记忆成为疾病进展的一项独立预测因子。心理症状,如抑郁或睡眠障碍,不仅引起较差的疼痛控制,且在中枢性疼痛处理和疼痛加剧过程中可能发挥作用,而不良的疼痛管理明确与严重不良结局相关。

疼痛刺激可以使患者出现恐惧感、失眠、焦虑甚至厌世等心理上的改变。随着年龄的增加,患者对疼痛的敏感度也越来越高,这种表现在高龄患者尤为突出。疼痛贯穿创伤患者的整个治疗过程,在各类创伤患者中,10%~40% 的患者会存在不同程度的心理障碍。创伤患者特别是高龄患者在伤后出于对家庭、经济等因素的考虑,同时对自己年龄和身体状况的不自信,担心难以恢复到受伤前的生活状态,甚至产生死亡的想法,会产生焦虑、恐惧、抑郁等不良情绪,甚至出现厌世、自杀等极端情况。抑郁情绪的产生对免疫系统将会产生不良的影响,导致患者免疫系统功能降低。因此,对于创伤患者,医护人员和家人的关心和鼓励,可帮助其疏导焦虑、恐惧、抑郁等不良情绪,获得被人支持的环境,使其产生被人重视的感觉,有助于提高对治疗的依从性及重建对生活的信心。

二、创伤患者镇痛目标与管理要点

(一) 创伤患者镇痛的目标

创伤患者镇痛的目标包括:

1. 解除及减轻患者的疼痛(持续镇痛、无镇痛真空期、避免突发性疼痛、防止急性疼痛转为慢性疼痛);

2. 增强患者对于治疗的信心,减轻对于治疗及疼痛的恐惧;

3. 合理镇痛下患者早期进行康复锻炼;

4. 提高患者生活质量;

5. 增加患者依从性,提高患者对于治疗的整体评价及治疗满意度。

(二) 创伤患者疼痛管理要点

1. **重视对患者及患者家属的宣教**　机械地套用原有的模式和用药,目前已不能满足临床镇痛的需要,个体化疼痛管理的理念正逐步为 ICU 医师所认识。疼痛的管理应从患者及患者家属的宣教开始,疼痛的管理并不单一由医师主导完成,而是由患者、医师、护士三方共同参与,并通过患者自身的主观感受进行评估,以达到镇痛效果的最大化。

2. **突出床旁护士的作用**　目前对于创伤后的疼痛管理已发生转变,由原来的疼痛控制转变为对疼痛的管理。由单一的麻醉医师主导的疼痛管理延伸到了患者在 ICU 的治疗过程中,并且由单一的医师作为主体的疼痛管理模式转向为以床旁护士作为主体的模式。相关文献报道,也证实了护士在疼痛管理中的重要地位,被认为是创伤后疼痛管理的最佳模式。在 ICU 内护士可以更加细致、持续地观察患者对疼痛的表现及反应,从而使患者的疼痛可以得到及时的处理。同时,因为疼痛是患者的主观感受,对于疼痛的评估特别是清醒患者的评估没有客观评价的指标,主要还是依靠患者主观感受。床旁护士需要教会患者疼痛的自我评估,并根据患者的实际情况选择最优的评估方法。护士还可以通过非药物的治疗方法配合疼痛的管理,从而达到最佳的镇痛效果。

3. 选择合适的评估量表

(1) 对于清醒患者,数字等级评估量表(numerical rating scale,NRS)由于简单实用,已广泛应用于临床。大部分的患者,包括受教育程度较低的患者及老年患者都可使用此量表进行评估,但此量表对幼儿患者不适用。数字“0”表示无痛,“10”为最剧烈的疼痛。1~3分为轻度疼痛,4~6分为中度疼痛,7分以上为重度疼痛。

(2) Wong-Banker面部表情量表,此量表适用于3岁及以上人群,对于文化背景及性别无特殊要求。

(3) 面对ICU内不能自我表达的创伤患者,CPOT评分被认为是最为适当及可靠的疼痛评估工具。

4. 多维度的疼痛评估 疼痛是一种复杂、多方面及综合的主观感受,任何一个单一维度的评估表都不能综合评定患者主观疼痛体验的各个方面。多维度的评估量表可对患者疼痛体验的不同方面(心理、精神、睡眠等)进行综合的评估量化。多维度的评估需要投入更多的人力、物力进行数据搜集、管理、解析,目前仅应用于疼痛的研究,并未广泛应用于临床。同时随着生活水平的提高,更精细化及个体化的管理和AI技术的应用,将是未来多维度疼痛管理的发展方向。

5. 超前镇痛 创伤后患者的疼痛一般都是中度疼痛甚至重度疼痛,且进展迅速。超前镇痛可抑制周围组织损伤对中枢的致敏作用,抑制神经可塑性的形成。在中枢和外周神经致敏化前应尽早采取干预措施,对疼痛刺激加以阻滞,提高疼痛阈值,达到止痛或减轻疼痛的目的,减少术后镇痛药物的用量,提高患者对于治疗的信心及满意度。

三、创伤患者的镇痛方案

创伤的刺激自外周组织通过脊髓向大脑的信号传递并不是一个简单的过程。外周组织损伤通过加强外周感受器和中枢感受器的增敏来调节整个神经-内分泌系统的反应性。疼痛增敏的过程可促使创伤后痛觉过敏状态的形成。创伤后导致的组织损伤可促使细胞释放炎性介质,如组胺、五羟色胺、缓激肽等。炎性介质的释放则进一步促进细胞因子和生长因子的释放,其中一部分炎性介质的释放直接刺激外周感受器,导致自发性疼痛。另一部分炎性介质则刺激细胞释放致痛物质,使本来高阈值的伤害性感觉神经元的敏感性增加。总的来说,疼痛的产生是一个多步骤、极为复杂的过程,单一的镇痛方式并不能达到对患者理想的镇痛。因此要达到充分镇痛的目的,一般都通过以下三种方式:①减少周围致敏;②阻滞伤害刺激传入;③降低中枢兴奋性。

(一)多模式下创伤后疼痛管理

基于快速康复理论的多模式镇痛是目前推荐的镇痛方式。多模式镇痛是指利用多种不同种类药物的相互协同作用,同时使用多种疼痛管理模式的镇痛方式。这不仅可以有效缓解疼痛,同时可避免患者对某一种药物产生依赖,降低因大剂量药物使用产生不良反应的可能性,镇痛途径包括患者自控镇痛(PCA)、口服药物镇痛、静脉注射药物及肌内注射药物等。同时将不同作用机制的药物共同使用,可降低单一药物的使用剂量,提高镇痛效果,减少镇痛药物带来的不良反应,这也是目前多模式镇痛的目标。

1. 镇痛药物的选择 一般包括非甾体抗炎药、阿片类药物、非阿片类中枢镇痛药。

(1)非甾体抗炎药(NSAIDs):创伤后使用此类药物,可明显减少阿片类药物用量的20%~40%,并可达到保持同等程度的止痛效果。NSAIDs具有患者特异性,即如果患者对于一种NSAIDs使用无效,可尝试换用另外一种同类型药物。NSAIDs的作用机制在于抑制细胞因子级联活化,对于此类药物应在24h内定时给药,而不是按需(患者疼痛加重时)给药。NSAIDs采取定时给药可以达到持续而稳定的止痛效果。但并不是所有创伤患者都适用此类药物。患有充血性心力衰竭、肾功能不全、有腹水的肝脏疾病患者不适用此类药物。此外,创伤患者多数伴有骨折,文献证实NSIADs可影响骨折愈合,特别是对于脊柱骨折,需行脊柱融合手术的患者,NSIADs明显影响脊柱融合。

(2)阿片类药物:目前阿片类药物仍然是ICU内镇痛治疗的经典选择。对于中、重度及急性、慢性疼痛,仍然为目前临床的主流选择。阿片类药物多样,根据镇痛强度,可分为弱阿片类药物和强阿片类药物。弱阿片类药物包括盐酸布桂嗪、可待因等,强阿片类药物包括吗啡、芬太尼、舒芬太尼、瑞芬太尼等。芬太尼对循环抑制的影响较吗啡轻,但因其半衰期长,在ICU内持续使用可导致明显的蓄积和延时效应。舒芬太尼的镇痛效果是芬太尼的2倍,但有研究显示舒芬太尼在持续镇痛的过程中,随着时间剂量减少,幻想时间却延长。瑞芬太尼是一种新型的镇痛药物,并且随着输注时间延长,并不会发生蓄积现象。常用镇痛药物见表7-2。

表 7-2 常用镇痛药物表

阿片	剂量(mg)		起效时间	药物清除半衰期	相关半衰期	间断用药的剂量	再输液利率
	iv	po					
芬太尼	0.1	N/A	1~2min	2~4h	200min(6h输液泵)300min(12h输液泵)	$0.35~0.5\mu g/kg$, iv q0.5~1h	$0.7~10\mu g/(kg \cdot h)$
氢吗啡酮	1.5	7.5	5~15min	2~3h	N/A	0.2~0.6mg, iv q1~2h	0.5~3mg/h

阿片	剂量（mg）		起效时间	药物清除半衰期	相关半衰期	间断用药的剂量	再输液利率
	iv	po					
吗啡	10	30	5~10min	3~4h	N/A	2~4mg，iv q1~2h	2~30mg/h
美沙酮	N/A	N/A	1~3d	15~60h	N/A	iv/po：10~40mg q6~12h iv：2.5~10mg q8~12h	没有推荐剂量
瑞芬太尼	N/A	N/A	1~3min	3~10min	3~4min	N/A	负荷剂量 1.5μg/kg，iv 维持剂量 0.5~15μg/(kg·h)，iv

虽然有多种镇痛药物可供选择，但不应忽视阿片类药物带来的不易重视的不良反应。阿片类药物引起的呼吸频率下降、换气不足或呼吸抑制，目前已受到 ICU 医师的充分认识。ICU 内的创伤患者长期卧床、活动量少、胃肠道功能较差，在长期持续输入阿片类药物的过程中，便秘是最容易被忽视的不良反应。对于此类患者，常需服用缓泻药物，包括粪便软化剂和促进胃肠道动力的药物。对于创伤患者，多数需行不止一次手术，手术或阿片类药物均能引发肠梗阻，应充分引起 ICU 医师的重视。在 ICU 期间，需要保持创伤患者的大便通畅，每天至少排便一次。番泻叶、乳果糖、莫沙必利均为有效药物。同时，阿片类药物单独使用对康复过程中产生的疼痛效果较差，不利于术后的早期康复。

（3）局部麻醉药：局部麻醉药物目前在临床上广泛应用于整个围手术期，用药途径包括椎管内、区域神经丛及外周神经干的阻滞、术中切口的局部浸润等。此类药物与阿片类药物联合使用，既可增强镇痛的效应，又可延长镇痛的时间。常用的药物有布比卡因、罗哌卡因等。其中以罗哌卡因应用最为广泛，其原因在于罗哌卡因产生有效镇痛的药物浓度（0.062 5%~0.15%）对运动神经阻滞作用相对较弱，使用后并不影响术后的功能康复，而且罗哌卡因安全性高，毒性低于布比卡因。

2. 给药途径

（1）口服：适用于清醒及胃肠道功能良好的患者，适用于患者轻、中度疼痛的控制。

（2）肌内注射：肌内注射给药起效快于口服给药，常作为临时缓解剧烈疼痛的给药方式。

（3）静脉注射：ICU 最常见给药方式，持续时间长，效果明显。但应随时评估，避免给药真空时间的发生。

（4）硬膜外自控持续镇痛泵（PCEA）：硬膜外镇痛是通过硬膜外隙途径给予局麻药和镇痛药，使之阻断脊神经后根感觉神经冲动的传导，同时保留运动和本体感觉。PCEA 具有起效快，无镇痛盲区，但存在低血压、尿潴留、影响肌肉力量、引起抗凝患者椎管内出血的风险,而且目前有条件限制,仅在大型医院开展,未能广泛铺开。

(5)超声引导下神经阻滞:神经阻滞是在神经干、丛、节的周围注射局麻药,阻滞交感神经、感觉神经和运动神经的信号传导,达到阻断疼痛传导并实现松弛肌肉的目的。神经阻滞镇痛的优点在于镇痛起效快,阻断局部发出的疼痛信号向中枢传导,减少术后阿片类镇痛药的使用剂量。但是神经阻滞存在血管损伤的风险,需有经验的医师才能实施。

3. 用药原则

(1)能口服用药尽量口服用药:随着药物剂型的发展,对于药物的选择更加多元,应警惕临床医师不假思考一律使用某单一药物的情况。

(2)按需给药:根据药物的PK/PD原则按需给药,使患者疼痛得到最大程度的缓解,在医嘱体现上既要有长期医嘱,同时也要有临时医嘱。维持一个不间断的镇痛模式,尽量杜绝突发疼痛及镇痛药物真空期的发生。

(3)用药个体化:药物的选择要避免患者突发疼痛的出现,即根据疼痛的强度、性质、频次、对患者生活及康复的影响选择药物,同时还要充分考虑患者的文化背景、经济能力、社会背景、受伤因素、个体化等多个方面,综合化选择药物。

(4)注意事项:ICU是一个细节决定成败的地方,在镇痛药物的选择上,最终目的在于使患者在获得最大化镇痛收益的同时,所带来的不良反应最小,从而提高患者的生活质量。同时对于患者的评估,应做到每天甚至每4~6h评估一次,对于患者,不仅仅要做到静态评估,还要做到动态评估。ICU医师往往重视静态的疼痛评估,而忽略运动状态下的疼痛评估。所谓的运动状态评估,并不是指对患者进行连续性的疼痛评估,而是指患者在运动状态(即在康复运动状态)下的疼痛评估,而且运动状态下的疼痛评估往往较静态评估更为重要,运动状态下的疼痛减轻,更有利于患者早期的功能锻炼,防止并发症。同时要及时处理由于药物带来的不良反应。

(二)多模式镇痛流程

多模式镇痛流程如图7-1所示。

四、创伤后疼痛的管理误区

(一)疼痛是创伤患者不可避免的现象

传统的观念认为,创伤后出现疼痛是不可避免的,只有疼痛无法忍受的时候才求助于医师,从而导致医、护、患三方对于疼痛的认识不足,出现漠视、容忍的态度,导致患者就医体验感及满意度较差。

(二)担心药物的副作用及成瘾性

国内有文献报道,只有26.7%的护士能正确地选择镇痛时机,在使用阿片类药物缓解

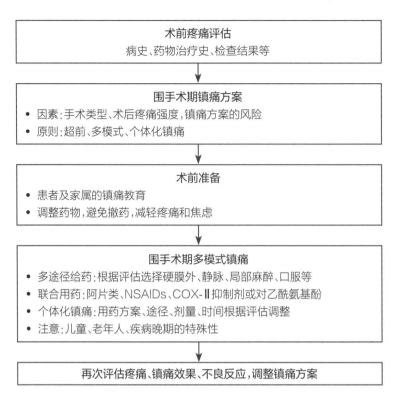

图 7-1　多模式镇痛流程

疼痛时成瘾率的发生率小于 1%，却有 40.1% 的护士担心患者使用阿片类药物会成瘾，且认为患者使用阿片类药物时间越长，成瘾率越大。对于镇痛药物的使用认识不足，导致患者疼痛的发生率居高不下。

（三）疼痛的管理是医师的职责

ICU 内床旁护士更能细致、连续地观察患者病情，ICU 医师的紧缺，导致 ICU 护士将承担起部分病情观察及疼痛评估的工作。ICU 医师每天的工作在于对于患者病情的整体把控及实施适当的诊疗技术，传统的观念认为患者只有在疼痛剧烈时才给予镇痛药物，而创伤后 ICU 内的患者应该持续给予镇痛药物，并由床旁护士及时评估患者镇痛的效果。疼痛的控制是一个持续的过程，并跟随患者的表现进行及时的调控。镇痛过程中的真空期是疼痛控制不佳的主要原因。

五、多学科协作在创伤患者镇痛中的作用

传统的镇痛方式多为单一的术后镇痛，药物的使用种类单一，剂量较大，疗效不佳。文献报道，良好的镇痛可以减轻患者的痛苦，有利于患者的功能锻炼及康复。目前多学科治疗模式已在临床上广泛应用，创伤后疼痛的综合治疗需要多学科的团结协作。多学科

诊疗团队(MDT)通常指由来自两个以上相关学科相对固定的医师组成治疗小组。通过定时、定点的综合讨论,提出诊疗意见的临床治疗模式。MDT最先应用于肿瘤的治疗。目前,创伤后疼痛控制不仅是 ICU 医师的责任,更应向前及向后进行延伸,贯穿整个治疗过程。

(一) 疼痛的多学科诊疗特点

2017 年多学科疼痛管理组织构建的专家共识提出了多学科疼痛管理(multiple disciplinary management team for pain management,PMDT)的特点:

1. PMDT 的诊治建议应由不同专业且具有一定专业水平的医师协商制定。
2. 患者能从 PMDT 诊疗过程中获得有效的诊疗信息和帮助。
3. PMDT 团队需要有良好的数据管理机制,既可为患者保存就诊资料,也可用于临床管理和科学研究。
4. PMDT 团队需要定期对近期的治疗效果进行总结、调整和细化治疗方案。
5. PMDT 治疗决策需遵循行业指南,同时还要考虑不同医院的实际情况。
6. PMDT 诊疗过程中要求成员间交流与合作。
7. PMDT 团队成员有机会获得专业继续教育。

(二) PMDT 的实施流程

1. **院前给药**　当患者明确受伤机制及诊断后,常规给予镇痛药物,镇痛药物的有效运用可使交感神经兴奋性有效降低,对心动过速及心肌缺血具有很好的预防作用,可使外周血管收缩减少,使患者低血容量性休克发生率有效降低。所以在对创伤患者进行急诊处理过程中,不可将疼痛控制与疾病治疗分离,使其处于次要地位,应当将其作为疾病治疗过程中的一个重要组成部分。

2. **术前给药**　超前镇痛,指在手术前给予镇痛药,术前可对患者进行相应手术区域神经阻滞,降低神经对疼痛的敏感性,或对于无明显禁忌的患者常规给予非甾体抗炎药物。

3. **术中管理**　在手术过程中,外科医师应尽量减少对组织的牵拉,做好对周围组织的保护,降低术后术区的肿胀。Halawi 等的研究表明,术中注射罗哌卡因与吗啡混悬液可有效改善术后疼痛的发生。Tanikawa 等以布比卡因、吗啡术中局部浸润联合围手术期使用镇痛药物,明显减少了患者术后的疼痛。因此在手术中局部注射局麻药物,可有效降低术后疼痛的发生。

4. **ICU 内管理**　创伤患者处于高度应激状态,并往往伴随不同程度血容量的丢失,生命体征尤其是循环系统功能紊乱,疼痛刺激则明显加剧了血压、心率、呼吸的波动。患者的心理刺激是最直接的伤害,使患者难以配合治疗,而抢救过程中的操作则可能增加疼痛刺激,使患者在抢救过程中感受强烈的痛苦。对刚刚经历过手术或者创伤的患者,焦虑、忧郁及恐惧无时无刻不伴随着他们。国外曾经有文献报道,50% 转出 ICU 的患者对于 ICU 保留有不良的记忆,70% 的患者在 ICU 治疗期间存在焦虑和躁动。因此,对于 ICU 内的患者,更应密切关注的不仅是患者的生理状态,更应引起重视的是患者的精神状态。减少患者的焦虑、恐惧状态,改善患者的睡眠状态,做到尽快拔管撤机是每个 ICU 医师的责任。

5. 康复管理 手术后患者往往因剧烈疼痛而惧怕早期功能锻炼,从而出现肌肉组织萎缩、骨质疏松、关节僵硬等一系列病理变化,最终导致患者肢体功能的不可逆性损害。传统观念下,手术后患者疼痛治疗不足的现象非常普遍,医患护技四方均对疼痛的控制和治疗缺乏足够的认识,忽视疼痛对于早期康复的影响。有效的疼痛管理能减少患者生理和心理的创伤,有利于早期进行康复锻炼,降低深静脉血栓的发生,缩短住院天数,提高患者对生活的信心。

患者撤机拔管后,ICU 医师、物理治疗师应及时评估患者的疼痛情况,并结合外科的康复需求制定适合康复锻炼的镇痛方式。鼓励患者早期行功能锻炼,增加其对治疗的信心。对于下肢损伤的患者,研究表明股神经阻滞能够明显加速患者的术后康复进程。

对于创伤的患者救治,一个学科或一个专业并不能独立完成,同样对于创伤患者的镇痛,不仅要向前延伸到院前急救环节,而且还要向后延伸到康复治疗环节。在治疗个体化及镇痛个体化的时代,PMDT 能最大程度帮助患者缓解疼痛,提高舒适度,改善患者的生命质量,促进患者康复。

(周 琰 邹同娟)

参考文献

[1] CUTHBERTSON D P. The disturbance of metabolism produced by bony and nonbony injury,with notes on certain abnormal conditions of bone [J]. Biochem J,1930,24:1244-1263.

[2] GIANNOUDIS P V,HILDEBRAND F,PAGE H C. Inflammatory serum markers in patients with multipletrauma:Can they predict outcome? [J]. J Bone Joint Surg Br,2004,86:313-323.

[3] BONE R C M. Immunologic dissonance:A continuing evolution in our understanding of the systemic inflammatory response syndrome(SIRS) and the multiple organ dysfunction syndrome(MODS)[J]. Ann Intern Med,1996,125:680-687.

[4] CHEADLE W G,HERSHMAN M J,WELLHAUSEN S R,et al. Immune Consequences of Trauma,Shock, and Sepsis [M]. Berlin:Springer-Verlag,1989.

[5] CAMPIGLIA L,CONSALES G,DE GAUDIO A R. Preemptive analgesia for postperative pain control:a review [J]. Clin Drug Investig,2010,30(S2):15.

[6] SCHOENWALD A V. Two hundred days of nurse practitioner prescribing and role development:a case study report from a hopspital-based acute pain management team [J]. Aust health Rev,2011,35(4): 444-447.

[7] 李滴,刘雪琴. 护士疼痛知识掌握情况的调查[J]. 护理研究,2003,17(6):633-635.

[8] CICUTTO L,SHOCKS D,GLEASON M,et al. Creating district readiness for implementing evidence-based school-centered asthma programs:denver public schools as a case study [J]. NASN Sch Nurse,2016,31(2):112-118.

[9] CAMU F,BEECHER T,RECKER D P,et al. Valdecoxib,a COX-2 specific inhibitor,is an efficacious,

opioid-sparing analgesic in patients undergoing hip arthroplasty [J]. Am J Ther,2002,9:43-51.

[10] FORSYTHE M E,DUNBAR M J,HENNIGAR A W,et al. Prospective relation between catastrophizing and residual pain following knee arthroplasty:a two-year follow-up [J]. Pain Res Manag,2008,13(4): 335-341.

[11] GLASSMAN S D,ROSE S M,DIMAR J R,et al. The effect of postoperative nonsteroidal anti-inflammatory drug administration on spinal fusion [J]. Spine,1998,23:834-838.

[12] RICHEZ B,OUCHCHANE L,GUTTMANN A,et al. Ther role of psychological factors in persistent pain after cesarean delivery [J]. J Pain,2015,16(11):1136-1146.

[13] HALAWI M J,G R ANT S A,BOLOGNESI M P. Multimodal analgesia for total joint arthroplasty [J]. Orthopedics,2015,38(7):616-625.

[14] TANIKAWA H,SATO T,NAGAFUCHI M,et al. Comparison of local infiltration of analgesia nad sciatic never block in addition to femoral nerve block for total knee arthroplasty [J]. J Arthroplasty,2014,29 (12):2462-2467.

[15] MCCARTNEY C J,CHOI S. Does anaesthetic technique really matter for total knee arthroplasty? [J]. Br J Anaesth,2013,111:331-333.

[16] BYRNE K,CLARK J. Total knee arthoplasty—the optimal an algesic regime [J]. Trends in Anaesthesia and Critical Care,2015,5(4):104-110.

第五节　重症急性胰腺炎患者的镇痛

一、概述

急性胰腺炎的发病率在世界范围内持续增加,全球范围的发病率为每10万人年34例患者,并且一直在增加。近10年急性胰腺炎住院率为0.07%~0.16%,死亡率为0.79%~1.62%。重症急性胰腺炎(severe acute pancreatitis,SAP)是指伴有持续48h以上脏器功能障碍,或出现全身、局部并发症的急性胰腺炎。SAP常见的病因包括胆道疾病(结石、炎症和蛔虫)、高脂血症、大量饮酒、缺血性胰腺损伤、感染及全身炎症反应、创伤、手术(包括ERCP)、自身免疫性疾病、药物(如门冬酰胺酶等)、特发性等。SAP病情进展较快,机体级联式释放炎症介质,导致全身炎症反应失控,进而导致MODS,严重威胁患者生命,病死率可高达36%~50%,后期如果合并感染则病死率更高。目前SAP的治疗已由早期手术转向了早期内科综合治疗,如果坏死组织感染可先行经皮置管引流(percutaneous catheter drainage,PCD),有需要的话扩张窦道行内镜清创引流;如合并坏死组织腐蚀消化道致穿孔、消化道出血或者腹腔出血等并发症时及时手术的治疗模式,还要依据患者病因及病程进展进行个体化治疗,更倾向于依托多学科综合治疗模式。

疼痛是急性胰腺炎的主要症状之一,应及时对急性胰腺炎患者进行充分地治疗。经常对疼痛评分进行评估,并且需要调整镇痛类型和/或剂量以保证实施恰当的疼痛管理。

关于急性胰腺炎疼痛评估与处理的研究不多,高质量的大型研究尚未见报道,这就造成目前没有所谓"最佳"的镇痛策略。因此,对于此类患者,充分的镇痛治疗通常是一项具有挑战性的任务,需要多学科合作。在患者没有特别禁忌证的情况下,推荐多模式的镇痛方案,包括阿片类药物和非甾体抗炎药。

二、重症急性胰腺炎疼痛的原因

在重症急性胰腺炎中,疼痛的起源可分为三个明显的病原学级联,它们可能相互影响。

(一) 伤害性疼痛

伤害性刺激作用于胰腺内的伤害感受器可以引起疼痛的产生。由于机械活动(如胰管部分阻塞导致胰管内压力增加)或化学作用(如酒精和急性胰腺炎的其他原因),腺泡细胞被破坏,消化酶(如胰蛋白酶、胰凝乳蛋白酶、弹性蛋白酶)释放进入周围环境,腺泡附近炎症介质,如 K^+、H^+、ATP、组胺、P 物质、缓激肽及前列腺素等介质水平增加。这些物质存在于伤害感受器周围的微环境中,伤害感受器(初级感觉神经元)通过其表面受体和通道(瞬态受体电位阳离子通道 TRPV1 和 TRPV4)调节它们的发射阈值。在正常情况下,每种特定受体对特定刺激敏感,如 TRPV1 对热、香草素化合物(如辣椒素和脂质)和质子有反应。内脏疼痛通过传入交感神经纤维(包含在混合的传入/传出交感神经中)传播到脊髓后角和迷走神经(也传递来自/朝向胰腺的传入和传出信号)。在脊髓后角,伤害性纤维突触与次级神经元(使用神经递质,如神经肽 P 物质)交叉到对侧前侧脊髓丘脑束并前往丘脑和中脑的接力中心,然后进入躯体感觉皮质区基底神经节和边缘系统结构引起疼痛。

内脏疼痛通常是模糊的,有时在相同的神经支配水平下被称为体壁疼痛(在正常情况下,周围神经携带的体感和内脏感觉信息不允许任何交叉刺激)。在胰腺炎中可表现为灼热和痉挛。

(二) 神经性疼痛

神经性疼痛是由胰腺内神经末梢的损伤引起的,也是周围神经系统和中枢神经系统的神经发生变化导致的,特别是神经性疼痛常见于长期疼痛。神经性疼痛分为三类:

1. **系统性神经病** 是由损害神经的系统性问题引起的。损伤机制可能是多种多样的,如缺血、中毒性神经损伤、微量营养素缺乏或炎症,并且可能涉及伤害感受器、外周神经或更多中心通路。疼痛表现为疼痛或灼热。

2. **神经炎/神经瘤** 在受伤(物理损伤如切割拉伸、神经挫伤或炎症)后,大多数神经再生而没有并发症。然而,有时在康复过程中(并非罕见的情况),患者会经历痛苦的感觉异常和感觉迟钝。多表现为灼烧样疼痛,并且对受影响区域的触摸具有极高的敏感性。

3. **传入/幻痛** 在传入感觉信息丢失后,在中枢神经系统(二级或三级神经元水平——脊髓和丘脑水平)产生传入神经。该机制尚未被完全了解,但致敏和神经发生变化可能是幻痛产生的一部分原因。

当有害输入呈现出长期、重复的特征,它会引起外周和中枢变化,具体表现为膜兴奋性和突触功效的增加及抑制的减少,以及神经元和神经通路功能的显著形态和功能变化。神经重塑发生在脊髓周围神经、后角、背柱和神经胶质细胞的水平;在脑干水平——网状结构(中缝核);并且在内侧丘脑、边缘系统和新皮质的体感区域。在急性疼痛的内脏感觉处理中,涉及岛叶、前扣带皮质、丘脑和基底神经节的结构。在慢性疼痛中,前额皮质区域、基底神经节和杏仁核被包含在内。此外,这些区域调节(通过传出途径)自主神经,免疫和炎症反应和行为。

神经源性疼痛是 SAP 发展为慢性胰腺炎后患者腹痛的主要原因。大多数通过胰腺介导疼痛的传入神经属于内脏神经,它们穿过腹腔神经节并进入胸背根神经节。神经性疼痛通常表现为与刺激无关的灼痛。在周围神经系统中,由于钠通道和 α- 肾上腺素受体的积累,以及原发传入神经元膜的变化,神经病变导致轴突自发放电。阿片受体的在神经中枢中的下调也可能是疼痛产生的重要原因。

(三) 炎症性疼痛

炎症性疼痛由胰腺组织内持续的炎症和免疫反应引起。损伤导致细胞内酶原从腺泡细胞释放,细胞因子在周围环境中释放,局部炎症损伤包括神经末梢伤害感受器的炎症反应,以及其施万细胞的神经胶质细胞负责形成髓鞘的损伤(使更多炎症介质侵袭性扩散)。由神经生长因子(由肥大细胞释放)诱导的伤害感受器的敏感性和感觉神经元的塑性变化(通过激活促炎性受体和通道,如酪氨酸激酶 A 和瞬时受体潜在香草素 1 受体)可引起持续疼痛和慢性炎症。

综上所述,以上三方面可能相互作用,相互影响,引起重症急性胰腺炎患者腹痛的发生,其机制可能包括:①胰腺的急性水肿,炎症刺激和牵拉其包膜上的神经末梢,各种炎症介质,如白三烯、花生四烯酸代谢物、缓激肽和蛋白酶刺激初级传入感觉神经元;②胰腺的炎性渗出液和胰液外溢刺激腹膜和腹膜后组织;③胰腺炎症累及肠道,导致肠胀气和肠麻痹,进而引起腹胀腹痛;④胰管阻塞或伴胆囊炎、胆石症引起疼痛,患者疼痛可伴有肩部放射;⑤胰腺坏死组织感染导致消化道瘘,消化液外溢,化学性刺激腹膜后及腹腔,进而引起腹痛;⑥假性囊肿或包裹性坏死急性破裂入腹腔导致化学性刺激腹膜后及腹腔,进而引起腹痛;⑦腹腔高压或腹腔间室综合征,尤其是各种原因导致的急性大量出血。

三、重症急性胰腺炎疼痛的临床特点

重症急性胰腺炎患者临床表现为急性发作的剧烈腹痛。胰头部病变以右上腹疼痛为主并向右肩放射;胰体部病变以中上腹疼痛为主;胰尾部病变以左上腹部疼痛为主并向左肩部放射。病变累及全胰腺则呈上腹部束腰带样疼痛,并向背部放射。腹痛的性质和程度大多与病变严重程度一致。轻症急性胰腺炎多为持续性疼痛伴阵发性加重,常可忍受,因有血管痉挛因素存在,可为解痉药物所缓解。中重症及重症急性胰腺炎多为绞痛或者刀割样痛,不易被一般镇痛药缓解,患者表现为痛苦欲绝状。恶心、呕吐的频率与病情严重程度一致,呕吐后腹痛不能缓解。

四、重症急性胰腺炎疼痛的危害及镇痛目的

急性疼痛期间的交感神经应激反应,促使循环中的儿茶酚胺浓度增加,引起小动脉收缩,造成组织灌注减少,氧分压降低,可导致胃肠动力减弱和微循环障碍,这除了会损害口服和直肠给药的吸收,还可引发代谢亢进,导致高血糖、脂类和肌肉分解增加,延缓伤口愈合,增加感染风险。疼痛能抑制自然杀伤细胞的活性,减少细胞毒性 T 细胞的数量,从而中性粒细胞的噬菌活性降低,免疫功能降低。术后疼痛不仅影响患者的手术效果、健康状况和医疗及康复满意度,还可直接导致心动过速、过度通气、肺泡通气减少、慢性疼痛转变、失眠等的发生。

疼痛控制是急性胰腺炎患者支持治疗措施中的重要组成部分。镇痛的核心是降低患者应激,减少不良刺激、降低交感神经的过度兴奋、降低氧耗和代谢,以维护器官功能。此外,镇痛治疗可联合镇静治疗降低重症急性胰腺炎患者腹壁顺应性,减轻腹腔压力,增加患者主观舒适性,而降低腹腔压力,可减轻腹腔高压对全身脏器功能的不利影响。

五、重症急性胰腺炎疼痛的评估

重症急性胰腺炎作为一种典型的外科急症,给予患者恰当的疼痛管理,特别是对接受手术治疗的急性胰腺炎患者实施恰当的术后疼痛管理,是临床医师以及接受手术的患者的关注重点。

急性胰腺炎患者疼痛的初步评估首先是迅速客观地评估疼痛的强度。疼痛的强度是主观感知的,与临床体征、实验室检查或影像学检查结果无关。事实上,一些研究表明,与患者的评估本身相比,医务人员低估了患者的疼痛。使用一维和多维尺度工具进行简单且可重复的疼痛测量,已被开发用于客观评估个体疼痛。在急性情况下,疼痛评估可使用一维量表,如视觉模拟量表(VAS)、口头评定量表(VRS)、数字评定量表(NRS)和"笑脸模拟量表"(SAS)。疼痛测量的局限性包括意识障碍、视力受损和语言障碍。面对这些临床情况,可能需要根据患者的个人情况仔细选择合适的方式。数字评定量表(NRS)由于易于使用,误差率低且接受度和灵敏度高,在成人疼痛评估中显示出较好的结果。

在重症急性胰腺炎患者的疼痛评估中,对于能自主表达的患者应用数字评定量表(NRS)评分,对于不能表达但具有躯体运动功能、行为可以观察的患者,应用重症简化疼痛

观察量表(CPOT)或行为疼痛量表(BPS),BPS 和 CPOT 对于疼痛程度的评价具有较高的可信度和一致性,虽然 BPS 易于记忆,但两者差异无统计学意义。以下是常用疼痛评估详细介绍。

(一) 数字评定量表

数字评定量表(NRS,表 7-3)是一种等距量表,是将疼痛的程度用 0 至 10 共 11 个数字表示,0 代表不痛,10 代表疼痛难忍,由患者从 11 个数字中选择一个数字代表其疼痛程度,NRS 评分法简单实用,具有较高的信度和效度,易于记录,适用于文化程度较高的患者(表 7-3)。

表 7-3 数字评分法(NRS)

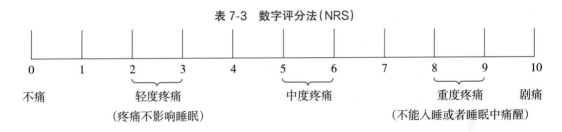

(二) 行为疼痛量表

行为疼痛量表(BPS,表 7-4)通过面部表情、上肢运动及机械通气顺应性 3 个疼痛相关行为指标对疼痛进行评估。评估患者的疼痛程度时,每个条目根据患者的反应情况分别赋予 1~4 分,将 3 个条目的得分相加,总分为 3~12 分,总分越高,患者的疼痛程度越严重,一般使用 BPS 完成对患者的疼痛评估约需要 2~5min。但该评分有一定的局限性,即在未行机械通气的患者中无法使用,所以 Chanques 等对该量表进行了改良,将原量表中"通气顺应性"这个条目增加为"非插管患者发声"这一指标,另外 2 个条目保留不变,发展为发声(非插管)(BPS-non intubated,BPS-NI),每个条目同样根据患者的反应情况分别赋予 1~4 分,将 3 个条目的得分相加,总分为 3~12 分,总分越高说明患者的疼痛程度越严重。

表 7-4 行为疼痛量表

疼痛行为相关指标	1	2	3	4
面部表情	放松	部分紧张	完全紧张	扭曲
上肢运动	无活动	部分弯曲	手指、上肢完全弯曲	完全回缩
通气依从性(插管)	完全能耐受	呛咳,大部分时间能耐受	对抗呼吸机	不能控制通气
发声(非插管)	无疼痛相关发声	呻吟≤3 次/min 且每次持续时间≤3s	呻吟>3 次/min 或每次持续时间>3s	咆哮或使用"哦""哎哟"等言语抱怨,或屏住呼吸

(三)重症监护疼痛观察量表

重症监护疼痛观察量表(CPOT,表7-5)评估的疼痛相关指标包括面部表情、身体运动、四肢肌肉紧张度、人机同步/发声4个疼痛行为,每个条目0~2分,总分0~8分;其中0分代表不痛,8分代表最痛,CPOT>2,则认为存在疼痛。CPOT是一种特别为无法交流的ICU患者开发的疼痛行为客观量表。

表7-5 重症监护疼痛观察量表(CPOT)

疼痛行为相关指标	0	1	2
1. 面部表情	没有肌肉紧张,放松的	皱眉,面部肌肉紧张	除以上表情外,双眼紧闭
2. 身体运动	安静平躺/侧卧,正常体位	动作慢而小心,按摩疼痛部位	拉管道,企图坐起或下床四肢活动剧烈,不听指令,攻击工作人员
3. 四肢肌肉紧张度	被动运动时无阻力	被动运动时有阻力,紧张僵硬	被动运动时阻力非常大,无法完成肢体伸缩运动
4a. 人机同步(针对气插/气切者)	呼吸机报警次数少,易耐受	呼吸机报警可自动停止,虽咳嗽但可耐受	报警频繁,人机对抗
4b. 发声(针对无气插/气切者)	没有声音或说话时音调正常	叹气或呻吟	哭泣或呜咽

六、重症急性胰腺炎疼痛的药物治疗

(一)重症急性胰腺炎患者镇痛药物使用现状

疼痛是重症急性胰腺炎的主要症状,缓解疼痛是临床医师应优先考虑的问题,阿片类药物已被推荐用于急性胰腺炎的镇痛治疗。阿片类药物通过抑制神经递质在突触前和突触后神经元的释放,起到减轻疼痛作用。但阿片类药物也有一定的副作用,如呕吐、麻痹性肠梗阻和呼吸抑制等。同时,最近一项令人担忧的动物研究显示,吗啡加重了急性胰腺炎的严重程度。非甾体抗炎药除了提供镇痛作用外,还可能减轻炎症。阿片类药物与其他镇痛药物在胰腺炎并发症或严重不良事件的风险上没有明显差异。有研究支持联合使用阿片类药物和非甾体抗炎药治疗急性胰腺炎患者的疼痛,这也许是最佳的治疗方法。严重疼痛的患者需要静脉镇痛,可考虑使用患者自控镇痛的方式。硬膜外镇痛可考虑用于需长时间使用高剂量阿片类药物的重症急性胰腺炎患者。虽然据报道镇痛药也可经直肠给药,显示直肠吲哚美辛栓剂的镇痛作用优于安慰剂,但目前尚无随机临床对照试验比较急性胰腺炎患者通过不同给药途径接受同一镇痛药的疗效究竟孰优孰劣。尽管有一些随机对照试验的证据,但首选镇痛药物和最佳给药方法仍是不确定的(表7-6)。目前可根据围手术期急性疼痛管理指南来处理急性胰腺炎的疼痛。

表 7-6 急性胰腺炎镇痛药物随机对照试验

| 研究 ID | 年 | 国家 | 干预组 | 控制组 | 患者人数 | | 分配隐藏 | 减少的疼痛评分 | 其他重要发现 |
					干预组	控制组			
Blamey	1984	英国	丁丙诺啡（im）	哌替啶（im）	17	15	单盲	没有不同	在不利影响方面没有差异
Ebbehoj	1985	丹麦	吲哚美辛（直肠）	安慰剂（直肠）	14	16	双盲	干预组在最初的168h内显著升高	干预组的阿片类药物注射次数明显较低
Jacobs	2000	德国	丁丙诺啡（iv）	普鲁卡因（iv）	20	20	开放标签	干预组在最初48h内显著升高	干预组的其他镇痛药数量明显较低
Stevens	2002	美国	芬太尼（透皮）	安慰剂（透皮）	16	16	双盲	干预组在36~60h之间显著升高	干预组的住院时间显著缩短
Kahl	2004	德国	喷他佐辛（iv）	普鲁卡因（iv）	50	51	开放标签	干预组在最初的72h内显著升高	干预组的其他镇痛药数量明显较低
Peiro	2008	西班牙	安乃近（iv）	吗啡（sc）	8	8	开放标签	干预组在最初24h内非显著高水平	在不利影响方面没有差异
Layer	2011	德国	盐酸普鲁卡因（iv）	安慰剂	23	21	双盲	干预组在最初的72h内显著升高	干预组的其他镇痛药数量明显较低
Sadowski	2015	瑞士	硬膜外麻醉用布比卡因+芬太尼	患者自控麻醉（芬太尼,iv）	13	22	开放标签	干预组在第0天和第10天显著较高,而不是在第1天至第9天	干预组胰腺灌注显著改善

（二）重症急性胰腺炎常用镇痛药物的选择

重症急性胰腺炎患者胰腺分泌增加,加重肝胰壶腹部括约肌痉挛,并可反射性引起冠状动脉痉挛,因此镇痛、解痉对胰腺炎治疗有重要的意义。重症急性胰腺炎常合并局部或者全身并发症,局部并发症常见于压迫症状,即胰周液体积聚或者坏死组织积聚对腹部脏器产生压迫,可合并内脏神经痛,重点在病因上去除疼痛刺激。全身感染导致全身脏器功能障碍,控制感染可以降低全身氧耗及应激,如有高热应降温治疗,可应用镇痛药物减轻应激反应。

重症急性胰腺炎常用镇痛药物类型及种类:

1. **抗胆碱药物** 本类药物具有解痉、止痛和抑制胰腺外分泌的作用,常用药物为阿托品及 654-2,目前治疗上不推荐此类药物,前者可收缩奥狄氏括约肌,后者可诱发或者加重肠麻痹。

2. **NSAIDs** NSAIDs 通过非选择性抑制环氧化酶发挥镇痛、解热、镇痛、抗炎等作用,常用药物如布洛芬、双氯芬酸钠、氟比洛芬等,对于重症急性胰腺炎患者合并急性肾损伤患者应避免使用 NSAIDs。

3. 阿片类药物 阿片类药物为强效中枢镇痛剂之一,具有镇痛效果强、起效快、可调性强、价格低廉等优点,是 ICU 患者疼痛管理中的基本药物,重症急性胰腺炎患者发生剧烈腹痛时,可考虑使用阿片类药物,比如氢吗啡酮、哌替啶、芬太尼、瑞芬、舒芬太尼等药物均可应用。吗啡可使奥狄括约肌收缩,应慎用,如必须用时,可与阿托品合用,以克服奥狄括约肌痉挛的副作用。在重症急性胰腺炎非插管患者中,氢吗啡酮优于吗啡或芬太尼;虽然阿片类药物是应用最广泛的镇痛药物,但系统评价表明,基于阿片类药物和非阿片类药物的镇痛方案对 SAP 患者预后没有显著统计学差异。

4. 镇静药物 镇静药物须与镇痛药物相互协同,目前常用丙泊酚和右美托咪定。

5. 降钙素 主要作用为降血钙和止痛,可用于高钙血症导致的重症急性胰腺炎患者,如甲状旁腺功能亢进患者。

6. 合成鲑降钙素 能迅速缓解疼痛,抑制胃酸和胰腺分泌,使血清淀粉酶正常。

七、重症急性胰腺炎镇痛模式

(一) 口服镇痛

在急性胰腺炎患者发病初期,由于患者可能不能进食,口服药物困难,且患者多数合并胃肠功能障碍,口服镇痛应用较少。急性期过后,患者可经口进食、服药,此时镇痛可给予患者口服镇痛药物。有报道,二氢埃托啡(双氢 M99)舌下含服可控制急性胰腺炎腹痛。非甾体抗炎药是常用的口服镇痛药。对乙酰氨基酚在临床上常用于疼痛和发热,过量服用对乙酰氨基酚可造成肝脏损害。但也有文献报道,对乙酰氨基酚可引起急性胰腺炎而无肝损害,并且急性胰腺炎的严重程度可能不是对乙酰氨基酚剂量依赖性的。尽管由药物引起的急性胰腺炎很少见并且很容易被忽略,但是临床医师应在接诊有药物过量史的高危患者中意识到这种情况。阿司匹林,作为一种经典的抗炎药,具有广泛的药理作用。动物研究发现,阿司匹林可通过下调 RIP1、RIP3 和 p-MLKL 表达来显著减轻 SAP 的严重性并防止腺泡细胞坏死,这可能对于 SAP 患者预后有改善作用。

(二) 静脉镇痛

由于口服或者肌内注射给药起效时间慢,静脉给药可达到快速镇痛的效果,重症急性胰腺炎患者发病早期由于大量渗出,严重者甚至早期合并出血,患者腹压升高,合并多脏器功能衰竭,全身缺氧,紧急建立人工气道后,患者烦躁且伴有腹痛及腰背部放射痛,疼痛常难以忍受,此时需静脉给予镇痛药物并辅以镇静治疗,减轻患者氧耗,减少应激,这也是降低腹压的一种手段。目前对于重症急性胰腺炎镇痛推荐阿片类药物,临床使用中同时要对镇痛效果进行密切评估,并根据评估结果进一步调整治疗方案,因为阿片类药物可造成呼吸抑制。特别强调对于急性胰腺炎剧痛患者,需要联合静脉镇痛和患者自控镇痛(PCA),这样有利于患者疼痛控制最优化。

(三)胸段硬膜外镇痛

硬膜外镇痛是最广泛使用的神经阻滞技术之一,用于围手术期的镇痛,也用于产科分娩和创伤及急性、慢性和癌症相关疼痛的治疗。硬膜外镇痛不仅阻止有害的传入刺激,而且还诱导双侧选择性胸交感神经阻滞。除镇痛本身外,胸腔神经的调节作用可改善器官灌注,减少围手术期并发症,从而可能减少术后并发症,缩短患者住院时间,提高生存率。

持续硬膜外镇痛是 ICU 常用局部镇痛技术,最近的动物和人体研究表明,胸段硬膜外镇痛(thoracic epidural analgesia, TEA)可改善内脏和胰腺的灌注,增加肠屏障功能和肾脏灌注,减少肝损伤和炎症反应,降低患者死亡率等,支持胸段硬膜外镇痛对急性胰腺炎的有益作用。常用的组合药物包括布比卡因和芬太尼($2\sim5\mu g/ml$)或氢吗啡酮($1\sim20\mu g/ml$),以及左旋布比卡因、罗哌卡因等,持续硬膜外镇痛的常见并发症多由麻醉药和阿片类药物使用剂量不当引起,包括低血压、下肢无力及呼吸抑制。

已有研究发现,胸段硬膜外镇痛可诱导交感神经阻滞,导致外周和内脏血管扩张,改善肠黏膜灌注,延缓缺氧时肠道酸中毒,增加腹膜炎患者的黏膜内 pH 值。然而,胸段硬膜外镇痛还可导致功能性血容量不足和继发性低血压,这主要见于广泛的胸腰椎阻滞。在脓毒症的情况下,当心血管功能障碍导致血管张力降低时,胸段硬膜外镇痛可能是有害的。Daudel 等人研究了胸段硬膜外镇痛在内毒素血症实验模型中的作用,表明硬膜外阻滞 $T_{2\sim10}$ 不会损害心肺血流动力学条件和全身氧的运输。肠黏膜具有特定的血管结构,并且是对低灌注和缺氧非常敏感的组织,需要大量的氧气来维持功能完整性。在脓毒症中,肠黏膜血管床的微血管消失,损害肠黏膜屏障并导致细菌和毒素的移位伴有继发性菌血症。Daudel 等人也研究了胸段硬膜外镇痛对脓毒症大鼠肠黏膜微循环的影响,并表明胸段硬膜外镇痛增加了毛细血管网的密度,提高了肠黏膜灌注的质量。肝脏作为脓毒症和炎症稳态的主要调节器官,也是胸段硬膜外镇痛的靶标。在急性胰腺炎期间,交感神经系统的激活导致儿茶酚胺的分泌增加,诱导肝细胞,库普弗细胞和中性粒细胞的活化,由此产生的细胞因子增加,IL-6、TNF-α 和 Fas 配体(FasL)诱导全身炎症和对肝脏的直接作用,引起局部肝损伤和肝细胞凋亡。Freise 等人研究了胸段硬膜外镇痛对大鼠脓毒症肝功能的影响,显示胸段硬膜外镇痛组的窦状血流恢复到对照值。

在胰腺炎患者中,已经有越来越多的证据提示胸段硬膜外镇痛可增强肠黏膜毛细血管灌注、恢复胰腺微循环、增加肠道屏障功能和肾灌注,并提高生存率。Demirag 等人于2006 年首次发现了胸段硬膜外镇痛对大鼠胰腺炎微循环的改善作用。作者通过测量胰腺微循环血流和动脉血气来评估胸段硬膜外镇痛对胰腺炎的影响,并通过组织学分析完成实验,以研究胰腺坏死的发展。胸段硬膜外镇痛部分恢复了胰腺炎诱导后胰腺血流的严重减少,并降低了代谢性酸中毒的严重程度。在胰腺炎诱导后不到 5h 进行的组织病理学显示,胰腺炎组有广泛的水肿和组织坏死,胸段硬膜外镇痛组损伤较小。

为研究急性胰腺炎期间胸段硬膜外镇痛的肺部反应,Lauer 等在大鼠中开发了急性胰腺炎和胸段硬膜外镇痛的体内和体外模型,研究显示急性胰腺炎对血流动力学状况和肺功能的许多影响:肺水肿、氧合作用减少、代谢性酸中毒、髓过氧化物酶活性增加(肺组织中性粒细胞浸润的标志物)和严重的内皮功能障碍。同时,显示了胸段硬膜外镇痛的有益作用,结果如下:急性胰腺炎+胸段硬膜外镇痛组与急性胰腺炎组相比具有更好的 PaO_2,平均动脉压较高,几乎没有发生代谢性酸中毒,而急性胰腺炎组则出现乳酸性酸中毒。急性胰腺炎还严重损害肺血管舒张机制,如缺氧性肺血管收缩(HPV),这是一种重要的适应机制,取决于血管平滑肌细胞的完整性,将血流从缺氧区域改为常氧区域,从而优化通气/灌注比。他们还研究了受体依赖性肺血管收缩,发现胸段硬膜外镇痛组对血管紧张素 Ⅱ 和缓激肽的血管反应性增加,表现出更好的受体依赖性血管收缩。

在 Freise 等人研究了急性胰腺炎期间胸段硬膜外镇痛的肝脏效应。通过活体显微镜和 FasL 浓度测量肝脏灌注并进行组织病理学分析,研究显示血管收缩减少,胸段硬膜外镇痛显著降低了整体细胞凋亡和肝细胞凋亡,且没有发现 FasL 表达的显著变化。这些结果表明,胸段硬膜外镇痛通过减少肝细胞凋亡在急性胰腺炎发生的肝功能障碍中发挥作用。

胸段硬膜外镇痛对人体生理学的影响已被广泛研究,但仍未完全了解。我们掌握的大部分知识来自实验研究。表 7-7 总结了胸段硬膜外镇痛在急性胰腺炎中作用的人体研究。主要研究结果包括对合并严重脓毒症和感染性休克的患者使用的安全性以及胰腺灌注的改善。

研究一致发现,胸膜段硬膜外麻醉中对作用胰腺微循环的改善,可能是由于交感神经阻滞和引起的血管舒张所致。除了良好的疼痛控制,硬膜外镇痛还可减少术后肺部、心血管和血栓性并发症,有助于深呼吸和咳嗽、清除分泌物、早期活动,改善室上性心律失常,减少肠梗阻的发生。但胸膜段硬膜外麻醉仍有一定的副作用和局限性,包括硬膜外血肿、低血压事件、交感神经阻滞过度导致胃肠黏膜缺血等,远期效果有待进一步多中心随机对照前瞻研究进一步证实。因此,对于重症急性胰腺炎患者应考虑将硬膜外镇痛作为多模式镇痛方法替代或辅助静脉镇痛的方法。

(四) 重症急性胰腺炎的其他镇痛治疗:肌内注射、直肠、透皮贴、中医治疗等

重症急性胰腺炎患者长期需要高剂量的阿片类药物,静脉给药或者肌内注射给药,也可透皮贴于局部镇痛,减轻穿刺部位或者手术部位疼痛,部分患者可经直肠给予非甾体药物减轻全身炎症反应。腹部剧痛者中医也可应用芒硝敷肚脐,大黄水灌肠以及穴位针刺双侧足三里、上下巨虚,呕吐者加内关,可明显改善患者症状,这些疼痛治疗方法可以相互组合。

表 7-7　胸段硬膜外镇痛在急性胰腺炎中作用的人体研究

第一作者	年	患者数量	研究类型	硬膜外镇痛方式	措施	发现	研究评论
伯恩哈特	2002	121	前瞻性观察研究	导管置于胸腰椎区域，大多从 T_8 到 L_3 不等；大多数位于 T_{10} 和 L_1 之间，70% 为胸椎阻滞，30% 为腰椎阻滞硬膜外镇痛用 3~5ml 0.25% 布比卡因，每 4~6h 注射一次。没有连续的注射	手术安全；给定剂量数；死亡率；疼痛所需干预次数、人工通气天数、生物学参数	硬膜外阻滞中位数为 4.2d 硬膜外阻滞耐受性良好，即使在严重患者中也被认为是安全的 12% 的病例发生导管相关性低血压 72% 达到极好的镇痛效果 早期放置导管的患者早期发生胰酶正常化 13% 的患者需要人工通气（平均 12d） 24% 的患者意外拔除导管；7.4% 患者放置三根导管 3.3% 有四个导管置换，没有任何感染并发症 ICU 的平均持续时间为 12.4d	大样本，代表一般人群（平均 53.2 岁，极端 15~87 岁）精确跟随进达到足够镇痛所需的剂量
Jabaudon	2015	121	前瞻性观察多中心研究	导管置于胸腰段：89% 为胸腰阻滞，11% 为腰椎阻滞每个中心都有自己的硬膜外方案：26% 使用去旋布比卡因，74% 使用罗哌卡因局部麻醉剂与舒芬太尼合用	严重患者的手术安全性；死亡率；TEA 的原因；脓毒症状态；ICU 标准措施	平均硬膜外阻滞时长度为 11d 38 例患者中 (31%) 患有急性胰腺炎，2.5% 需要患者出现导管相关性低血压，8% 的患者出现导管相关性低血压，2.5% 需要在导管放置期间给予加压素 60% 的患者出现脓毒症，42% 严重脓毒症，22% 脓毒性休克并表现出对 TEA 的良好耐受性 65% 的患者在 ICU 住院期间需要机械通气 17% 意外拔除导管 1 例硬膜外脓肿	大样本，但只有 38 名患者经历了 AP 多中心研究长硬膜外持续时间严重疾病的良好耐受性

第一作者	年	患者数量	研究类型	硬膜外镇痛方式	措施	发现	研究评论
Sadowski	2015	35	随机对照试验第1组:AP+TEA,第2组:仅AP	所有导管均置于 T_6 和 T_9 之间的胸部水平,达到 T_{4-12} 敏感区块硬膜外镇痛按患者轻针方案进行管理,连续输注布比卡因 0.1% + 芬太尼 $2\mu g/ml$ 6~15ml/h,每 30~60min + 3~5ml	严重 AP 患者 TEA 的安全性入院时的;CT 灌注方案和 72h (>20% 的差异显著的为是显著的)疼痛测量,住院时间使用抗生素人住 ICU 患者人口统计学,合并症和 AP 的病因	硬膜外阻滞中位数为 5.7d 与 AP 相比,受益于 TEA 组的患者胰腺灌注增加更多(分别为 43% 和 7%)与 AP 相比,TEA 有助于降低视觉模拟疼痛评分未发现显著差异 ICU 入院时 TEA 组患者较少需要人工通气,未达到统计学证据 (7.7% vs. 27.3%,$P=0.22$)局部和全身并发症无差异无住院时间差异	随机对照试验对患有严重疾病的患者进行研究盲法放射科医师

(五) 小结

镇痛是重症急性胰腺炎的重要救治的措施之一,重视重症急性胰腺炎患者的镇痛评估,并选择恰当的镇痛治疗策略,对一些患者给予联合使用多种镇痛模式,探索镇痛模式安全性和多样性,是目前临床亟待解决的问题之一,重点是减少患者应激,保护患者脏器功能,减少胰腺坏死范围及改善胰腺微循环为核心,需要多学科以及跨学科进行交叉研究。

(习丰产　吴　骎　李维勤)

参考文献

[1] 杜奕奇,李维勤,毛恩强.中国急性胰腺炎多学科诊治共识意见[J].临床肝胆病杂志,2015,31(11):1770-1775.

[2] LEE P J,PAPACHRISTOU G I. New insights into acute pancreatitis [J]. Nat Rev Gastroenterol Hepatol,2019,16(8):479-496.

[3] 李维勤.重症急性胰腺炎早期的重症监护治疗[J].中华消化杂志,2014,34(3):145-147.

[4] CROCKETT S D,WANI S,GARDNER T B,et al. American Gastroenterological Association Institute Guideline on Initial Management of Acute Pancreatitis [J]. Gastroenterology,2018,154:1096-1101.

[5] 李维勤.重症急性胰腺炎手术治疗的共识与争论[J].肝胆外科杂志,2008,16(4):241-243.

[6] MAHAPATRA S J,JAIN S,BOPANNA S,et al. Pentazocine,a kappa-opioid agonist,is better than diclofenac or analgesia acute pancreatitis:a randomized controlled trial [J]. Am J Gastroenterol,2019,114(5):813-821.

[7] CHANQUES G,POHLMAN A,KRESS J P,et al. Psychometric comparison of three behavioural scales for the assessment of pain in critically ill patients unable to self-report [J]. Crit Care,2014,18(5):R160.

[8] BARLASS U,DUTTA R,CHEEMA H,et al. Morphine worsens the severity and prevents pancreatic regeneration in mouse models of acute pancreatitis [J]. Gut,2018,67(4):600-602.

[9] GÉRALD C,PAYEN J-F,MERCIER G,et al. Assessing pain in non-intubated critically ill patients unable to self report:an adaptation of the Behavioral Pain Scale [J]. Intensive Care Medicine,2009,35(12):2060-2067.

[10] JABAUDON M,CHABANNE R,SOSSOU A,et al. Epidural analgesia in the intensive care unit:an observational series of 121 patients [J]. Anaesth Crit Care Pain Med,2015,34(4):217-223.

[11] WINDISCH O,HEIDEGGER CP,GIRAUD R,et al. Thoracic epidural analgesia:a new approach for the treatment of acute pancreatitis? [J]. Crit Care,2016,20(1):116.

[12] LEPPÄNIEMI A,TOLONEN M,TARASCONI A,et al. 2019 WSES guidelines for the management of severe acute pancreatitis [J]. World J Emerg Surg,2019,14:27.

[13] RICHARDS E R,KABIR S I,MCNAUGHT C E,et al. Effect of thoracic epidural anaesthesia on splanchnic blood flow [J]. Br J Surg,2013,100:316-321.

[14] DAUDEL F,BONE H-G,TRABER D L,et al. Effects of thoracic epidural anesthesia on hemodynamics and global oxygen transport in ovine endotoxemia [J]. Shock,2006,26(6):615-619.

[15] DAUDEL F,FREISE H,WESTPHAL M,et al. Continuous thoracic epidural anesthesia improves gut mucosal microcirculation in rats with sepsis [J]. Shock,2007,28(5):610-614.

［16］JABAUDON M,BELHADJ-TAHAR N,RIMMELÉ T,et al. Thoracic epidural analgesia and mortality in acute pancreatitis:a multicenter propensity analysis［J］. Crit. Care Med,2018,46(3):198-205.

［17］DEMIRAG A,PASTOR C M,MOREL P,et al. Epidural anaesthesia restores pancreatic microcirculation and decreases the severity of acute pancreatitis［J］. World Journal of Gastroenterology,2006,12(6):915.

［18］LAUER S,FREISE H,FISCHER L G,et al. The role of thoracic epidural analgesia in receptor-dependent and receptor-independent pulmonary vasoconstriction in experimental pancreatitis［J］. Anesthesia & Analgesia,2007,105(2):453-459.

［19］中华医学会重症医学分会. 中国成人 ICU 镇痛和镇静治疗指南［J］. 2018,30(6):497-514.

［20］DEEPAK G,MOZAMMIL S. Thoracic epidural analgesia for severe acute pancreatitis:quo vadis intensivist?［J］. Indian J Crit Care Med,2019,23(2):59-60.

第六节　肝肾功能不全患者的镇痛

疼痛是个体化差异很大的主观体验,不同个体其镇痛治疗的管理也有很明显的异质性,肝肾功能不全患者的镇痛治疗管理较肝肾功能正常的患者更加困难,首先是各种药物代谢过程发生改变,导致用药效果、持续时间及副作用均发生改变;其次,药物可能导致肝肾功能损害进一步加重。因此,对合并肝肾功能损害的患者在镇痛治疗过程中无论是药物选择还是用药方式均应更加谨慎。但是临床上患者肝肾功能障碍的类型及程度差异很大,导致无法通过大样本人群来对镇痛药物使用的效果及安全性进行评估,仅有一些规模较小的研究或个案报道提供一些临床参考,鲜少有指南性文献来指导用药。更可靠的临床用药选择应基于临床医师对患者本身情况、药物的药代动力学和药效动力学的理解,以及细致密切的临床观察。本节将阐述 ICU 常见镇痛药物的代谢特点,在合并肝肾功能损害患者体内代谢的改变,以及肝肾功能不全患者的镇痛药物使用。

一、重症监护病房常用镇痛药物的代谢特点

临床常用的镇痛药可分为麻醉性镇痛药和非麻醉性镇痛药。麻醉性镇痛药主要是阿片受体激动剂,非麻醉性镇痛药在 ICU 使用相对较少,包括非甾体抗炎药(解热镇痛药)和中枢性镇痛药(如曲马多)。

麻醉性镇痛药按来源不同可分为三类:

1. 阿片生物碱　如吗啡、可待因和罂粟碱等。

2. 半合成吗啡样镇痛药　如双氢可待因、丁丙诺啡、氢吗啡酮和羟吗啡酮等。

3. 合成阿片类镇痛药　依据化学结构不同可分为四类:①苯哌啶类,如芬太尼、舒芬太尼、瑞芬太尼等;②二苯甲烷类,如美沙酮;③吗啡烷类,如布托啡诺;④苯并吗啡烷类,如喷他佐辛。

由于各类阿片受体激动剂理化性质差异巨大，因此其吸收与分布过程也差异巨大。为了帮助理解几种临床上常用的镇痛药物在肝肾功能不全患者的使用，先将其代谢特点简述如下。

吗啡吸收迅速，可通过多种途径吸收，并分布于人体多数组织内，包括实质性脏器、空腔脏器及体液、皮肤、毛发，吗啡还可通过血脑屏障和胎盘组织。吗啡进入机体后转化的主要部位是肝脏（70% 首过消除），而在肝脏内吗啡葡萄糖醛酸化又是其转化的主要途径，同时肾、脑、肠、肺等组织对吗啡也有代谢作用。吗啡和吗啡的代谢产物主要经肾脏随尿液排泄，胆汁、汗液和唾液也能排泄少量。由于吗啡是一种相对亲水性的药物，因此进入及排出中枢神经系统速度缓慢，这导致其起效慢、作用时间长、药物起效滞后于血浆浓度变化。

芬太尼的吸收及分布特点类似吗啡，60% 以上在肝脏经首过消除转化为无活性代谢产物。芬太尼是亲脂性药物，能够迅速穿过血脑屏障进入中枢神经系统，因此起效快，效应与血浆浓度平行。由于其亲脂性，给药途径选择多样，如经皮贴剂、鼻腔喷雾、经颊黏膜给药等均能起效。

舒芬太尼是芬太尼 N-4 位取代衍生物，在阿片类药物中镇痛效应最强。其亲脂性是芬太尼的 2 倍，能够迅速穿过血脑屏障，起效迅速。作用持续时间是芬太尼的 2~6 倍。分布容积小，消除半衰期短，清除率高，因此不会在组织中蓄积明显。舒芬太尼主要在肝脏经生物转化，随尿液和胆汁排出。

瑞芬太尼的镇痛效应较芬太尼强，分布半衰期短，易穿过血脑屏障。由于其独特的非特异性酯酶，其代谢过程不依赖于肝肾功能。它可被组织和血液中的酯酶迅速水解为几乎无活性的代谢产物，因此肝肾功能不全的患者使用是不需要调整剂量的。瑞芬太尼的代谢产物经肾脏排出，清除率不受体重、性别或年龄的影响。

丁丙诺啡是一种阿片受体部分激动剂，在肝脏代谢并主要由胆汁、粪便排泄。其用药方式多样，可静脉给药，可经皮吸收。代谢产物经尿液排出。在肝脏中 CYP3A4、UGT1A1/1A3 酶参与丁丙诺啡的代谢，并生成两种主要的代谢物，去甲丁丙诺啡和丁丙诺啡 3-O-葡萄糖醛酸苷。

布托啡诺为阿片受体部分激动剂，主要激动 κ_1 受体，镇痛效价是吗啡的 4~8 倍。除了镇痛之外，其还具有良好的镇静作用。在肝脏代谢，代谢产物是没有活性的羟基化布托啡诺，消除半衰期 4~6h，70%~80% 从尿液排泄，少量从粪便排泄。用药方式可肌内注射，可静脉，可经鼻喷雾，口服首过效应明显，生物利用度仅 5%~17%。布托啡诺可增加肺动脉压、肺血管阻力、全身动脉压和心脏工作负荷，因此不能用于心脏病变，如心肌梗死的镇痛治疗。

NSAIDs 种类繁多，作用靶点相同，都具有解热、镇痛、抗炎作用，抑制血小板聚集。NSAIDs 主要在肝脏代谢成有或无活性的代谢产物，并经肾脏排出，因此，肝肾功能不全可能会导致此类药物从体内清除的时间延长。

常用镇痛药物的代谢及药代动力学参数见表 7-8。

表 7-8　常用镇痛药物的代谢及药代动力学参数

药物	CYP450	葡萄糖醛酸化	排泄	蛋白结合率/%
乙酰胺氨基酚（扑热息痛）	CYP2E1	是	肾脏	25
非甾体抗炎药（NSAIDs）				
阿司匹林	无	是	肾脏	99
布洛芬	CYP2C9	是	肾脏	99
塞来考昔	CYP2C9/3A4	是	肾脏/粪便	97
双氯芬酸	CYP2C9	是	肾脏/胆汁	99
美洛昔康	CYP2C9/3A4	否	肾脏/胆汁	99
吲哚美辛	CYP2C9/2C19	是	肾脏/胆汁/粪便	97
萘普生	CYP2C9/1A2	是	肾脏	99
阿片类 Opiates				
可待因	CYP2D6	是	肾脏/粪便	7
羟考酮	CYP3A4/2D6	否	肾脏	45
吗啡	无	是	肾脏/粪便	35
曲马多	CYP3A4/2B6	是	肾脏	20
氢吗啡酮	无	是	肾脏	15
芬太尼	CYP3A4	无	肾脏/粪便	80
哌替啶	CYP2B6/3A4	是	肾脏	70
美沙酮	CYP3A4/2D6	否	肾脏/胆汁/粪便	80
丁丙诺啡	CYP3A4	是	胆汁	96
辅助镇痛药				
阿密曲替林	CYP2D6/2C19	是	肾脏/胆汁	96
去甲替林	CYP2D6/3A4	是	肾脏/胆汁	94
加巴喷丁	无	否	肾脏	<3
普瑞巴林	无	否	肾脏	0
卡马西平	CYP3A4	是	肾脏/粪便	76

二、肝功能不全患者镇痛药物的使用

　　肝脏在大部分药物，包括镇痛药物的分布与消除过程中都起到很重要的作用，肝功能损害越重，对药物的代谢影响越明显。因为急慢性肝脏功能损害都可能引起肝脏血流量降低，门脉短路以及有功能的肝细胞数量减少。此外，白蛋白降低也会影响药物蛋白结合，继而影响其生物活性。水肿、腹水、肝性脑病、肝肾综合征等均有可能影响到药物的药代动力学。

从药物吸收上来说，肝硬化患者常合并胃炎、门脉高压性胃病或消化道溃疡，加上肝硬化患者胃排空延迟，可能导致药物吸收延迟。因此，肝硬化患者宜使用速释类阿片类药物，而不是延长、缓释或延迟释放的药物。

从药物分布上来说，肝硬化合并腹水的患者第三间隙增大，分布容积增大。阿片类药物（如吗啡、羟考酮、氢吗啡酮）多为水溶性的，谨慎的做法是从较低的初始剂量开始，缓慢滴定以达到预定镇痛效果。在肝功能不全患者中，具有高蛋白结合率的阿片类药物可能由于其 α_1-酸性糖蛋白和白蛋白的减少而增加游离药物水平，因此导致药物毒性增大，如美沙酮（80%~90%）和丁丙诺啡（96%）。

从药物代谢上来说，肝脏是阿片类化合物向活性或非活性代谢产物进行生物转化的主要场所。遗憾的是，临床上常用的 Child-Pugh 分级或终末期肝病模型（MELD）评分，虽可用于肝硬化患者的预后评估，却不能提供肝清除率的评估。因此，对肝损伤患者进行药物剂量指导可根据肝脏代谢药物的程度，即肝脏提取率，对药物进行分类。这个比率从 0 到 1 不等，0 表示肝脏无法代谢该药物，1 表示在首次通过时即可代谢全部药物。提取率大于 0.7 的药物称为高提取率药物，提取率小于 0.3 的药物为低提取率药物。吗啡和芬太尼均为高提取率药物，而美沙酮的提取率较低。高提取率药物在肝功能障碍时其毒性作用也会相应增加。

药物代谢过程中有一些重要的酶会参与其中，其中以细胞色素 P450（CYP450）为主，临床 90% 以上的药物相互作用都是由 CYP450 酶的活性改变引起的。CYP450 主要存在于肝脏微粒体中，当肝功能不全或肝脏低灌注时，其功能减退。药物可作为 CYP450 的底物、抑制剂或诱导剂导致其他药物代谢过程的改变。酶诱导剂可使酶活性增强，使其本身或其他药物代谢加快，导致药物疗效降低，达不到治疗效果；酶抑制剂可以使药酶活性减弱，使其本身或其他药物代谢减慢，血药浓度升高，不良反应增加。临床常用的镇痛药物也多数会受 CYP450 的影响，或作为底物，或作为抑制剂导致药物相互作用改变。例如 CYP2C9 的底物包括一些非甾体抗炎药，当与 CYP2C9 抑制剂如胺碘酮、氟康唑联合应用时，应注意调整剂量。乙醇是 CYP2C9 的诱导剂，对于服用经 CYP2C9 代谢的药物时应嘱咐患者戒酒。有一些镇痛药是经 CYP2D6 代谢的，如可待因、曲马多等。CYP2D6 的特点是其活性不会被化学物质诱导，但可被抑制，奎尼丁是其最强的抑制剂。

吗啡在肝功能衰竭患者中的应用鲜有研究，因其有可能诱发肝性脑病，另外，由于其口服时首过消除代谢率高，因此肝衰患者口服吗啡生物利用度更高，清除变慢。

氢吗啡酮首过消除代谢率高，在肝功能障碍时生物利用度增高，目前尚无在肝功能障碍时使用该药的安全剂量推荐。

芬太尼肝脏摄取率很高，因此肝脏血流量及肝功能本身都对芬太尼的清除有影响。在肝功能衰竭患者中使用芬太尼应减量。另外，芬太尼的表观分布容积大，反复多次给药易于蓄积,不宜作为长期镇痛治疗药物。

由于瑞芬太尼的代谢过程不依赖于肝脏,因此肝功能障碍的患者,不管是合并肝硬化还是肝性脑病,其临床效应均较正常情况下无明显变化。对于肝功能障碍患者,瑞芬太尼是一种理想镇痛药物。但对于严重肝硬化患者,其呼吸抑制效应更明显,可能与血浆蛋白含量低,不与蛋白结合的游离药物浓度增加有关。因此,其应用应在 ICU 中由有经验的 ICU 医师进行,并强调细致地监测镇静深度及呼吸功能。

阿芬太尼的清除率在肝功能障碍患者中无明显改变,因此在肝功能障碍患者中使用不需调整剂量。

丁丙诺啡虽然在肝脏代谢并经胆道排泄,但没有证据显示肝功能障碍时需调整用药。

曲马多主要在肝脏代谢,其主要代谢产物 O-去甲基曲马多(O-desmethyltramadol, M1)是其镇痛作用的主要活性部分。在严重肝功能障碍患者中其应用需非常谨慎。仅推荐使用 50mg 速释制剂,并小心滴定至临床起效。用药间隔时间需要延长,并密切观察患者是否有躁动、反射亢进、肌阵挛等血清素综合征表现,一旦发生立即停药。

使用 NSAIDs 的患者中约 15% 检出肝功能异常,乃至必须停药。因此,合并肝功能障碍的患者使用 NSAIDs 需考虑减量,并在用药过程中密切监测肝功能变化,发生显著恶化时及时停药。

有文献报道,合并肝硬化的患者进行镇痛治疗时,由于对不良反应的顾虑及治疗作用的不确定,常常不能达到满意的临床疗效。对于此类患者进行镇痛治疗时应关注疼痛本身的性质,比如是急性疼痛或慢性疼痛,还是锐痛、钝痛或绞痛等。另外,需要对患者的肝功能状态做出准确的评估,对各种药物的药效、药代动力学等有充分的了解。镇痛治疗应从最小有效剂量开始,根据临床效果和药物相关不良反应等进行缓慢滴定,同时关注药物之间的相互作用。药物的镇静作用,以及导致的便秘尤为重要,因其可能引起或者加重肝性脑病。一线推荐药物为对乙酰氨基酚,每天 2~3g 是安全的。非甾体抗炎药可能导致肾功不全及消化道出血,在肝硬化患者是相对禁忌。曲马多相对安全,芬太尼和氢吗啡酮也是常用药物,美沙酮可作为备选。对于神经性疼痛,一线药物选择是加巴喷丁,某些患者可考虑抗抑郁药物。对于一些慢性疼痛,心理治疗、物理治疗以及康复治疗均应作为多模态综合治疗的一部分在临床进行合理应用。

几类常见阿片类镇痛药物在肝功能不全患者的用药推荐见表 7-9。

表 7-9 常见阿片类镇痛药物在肝功能不全患者的用药推荐

药物	肝功能不全时用药推荐(文献报道)
吗啡	可能诱发肝性脑病,摄取率高,需谨慎监测以防药物过量
氢吗啡酮	无推荐;可能生物利用度更高,需谨慎用药
芬太尼	绝大部分在肝脏代谢,有个案报道清除率下降,谨慎用药
舒芬太尼	轻度肝硬化 3μg/kg 负荷剂量安全

药物	肝功能不全时用药推荐(文献报道)
瑞芬太尼	个案报道安全,建议减量使用
阿芬太尼	文献报道胆道疾病患儿清除率不变
哌替啶	无推荐
可待因	无推荐,严重肝功能障碍时镇痛效果差
丁丙诺啡	无推荐
曲马多	无推荐,说明书提示在轻度功能障碍时减量使用安全
美沙酮	因游离药物浓度增加可能导致蓄积,需谨慎用药

总体来说,当存在肝功能损害时,多数药物的清除率明显下降,而口服生物利用度升高,但关于这类患者镇痛药物使用临床研究很少。现有证据表明:

1. 代谢影响最小的药物是瑞芬太尼,不过其应用应在ICU中由有经验的ICU医师进行。

2. 舒芬太尼的清除率对轻度肝硬化患者影响不大。

3. 肝功能损害程度越重,曲马多用药剂量越低。

4. NSAIDs清除率会降低并增加发生肾功能衰竭的风险,若需使用必须根据产品说明书减量。

三、肾功能不全患者镇痛药物的使用

有一些主要经肾脏清除的镇痛药物在肾功能不全时其代谢会受到影响,但由于肾功能不全的程度临床差异太大,从轻度的肾小球滤过率降低到终末期肾病,对于药物代谢排泄及血药浓度的影响没有具体公式加以计算,因此本节只能从各种药物自身的代谢特点入手,简单介绍ICU常用的几类镇痛药物在肾功能障碍患者中的应用。

影响镇痛药物排泄的三个环节:肾小球滤过、肾小管分泌和肾小管重吸收。临床上常用肾小球滤过率(GFR)或肌酐清除率(CrCl)预测药物的肾脏排泄。

肾功能障碍时吗啡本身的代谢不受影响,但其活性代谢产物吗啡6-葡萄糖苷酸(morphine-6-glucuronide,M6G)的清除率高度依赖于肾功能,终末期肾病患者M6G半衰期由正常2.1h延长至27h,因此其临床效应在肾功能衰退患者中会显著延长。但患者对M6G的临床反应有很大差异,原因可能是先天性μ-阿片受体的差异性或经p-糖蛋白调节的M6G在血脑屏障的主动转运差异,但个体患者对M6G的敏感性临床上无法预估。这就造成了临床上合并肾功能障碍的患者有些可完全耐受常规剂量的吗啡,但有些会出现镇静效应延迟。另外,吗啡及其代谢产物在血液滤过(47%~100%)及血液透析(24%~84%)过程中可被清除,血液净化治疗可缩短其临床效应期,腹膜透析则无此效应。因此,在合并肾功能损害的患者中,吗啡似乎是比较安全的,只是需要仔细滴定,而且用量较大时,需

警惕其代谢产物蓄积及临床效应延迟。若发生以上情况,应考虑更换为短效或代谢产物无活性的镇痛药物,如芬太尼或羟考酮。

氢吗啡酮是一种半合成吗啡类似物,部分代谢为氢吗啡酮-3-葡萄糖苷酸(hydromorphone-3-glucuronide,H3G),在肾功能障碍时会产生蓄积,可能导致神经兴奋或认知功能障碍,若有类似临床不良反应可考虑其他替代药物。

由于芬太尼的代谢产物不具备代谢活性,因此,肾脏功能损害本身不会造成其清除率变化进而影响临床效果。不过芬太尼肝脏摄取率很高,因此当肾功能不全时部分患者肝脏血流减少,其清除率可能会下降。也有研究证实尿素氮水平升高与清除率下降之间存在明显关系,尤其当尿素氮水平明显增高时(高于正常值两倍以上)。总之,基于没有活性代谢产物,芬太尼是肾功能障碍患者比较理想的镇痛药物选择,但由于高尿素氮血症可能会使其清除下降,因此这类患者使用芬太尼时剂量应酌情减少至常规剂量的1/3到1/2。

舒芬太尼的代谢产物无活性,在肾功能障碍的患者使用时不需调整剂量。不过在慢性肾功衰的患者,其半衰期及清除率变异度较大,可能在某些患者会出现不可预料的作用延迟。

瑞芬太尼的代谢过程同样不依赖于肾脏,因此肾功能障碍的患者,其药代动力学及临床效应均较正常情况下无明显变化。对于肾功能障碍患者,瑞芬太尼也是一种理想镇痛药物。同样,其应用应在 ICU 中由有经验的 ICU 医师进行,并强调细致地监测镇静深度及呼吸功能。

阿芬太尼在终末期肾病患者的游离血浆水平上升,而清除率无明显改变,因此在肾功能障碍患者中使用时可减少剂量。

几种阿片类药物的剂量可根据肾小球滤过率(GFR)进行调整,详情见表7-10。

表 7-10　根据 GFR 调整阿片类药物剂量

GFR/ml/min	吗啡 (初始剂量)/%	氢吗啡酮 (初始剂量)/%	美沙酮 (初始剂量)/%	芬太尼 (初始剂量)/%
>50	100%	50%~100%	100%	100%
10~50	50%~75%	50%	100%	75%~100%
<10	不推荐	25%	50%~75%	50%

哌替啶主要在肝脏去甲基化代谢为去甲哌替啶,去甲哌替啶的半衰期在合并肾衰竭时由 14h 到 21h 再增加至 35h,而此代谢产物的蓄积与癫痫发生有关,并导致死亡率上升。在肾功正常的患者,大约 19% 患者在使用剂量超过 10mg/(kg·d),或超过 3d 时发生毒性反应。肾功能异常的患者其中毒剂量明显更低,但目前并无安全剂量推荐。因此,虽然单剂哌替啶导致肾功能不全患者发生显著毒性反应的概率不大,但在合并肾功损害的患者中依然不推荐使用该药,有替代药物时尤为如此。

丁丙诺啡在肾功能障碍时代谢产物水平可达四倍于正常情况,但由于其代谢产物无明显临床活性,因此在肾功能障碍时可给予标准剂量,无需调整。

可待因的中枢神经系统不良反应如癫痫发作较其他阿片类药物高,肾功能不全时半衰期明显延长,因此在合并肾功能不全的患者是不推荐使用可待因的。

曲马多及其主要代谢产物 M1 均主要经肾脏排泄,因此在合并肾脏功能障碍时会发生蓄积。在肌酐清除率低于 30ml/min 时,用药间隔时间需要延长至 12h,当肌酐清除率低于 10ml/min 时,应避免使用该药。密切观察患者是否有血清能素综合征表现,一旦发生立即停药。

NSAIDs 抑制前列腺素产生,继而导致肾脏入球小动脉收缩而降低肾小球滤过率,因此可能造成急性肾功能损害。虽然多数情况下该效应是可逆的,但在临床上依然需引起重视。没有证据显示在等效剂量下,哪种 NSAIDs 在减少肾脏损害上有优势。当患者合并慢性肾衰竭时,应避免使用包括阿司匹林、新型 COX-2 特异性拮抗剂在内的所有 NSAIDs,因其可能影响钾的代谢,造成急性肾衰竭或出血。若是确实没有可替代的药物,NSAIDs 需使用最小剂量,避免低血压或低容量,并且密切监测肾功能变化,一旦发现肾功能恶化立即停药。此外,如果需要同时使用有肾毒性的药物或经肾脏排泄的化疗药物或利尿剂时,需密切监测肾功能,一旦肾功能恶化及时减停。需要注意的是,肌酐清除率较血清肌酐水平能更加敏感地反映肾功能恶化。

实际临床工作中,对于合并慢性肾功能不全的患者术后镇痛的选择最多是对乙酰氨基酚和吗啡,与羟考酮和舒芬太尼相比,在阿片类药物中,吗啡是最常用的。

几类常见阿片类镇痛药物对肾功能不全患者的临床效应及用药注意事项见表 7-11。

表 7-11　常见阿片类镇痛药物对肾功能不全患者的临床效应及用药注意事项

药物	肾功能不全时代谢产物蓄积临床效应	肾功能不全时用药推荐
吗啡	肾功衰时因 M6G 致镇静延迟,尤其当使用较大初始剂量时;M3G 有神经兴奋作用;口服用药时代谢产物负荷增加	需减少剂量;若需要大剂量使用考虑换药
氢吗啡酮	可能发生神经兴奋及镇静延迟	需减少剂量
芬太尼	无活性代谢产物	可能需减少剂量
舒芬太尼	无活性代谢产物	可能需减少剂量
瑞芬太尼	无活性代谢产物	可能需稍微减少剂量
阿芬太尼	无活性代谢产物	需减少剂量
哌替啶	去甲哌替啶蓄积导致神经兴奋及癫痫	无推荐(单剂使用可能安全)
可待因	标准剂量即可发生神经兴奋;吗啡代谢产物蓄积增加镇静风险	现有证据下无推荐
丁丙诺啡	无活性代谢产物	可使用标准剂量
曲马多	因 M1 蓄积增加曲马多样反应	需减少剂量,肌酐清除率低于 10ml/min 时避免使用

总体来说,在合并肾衰竭患者使用镇痛药物时,有以下注意事项:

1. 相比之下最安全的药物有阿芬太尼、丁丙诺啡、芬太尼、舒芬太尼及瑞芬太尼等,这些药物的共同特点是无高度活性的代谢产物负荷,也没有因肾功能明显受损而延长的清除率。在临床上可能需要适当降低剂量。

2. 吗啡、氢吗啡酮、曲马多及一些局麻药等药物可用于肾功能损害患者,但用药过程中需密切监测,多数需要减量。

3. 阿司匹林及其他 NSAIDs 及哌替啶不宜在合并慢性肾功能衰竭时使用。

(邓一芸)

参考文献

［1］ MURPHY E J. Acute pain management pharmacology for the patient with concurrent renal or hepatic disease.Anaesth Intensive Care,2005,33:311-322.

［2］ DWYER J P,JAYASEKERA C,NICOLL A. Analgesia for the cirrhotic patient:a literature review and recommendations［J］. J Gastroenterol Hepatol,2014,29(7):1356-1360.

［3］ OJEDA A,MORENO L A. Pain management in patients with liver cirrhosis［J］. Gastroenterol Hepatol,2014,37(1):35-45.

［4］ INNAURATO G,PIGUET V,SIMONET M L. Analgesia in patients with hepatic impairment［J］. Rev Med Suisse,2015,1(480):1380-1384.

［5］ BINHAS M,EGBEOLA M J,KLUGER M D,et al. Opioids and nonopioids for postoperative pain control in patients with chronic kidney disease［J］. J Opioid Manag,2017,13(1):17-25.

［6］ GELOT S,NAKHLA E. Opioid dosing in renal and hepatic impairment［J］. US Pharm,2014,39(8):34-38.

第七节　常见大手术术后镇痛

一、概述

(一) 术后疼痛及对机体的不良影响

术后疼痛(postoperative pain)常指手术后即刻发生的急性疼痛。超过 80% 接受手术治疗的患者会经历急性术后疼痛。高达 40% 的患者会经历严重疼痛,报告术后疼痛得到充分缓解的患者不到一半。没有得到充分控制的疼痛对患者的生活质量、身体功能恢复、术后并发症、都有负面影响,也可能导致急性疼痛转变为术后持续慢性疼痛。有效的术后疼痛管理可使患者获益,包括提高患者的舒适度和满意度、减少肺部和心脏并发症、降低深静脉血栓形成风险、促进患者快速康复、节约医疗费用等。

通常,根据症状、机制和综合征等三个特征,疼痛可以分为三种类型——伤害性疼痛、神经性疼痛和炎症性疼痛。

伤害性疼痛可分为两种类型,躯体痛和内脏痛。经典的躯体和内脏疼痛机制和通路决定了术后疼痛的生理过程。Aδ和C纤维是对我们身体中出现的有害刺激作出反应的两种初级传入伤害感受器,Aδ和C纤维主要存在于表层器官,如皮肤,而其他深部躯体结构,如肌肉和关节,主要由C纤维提供。Aδ纤维在热或机械刺激下被激活,导致短暂的刺痛感。C纤维的激活受到热、机械或化学刺激的刺激,这通常会导致定位不良和钝痛感。

神经性疼痛可由神经损伤引起,受损轴突的神经化学可能会发生变化,然后在该部位发生自发的过度兴奋,影响躯体感觉神经系统。神经性疼痛对许多常见的镇痛药物没有反应,需要采取特定的治疗方法,如果急性神经性疼痛被忽视或严重程度被低估,可导致患者疼痛控制不满意,因此疼痛管理时需要重点识别疼痛性质。急性神经性疼痛的危险因素包括术前慢性疼痛,术中神经损伤及术后严重的急性疼痛。用于治疗急性神经性疼痛的药物包括氯胺酮、阿片类药物、加巴喷丁和普瑞巴林等。

炎症性疼痛可分为慢性疼痛和急性疼痛。组织损伤后释放的炎性介质(如缓激肽、血清素、前列腺素和细胞因子等)形成有害刺激,刺激皮肤、内脏、肌肉、关节和脑膜等部位的特异性痛觉感受器,随后以电信号的形式通过初级传入神经纤维传递到中枢神经系统,再通过脊髓丘脑或脊髓皮质束上升到大脑的疼痛中心,包括疼痛基质和部分躯体感觉皮质。尖锐的、局限性的躯体疼痛通过快速的、有髓鞘的Aδ神经纤维传播,而迟钝的、弥漫性内脏疼痛通过缓慢的、无髓鞘的C疼痛纤维传播。急性炎症性疼痛通常较剧烈并且持续时间很短,通常由Aδ纤维介导。慢性炎症性疼痛,会持续超过预期的恢复期,通常由C纤维介导。

术后疼痛对患者会造成许多不利影响:交感神经系统兴奋,增加全身组织器官氧耗;心率增快,血管收缩,心脏后负荷增加,心肌耗氧量上升,心肌缺血风险增加;触发多条有害脊髓反射弧,使膈神经的兴奋被抑制,造成术后肺功能降低,特别是上腹部和胸部手术后肺功能受损更明显;疼痛时患者呼吸浅快、辅助呼吸肌僵硬、通气量减少、无法有力地咳嗽及清除呼吸道分泌物,导致肺不张等手术后肺部并发症;患者可能出现谵妄、焦虑、恐惧、抑郁等情况。手术对免疫系统的抑制与手术的侵入性相关,良好的镇痛可以减少这种有害影响。术后早期疼痛如果不能被充分控制,持续的疼痛刺激可引起中枢神经系统发生病理性重构,急性疼痛有可能发展为难以控制的术后慢性疼痛(chronic postoperative pain,CPOP)。

术后疼痛管理目标包括:在安全的前提下,持续有效地镇痛;患者无或仅有轻度不良反应,易于忍受;患者获得最佳的躯体和心理、生理功能;最高的患者满意度;有利于患者手术后早期活动,促进患者快速康复。

(二)疼痛管理的术前启动

大手术的镇痛绝不仅仅指术后镇痛药物的使用。疼痛管理应开始于术前,贯穿术中和术后全程。良好的术前教育和沟通,有助于减少术后疼痛的程度与药物的不当使用,因而术前管理显得尤为重要。

1. 术前患者教育、疼痛评估、制订疼痛管理计划

(1) 术前教育目的:对患者开展疼痛治疗目的及风险的教育,是疼痛管理的重要组成部分。术前教育可帮助患者了解围手术期治疗方案,并让他们参与决策,减少围手术期焦虑。可面对面谈话,也可提供书面材料、视频、录音或基于网络的教育信息。术前教育需要考虑患者年龄、患者及其家属的理解水平、文化和语言能力等信息,提供让患者易于理解的个体化方法,并注意让患者及家属有机会提出问题。

(2) 术前教育内容:包括术前需停止使用的药物(如因出血风险高停用阿司匹林),术前需继续服用药物(如阿片类药物、苯二氮䓬类药物、加巴喷丁胺或巴氯芬)以避免戒断综合征;尽管在手术前使用阿片类药物会增加术后镇痛的难度,但没有足够的证据支持在手术前常规减少阿片类药物的剂量或停用阿片类药物。

(3) 术前教育拟达到的效果:患者知晓如何报告和评估疼痛,包括使用疼痛评估工具、报告疼痛的时机。围手术期疼痛管理有可选择的个体化方案(药物和多模式非药物方法),可根据疼痛管理的目标及效果调整疼痛管理方案。

(4) 术前教育需纠正患者对疼痛和镇痛药的误解:例如,患者错误地认为阿片类药物的使用会导致成瘾;误解医务人员只会处理极端的严重的疼痛,较轻程度的疼痛需要忍耐等。

(5) 术前患者的疼痛风险评估:临床医师应以患者为中心,评估患者情况,包括医学和精神疾病、伴随用药、慢性疼痛史、药物滥用史,以及既往的术后疼痛治疗效果,来指导制定疼痛管理计划。Amsterdam 术前焦虑和信息量表(Amsterdam preoperative anxiety and information scale,APAIS)可作为术前评估的工具(表 7-12)。

表 7-12　Amsterdam 术前焦虑和信息量表

	完全没有	偶尔	适中	经常存在	始终存在
我对麻醉感到担心	○	○	○	○	○
我一直在想麻醉这件事	○	○	○	○	○
我希望可能多地了解与麻醉有关的信息	○	○	○	○	○
我对手术感到担心	○	○	○	○	○
我一直在想手术这件事	○	○	○	○	○
我希望可能多地了解与手术有关的信息	○	○	○	○	○

(6) 术后疼痛管理计划的制订及实施:术前需识别易发生严重疼痛的高风险患者,并有针对性地制订疼痛管理计划。严重疼痛的高风险患者特征包括术前即合并慢性疼痛,长期服用阿片类药物,合并焦虑或抑郁等。选择性血清素再吸收抑制剂(SSRIs)是最常见

的处方类抗抑郁药,SSRIs可抑制某些阿片类药物的代谢转换,从而降低它们对疼痛的治疗效果。书面记录患者相关信息,术后疼痛管理计划和目标。镇痛药物通常需覆盖术后最初的24h。根据疼痛管理计划,使用多模态镇痛药物和非药物干预来实行疼痛管理。定时评估患者情况,根据疼痛缓解的情况和药物不良反应,及时调整疼痛管理计划。

2. 常用术前镇痛药物 无禁忌证的成年患者可术前口服塞来昔布,或使用曲马多、右美托咪定、氯胺酮等,这些药物都可发挥抗炎、抑制中枢和外周敏化作用,减轻手术后疼痛,并减少手术后阿片类镇痛药的用量。

在术前使用加巴喷丁或普加巴林可降低术后疼痛强度,减轻恶心和呕吐症状。需要注意的是,这两种药物都有增加镇静程度、头晕和视力损害的风险。因此不建议术前常规应用加巴喷丁类药物。

(三) 术后疼痛的评估

1. 疼痛评估的时机与内容 临床医师需要定时对术后患者进行疼痛评估,并使用有效的疼痛评估工具来跟踪监测患者术后镇痛治疗的效果。疼痛评估的内容包括:疼痛发生时间和模式;位置;疼痛性质;强度;加重和缓解因素;病史中的疼痛治疗药物及效果;现在的治疗效果;疼痛评估的准确性。术后疼痛评估的内容包括:什么时候开始疼的? 这种情况多久发生一次? 它的强度改变了吗? 哪里疼,是局部的切口部位、引流管,还是其他地方? 疼痛的感觉如何? 疼痛有多严重? 什么使疼痛减轻或加重? 过去有哪些治疗方法可有效或无效地缓解疼痛? 疼痛如何影响身体功能、睡眠和困扰情绪? 什么因素可能影响疼痛评估的准确性或可靠性? 患者是否有认知障碍,或有对干预措施的误解?

2. 常用的术后标准化急性疼痛评估工具 常用的术后标准化疼痛评估手段包括数字评价量表评估、视觉模拟评分、语言等级评定量表评估、Wong-Baker面部表情量表、镇痛伤害性刺激指数和脑电双频指数监测,以上评估手段详见本书相应章节。

(四) 常用术后镇痛药物

术后镇痛药种类包括:非甾体抗炎药(NSAIDs)、阿片类药物(opioids)、抗抑郁药(antidepressants)和抗惊厥药物(anticonvulsants)等。

1. 非甾体抗炎药 非甾体抗炎药包括非选择性非甾体抗炎药(non-selective nonsteroidal anti-inflammatory drugs,NS-NSAIDs)和选择性环氧合酶2抑制剂(selective inhibitor of type 2 cyclooxygenase,ISCOX-2)。非甾体抗炎药是COX酶的阻滞剂,COX酶能将花生四烯酸转化为前列腺素。COX-1存在于各种组织中,其产生的前列腺素保护胃黏膜,抑制胃酸分泌,增强肾脏灌注,保护血小板功能。而COX-2则调节急性过程,主要由创伤、感染、炎症和癌症诱导。选择性COX-2抑制剂相对于非选择性NSAIDs具有安全优势,特别是在血小板功能障碍时。

非甾体抗炎药相关的不良反应包括消化性溃疡、肾功能障碍、肝功能障碍和血小板功能障碍。常见的不良反应症状包括恶心、呕吐、头晕等,在术后的胃肠道损伤、急性肾损伤、肾脏损伤、骨愈合和骨质疏松等方面的不良反应比对乙酰氨基酚严重。

非甾体抗炎药使用前需评估相关的消化道风险,评估风险分层:①低危:无危险因素;②中危(1~2个危险因素):年龄>65岁,大剂量使用NSAIDs,既往有消化道溃疡史或上消化道出血史,同时使用阿司匹林、抗凝剂或糖皮质激素;③高危(>2个危险因素):中度危险因素+既往复合型溃疡史,尤其近期有溃疡史。

非选择性非甾体抗炎药引起肾脏副作用的风险,会随着一些因素的存在而增加,如患者预先存在的肾脏功能不全、低血容量、低血压和使用肾毒性药物(如血管紧张素转换酶抑制剂)等。

此外,值得注意的是,对乙酰氨基酚是非那西丁的体内代谢产物,其已知的镇痛解热作用机制包括:抑制环氧合酶(COX)和前列腺素合成,通过中枢5-羟色胺能途径相互作用,激活大麻素受体、阿片能系统和抑制一氧化氮合酶,通过抑制下丘脑体温调节中枢前列腺素合成酶,减少PGE、缓激肽和组胺等的合成和释放,进而通过神经调节引起外周血管扩张、出汗而达到解热的作用。

对乙酰氨基酚也是一种温和的止痛药,其抑制中枢神经系统前列腺素合成的作用与阿司匹林相似,但抗炎作用较弱,但它可提高身体的痛阈,通常被用于治疗头痛和其他疼痛,是许多感冒药和流感药的主要成分。

对乙酰氨基酚增强了阿司匹林、非甾体抗炎药和阿片类药物的作用,特别是在治疗中度至重度急性疼痛时,能减少阿片类药物剂量。相比于其他非甾体抗炎药,对乙酰氨基酚的优点是对血小板及凝血机制无影响。

2. 阿片类药物 经过几百年的发展,疼痛治疗的主流药物仍然是阿片类药物。阿片类药物主要与中枢和外周神经系统以及胃肠道中的阿片受体结合,通过干扰几个不同解剖区域的疼痛信号发挥作用,改变大脑中的疼痛信息。临床常用的吗啡、曲马多、美沙酮、芬太尼、哌替啶、瑞芬太尼、甲哌啶和可待因等,都是非常有效的阿片类药物。

阿片类药物通过特定的阿片类受体发挥作用,即μ受体、δ受体、κ受体和ORL-1。它们位于中枢和外周神经、内分泌和免疫系统。大多数阿片受体是抑制性G蛋白耦联受体,通过减少细胞内cAMP、细胞内钙和钠、增加钾,引起神经高度极化来抑制神经去极化,减少神经递质释放,从而阻断神经冲动的传递而产生镇痛等各种效应。

高剂量阿片类药物可导致致命的不良反应,其中呼吸抑制是阿片类药物主要危及生命的并发症。其他常见的不良反应包括过度镇静、恶心、呕吐、瘙痒、肠道蠕动减少等;慢性疼痛管理时副作用包括免疫抑制,痛觉过敏,药物依赖性。

因阿片类药物有呼吸抑制的不良反应,在术后患者中使用时需严密监测,包括脉搏、血氧饱和度的持续测量。阿片类药物相关的呼吸抑制高危因素包括:患者超过70岁,首次使用阿片类药物,病态肥胖(体质指数>35),呼吸系统疾病,阻塞性睡眠呼吸暂停,肝或肾衰竭,使用药物后剧烈的疼痛突然停止,同时使用可导致中枢神经系统抑制的药物(如苯二氮䓬类、巴比妥类、抗抑郁药、止吐药或抗组胺剂药物等）。

使用阿片类药物时进行呼吸状态监测有难度：①没有高度敏感的仪器可用于监测拔管患者的呼吸抑制；②脉搏血氧计可用于监测麻醉后恢复室或病房患者的呼吸抑制，但其使用存在缺陷：当吸入的氧气浓度很高时，脉搏血氧计不能很好地测量低通气，由于术后患者常常持续氧气吸入，所以脉搏血氧计检测到呼吸抑制的时间往往较晚；③极端情况下，患者可能氧饱和度维持正常，而动脉二氧化碳分压可能上升到>100mmHg 以上。对于术后已经拔除气管导管的患者，呼气末二氧化碳监测也不是很准确：只有在充分的肺通气情况下，口鼻中的二氧化碳分压水平才会与肺泡中一致；呼吸抑制时，肺潮气量下降，导致反常的呼吸和很少的空气流动，此时监测到的呼气末二氧化碳浓度可能降低。呼吸速率测量也与呼吸抑制关系不大。目前，临床常用的非侵入性和简单易行的呼吸抑制监测方法，是观察患者是否有反常的呼吸状态及意识水平。

曲马多是可待因的合成类似物，通过抑制神经元突触对去甲肾上腺素的再摄取，并增加神经元外 5-羟色胺浓度，影响痛觉传递而产生镇痛作用。其与阿片受体有很弱的亲和力，是一种 μ 受体激动剂，其作用强度为吗啡的 1/10~1/8，一般用于控制轻度至中度疼痛。使用曲马多时可考虑联合使用止吐药，以减少副作用。

瑞芬太尼是一种非常有效的阿片受体激动剂，可根据输注速度提供非常可控的镇痛，并可通过非特异性酯酶快速清除。它是一种强效麻醉药，会引起呼吸抑制，其快速的代谢意味着一旦停止输注，其镇痛作用将迅速消失。在 ICU，瑞芬太尼可持续泵入，为术后患者提供完全镇痛。但在已拔除气管导管的患者中，良好的镇痛和明显的呼吸抑制之间的窗口很小，使用时需慎重。

3. 抗焦虑药物和抗抑郁药　疼痛也可通过减少焦虑、放松肌肉和帮助人们应对不适来治疗。一些抗抑郁药，如三环类药物（包括阿米替林），可减少疼痛通过脊髓的传播。抗抑郁药中，一种选择性血清素再吸收抑制剂——度洛西汀（欣百达），可有效缓解疼痛。

4. 抗惊厥药物　抗惊厥药物通常用于治疗神经性疼痛，其作用是稳定神经细胞。

卡马西平通过降低特定神经通道的传导来减轻疼痛，临床试验结果显示，其对三叉神经痛、糖尿病神经痛和带状疱疹后遗神经痛的治疗效果良好。其他常用于镇痛的抗惊厥药还包括加巴喷丁和普瑞巴林。

5. 其他药物

（1）α₂ 受体激动剂：常用的 α₂ 受体激动剂包括可乐定（clonidine）和右美托咪定（dexmedetomidine）。突触前 α₂ 受体的激活抑制神经元放电，导致低血压、心动过缓、镇静和镇痛。α₂ 受体激动剂减少背角突触前和突触后的伤害性传递。它们也可阻断外周神经传入（尤其是 C 纤维）的传递，减少 P 物质的释放，诱导与 μ 阿片受体的交叉耐受。α₂ 受体激动剂可减少术后疼痛强度、减少阿片类药物使用剂量，恶心呕吐等不良反应。α₂ 受体激动剂降低交感神经张力，不良反应包括心动过缓和低血压，有时会限制其临床适用性。

右美托咪定比可乐定更有选择性，引起的心血管副作用（如心动过缓和血压过低）更少。因为无明显的通气抑制，所以右美托咪定可在术后恢复期通过静脉注射使用，比目前使用的许多镇静剂和止痛药更安全。它的优点还包括可减少术后谵妄的发生率。

（2）利多卡因：利多卡因静脉注射具有镇痛、抗痛觉过敏和抗炎的作用。镇痛时也可考虑手术部位局部给药，以及用于神经阻滞或硬膜外阻滞。接受大手术的成年人镇痛时，可静脉持续输注利多卡因[静脉推注 1~2mg/kg，持续泵入 1~2mg/(kg·h)]，可减少阿片类物质的需求，并能减少恶心、呕吐、肠梗阻时间和住院时间。

（3）氯胺酮：氯胺酮是一种非竞争性的 n-甲基-d-天冬氨酸（NMDA）受体拮抗剂，它调节单胺能下行通路，并与阿片和毒蕈碱受体相互作用，是一种抗痛觉过敏药物，可用于各种环境——诱导和维持全身麻醉、镇静、镇痛，用于急性、慢性疼痛和癌症疼痛。围手术期氯胺酮使用可减少吗啡使用量，降低恶心和呕吐的风险。以下两种情况建议使用全身小剂量氯胺酮：患者有很高的术后疼痛风险，患者长期服用阿片类药物或阿片类药物上瘾。

（五）局部麻醉技术

局部麻醉技术现在的使用率较低，但越来越多的证据表明，局部麻醉技术能在全身不良反应最小的情况下提供良好的镇痛效果，从而改善患者预后及加速患者康复。局部麻醉技术分为中枢麻醉和外周麻醉。需要强调的是，局部麻醉技术可能会掩盖骨筋膜室综合征的症状，应用时需仔细监测病情。

1. **中枢麻醉**　中枢或神经轴区域阻滞包括脊髓麻醉、硬膜外麻醉和尾神经麻醉。中枢或神经轴区域阻滞的并发症发生率极低，报告的永久性损伤为 2~4/10 000，严重的椎管内感染为 0.2~0.3/10 000。

（1）脊髓麻醉：在脊髓麻醉中，局部麻醉药物被注入鞘内。镇痛效果可持续数小时，中长效阿片类药物的镇痛效果可延长至术后 24h。鞘内注射阿片类药物的不良反应包括瘙痒、恶心、呼吸抑制、尿潴留、运动障碍和交感神经相关性低血压。

（2）硬膜外麻醉：硬膜外麻醉是在硬膜外腔内留置导管，注射稀释的局部麻醉剂，来延长术后镇痛效果。镇痛的范围取决于硬膜外置管的平面，可覆盖从颈部至下肢。硬膜外麻醉的不良事件与脊髓麻醉相似。为减少导管部位感染的风险，硬膜外导管通常在插入后 72h 内取出。

由于对严重并发症的恐惧，以及在处理胸椎硬膜外镇痛患者时增加的工作量，硬膜外麻醉技术在一些地方没有得到充分使用。

（3）尾神经麻醉：尾神经麻醉是指将局部麻醉液注入尾管，使骶神经根和腰神经根产生有效的麻醉。它对脐区以下的外科手术有用，放置导管可延长镇痛时间。

（4）不推荐向神经轴内注射镁、苯二氮䓬类、曲马多和氯胺酮等药物，因为没有足够证据证明其益处和安全性。

（5）对接受神经轴镇痛的患者应进行适当的监测：尽管与全身性阿片类药物使用相

比,神经轴镇痛可降低围手术期死亡率和心肺并发症的风险,但也可能出现呼吸抑制、低血压和脊髓压迫(由感染或血肿引起)所致的运动无力等不良反应。

放置硬膜外导管最危险的并发症之一是脊髓血肿。接受抗凝治疗的患者发生并发症的风险增加,在接受低分子量肝素预防血栓治疗的患者中,硬膜外导管的放置或取出应延迟至最后一次给药的12h。对于已插入硬膜外导管的患者,需要密切监测神经系统症状,以便在硬膜外血肿形成早期就可发现。如果怀疑有血肿,应立即进行磁共振成像检查。症状出现后8h内清除硬膜外血块对神经功能恢复至关重要。临床医师应监测接受神经轴镇痛治疗的患者的不良反应,并及时采取措施,如减少剂量、移除导管、对脊髓压迫硬膜外血肿或脓肿进行手术减压、使用抗生素或采取其他必要的措施。

2. 周围区域麻醉 周围区域麻醉包括局部浸润和周围神经阻滞。如果使用单次注射,周围神经阻滞效果可能持续24h,这种镇痛效果对于加强患者术后早期的身体康复训练,尤其对骨科手术后患者的康复很有用。

如果需要持续镇痛时间超过24h,可考虑在周围神经附近增加留置导管,持续输注局部麻醉药物,进行连续的周围神经阻滞。导管可以在手术切口处插入,也可以在手术部位以外位置插入。连续的周围神经阻滞可减少恶心、呕吐、瘙痒和过度镇静。使用超声引导进行神经阻滞,可提高阻滞的成功率,减少操作的时间。连续的周围和区域神经阻滞有感染的危险,插入神经导管时应执行严格的无菌操作。术后神经功能障碍多与患者及手术因素相关,与局部麻醉直接相关的神经病变少见。

(六) 患者自控镇痛

患者自控镇痛(patient controlled analgesia,PCA)是患者使用自控镇痛泵进行疼痛管理的方案。镇痛泵是一种计算机控制的机器,可提供持续给药(基础给药率),也可按下按钮追加剂量,特定时间内泵出的药物总量会得到控制,因此这种镇痛方式安全性较好。患者自控镇痛的优点包括:使用镇痛泵的患者通常使用较少的止痛药,可提前活动,减少了术后血栓的风险;患者无需等待护理人员就可获得疼痛缓解,可主动地控制自己的疼痛,会感到更放松,不易焦虑。

吗啡起效时间快(5~15min),半衰期较短(2h),成为静脉患者自控镇痛中最常用的阿片类药物。

使用患者自控硬膜外镇痛(patient controlled epidural analgesia,PCEA)时,镇痛泵将止痛药输送到患者的硬膜外腔,镇痛药常常与局部麻醉剂如布比卡因或罗哌卡因一起使用。

近年出现一种较新的患者自控镇痛方案,使用了盐酸芬太尼离子 horetic 透皮系统(fentanyl ITS)。该方案在完整的皮肤使用局部低密度电流刺激,释放定量的芬太尼(40mg),可在10min内达到给药的最佳效果。该方案在术后镇痛中的效果与静脉给药相同。

据报道,使用患者自控镇痛泵的严重呼吸抑制的发生率为万分之一。使用镇痛泵同时采取安全监测措施,可以显著提高患者自控镇痛的安全性。

(七) 术式特异化术后疼痛管理

特定的手术程序对应特定的疼痛特征(疼痛强度、部位、类型),由于镇痛药的疗效在不同的手术环境中可能存在差异,因此汇集不同术后疼痛状态的数据,可能会忽略镇痛药或镇痛技术在特定手术方式中的具体效果。目前疼痛管理指南中提供的方法较宽泛和一般化,尚不能满足医学界对每种手术都需要自己的最佳疼痛管理方法的需求。为填补目前术式特异化疼痛管理选择的知识空白,出现了术式特异化术后疼痛管理(procedure specific postoperative pain management,PROSPECT)倡议。该倡议的目的是提供实用的和基于证据的建议,以预防和治疗特定手术程序的术后疼痛。倡议总结了当前公认的临床实践及每种技术的优势和风险,还考虑了来自其他具有类似疼痛特征的、可参考的证据,结果以流程图形式显示,并根据证据的质量和证据级别给出推荐等级。术式特异化术后疼痛管理的内容,可在 PROSPECT 网上查到。

(八) 非药物治疗

非药物治疗也是疼痛管理方案的重要组成部分。

1. 经皮电神经刺激(çtranscutaneous electrical nerve stimulation,TENS)外周神经电刺激可能影响疼痛抑制通路,导致内源性阿片物质释放,可减少急性疼痛,可作为其他术后疼痛治疗的辅助手段。

2. 针灸,特别是耳穴针灸,对术后疼痛的有益作用已得到证实,特别是在背部手术、活动膝关节手术和全膝关节置换术后。

3. 认知-行为模式(cognitive-behavioral modalities)有辅助镇痛治疗的效果。大多数关于认知-行为模式的研究显示,音乐对术后疼痛、镇痛或焦虑有一定的积极影响。其他一些技术,如引导想象和一些放松方法,需要患者参与术前训练以获得最佳结果。

(九) 多模态节省阿片类药物疼痛管理

当患者存在中至重度术后疼痛时,优先考虑多模态节省阿片类药物镇痛管理(multimodal opioid-sparing pain management)方案。多模态镇痛为联合应用不同的镇痛技术,不同的镇痛药,以及非药物治疗,以获得比单一模式干预更有效的镇痛方法。多模态镇痛可作用于疼痛传导通路的不同靶点,发挥镇痛的相加或协同作用,使阿片类药物的剂量减少,副作用相应减轻。

(十) 合并器官功能障碍时镇痛注意事项

器官功能障碍患者的围手术期镇痛需考虑药物特点。心脏并发症、肺部并发症或预期肠梗阻风险高的患者,连续的外周神经阻滞比阿片类药物能更好地控制疼痛。动脉粥样硬化血栓形成(外周动脉疾病)、脑卒中、心肌梗死患者,ISCOX2 治疗 7 天后,相关的动脉粥样硬化血栓事件的风险增加,但使用 NS-NSAIDs,没有额外的心血管风险。肾功能不全患者需慎重使用非甾体抗炎药,肌酐清除率低于 50ml/min 是非甾体抗炎药的禁忌证。

(十一) 预防慢性术后疼痛

慢性术后疼痛(chronic post-surgical pain,CPSP)被定义为在手术后持续≥2 个月的疼痛,且无法用其他原因或既有病情解释。手术和创伤后的慢性疼痛比一般认为的更常见,并可导致严重的残疾。一些特定的手术与持续慢性疼痛相关,如高达 60% 的患者在截肢、乳房肿瘤切除或乳房切除、开胸手术后,都会出现慢性疼痛。5%~10% 的患者术后疼痛可持续多年,疼痛程度也可能很严重。

从急性疼痛向慢性疼痛转变的本质目前仍然无法完全被解释,神经损伤常常是 CPSP 的基础。术中轴突损伤、免疫和炎症反应相关的神经递质释放导致超敏反应,可导致中枢敏化。此外,周围神经损伤导致致敏的初级传入神经纤维钠通道表达上调,并通过谷氨酸持续释放而自发激活,过量的谷氨酸会与突触后受体结合,导致突触后神经元电特性的改变,这是一种有助于中枢敏化的机制。重复的伤害性活动中引起的背角神经元的凋亡和小胶质细胞的激活也参与了 CPSP 的维持。因为慢性手术后疼痛和创伤后疼痛通常有神经性疼痛成分。

预防性镇痛可防止中枢敏化和随之而来的慢性疼痛,有效的预防性镇痛治疗以及多模式镇痛,可降低 CPSP 的发生率。

二、心胸大手术术后镇痛

(一) 开胸手术后患者疼痛管理目标

开胸手术后患者因疼痛导致的呼吸功能障碍发生率高,容易出现肺部并发症。充分地缓解疼痛可改善呼吸功能,促进患者的有效咳嗽、早期活动,预防谵妄、减少心血管并发症。对患者进行疼痛评估时,在常规指标之外,需要包含静息时和活动(如咳嗽等)时的疼痛程度;疼痛管理目标主要是保护患者咳嗽功能。

(二) 心胸大手术术后镇痛方案推荐

静脉使用阿片类药物仍是心胸大手术后控制疼痛的主要方法,使用时需加强监测阿片类药物的不良反应,包括镇静、呼吸抑制、恶心、呕吐和肠梗阻等。静脉注射 α_2 激动剂右美托咪定可降低阿片类药物的需求量,降低 30 天全因死亡率,降低术后谵妄发生率,减少插管时间,降低术后肾损伤发生率。氯胺酮具有良好的血流动力学特性,呼吸抑制发生率概率小,镇痛作用好,可减少谵妄的发生率,在心脏手术中具有应用价值。

椎旁神经阻滞技术、竖脊肌筋膜下阻滞技术及硬膜外镇痛等局部镇痛方案效果最为显著,但因为操作难度较大,并发症也较多,建议在临床应用时使用可视化技术辅助。

推荐患者术后采用患者自控镇痛+静脉注射或口服镇痛的多模式镇痛方案,以 NSAIDs 和阿片类镇痛药物为基础,必要时辅以局部镇痛方案。

心胸大手术术后多模态镇痛方案推荐,见表 7-13。

表 7-13 心胸大手术术后多模态镇痛方案推荐

镇痛方式	技术或药物推荐
全身药物治疗	阿片类药物,非甾体抗炎药(对乙酰氨基酚),加巴喷丁类药物,氯胺酮、曲马多、右美托咪定
局部治疗	芬太尼透皮贴剂
区域麻醉技术	椎旁阻滞
神经轴麻醉技术	硬膜外麻醉,鞘内注射阿片类
非药物治疗	经皮神经电刺激

(三)心胸大手术术后镇痛注意事项

有凝血功能障碍或使用抗凝药物、抗血小板药物的患者,需慎重使用非甾体抗炎药。非甾体抗炎药与治疗剂量的抗凝药物(依诺肝素、利伐沙班或维生素 K 拮抗剂)联合使用时,出血风险为 2.5 倍,因此术后同时使用这两类药物的患者需要积极监测凝血功能。

合并动脉粥样硬化血栓形成(外周动脉疾病)、脑卒中、心肌梗死的患者,应避免长时间使用选择性 COX-2 抑制剂,因其可增加血栓栓塞事件。

局部麻醉药胸膜内镇痛与术后疼痛的明显疗效无关。此外,这种技术可能因为在胸膜腔内的高效地吸收,具有潜在的毒性作用,因此不建议在胸外科手术后使用局部麻醉药进行胸膜内镇痛。

三、腹部大手术术后镇痛

(一)腹部大手术术后患者疼痛管理目标

腹部大手术术后患者,胃肠道功能障碍发生率高。对患者进行疼痛评估时,在常规指标之外,需考虑患者胃肠功能,疼痛管理目标主要是保护患者胃肠道正常蠕动,防控腹腔内高压,促进吻合口早日愈合。镇痛时尽量避免药物的胃肠道不良反应。

腹部大手术术后疼痛,除常见的内脏痛、神经痛之外,可出现空腔脏器痉挛性所导致的疼痛,疼痛管理时需仔细识别。

(二)腹部大手术术后镇痛方案推荐

轻至中度疼痛,首先考虑使用不良反应较小的对乙酰氨基酚。对乙酰氨基酚是非那西丁的体内代谢产物,通过抑制下丘脑体温调节中枢前列腺素合成酶,减少 PGE_1、缓激肽和组胺等的合成和释放,进而通过神经调节引起外周血管扩张、出汗而达到解热的作用,其抑制中枢神经系统前列腺素合成的作用与阿司匹林相似,但抗炎作用较弱,且对血小板及凝血机制无影响。

中度疼痛,推荐使用对乙酰氨基酚联合选择性COX-2抑制剂或阿片类药物。

重度疼痛患者可使用多模态镇痛。持续硬膜外镇痛可避免胃肠道不良反应,总体上降低了发病率,甚至可能降低死亡率。推荐静脉自控镇痛,静脉持续输注利多卡因及联合阿片类药物,以及使用外周神经阻滞或神经丛阻滞等局部镇痛方案。在没有硬膜外镇痛的情况下,也可考虑切口局部持续导管浸润麻醉。

腹部大手术术后多模态镇痛方案推荐,见表7-14。

表7-14 腹部大手术术后多模态镇痛方案推荐

镇痛方式	技术或药物推荐
全身药物治疗	阿片类药物,非甾体抗炎药(对乙酰氨基酚),加巴喷丁,氯胺酮,利多卡因
局部治疗	伤口局部持续导管浸润麻醉 芬太尼透皮贴剂
区域麻醉技术	腹横肌平面阻滞
神经轴麻醉技术	硬膜外麻醉,鞘内注射阿片类
非药物治疗	认知模式干预,经皮神经电刺激

(三)腹部大手术术后镇痛注意事项

结直肠手术后使用非甾体抗炎药可能与吻合口瘘相关,因此需慎重选择。疼痛管理时需评估疼痛性质,识别内脏痛、神经痛、空腔脏器痉挛性疼痛,分别予以不同的镇痛方案。

四、骨科大手术术后镇痛

(一)骨科大手术术后患者疼痛管理目标

骨科患者疼痛管理主要目标为保证患者睡眠,促进患者日间进行康复训练。

(二)骨科大手术术后镇痛方案推荐

骨科大手术后疼痛程度多为中重度,少数疼痛为既往慢性疼痛残留的神经病理性疼痛。

脊柱手术后镇痛,需根据疼痛类型选择药物。急性炎症性骨骼肌肉痛,建议使用非甾体抗炎药;肌肉痉挛性疼痛,推荐口服巴氯芬(baclofen);若口服给药控制不良,推荐鞘内注射巴氯芬;内脏性疼痛,采取对症治疗的原则;对于病理性神经疼痛,可破坏或切断异常神经活动部位,采用平面神经阻滞,以及联合使用抗癫痫类药物等方案。可选择联合使用缓释的阿片类药物协助进行术后疼痛管理,如果患者术前因慢性疼痛使用缓释长效剂型的阿片类药物时,应继续使用。

关节置换手术疼痛程度较为剧烈,且术后康复要求较高,其围手术期疼痛管理药物联用方案包括:局部麻醉药、NSAIDs、阿片类及辅助镇静剂、抗焦虑药物等。疼痛控制效果不佳的患者,可考虑区域神经阻滞、电针灸,以及关节周围多模态药物注射等局部麻醉方案。此外,关节手术提倡术前预防性镇痛,推荐在手术前使用快速通过血脑屏障抑制中枢敏化的药物,有利于打断疼痛链,降低术后疼痛程度。

骨科术后疼痛管理提倡多模式疼痛管理,多种作用靶点的药物联合应用,多种镇痛途径联合应用,以达到单种药物最小剂量使用的目的。根据患者合并疾病等情况,可首先采用 NSAIDs 联合阿片类药物为基础的多模式镇痛。胃肠道不良反应风险较高的患者,推荐选择性 COX-2 抑制剂。使用非阿片类中枢镇痛药或阿片类制剂时,也需要考虑药物不良反应。

骨科大手术术后多模态镇痛方案推荐,见表 7-15。

表 7-15　骨科大手术术后多模态镇痛方案推荐

镇痛方式	技术及药物推荐
全身药物治疗	阿片类药物,非甾体抗炎药(对乙酰氨基酚),加巴喷丁,氯胺酮
局部治疗	关节周围局部麻醉,切口周围局部麻醉
区域麻醉技术	神经阻滞
神经轴麻醉技术	硬膜外麻醉,鞘内注射阿片类
非药物治疗	认知模式干预,经皮神经电刺激

(三) 骨科大手术术后镇痛注意事项

1. 不建议使用关节内导管浸润,已有研究表明,局部麻醉药对软骨细胞有直接毒性。

2. 骨科大手术术后,局部神经阻滞镇痛效果好,但需注意其可能掩盖术后严重并发症,即骨筋膜室综合征(psteofascial compartment syndrome)的症状。骨筋膜室综合征是由骨、骨间膜、肌间隔和深筋膜形成的骨筋膜室内肌肉和神经因急性缺血、缺氧而产生的一系列症状和体征。其早期症状包括:①疼痛:发生早期为持续性剧烈疼痛且进行性加剧,为骨筋膜室内神经受压和缺血的重要表现;至病程晚期,缺血严重时,可无疼痛。②被动牵伸痛:牵拉指或趾时可引起剧烈疼痛,为肌肉缺血的早期表现,此时指或趾呈屈曲状态,肌力减弱。③患肢表面皮肤温度稍高,肿胀,有严重压痛,触诊可感到室内张力增高。④远侧脉搏和毛细血管充盈时间正常。肢体远侧动脉搏动存在,并不是安全的指标。骨筋膜室综合征是严重的术后并发症,严重时可导致患者终身残疾。积极的疼痛管理可能会掩盖病情,导致严重的后果,因此需仔细观察患肢局部变化。

(康 慧　金晓东　周 然)

参考文献

[1] REDDI D. Preventing chronic postoperative pain [J]. Anaesthesia,2016,71(1):64-71.

[2] CHOU R,GORDON D B,DE LEON-CASASOLA O A,et al. Management of postoperative pain:a clinical practice guideline from the American Pain Society,the American Society of Regional Anesthesia and Pain Medicine,and the American Society of Anesthesiologists' Committee on Regional Anesthesia, Executive Committee,and Administrative Council [J]. Journal of Pain,2016,17(2):131-157.

[3] AUBRUN F,NOUETTE-GAULAIN K,FLETCHER D,et al. Revision of expert panel's guidelines on postoperative pain management [J]. Anaesth Crit Care Pain Med,2019,38(4):405-411.

[4] 朱云柯,林琳,廖虎,等. 中国胸外科围手术期疼痛管理专家共识(2018版)[J]. 中国胸心血管外科临床杂志,25(11):7-14.

[5] BHALA N,Emberson J,Merhi A,et al. Vascular and upper gastrointestinal effects of non-steroidal anti-inflammatory drugs:meta-analyses of individual participant data from randomised trials [J]. Lancet(London,England),2013,382(9894):769-779.

[6] HOLLMANN M W,RATHMELL J P,LIRK P. Optimal postoperative pain management:redefining the role for opioids [J]. Lancet(London,England),2019,393(10180):1483-1485.

[7] WICK E C,GRANT M C,WU C L. Postoperative multimodal analgesia pain management with nonopioid analgesics and techniques:a review [J]. JAMA Surg,2017,152(7):691-697.

[8] SINATRA R S,VISCUSI E R,DING L,et al. Meta-analysis of the efficacy of the fentanyl iontophoretic transdermal system versus intravenous patient-controlled analgesia in postoperative pain management [J]. Expert Opinion On Pharmacotherapy,2015,16(11):1607-1613.

[9] 中华医学会麻醉学分会. 成人手术后疼痛处理专家共识[J]. 临床麻醉学杂志,2017,33(9):911-917.

[10] ENGELMAN D T,BEN ALI W,WILLIAMS J B,et al. Guidelines for perioperative care in cardiac surgery:enhanced recovery after surgery society recommendations [J]. JAMA Surg,2019,154(8), 755-766.

[11] ASHBURN M A,FLEISHER L A. The role of gabapentin in multimodal postoperative pain management [J]. JAMA Surg,2018,153(4):312.

[12] MILLER M,BARBER C W,LEATHERMAN S. Prescription opioid duration of action and the risk of unintentional overdose-reply [J]. Jama Intern Med,2015,175(9):1583.

[13] 沈彬,翁习生,廖刃,等. 中国髋、膝关节置换术加速康复围术期疼痛与睡眠管理专家共识. 中华骨与关节外科杂志,2016,9(2):91-97.

第八节　器官移植患者的镇痛

手术后疼痛是机体受到手术损伤后的一种反应,虽有警示、制动、有利于创伤愈合的作用,但其不利影响更值得关注。器官移植患者首先面临的是手术后急性疼痛,其性质为伤害性疼痛。术后急性疼痛是发生术后并发症的危险因素之一,器官移植受体由于急性器官功能衰竭,或者长时间处于终末期器官功能衰竭状态,机体营养状态极差,甚至达到恶病质状态。这些患者在基础条件差的情况下,又再次经历长时间的麻醉、手术操作、体位限制、失血等因素的影响,术后整体功能将进一步下降;此时如果没有很好地评估和治疗术后疼痛,对患者来说就是雪上加霜,严重影响患者的生理和心理状态。此外,围手术期如果不能控制好术后疼痛,这种状态有可能使患者以后变成慢性疼痛,给患者生活带来长期甚至是终身的影响。

术后疼痛可能带来的不良后果如下:

1. 因氧耗量上升影响心血管系统　疼痛使得患者的交感神经系统兴奋性增加,体内儿茶酚胺的浓度升高,因此将使得全身氧耗量增高。儿茶酚胺增多使患者心率增快,外周血管阻力升高,血管收缩,心脏后负荷增加,心肌耗氧量增加。

2. 呼吸系统并发症发生率升高　大型手术往往已经激活伤害性感受器,触发有害的脊髓反射弧,可以抑制膈神经兴奋脊髓反射性,这些结果会引起患者出现术后肺通气功能降低。如果再加上急性疼痛的影响,患者由于害怕深呼吸加重疼痛,结果只能以浅快的呼吸来弥补通气量的不足;而长时间浅快呼吸会导致呼吸肌疲劳,肌力下降,甚至是咳痰无力,呼吸道分泌物聚集在大、小气道,最终发生肺不张、肺部感染、呼吸衰竭等严重并发症。

3. 影响神经内分泌及免疫系统功能　由于创伤、应激反应兴奋交感神经,导致机体内儿茶酚胺和分解代谢性激素的分泌增加,合成代谢性激素分泌减少,使得机体的免疫炎性反应增强;同时,移植手术中使用的较强抗排斥药物,进一步加重了免疫抑制状态,表现为机体淋巴细胞减少、白细胞增多、网状内皮系统抑制状态。

4. 影响精神心理状态　接受器官移植的患者多因病情等原因,术前已存在较大的心理压力,控制不佳的术后疼痛可进一步加重患者的焦虑、无助、抑郁、沮丧、恐惧情绪;这种情绪传递也可造成家属产生恐慌、害怕的感觉。疼痛还会使得患者无法正常入睡,长时间的睡眠障碍也会加重患者的精神心理负担。

随着对手术后疼痛病理生理认识的深入,近年来医学界已将术后疼痛治疗视为提高器官移植患者安全性,减少并发症,促进患者术后早日康复的重要环节。

良好的疼痛管理必须明确疼痛治疗的目的所在,做好镇痛就可减轻甚至完全消除患者生理上的痛感所带来的躯体及心理的不适感,减轻重要系统如呼吸、心血管应激反应,增强其储备功能。对于器官移植的患者来说,镇痛达标更是降低代谢率、降低氧耗量、维持内环境稳定的重要措施,可为已受损的器官提供一个低代谢、低氧耗的环境,也可使得移植器官功能能够更早更快地恢复。

做好镇痛必须先有评估。大部分器官移植的患者都会经历 ICU 病房到普通专科病房的过程,因此,按照《中国成人 ICU 镇痛和镇静治疗指南》《成人手术后疼痛处理专家共识》的推荐意见,重症患者及术后患者都应常规进行疼痛评估,一般分为两种类型:第一种类型,常用于 ICU 病房内,患者处于移植器官功能未恢复期或者使用呼吸机、镇静状态下，无法自行表述疼痛情况的，可使用不可交流的评分系统，医护人员对照量表，评估患者对由疼痛引发的行为表现或生命体征变化，逐项评分并汇总，根据得分来推断患者疼痛强度其中客观性较强、目前在ICU领域认可度较高及使用广泛的是重症监护疼痛观察工具（critical-pain observation tool，CPOT）和行为疼痛量表（behavioral pain scale，BPS），这两个量表也得到包括美国重症医学会、中华医学会重症医学分会等学会《临床实践指南》的推荐使用。第二种类型，患者度过了器官功能不全期，往往已经拔除气管导管，意识清醒，配合治疗，可以交流，此时可采用自我报告型评估工具，如数字评分量表（numerical rating scale，NRS）、语言等级评定量表（verbal rating scale，VRS）、视觉模拟评分量表（visual analogue scale，VAS）等进行疼痛评估。

阿片类药物这类古老的中枢镇痛剂，具有镇痛效果强、起效快、可调性强、价格低廉等优点，是众多镇痛药物中经久不衰的选择，因此，同样也成为治疗器官移植患者术后疼痛的最基本药物。但临床应用时需要了解阿片类药物的药理作用并结合移植患者器官功能的实际情况，进行药物选择。

根据受体作用类型，阿片类镇痛药可分为3类：①阿片受体激动药。常用的包括吗啡、芬太尼、舒芬太尼、瑞芬太尼等。吗啡是最古老的镇痛药物，临床使用多年，可激动 μ、κ、δ、θ 受体，作用于 μ 受体对绝大多数急性疼痛和慢性疼痛的镇痛效果良好，激动 κ 受体可产生镇静作用，缓解患者的焦虑、紧张、恐惧等情绪，进一步提高对疼痛的耐受力。但吗啡激动 δ、θ 受体，可抑制呼吸，并使咳嗽反射减轻或消失，影响胃肠动力。芬太尼为合成的阿片类镇痛药，为 μ 受体激动药，属短效镇痛药，作用与吗啡相似，镇痛效能为吗啡的100倍。舒芬太尼为芬太尼的类似物，主要作用于 μ 受体，镇痛作用强于芬太尼，是吗啡的1 000倍，对心血管系统影响小。瑞芬太尼是新型芬太尼衍生物，是新的短效 μ 受体激动剂，代谢途径通过组织和血浆中非特异性酯酶迅速水解，清除不依赖于肝肾功能，因此在肝移植、肾移植患者使用有独特优势。②阿片受体部分激动药和激动-拮抗药，如喷他佐辛、地佐辛、布托啡诺，此类药物呼吸抑制作用较小，成瘾性较小，但有拟精神失常的副作用，临床应用较少。③其他阿片类镇痛药，如曲马多，为合成的可待因类似物，镇痛效力与喷他佐辛相当，呼吸抑制作用弱，对胃肠道无影响，也无明显的心血管作用。

此外，目前国际和国内的指南及专家共识都提到，由于阿片类药物的不良反应，且用药时间长可造成耐药性增加，因此，需要尽可能减少阿片类药物的用量以减少不良反应，主张联合应用非阿片类镇痛药物，常用的药物包括局麻药、非甾体抗炎药（NSAIDs）、利多卡因、氯胺酮等。NSAIDs主要是通过抑制花生四烯酸代谢过程中环氧化酶（cyclooxygenase，COX）的生物活性，减少前列腺素的合成与聚集，NSAIDs分为选择性和非选择性两大类，非选择性NSAIDs进入人体后会同时作用于COX-1和COX-2，不但抑制炎症相关前列腺素，还会抑制对生理功能具有重要作用的前列腺素，可能造成其他不良的后果。选择性COX-2抑制剂不影响血小板的正常功能，可减少胃肠道不良反应，但应用于已有肾功能损害和血容量减少的患者会增加肾衰竭发生的概率，且可能带来心血管系统等更严重的不良反应,因此在考虑用药时应充分权衡每种药物给患者带来的利益和风险。

全方位开展疼痛宣教及制订疼痛管理策略。器官移植手术为大型外科手术,多伴随有中、重度疼痛,术后单一镇痛模式往往不能达到最佳的疼痛缓解和移植器官短期的功能改善,可采用多模式镇痛,而镇痛模式的选择则需要手术医师、麻醉医师、ICU 医师、康复医师、护士等多学科团队参与讨论。移植科病房的主管医师、护士联合麻醉医师团队在手术前开展有关疼痛的宣传教育活动,包括告知患者手术方式、麻醉方式、术后镇痛的必要性以及将采用的镇痛评估方法、使用的镇痛药物。其中,教会患者如何正确地进行疼痛评估尤为重要,正确地理解疼痛原因及准使用评估工具,可缓解患者围手术期的紧张情绪,降低患者恐惧手术后疼痛的程度。研究证实,术前已经存在明显焦虑及紧张情绪的患者,术后疼痛感会更强,持续时间也更长,影响患者的康复。因此,外科医师、麻醉医师、ICU 医师、康复医师应与患者在术前就充分沟通好,制订出对术前、术后、康复过程中疼痛相关问题的策略。

多模式的镇痛方式应从手术前开始执行,根据患者状况可给予适当的预镇痛药物。在没有禁忌的情况下,可使用 NSAIDs 以减少术中阿片类药物的用量和减轻伤害性刺激对机体的影响,但需注意有肝肾衰竭的患者不宜使用 NSAIDs。手术结束前进行伤口周围浸润及局部神经阻滞治疗,可以减轻患者术后急性疼痛,但这种方法持续时间短,目前临床已经较少使用。术后患者的镇痛多采用静脉给药模式,其中以医护人员主导的静脉给药为主,这种镇痛方式多为 ICU 内持续静脉泵注或者是麻醉医师监控的镇痛泵持续输注,在普通移植病房使用镇痛泵时,还可进行患者主导的自控给药模式,可有效减少镇痛药物的剂量。1~2 周的急性疼痛期过后,患者进入康复期,胃肠道功能也基本恢复,如仍存在疼痛感,也可通过口服镇痛药物来缓解症状。

一、心脏移植患者围手术期疼痛管理

随着体外循环技术及心脏外科手术技术的不断提高,同种异体原位心脏移植已有效救治了不少终末期心脏病患者。据文献报道,心脏移植后 1 年、5 年和 10 年的存活率分别为 85%、70% 和 55%,中位存活时间达 10 年左右,几乎接近肾移植术后的生存率。

心脏移植属于创伤大的胸科手术,其手术后疼痛包括躯体痛和内脏痛,通常持续不超过 3~7d,但有时镇痛需持续数周。手术后疼痛是伤害性疼痛,尤其对于心脏移植患者,疼痛管理不当更会增加心肌缺血及心肌梗死的风险。术后疼痛的专家共识也认为,如果初始不能充分控制急性疼痛,患者以后极有可能会发展为慢性疼痛,慢性疼痛性质可能发生转变,多见神经病理性疼痛或混合性疼痛。存在神经病理性疼痛的患者常伴有焦虑、抑郁等心理和情绪改变,它由感觉神经受损引起的外周与中枢神经激惹,以疼痛高敏或感觉异常为突出表现。慢性疼痛多为中度疼痛,亦可为轻或重度疼痛,持续达半年甚至数十年,长期影响患者身心健康。

目前,国内外文献中鲜有针对心脏移植围手术期疼痛管理的研究报道。根据专家共识及临床经验,心脏移植术后的重度疼痛,仅使用单药镇痛不能达到满意的效果,在静脉镇痛基础上的多模式镇痛成为主要的镇痛方法。可选择的方法有:①超声引导下胸椎旁神经阻滞;②硬膜外镇痛;③NSAIDs+局麻药切口浸润(或超声引导下外周神经阻滞);④NSAIDs联合阿片类药物;⑤硬膜外局麻药+高脂溶性阿片类药物自控镇痛。

在心脏移植围手术期的疼痛管理中,尤其要关注镇痛对心脏功能、循环系统可能产生的影响,预防并发症的发生。大多数阿片类药物降低交感神经张力,增强迷走神经张力。阿片类药物能模拟缺血性预适应对心肌缺血性损伤的保护作用,减少梗死病灶,减少心肌细胞死亡,其机制可能与吗啡类药物作用于 δ1 受体而激活线粒体 KATP 通道有关。另外,吗啡还可引起组胺释放,使全身血压下降、血管阻力降低。阿片类药通过刺激中枢迷走核、阻断交感神经而引起心动过缓,也有报道称其直接作用于心脏起搏细胞产生效应。芬太尼没有组胺释放的不良反应,对循环系统的抑制作用较轻,心脏移植术后绝大部分患者仍然存在血流动力学不稳定、低血容量状态,选择芬太尼及其衍生类药物进行镇痛治疗就具有一定优势,但仍需密切监测血流动力学变化情况。

二、肺移植患者围手术期疼痛管理

肺移植是治疗各种终末期肺疾病的最佳手段,随着国际脑死亡标准的出台、实施和心脏死亡器官捐献的倡导,近年来肺移植技术取得了长足的进步。但肺移植手术患者需要经历体外循环、受体肺切除到供体肺植入的过程,手术时间长、创伤大,术后的各种引流管道尤其是胸腔引流管加上监测通路较多,导致患者的疼痛感更加明显,部分患者出现感染、排斥反应等,咳嗽、咳痰加剧了疼痛的反应,甚至可能引发肺不张、肺部感染等严重并发症,极大地影响患者康复。

国外对肺移植受者的调查显示,疼痛是其普遍存在的问题。术后疼痛剧烈、发生率高、控制率低,疼痛问题非常突出,有 75% 的受者反馈术后出现中重度疼痛。Hennessy 等认为导致肺移植受者疼痛的原因主要有:由于手术离断了肋间神经引起切口疼痛;手术破坏了周围组织细胞,这些坏死的细胞会合成释放化学物质,激活外周伤害性感受器加重伤口疼痛;术后为了解移植肺情况需要多次进行气管镜检查、治疗等有创操作;术前合并的肺动脉高压导致左心回流血量降低,手术后左心前负荷急剧增加发生的急性左心衰需要机械通气支持、ECMO 管路、胸腔引流管等引起的机械性刺激;发生急性排斥反应的患者及合并感染的患者则因炎症反应加重胸膜刺激导致疼痛等。

制定规范的肺移植围手术期疼痛管理包括组建疼痛管理团队、疼痛教育、疼痛评估、制订镇痛方案和持续效果评价等。

(一) 组建疼痛管理团队

专业的疼痛管理团队能够为患者提供最科学合理的疼痛诊疗方案。2017 年发布的《多学科疼痛管理组织构建的专家共识》提出的规范也充分说明了这一点：有效的手术后镇痛需由团队完成，为此肺移植科需要专门建立多学科的疼痛管理团队（pain multi-disciplinaryteam，PMDT），有效提高手术后镇痛质量。因此，建立肺移植中心疼痛管理团队，首先应合理配置人力资源，加强医护人员疼痛知识培训，提高疼痛管理水平。

(二) 疼痛教育

患者对术后疼痛的认知程度及如何有效评估直接影响疼痛管理效果，其中对医护人员专业性的评估是提高患者满意度的重要因素。医护团队可以采用术前疼痛查房的方式来强化患者认识，有些内容可用模拟场景演示或者视频进行演示，患者做好术后疼痛的心理准备，术后的疼痛感受也会有所下降，从而会有效提高镇痛满意度和舒适度。郁燕等按照疼痛教育路径，从"知—信—行"三方面对患者进行教育：介绍开胸手术相关信息、预期术后发生的疼痛和疼痛管理的有效性普及患者的知识，从而使得患者树立疼痛可控的信念，最终落实患者全面参与疼痛管理行为。结果显示观察组患者自控镇痛（patient control analgesia，PCA）有效按压率为 96%，对照组为 83%，观察组患者肺功能恢复优于对照组，胸腔引流管留置时间短于对照组。

(三) 疼痛评估

疼痛评估是疼痛管理的关键环节，但目前国内外均无直接为肺移植患者设计的疼痛评估工具，其使用的仍为普适性工具。按照术后疼痛治疗专家共识及重症患者镇痛镇静指南的规范指引进行疼痛评估：在定时评估的基础上，在有外源性刺激时临时增加评估。定期评估如下：术后 6h 内，应每 2h 评估 1 次；6h 后的术后第 1 天，每 4h 评估一次；术后第 2 天起，每 8h 评估 1 次。因为外源性刺激时可加重疼痛感觉，因此应在吸痰、咳嗽、翻身、康复理疗、下床活动时评估患者疼痛状态，实现疼痛的分层管理，只有运动时疼痛减轻才能保证患者躯体功能的最大恢复。

(四) 多模式镇痛

肺移植术后使用某一种药物或者途径难以缓解疼痛、取得最佳的镇痛效果，在短时间内改善移植肺的肺功能，因此目前同样主张对肺移植患者采用多模式的镇痛方式。美国疼痛学会在 2016 年发布的《术后疼痛管理指南》中明确表示，采用药物联合非药物的镇痛模式效果事半功倍。常用药物治疗措施包括静脉或者肌肉、口服阿片类药物、局麻药、NSAIDs 等，重度疼痛患者可使用阿片类药联合外周神经阻滞或神经丛阻滞；非药物治疗常用的有音乐治疗、情绪舒缓及物理方法，通过这些非药物方法获得镇痛、安眠效果，能有效降低患者疼痛评分及镇痛、镇静药物的剂量,有更好的社会经济学效应。

阿片类药物除了常用的 μ 受体激动剂,混合阿片受体激动-拮抗剂在临床的应用也逐渐增多,这类药物通过激动脊髓 μ 受体和去甲肾上腺素再摄取抑制,而非通过激动脊髓 κ 受体和 δ 受体、血清素再摄取抑制的机制,从而达到镇痛效应的,这也是近年来备受关注的新型镇痛药类型,这类药物用于术后镇痛不良反应少,且无明显的心血管抑制作用,也有助于维持血流动力学稳定。右美托咪定与选择性肾上腺素受体激动剂联合使用时可增强阿片类镇痛效果,降低阿片类药物的使用剂量及不良反应的发生率。一项包含了 10 个国家的国际调查显示,肺移植术后镇痛模式主要包括以下几种:阿片类联合丙泊酚(占 57.2%),阿片类联合右美托咪定(占 18.4%),阿片类联合间断使用苯二氮䓬类(占 14.3%),阿片类联合持续使用苯二氮䓬类(占 8.2%),单独使用阿片类(占 2%)。姜淑云等报道肺移植术后患者采用地佐辛联合右美托咪定镇痛镇静,可维持肺移植术后血流动力学稳定,改善氧合,有助于减少肺移植术后患者因躁动导致意外拔管、血压波动的并发症。

多模式镇痛不仅可提高镇痛效果,还可有效调节肺移植患者术后炎症反应水平。Chen 等的研究证实,多模式镇痛应用于移植患者,在获得有效的镇痛效果的同时,上调了抗炎细胞因子和下调促炎性细胞因子,多模式镇痛组在术后早期的不同时间段,血清 IL-2、IL-6 水平明显低于对照组,IL-10 水平明显高于对照组。

(五) 超前镇痛和预防性镇痛

超前镇痛是在有充分疼痛预警判定的情况下,在术前、术中、术后事先给予充分的镇痛干预,提前阻断了外周及中枢痛感受体的敏感化,达到缓解或消除疼痛的效果。这个理念是 2013 年美国疼痛管理指南首先提出的,2018 年《中国成人 ICU 镇痛和镇静治疗指南》同样推荐在可能导致疼痛的操作前,如翻身、吸痰,预先使用镇痛药或非药物干预,以减轻疼痛。肺移植受术者术前应常规给予苯巴比妥钠镇静、NSAIDs 进行超前镇痛;非药物手段,如拔除胸腔引流管前,预先使用冰袋冷敷能减少拔管引起的疼痛感,疼痛评分降低。Axtell 等报道,双侧肺移植患者术前留置胸段硬膜外镇痛装置,可以改善术后 48h 和 72h 的疼痛评分,而不影响机械通气时间、移植肺功能等。因此,对患者进行有效的超前镇痛知识教育非常重要,术后规范化地疼痛查房,进行预见性疼痛管理,告知患者疼痛评估最佳时机通常为进行诱发切口剧痛的活动时,让患者做好活动计划并告知医护人员,医护人员即可根据患者的情况制订预防性镇痛用药方案,最终做到患者有效进行无痛性康复运动。

综上所述,肺移植受者普遍存在术后疼痛。而调查显示,即使在世界范围内,40.4% 医师未对肺移植镇痛效果进行规范评估,13.5% 无明确的疼痛管理方案。由此可见,肺移植围手术期疼痛管理体系尚不成熟。随着国内肺移植手术人数的增加,有效管理肺移植患者术后疼痛,也是肺移植团队医护人员最基本工作内容。从医院管理层来说,应合理安排医疗、护理人力,制定标准化疼痛管理质量评价指标、流程和规章制度,构建合理的肺移植受者围手术期疼痛管理模式,以有效降低患者疼痛感,提高移植肺功能,促进患者早期康复。

三、肝移植患者围手术期疼痛管理

目前,肝移植已成为现代医学中治疗终末期肝病的常规手术,近年来在国内外均有长足进步和发展。与其他腹部手术相比,引发肝移植手术患者术后疼痛的因素更多:必须开腹手术导致的大手术切口、原肝脏切除+供体肝植入导致的手术时长、应用腹部牵开器、术后放置多条引流管等,均可加剧术后疼痛。

(一)肝移植受者围手术期疼痛特点

肝移植术后切口疼痛的原因包括损伤组织、炎性细胞刺激痛觉神经末梢释放 5-羟色胺、缓激肽、组胺等化学物质,导致痛觉传入神经致敏性增高。

多项研究表明,与其他同部位的外科手术相比,肝移植患者围手术期对阿片类药物的需求量要低一些,可能与下列因素有关:①内源性阿片样肽类物质、吗啡样物质升高,这是 Donovan 等通过肝移植动物实验和临床试验中的血液样本检测证实过的;②移植肝早期未能全部发挥功能,镇痛药物往往又是通过肝脏代谢,因此药物在体内延迟代谢,药物积聚,镇痛作用延长,在充分的镇痛评估下表现为肝移植术后患者镇痛药物使用量减少;③肝移植手术使得肝脏产生去神经效应,患者对机械刺激、牵拉及被膜血肿这些刺激产生疼痛的阈值下降;④免疫抑制药物作用:术中术后使用糖皮质激素,糖皮质激素具有抗炎作用,减少细胞因子产生、提高阿片类物质的作用;免疫抑制剂调控免疫细胞及细胞因子,影响内源性阿片物质诱导的镇痛效应;⑤终末期肝病患者,中枢神经功能受到一定程度的影响,痛感阈值有所降低,这类患者表述的术后疼痛发生率相应也会低一些。

(二)肝移植常用的镇痛方法

术后早期一般经静脉和/或神经阻滞,后期可适当改为肌内注射、口服给药。

1. **静脉注射药物镇痛**　静脉注射药物镇痛分为单次静脉注射或持续静脉注射,单次静脉给药的优点是起效迅速,血浆和组织的浓度很快达到峰值,快速缓解疼痛;缺点是药物很快在体内重新分布,作用时间短暂,需反复多次给药。因此,临床上多采用单次负荷剂量静脉注射后持续静脉注射的方式来维持镇痛效果。对于清醒可配合的患者,还可以采用患者静脉自控镇痛(patient controlled intravenous analgesia,PCIA)的方法,PCIA 是患者根据其自身疼痛评估的结果,采用微电脑程序设定镇痛药物范围,自行控制、调节镇痛用药的镇痛模式;然而这种方法往往无法做到精准用药,有研究报道 PCIA 效果的总体满意率只能达到 33%~51%,主要原因是患者的个体差异大,不同时间段、不同患者的药物需求不尽相同,大部分镇痛药物的治疗窗窄,统一配置的 PCIA 以阿片类药物为主的镇痛方案在这类患者中容易出现镇痛不足或镇痛过量的情况:剂量小则镇痛效果不佳,剂量大则阿片类药物的不良反应发生率明显升高,如恶心呕吐、呼吸抑制、延缓胃肠功能恢复等。

2. **局部神经阻滞**　局部神经阻滞包括经椎管内给药的镇痛和超声引导下腹横肌平面（transversus abdominis plane，TAP）阻滞。

椎管内给药镇痛包括蛛网膜下腔给药镇痛和硬膜外腔给药镇痛，一般是在术前留置镇痛导管，蛛网膜下腔镇痛一般是手术结束时单次通过导管注射长效局麻镇痛药；硬膜外腔给药镇痛一般可留置导管至术后 1~2d，持续或者间断给予镇痛药物，效果确切，副作用也较小。需注意椎管内镇痛易产生直立性低血压、尿潴留、恶心呕吐、皮肤瘙痒及硬膜外血肿等并发症。对于有凝血功能障碍的移植患者有一定限制，其他如有脊椎疾病穿刺受限、服用抗凝及抗血小板药物的患者等均不适用椎管内镇痛。

TAP 阻滞是新的区域阻滞技术，是伴随着超声技术发展起来的一种新技术。结合 TAP 阻滞的多模式镇痛方法已被证实可有效降低腹部手术后患者的疼痛感。同样的，腹部器官移植的受者及供者围手术期镇痛，采用超声引导 TAP 阻滞的多模式镇痛能够显著减少其他镇痛药物的用量，从而减少阿片类药物的不良反应，有效稳定呼吸和循环系统。与椎管内镇痛相比，TAP 阻滞可以减少截瘫、低血压、呼吸抑制等并发症的发生率。Milan 等使用 TAP 阻滞联合 PCIA，在肝移植患者术后镇痛的研究中，减少患者术后 24h 内吗啡使用量，拔管除气管插管的时间缩短。因此，TAP 阻滞的多模式镇痛，达到有效镇痛的同时也降低阿片类药物的剂量，促进患者的恢复。

3. **肌内注射镇痛药物**　肌内注射相对单次静脉注射药物，持续的时间稍长，但需要反复注射，造成注射部位疼痛，增加患者的恐惧感，凝血功能差的患者还可能出现注射部位出血、血肿、感染。不建议作为移植患者术后镇痛的常规方法。

4. **口服镇痛药物**　该方法方便、易行，但口服药物的药效和药代动力学受胃肠功能的影响较大，药物的达峰时间长，可能出现药物的时效和镇痛不匹配的情况，导致镇痛效果不佳；另外，肝移植患者术后早期需要禁食，口服镇痛药不适于术后早期镇痛治疗。

（三）肝移植常用的镇痛药物

1. **阿片类药物**　仍是肝移植术后镇痛最常用的一类药物。需要注意的是，大多数阿片类药物为脂溶性物质，需经肝脏代谢，基于原发的肝脏疾病及移植肝功能恢复时间不同，药理活性可能产生变化。

吗啡主要代谢途径为 II 相代谢，可产生有活性的代谢产物吗啡-3-葡萄糖苷酸和吗啡-6-葡萄糖苷酸，这些有活性的代谢产物再经过肾脏和胆汁排泄。因此，吗啡的药物代谢动力学受到肝、肾功能损伤的影响，在肝移植、肾移植患者，消除半衰期延长。Rudin 等在腹部术后患者观察研究中发现：与对照组（结肠手术）相比，肝脏切除组患者的吗啡血浆浓度较高，镇静程度较深，但呼吸抑制的发生率没有统计学差异。在肝硬化患者中，吗啡清除率下降 50%，增加了对中枢神经系统的作用。由于代谢减慢，肝移植受者吗啡需求量有所减少，建议减少给药剂量。

芬太尼也经肝脏代谢，代谢产物为去苯乙基芬太尼，经肾排泄，无活性。芬太尼代谢主要受肝血流量影响,因此在无肝期芬太尼的血药浓度会升高,移植肝开始发挥功能后血药浓度下降。芬太尼不引起组胺释放,因此与吗啡相比起来稳定血流动力学效应较好。

舒芬太尼经肝代谢,代谢产物为 N-去烃基和 O-去甲基。在对肝硬化患者研究发现,舒芬太尼不仅通过肝脏代谢,而且 50% 经肝外代谢,由于其肝外途径的代谢的优势,移植的无肝期,舒芬太尼血药浓度上升幅度小。肝移植的患者创伤大,新肝期的再灌注损伤程度是决定肝脏存活和肝功能恢复的重要因素之一,手术中稳定血流动力学和调控应激激素分泌,舒芬太尼对新肝有缺血再灌注损伤的保护作用。

瑞芬太尼具有独特的代谢机制,经血液和组织中非特异酯酶快速水解,不依赖于肝肾功能,主要代谢产物为瑞芬太尼酸。代谢产物作用强度极弱,因此药物蓄积少,无传统阿片样的累积效应,不良反应小。肝移植手术的无肝前期、无肝期和新肝期,瑞芬太尼的药代谢动力学为经典的二室开放模型,肝功能对药物代谢影响较小。

总之,肝移植受者的阿片类镇痛药物选择原则是:无慢性疼痛药物治疗史的患者,推荐使用瑞芬太尼、舒芬太尼和芬太尼,瑞芬太尼可按照正常剂量给药,芬太尼和舒芬太尼由于蓄积作用等因素,重复给药或持续输注时可能需要减少给药剂量,其他类别的阿片类可待因、哌替啶等均不推荐用于肝移植围手术期镇痛。

2. NSAIDs   NSAIDs 增加出血风险。肝移植围手术期患者常伴有凝血功能障碍,同时使用的糖皮质激素和免疫抑制剂,又会增加患者术后出血风险,因此肝移植围手术期镇痛不推荐使用 NSAIDs。

随着对外科推行加速康复理念,对移植围手术期的疼痛管理越来越受到重视,有效镇痛对预后改善的认知理念被医护人员及患者广为接受。但需注意由于大部分的镇痛药物经肝脏代谢,肝功能未恢复的情况下,要根据药物的代谢途径、患者肝脏病理生理状况来确定药物的剂量。规范评估镇痛效果,监测药物不良反应。

(聂垚　陈敏英)

参考文献

[1]　中华医学会麻醉学分会.成人手术后疼痛处理专家共识[J].临床麻醉学杂志,2017,33(9):911-917.

[2]　中华医学会重症医学分会.中国成人 ICU 镇痛和镇静治疗指南[J].中华重症医学电子杂志,2018,4(2):90-113.

[3]　DEVLIN J W,SKROBIK Y,GÉLINAS C,et al. Clinical practice guidelines for the prevention and management of pain,agitation/sedation,delirium,immobility,and sleep disruption in adult patients in the ICU[J]. Crit Care Med,2018,46(9):e825-e873.

[4]　中华国际医学交流基金会 PMDT 专业委员会.多学科疼痛管理组织构建的专家共识[J].临床麻醉学杂志,2017,33(1):84-87.

[5]　TAYLOR D O,EDWARDS L B,BOUCEK M M,et al. The registry of the international society for heart and lung transplantation:twenty-first official adult heart transplant report-2004[J]. J Heart Lung Transplant,2004,23(7):796-803.

［6］ SHUANG W,SHIYING F,FENGQI L,et al. Use of a high thoracic epidural analgesia for treatment of end-stage congestive heart failure secondary to coronary artery disease:effect of HTEA on CHF ［J］. Int J Cardiol,2008,125(2):283-285.

［7］ HENNESSY S A,HRANJEE T,SWENSON B R,et al. Donor factors are associated with bronchiolitis obliterans syndrome after lung transplantation ［J］. Ann Thorac Surg,2013,89(5):1555-1562.

［8］ GOETZMANN P E,HOLLAND A E. Pulmonary rehabilitation following lung transplantation ［J］. Transplant Proc,2014,41(1):292-295.

［9］ 郁燕,周建萍,康培培,等. 疼痛教育路径在开胸食管癌病人自控镇痛泵中的应用[J]. 全科护理,2016,14(25):2647-2649.

［10］ CHOU R,GORDON D B,DE LEON-CASASOLA O A,et al. Management of postoperative pain:a clinical practice guideline from the American Pain Society,the American Society of Regional Anesthesia and Pain Medicine,and the American Society of Anesthesiologists' Committee on Regional Anesthesia, Executive Committee,and Administrative Council ［J］. J Pain,2016,17(2):131-157.

［11］ KING C S,VALENTINE V,CATTAMANCHI A,et al. Early postoperative management after lung transplantation:Results of an international survey ［J］. Clin Transplant,2017,31(7):e12985.

［12］ 姜淑云,徐红阳,王大鹏,等. 地佐辛联合右美托咪定在肺移植手术后患者镇痛镇静效应的效果观察[J]. 广东医学,2018,39(1):53-55.

［13］ CHEN L H,HUANG D X,MOU X,et al. Investigation of quality of life and relevant influence factors in patients awaiting lung transplantation ［J］. J Thorac Dis,2015,3(4):244-248.

［14］ BARR J,FRASER G L,PUNTILLO K,et al. Clinical practice guidelines for the management of pain, agitation,and delirium in adult patients in the intensive care unit ［J］. Crit Care Med,2013,41(1):263-306.

［15］ AXTELL A L,HENG E E,FIEDLER A G,et al. Pain management and safety profiles after preoperative vs. postoperative thoracic epidural insertion for bilateral lung transplantation ［J］. Clin Transplant, 2018,32(12):e13445.

［16］ 曹晓东,黄琴红,陈静瑜,等. 肺移植受者围手术期疼痛管理的研究进展[J]. 护理学杂志,2019,34(4):102-105.

［17］ CHEN J P,JAWAN B,CHEN C L,et al. Comparison of postoperative morphine requirements in healthy living liver donors,patients with hepatocellular carcinoma undergoing partial hepatectomy,and liver transplant recipients ［J］. Transplant Proc,2010,42(3):701-702.

［18］ DONOVAN K L,JANICKI P K,STRIEPE V I,et al. Decreased patient analgesic requirements after liver transplantation and associated neuropeptide levels ［J］. Transplantation,1997,63(10):1423-1429.

［19］ 佘守章. 一种术后镇痛的新方法——自控-靶控镇痛[J]. 广东医学,2009,30(008):1043-1045.

［20］ LIU S S,BIELTZ M,WUKOVITS B,et al. Prospective survey of patient-controlled epidural analgesia with bupivacaine and hydromorphone in 3736 postoperative orthopedic patients ［J］. Reg Anesth Pain Med,2010,35(4):351-354.

［21］ RUDIN A,LUNDBERG J F,HAMMARLUNDUDENAES M,et al. Morphine metabolism after major liver surgery ［J］. Anesth Analg,2007,10(6):1409-1414.

［22］ BOSILKOVSKA M,WALDER B,BESSON M,et al. Analgesics in patients with hepatic impairment: pharmacology and clinical implications ［J］. Drugs,2012,72(12):1645-1669.

［23］ MORETTI E W,ROBERTSON K M,TUTTLE-NEWHALL J E,et al. Orthotopic liver transplant patients require less postoperative morphine than patients undergoing hepatic resection [J]. J Clin Anesth, 2002,14(6):416-420.

[24] 文欣荣,顾健腾,陶国才,等.肝移植无肝期舒芬太尼的药代动力学特点[J].临床麻醉学杂志,2006,22 (10):736-737.

[25] ZHANG L P,YANG L,BI S S,et al. Population pharmacokinetics of remifentanil in patients undergoing orthotopic liver transplantation [J]. Chin Med J (Engl),2009,122(9):1032-1038.

第九节　老年患者的镇痛

一、老年重症患者的病理生理改变及对药代药动学的影响

调查显示,目前全球 ICU 住院患者中 80 岁以上患者占 10%~20%。预计到 2050 年,世界 60 岁以上人口的比例将增加到 21%,随着人口老龄化,老年患者对 ICU 的需求将越来越大,而老年重症患者的预后却不容乐观。调查显示 80 岁以上老年患者 ICU 死亡率在 15%~25%,而出 ICU 的老年患者约有 20% 在院内死亡。即使能顺利出院,其 1 年死亡率可高达 70%。

心血管疾病占 65 岁及以上人群死因的 40%,70 岁以上人群的心脏储备功能显著下降,这种变化在非疾病状态表现不明显,但当其面临病理生理应激,如创伤、手术、失血、低氧、感染或容量不足时,将更容易出现心衰。衰老导致动脉和心肌硬化。舒张压、脉压增高,舒张末期左室充盈减少。高血压、动脉粥样硬化、糖尿病、肥胖、吸烟及心肌淀粉样变则进一步加重心脏和血管的硬化,导致左室射血分数下降和代偿性心肌肥厚,流出道的硬化会导致后负荷增加,虽然静息心排量仍能维持,但最大心率、射血分数及心排量会随着年龄逐渐减低。左室肥厚和心肌胶原增多使得心室顺应性全面下降。心室舒张较心室收缩更依赖能量和氧供,因此也会受到衰老的影响。左心室早期充盈指数在 20 岁后进行性下降,至 80 岁时仅剩 50%。舒张功能不全在老年人中较为普遍,特别是高血压患者,80 岁以上的心力衰竭患者近 50% 都属于舒张功能不全。

衰老还会导致机体对 β 受体激动剂的反应降低和对压力感受器及化学感受器的反应迟钝。到 50 岁,有 50%~70% 的心房起搏细胞由于细胞凋亡而丧失。窦房结细胞得以保留,而希氏束仍存在纤维化和细胞数量减少。这些病理生理改变造成了老年人群病窦综合征、房性心律失常和束支传导阻滞的高发。年轻人对于 β 肾上腺素刺激的反应是心率上升,心输出量随之显著增加。而老年人则可能由于感受器功能衰减,出现相对"低交感神经状态",心率对于交感神经系统的刺激反应性降低。

老年人呼吸功能衰退由胸廓和肺的共同改变所致。驼背和脊柱压缩导致胸壁顺应性进行性下降;呼吸肌和膈肌力量减弱可导致最大吸气和呼气力量减少近 50%。肺内小气

道塌陷和肺泡通气不均一伴随的气体陷闭会引起弹性丧失。肺泡通气不均一导致通气血流比例失衡,在 30 岁后会使得动脉氧分压以每年近 0.3mmHg 的速度下降。老年人对于低氧和高碳酸血症的通气调节减退可达 50% 和 40%。

衰老会导致肾功能显著下降,到 85 岁近 40% 的肾单元将出现硬化,残余肾单元代偿性肥大。肾小球的硬化还伴随着出、入球小动脉萎缩和肾小管细胞数目减少。肾血流量可能减少近一半。功能上,肾小球滤过率在 80 岁时会逐渐下降到 45%。血肌酐水平则由于瘦体重下降、肌酐产生减少而维持不变。在重症患者计算肌酐清除率时,需注意血清肌酐受 GFR 以外诸多因素的影响,如多种药物、脓毒症引起的肌肉破坏、创伤、蛋白分解及制动等。肾小管功能也随年龄增长而降低。

衰老会降低神经元和神经递质的密度和活性,并减少神经递质受体位点的数量。神经递质合成下降会显著引起交感神经反应的下降。侧丘脑内啡肽含量和 GABA 合成随年龄增长而减少,γ-氨基丁酸和 5-羟色胺受体浓度亦随年龄下降。衰老会导致机体对外界各种感知发生变化,包括视觉、听觉、触觉、感觉和本体感觉。并继而导致老年人对如患者自控镇痛(PCA)等疼痛管理方法理解困难,疼痛评估沟通困难,以及影响区域麻醉等感觉和运动功能的判断。认知障碍随着年龄的增长而增加,并可能因疼痛或止痛药的使用而加重。此外,贫血、听力下降/未佩戴助听器、尿潴留或膀胱功能障碍,均可能导致术后认知功能障碍。神经源性萎缩和周围神经纤维含量减少可导致神经传导减慢。对损伤刺激的处理能力及速度亦与年龄有关。C 纤维和 Aδ 纤维功能随着年龄的增长而下降,伴随的神经传导通路的导电性也下降,周围运动神经传导速度降低。尽管交感神经通路中的神经元会出现萎缩及纤维化,老年患者血浆中儿茶酚胺水平却相对较高,但由于老年人自主神经反应性降低,临床并无特殊表现。由于自主神经系统调节功能下降,导致老年患者在麻醉过程中更容易发生低血压。有报道显示年龄与热痛阈值、机械痛阈值及电痛阈值增加有关,但也有很多研究并不支持。

综上所述,老年患者病理生理机制存在特殊性、脏器功能储备下降、多种疾病并存、多种药物联合使用,导致老年重症患者药物代谢和药物效应动力学(PK/PD)改变有其特殊性和复杂性。老年患者肾和肝储备功能减弱,相关药物代谢清除延迟。老年患者生理改变及对 PK/PD 的影响总结如下(表 7-16):

表 7-16　老年患者病理生理改变对 PK/PD 的影响

特征	老年患者 vs. 年轻患者	作用结局/推荐
药代动力学变化	主要变化	
口服吸收	• 除胃酸缺乏(吸收↑)或者胃滞留时间延长(吸收延迟↑)外无变化	
分布	• 蛋白结合中,亲脂药物分布容积(Vd)增加,亲水药物分布容积(Vd)减少	• 增加药物积蓄风险。对药效积蓄、药物不良反应、药物相互作用敏感

特征	老年患者 vs. 年轻患者	作用结局/推荐
代谢	• 肝脏清除减少:药物受Ⅰ期反应(肝微粒体氧化)影响 • Ⅱ期反应(水解、还原、葡萄糖苷酸结合)不受影响	• 评估药物相互作用的风险(多药) • 减少剂量和/或延长给药间隔时间
肾清除	• 肾功能下降 • 延长药物 $t_{1/2\beta}$(半衰期)和/或代谢	
生理与药效动力学变化	—	—
神经系统	认知功能损伤,所有的感知形式改变,自主响应功能减弱	• 理解和沟通困难 • 脊髓麻醉或硬膜外麻醉后发生低血压的风险增加 • 评估疼痛(特别是对精神错乱患者),低血压(脊髓麻醉和硬膜外麻醉)要预防和治疗(立刻)
心血管系统	• 血管阻力增加,易发心律失常,心输出量和交感反应下降	• 增加心血管不稳定风险 • 使用较慢的注射速度,预防血容量减少(硬膜外镇痛)
肝消化功能	• 胃肠道生理功能正常,肝脏代谢发生部分变化	• 具有高肝脏提取率的药物(阿片类,利多卡因),经肝代谢下降 • 减少吗啡的剂量
呼吸功能	• 总肺容量、肺活量、对缺氧/高碳酸血症的反应降低 • 通气/血流灌注不匹配增加	• 增加低氧血症、呼吸暂停和气道阻塞的风险 • 如有需要在 PACU(麻醉恢复室)进行吗啡滴定,术后应用阿片类药物时需给氧
肾功能	• 肾小球滤过、肾小管排泄和肾小管再吸收下降	• 镇痛药及代谢产物的肾脏代谢和清除能力减弱(吗啡++) • 给予药物(非甾体抗炎药)前计算 CrCl(肌酐清除)
术后疼痛评估	• 低估疼痛 • 疼痛评估困难	• 对疼痛的治疗不足会带来生理、生存质量和经济后果 • 推荐自主评估方法+++(NRS,VRS 或 VAS)。意识障碍时用 FPS 或其他行为量表(Doloplus-2)

二、老年重症患者疼痛的特点及对生理、心理的影响

疼痛在老年人群中发病率很高,以慢性疼痛为主,65 岁以上人口慢性疼痛的发生率可

达 66%，而女性反而更容易受到慢性疼痛的影响。入住 ICU 的患者，由于病情严重以及表达障碍（如人工气道患者），导致疼痛经常未被发现或未得到及时的处理。研究显示，高达 63%~77% 的患者在 ICU 经历疼痛。一项源自意大利的 128 个 ICU，661 例术后患者的观察研究发现，36.3% 的患者没再入住 ICU 的前 48h 内未接受任何镇痛治疗。

由于老年患者对疼痛反应相对不敏感，常并存多种疾病，引起疼痛的病因复杂，同时存在衰老相关生理病理改变导致药物动力学和药代动力学改变，使老年患者更易出现镇痛药物所致的不良反应。另外，认知功能改变、活动能力下降、精神因素（如焦虑、恐惧、抑郁、沮丧）等使得老年患者的疼痛表达可能被掩盖或夸大。此外，医护人员对于老年患者疼痛管理认识不足，以及对药物不良反应的担心，使得老年重症患者的疼痛评估与治疗变得更为复杂。针对意大利 101 家医院内科住院的 2 535 例老年患者的调查显示，与无疼痛患者相比，疼痛患者的认知状况较差，抑郁、共病程度较高，住院时间较延长。与急性疼痛患者相比，慢性疼痛患者日常生活独立性较低，认知状况较差，抑郁程度较高。

疼痛会给重症患者带来显著的生理和心理影响。急性疼痛使患者处于应激状态，交感神经持续兴奋，长时间疼痛刺激会造成患者睡眠不足，疲乏、神经衰弱甚至定向力障碍，严重者可诱发昏迷。急性炎性疼痛控制不佳可能发展为慢性神经病理性疼痛。

疼痛应激下，患者交感神经兴奋、儿茶酚胺水平上升，收缩外周血管，增加心率，诱发小动脉血管痉挛，增加心肌氧耗，导致心律失常、心肌缺血及心肌梗死风险增加。严重疼痛甚至可导致心搏骤停。疼痛引起的神经内分泌应激反应增强还可使血小板黏附力增强，纤溶受到抑制，导致高凝状态，诱发深静脉栓塞、肺栓塞。胸腹部疼痛影响膈肌与胸廓活动，限制患者深呼吸、咳嗽咳痰反应，从而使低氧血症、肺不张、肺部感染、高碳酸血症的发生率增加；其他部位的疼痛同样可影响患者呼吸功能。疼痛刺激可增加患者呼吸频率及氧耗，刺激机体释放多种激素，诱发外周血管收缩与水钠潴留，导致通气/血流比异常。

疼痛应激下，体内多种激素水平上升，包括儿茶酚胺、促肾上腺皮质激素、肾上腺素、抗利尿激素、胰高血糖素、醛固酮等。可引起小动脉血管收缩，损害组织灌注，降低组织氧分压，分解代谢增强，引起血糖升高、脂肪及蛋白分解。疼痛抑制自身杀伤细胞活性，减少细胞毒性 T 细胞的数量和降低中性粒细胞吞噬活性，使免疫功能减弱。疼痛刺激使神经小胶质细胞长期保持激活并迁移到脊髓背角，持续分泌促炎细胞因子，促进中枢敏化；星形胶质细胞通过分泌趋化因子及促炎细胞因子加剧中枢敏化。此外，神经胶质细胞分泌的部分细胞因子如 TNF-α、IL-6 及 IL-1β 等通过激活下丘脑—垂体—肾上腺素轴与 5-羟色胺受体、γ-氨基丁酸能受体等可参与神经病理性疼痛-抑郁共病机制。

疼痛应激下，患者胃肠蠕动减少、食欲减退、消化不良。同时疼痛应激导致血管收缩，抗利尿激素增加、醛固酮升高，可导致水钠潴留。疼痛诱发肌张力增加导致肌肉痉挛，限制患者活动，长期缺乏运动可导致患者出现僵直与肌肉萎缩。

疼痛对重症患者的精神心理影响同样不容忽视。超过 70% 患者 ICU 转出后可回忆起在 ICU 期间经历的疼痛，ICU 转出 6 个月后，38% 患者仍然认为 ICU 期间经历的疼痛是最痛苦的回忆。疼痛相关回忆是患者出现创伤后应激障碍的独立危险因素。慢性疼痛人群中抑郁症的病率在65%左右。慢性疼痛作为一个持续应激因素,扰乱糖皮质激素水平与下丘脑—垂体—上腺轴(HPA轴)之间的负反馈机制,胶质细胞分泌的疼痛细胞因子使5-羟色胺与多巴胺代谢发生改变,从而使患者发生抑郁症的风险增加。对于老年患者,出院后的慢性疼痛会影响患者睡眠质量与社会交往,易产生焦虑、孤独、情绪低落并可导致严重的抑郁症。

三、多模式镇痛在该类患者的应用

多模式镇痛是指联合应用不同镇痛技术或作用机制不同的镇痛药,作用于疼痛传导通路的不同靶点,发挥镇痛的相加或协同作用,同时因每种药物的剂量减少,副作用相应减轻。多模式镇痛是手术后镇痛的重要手段。多模式镇痛常用的方法包括:①超声引导下的外周神经阻滞与伤口局麻药浸润复合;②外周神经阻滞和/(或)伤口局麻药浸润+对乙酰氨基酚;③外周神经阻滞和/或伤口局麻药浸润+NSAIDs或阿片类药物或其他药物;④全身使用(静脉或口服)对乙酰氨基酚和/或NSAIDs和阿片类药物及其他类药物的组合。

目前多模式镇痛主要来自麻醉科对于中大手术后镇痛的管理经验。普遍采用的术后镇痛技术包括:静脉或口服阿片类药物、非阿片类镇痛药、缓释吗啡贴、NSAIDs、患者自控镇痛(PCA)、局麻技术(轴索、关节内、神经阻滞)和非药物管理(如针灸、音乐疗法、按摩、冷冻疗法等)。患者自控式镇痛技术(PCA)因吗啡用量较小且与肌内注射吗啡相比并发症少而受到推崇,但前提是患者可以有效自控给药,对于有认知障碍的老年患者无法采用。术前、术中和/或术后增加对乙酰氨基酚的用量,或增加区域阻滞麻醉技术,如神经轴阻滞或周围神经阻滞,可减少阿片类药物的使用,并提高镇痛满意度和效果。研究显示,老年患者在全膝关节置换术中接受收肌管阻滞(adductor canal blockade,ACB)和多模态关节周围镇痛(multimodal periarticular analgesia,MPA)均可较好地控制术后疼痛。

中华医学会麻醉学分会推荐根据不同类型手术后预期的疼痛强度实施多模式镇痛方案。

1. 重度疼痛 手术方式包括开腹、开胸术,大血管(主动脉)手术,全膝、髋关节置换术。镇痛方案:①单独超声引导下外周神经阻滞(如胸部:胸椎旁神经阻滞,腹部:腹横肌平面阻滞),或配合NSAIDs或阿片类药物PCEA;②对乙酰氨基酚+NSAIDs和局麻药切口浸润(或超声引导下外周神经阻滞);③NSAIDs(禁忌证除外)与阿片类药物(或曲马多)联合使用;④硬膜外局麻药复合高脂溶性阿片类药物PCEA。

2. 中度疼痛 手术方式包括膝关节及膝以下下肢手术、肩背部手术、子宫切除术及颌面外科手术。

镇痛方案:①超声引导下外周神经阻滞(如上肢臂丛阻滞或下肢全膝关节股神经阻滞或收肌管阻滞)或与局麻药局部阻滞配伍;②方案①+对乙酰氨基酚或NSAIDs;③硬膜外

局麻药复合高脂溶性阿片类药物 PCEA；④NSAIDs 与阿片类药物联合行 PCIA。

3. 轻度疼痛　手术方式包括腹股沟疝修补术、静脉曲张和腹腔镜手术。

镇痛方案：①局部局麻药切口浸润和/或外周神经阻滞，或全身应用对乙酰氨基酚或 NSAIDs 或曲马多；②方案①+小剂量阿片类药物；③对乙酰氨基酚+NSAIDs。

美国外科学会及老年学会建议老年患者围手术期镇痛应尽量减少阿片类药物的使用，术前、术中和/或术后可增加对乙酰氨基酚的用量，或增加区域阻滞技术包括神经轴阻滞或周围神经阻滞（表 7-17）。区域阻滞麻醉可减轻患者疼痛及镇静频率，减少机械通气时间、胃肠功能恢复时间，降低围手术期心肌梗死风险和围手术期总体风险。

表 7-17　区域阻滞麻醉技术在老年患者术后多模式镇痛中的作用

手术方式	推荐方案	区域阻滞麻醉的潜在优点
腹部外科手术，包括开放腹主动脉瘤修复	在部分接受腹部大手术的患者中，可考虑硬膜外麻醉加局部麻醉	相比于全身阿片类药物方案： • 肠功能恢复更快 • 气管插管/机械通气时间缩短 • 减少心脏相关并发症，减少呼吸衰竭、胃肠道并发症，肾衰的发生率 • 改善疼痛评分
髋部骨折修复	所有接受髋部骨折手术的患者应考虑术前或术后神经阻滞	• 缩短住院时间 • 改善疼痛评分 • 降低镇静频率
开胸手术	• 在部分接受开胸手术的患者中，可考虑增加胸部硬膜外麻醉 • 椎体旁阻滞在此类患者中的作用尚不清楚	相比于全身阿片类药物方案： • 改善疼痛评分 • 增加低血压风险
髋关节置换术	在所有接受关节置换术且无相关禁忌证的老年患者中，应考虑使用局部区域阻滞镇痛技术	• 减少阿片类药物使用 • 改善疼痛评分

其他非药物治疗方法如物理疗法、心理行为疗法等也是多模式镇痛管理策略的重要组成部分，有助于患者更好地应对疼痛和并改善日常活动能力。由于疼痛与精神心理存在复杂的交互作用，危重患者存在严重的心理应激，从而影响其对疼痛的应对。积极的心理评估和干预可作为老年重症患者镇痛治疗的辅助方法。心理干预包括认知行为治疗、引导式景象刻画、生物反馈、正念冥想等。标准的认知行为治疗是通过改变个人思维和行为方法来改变不良认知，如告知患者思维、信念、态度和情绪如何影响疼痛，强调患者自身在控制和适应慢性疼痛中的作用，以达到减少情绪和行为失调的心理治疗方法。引导式景象刻画是将注意力集中到风景、声音、音乐或词语上，从而产生充满力量和放松的感觉。目前关于上述方法主要集中在老年患者慢性疼痛中，包括慢性背痛、围手术期止痛、老年患者慢性肌肉骨骼疼痛及创伤后疼痛等，有一定的疗效，但在老年重症患者中的应用较

少,尚缺乏高质量证据级别的研究。

四、镇痛药物使用注意事项

药物不良反应是住院老年患者常见的并发症,研究显示这些不良反应的发生率为6%~30%,其中大多数是可以预防的。年龄、多药治疗、用药不当等其独立危险因素,除此之外,年龄相关的药物动力学和药物代谢的变化也是重要的因素。因而在处方新的药物之前,应考虑好治疗目标、终点、减量计划和疗程,并给予适当的监测,注意可能的不良反应和药物相互作用(表7-18)。

表7-18 老年患者镇痛药主要特点及注意事项

镇痛药物	年长 vs. 年轻患者	作用结局/推荐
阿片类药物	• 增加阿片类药物大脑敏感性	• 医护人员对镇痛药和其副作用应给予特别注意
吗啡	• 减少50%分布容积(Vd)和清除率(CI) • 增加游离或非结合药物半衰期时间 $t_{1/2\beta}$	• 在麻醉恢复时鼓励使用与年轻患者同样的滴定方案(负荷剂量) • 在病房减少吗啡皮下注射总剂量(−40%~−50%)并鼓励按需镇痛 • 除拒绝、意识障碍或无法理解外,PCA(更大疼痛缓解)尚无禁忌证 • 蛛网膜下吗啡最大剂量(100μg) • 硬膜外吗啡最大剂量(3~4mg)
芬太尼	• 分布容量(Vd)增加和清除率(CI)延迟 • 积蓄和缓慢释放入血风险	• 减少芬太尼剂量 • 给予硬膜外麻醉,鼓励与局部麻醉结合,减少两种药物的剂量
曲马多	• 半衰期时间 $t_{1/2\beta}$ 延长 • 绝对生物利用度增加	• 减少剂量和增加给药间隔(>75岁)
对乙酰氨基酚	生物利用度和清除无变化	无需减少剂量
非甾体抗炎药	• 半衰期时间 $t_{1/2\beta}$ 延长 • 清除率(CI)减少 • 对非甾体抗炎药敏感性增加	• 减少(−25%~−50%)剂量,增加给药间隔 • 根据肌酐清除率(CrCI)使用,禁忌:肌酐清除<50ml/min
COX-2抑制剂	• 伐地昔布口服清除减少 • 心血管疾病患者风险增加	• 除体重>50kg和肾功能不全外,无必要调整药物剂量 • 帕瑞考昔禁忌证:冠状动脉搭桥术后疼痛管理
局部麻醉药(LA)	• 半衰期时间 $t_{1/2\beta}$ 延长 • CI减少 • 局麻药敏感性增加 • 解剖变化(硬膜外间隙扩大)	• 更长阻滞时间(中心和外周) • 增加低血压的风险 • 减少剂量、浓度以及硬膜外局麻药体积 • 鼓励局麻药和阿片类药物的联合,可改善镇痛并减少副作用

为了帮助医疗机构为老年人选择安全有效的药物,1991年提出了一个针对老年人的药物筛查工具和高危药物清单,称为"老年人潜在不当用药的比尔斯标准(beers criteria)"。该清单经过更新将老年人的高危药物分为三大类:一般用药、特定疾病用药、谨慎使用类。除此之外,还有老年人处方筛查工具(screening tool for older persons prescriptions,STOP),以及正确治疗提醒筛查工具(screening tool to alert to right treatment,START),均有助于医疗机构对老年患者进行安全有效的药物管理。美国老年学会推荐采用比尔斯标准对可能导致老年患者出现药物不良反应事件的药物进行分类,其中应避免使用的镇痛镇静药物包括:巴比妥类药物、苯二氮䓬类药物、喷他佐辛、哌替啶、肌松药(异丙基甲丁双脲、氯佐沙宗,美沙酮,甲卡莫,吗啡烷酮等)以及非 Cox NSAIDs 等。

重症监护室内使用的镇痛药物主要分为阿片类与非阿片类药物。包括机械通气患者在内的大多数非神经病理性疼痛的重症患者,静脉给予阿片类药物是目前镇痛的一线治疗方案。而对于一部分能够正常交流的轻至中度疼痛的重症患者可先给予非阿片类药物治疗。

1. **阿片类药物** 阿片类药物治疗的副作用可分为周围性(如便秘、尿潴留和支气管痉挛等)和中枢型(如过度镇静、呼吸抑制、低血压、恶心、躯干僵硬和咳嗽抑制等)。随着年龄的增长,老年患者体内总水量下降、体脂率上升、肝肾功能衰退等组织、器官退行性变化使得药物在体内吸收、分布、代谢和排泄过程中的作用被放大,在给予相同剂量情况下与年轻患者相比,老年患者血药浓度更高、更易发生不良事件。尽管目前老年患者使用阿片类药物(≤12周)的疗效和安全性已得到证实,但潜在的副作用往往会限制老年人的使用。年龄大于65岁的老年人,对类阿片类药物尤为敏感,应避免超过最适镇痛所需的最小剂量。类阿片可导致认知功能障碍或谵妄等;此外,老年患者更容易出现阿片类镇痛药导致的血流动力学紊乱和呼吸功能抑制。根据以往研究,推荐老年患者应使用较低起始剂量,给药间隔不变并逐渐上调剂量至起效。一般而言,60岁患者初始剂量应减少25%,80岁患者的初始剂量应减少50%。

便秘是老年患者使用阿片类药物最常见的非暂时性副作用,40%~60%的慢性非癌性疼痛患者接受阿片类药物治疗会诱发便秘(opioid-induced constipation,OIC),OIC 患者的健康生活质量明显低于无 OIC 患者。在接受阿片类药物治疗的癌症患者中,便秘的发生率可高达60%~90%。其机制是由于阿片类药物与肠道 μ 受体结合,抑制胃肠蠕动,导致在胃肠道停留时间延长,进而使过多的水和电解水被重吸收。不同类型阿片药物由于生物分布和阿片受体结合谱的差异,OIC 发病率有所不同。阿片类药物口服途径给药比非口服途径给药更多引发便秘。但临床研究结果有矛盾。一项基于327例接受阿片类药物治疗的癌性疼痛患者研究显示,芬太尼、羟考酮与口服吗啡之间 OIC 患病率无显著统计学差异。目前预防性通便治疗是首选方案,所有存在高危因素的患者(如高龄、高血钙症、腹内病变、神经病变等)都应在开始阿片类药物治疗前给予缓泻药治疗。

阿片类药物的神经毒性可分为三类:第一类是降低意识水平(如镇静、嗜睡和睡眠障碍);第二类是影响思维过程以及反应能力(如认知功能障碍、精神运动障碍、谵妄、幻觉、做梦和梦魇);第三类是对神经元的直接毒性作用(如肌阵挛、痛觉过敏和耐受)。

阿片类药物抑制大脑皮质下多区域中枢胆碱能活动,激活中脑-边缘系统和蓝斑核的阿片受体从而影响多巴胺能神经功能。胆碱能与多巴胺能系统失衡可诱发意识思维能力障碍。最初给药后患者出现精神朦胧、嗜睡,在安静状态下易诱导入睡,也易被唤醒。此前未接受阿片类药物治疗的患者,如服用足够疗程的阿片类药物,可对镇静的副作用产生耐受性。此前因治疗难治性慢性疼痛服用较高剂量的阿片类药物患者,通常对镇静的耐受性不完全,易出现疲劳及过度镇静。阿片类药物应缓慢增加剂量,快速增加剂量可能进一步加重镇静效果,而并不能加强镇痛效果。对于机械通气患者,这种镇静作用可以与其他镇静剂产生协同作用,从而降低镇静药物的需要量。

认知功能受多种因素影响,如与年龄相关的认知衰退、痴呆,其他神经精神疾病、谵妄、情感障碍等。危重患者中很难区分认知障碍是否是由阿片类药物或者是疾病进展、器官衰竭或疼痛本身造成的。一项研究比较了 20 名接受稳定吗啡治疗的癌症住院患者与20 名接受逐步增加吗啡治疗剂量的住院患者,结果发现接受稳定剂量的患者并没有表现出认知障碍,而逐步增加剂量的患者表现出一定的记忆、推理和反应性损伤。表明阿片类药物在初始和剂量增加期间造成认知损伤,一旦达到稳定的药物剂量,这种损伤就会减少而产生耐受性。如评估发现认知功能迅速退化,应暂停阿片类药物直至稳定。通气不足时应采用纳洛酮拮抗治疗。由阿片类药物引起的镇静和认知障碍可以通过非药物治疗、多模式镇痛、使用精神兴奋剂(如哌甲酯)、胆碱酯酶抑制剂、阿片类药物轮换、使用协同镇痛药或减少阿片类药物剂量。使用精神兴奋剂时应注意相对禁忌证,包括重度失眠、以焦虑或偏执为特征的精神障碍、严重的心脏疾病或控制不佳的高血压。年龄较大的患者和早期痴呆疾病患者尤其容易出现不良的类精神障碍和认知障碍。

2. 非阿片类药物 非甾体抗炎药(NSAIDs)和类固醇是最常用的非阿片类镇痛药物。

非甾体抗炎药通过对两种环氧合酶同工酶的抑制作用(COX-1-非选择性和COX-2-选择性)减少外周和/或中心前列腺素产生。非选择性非甾体抗炎药特别是酮咯酸、双氯芬酸或酮洛芬,可增强镇痛作用,产生吗啡保护效应,减少吗啡引起的不良反应(如尿潴留、恶心呕吐)并促进康复。但老年患者长期服用会导致相关的不良反应显著增加。老年人更容易出现肾损害、心衰,或者同时使用有潜在肾毒性的药物。推荐减少剂量(25%~50%)和增加给药间隔时间。术后肌酐清除率低于 50ml/min 禁止使用非甾体抗炎药。

此外,作为非甾体抗炎药的代表药对乙酰氨基酚,也是一种抗炎作用较弱的中枢性镇痛药,经肝脏代谢并通过肾脏排出。可用作镇痛药或辅助镇痛,可增强阿片类药物的镇痛效果并保护阿片类药物。对乙酰氨基酚可作为轻度疼痛和持续性疼痛的初始镇痛药。用药时应注意肝或肾损害。剂量的增加应该适度,老年人的剂量应限制在每天 2 000mg。

老年人服用非甾体抗炎药的胃肠道风险也不容忽视,65 岁以上老年患者非甾体抗炎药引起胃肠道出血的发生率是年轻患者的两倍。使用非选择性非甾体抗炎药发生严重消化性溃疡并发症,如出血或穿孔的风险增加 2~5 倍,老年人以及女性患者发病率明显增加。

非甾体抗炎药也会干扰一些老年患者常用的药物如,华法林、利尿剂和血管紧张素转换酶抑制剂;同时使用布洛芬可能会干扰小剂量阿司匹林的心脏保护作用。

老年人群应避免长期使用非甾体抗炎药,因为这些药物具有很高的胃肠道毒性作用及引发肾和心功能不全的风险。建议短期使用,并对患者进行谨慎评估,密切监测胃肠道和肾脏不良反应以及药物间的相互作用,必要时同时使用胃黏膜保护剂(如质子泵抑制剂)。局部用药可能是一种相对安全的选择,可减少全身吸收。

(常志刚　楚歆)

参考文献

[1] LEBLANC G,BOUMENDIL A,GUIDET B. Ten things to know about critically ill elderly patients [J]. Intensive Care Med,2017,43(2):217-219.

[2] GANDHI S K,POWERS J C,NOMEIR A M,et al. The pathogenesis of acute pulmonary edema associated with hypertension [J]. N Engl J Med,2001,344(1):17-22.

[3] SANDERS D,DUDLEY M,GROBAN L. Diastolic dysfunction,cardiovascular aging,and the anesthesiologist [J]. Anesthesiology Clinics,2009,27(3):497-517.

[4] CHEITLIN M D. Cardiovascular physiology-changes with aging [J]. Am J Geriatr Cardiol,2003,12(1):9-13.

[5] SALMASI A M,ALIMO A,JEPSON E,et al. Age-associated changes in left ventricular diastolic function are related to increasing left ventricular mass [J]. American Journal Of Hypertension,2003,16(6):473-477.

[6] SWINNE C J,SHAPIRO E P,LIMA S D,et al. Age-associated changes in left ventricular diastolic performance during isometric exercise in normal subjects [J]. American Journal Of Cardiology,1992,69(8):823-826.

[7] AUBRUN F. Management of postoperative analgesia in elderly patients [J]. Reg Anesth Pain Med,2005,30(4):363-379.

[8] HELME R D,GIBSON S J. The epidemiology of pain in elderly people[J]. Clin Geriatr Med,2001,17(3):417-431.

[9] THOMAS E,PEAT G,HARRIS L,et al. The prevalence of pain and pain interference in a general population of older adults:cross-sectional findings from the North Staffordshire Osteoarthritis Project (NorStOP)[J]. Pain,2004,110(1-2):361-368.

[10] HORGAS A L. Pain management in older adults [J]. Nurs Clin North Am,2017,52(4):e1-e7.

[11] CORSI N,ROBERTO A,CORTESI L,et al. Prevalence,characteristics and treatment of chronic pain in elderly patients hospitalized in internal medicine wards [J]. Eur J Intern Med,2018,55:35-39.

[12] KYRANOU M,PUNTILLO K. The transition from acute to chronic pain:might intensive care unit patients be at risk? [J]. Ann Intensive Care,2012,2(1):36.

[13] BARR J,FRASER G L,PUNTILLO K,et al. Clinical practice guidelines for the management of pain,

agitation, and delirium in adult patients in the intensive care unit [J]. Critical Care Medicine, 2013, 41 (1):263-306.

[14] SCHOLZ J, FINNERUP N B, ATTAL N, et al. The IASP classification of chronic pain for ICD-11:chronic neuropathic pain [J]. Pain, 2019, 160 (1):53-59.

[15] BAIR M J, ROBINSON R L, KATON W, et al. Depression and pain comorbidity:a literature review [J]. Arch Intern Med, 2003, 163 (20):2433-2445.

[16] MYHREN H, TOIEN K, EKEBERG O, et al.Patients' memory and psychological distress after ICU stay compared with expectations of the relatives [J]. Intensive Care Med, 2009, 35 (12):2078-2086.

[17] DEVLIN J W, SKROBIK Y, GELINAS C, et al. Clinical practice guidelines for the prevention and management of pain, agitation/sedation, delirium, immobility, and sleep disruption in adult patients in the ICU [J]. Critical Care Medicine, 2018, 46 (9):e825-e73.

[18] CHOU R, GORDON D B, DE LEON-CASASOLA O A, et al. Management of postoperative pain:a clinical practice guideline from the American Pain Society, the American Society of Regional Anesthesia and Pain Medicine, and the American Society of Anesthesiologists' Committee on Regional Anesthesia, Executive Committee, and Administrative Council [J]. J Pain, 2016, 17 (2):131-157.

[19] FALZONE E, HOFFMANN C, KEITA H. Postoperative analgesia in elderly patients [J]. Drugs & Aging, 2013, 30 (2):81-90.

[20] GUAY J, PARKER M J, GAJENDRAGADKAR P R, et al. Anaesthesia for hip fracture surgery in adults [J]. Cochrane Database Syst Rev, 2016, 2 (2):CD000521.

[21] GWAM C U, MOHAMED N, MISTRY J B, et al. Pain management with adductor canal blockade or multimodal periarticular analgesia in elderly total knee arthroplasty patients [J]. Surg Technol Int, 2017, 30:352-358.

[22] MOHANTY S, ROSENTHAL R A, RUSSELL M M, et al. Optimal perioperative management of the geriatric patient:a best practices guideline from the American College of Surgeons NSQIP and the American Geriatrics Society [J]. Journal of the American College of Surgeons, 2016, 222 (5):930-947.

[23] PRZEKOP P, HAVILAND M G, ODA K, et al. Prevalence and correlates of pain interference in older adults:why treating the whole body and mind is necessary [J]. J Bodyw Mov Ther, 2015, 19 (2):217-225.

[24] NIKNEJAD B, BOLIER R, HENDERSON C R, et al. Association between psychological interventions and chronic pain outcomes in older adults:a systematic review and meta-analysis [J]. JAMA Intern Med, 2018, 178 (6):830-839.

[25] LAZAROU J, POMERANZ B H, COREY P N. Incidence of adverse drug reactions in hospitalized patients:a meta-analysis of prospective studies [J]. JAMA, 1998, 279 (15):1200-1205.

[26] By the 2019 American Geriatrics Society Beers Criteria® Update Expert Panel. American Geriatrics Society 2019 updated AGS Beers Criteria® for potentially inappropriate medication use in older adults [J]. J Am Geriatr Soc, 2019, 67 (4):674-694.

[27] BARRY P J, GALLAGHER P, RYAN C, et al. START (screening tool to alert doctors to the right treatment)—an evidence-based screening tool to detect prescribing omissions in elderly patients [J]. Age Ageing, 2007, 36 (6):632-638.

[28] VAN OJIK A L, JANSEN P A, BROUWERS J R, et al. Treatment of chronic pain in older people:evidence-based choice of strong-acting opioids [J]. Drugs Aging, 2012, 29 (8):615-625.

［29］NEEFJES E C W,HANNEKE V D W,VAN DER VORST,et al. Optimal treatment of opioid induced constipation in daily clinical practice-an observational study［J］. BMC Palliat Care,2019,18(1):31.

［30］POULSEN J L,BROCK C,OLESEN A E,et al. Evolving paradigms in the treatment of opioid-induced bowel dysfunction［J］. Therap Adv Gastroenterol,2015,8(6):360-372.

［31］MARTYN J A J,MAO J,BITTNER E A. Opioid tolerance in critical illness［J］. N Engl J Med,2019,380 (4):365-378.

［32］VELLA-BRINCAT J,MACLEOD A D. Adverse effects of opioids on the central nervous systems of palliative care patients［J］. J Pain Palliat Care Pharmacother,2007,21(1):15-25.

［33］RASTOGI R,MEEK B D. Management of chronic pain in elderly,frail patients:finding a suitable, personalized method of control［J］. Clin Interv Aging,2013,8:37-46.

［34］AUBRUN F,MARMION F. The elderly patient and postoperative pain treatment［J］. Best Pract Res Clin Anaesthesiol,2007,21(1):109-127.

［35］COLDREY J C,UPTON R N,MACINTYRE P E. Advances in analgesia in the older patient［J］. Best Pract Res Clin Anaesthesiol,2011,25(3):367-378.

［36］GAGLIESE L. Pain and aging:the emergence of a new subfield of pain research［J］. J Pain,2009,10(4): 343-353.

［37］AMERICAN GERIATRICS SOCIETY PANEL ON PHARMACOLOGICAL MANAGEMENT OF PERSISTENT PAIN IN OLDER P. Pharmacological management of persistent pain in older persons ［J］. J Am Geriatr Soc,2009,57(8):1331-1346.

第十节　产科重症患者的镇痛

产科患者是指从妊娠开始至妊娠终止后42d(6周)以内的女性。产科重症是指产科范围内突然发生的、严重威胁孕产妇及胎儿生命的病症,是继发于一些产科并发症或合并症的严重危急状态,是孕产妇死亡的重要原因。因此产科重症的疼痛管理涉及妊娠期、分娩过程和产后的各个方面。由于孕妇的生理特点、药物代谢和用药安全性等多方面都与普通的危重患者有所不同,因此,准确、客观、全方位地评估患者的疼痛特点,结合其病情选择恰当的镇痛方式,对于产科重症疼痛管理,具有重要的临床意义和价值。

一、产科重症患者的特点

(一)妊娠期的主要生理变化

1. 循环系统的变化

(1)心输出量变化:妊娠女性10周左右心输出量开始增加,至24周达高峰,最高可比产前升高近50%。妊娠早、中期心输出量的增加主要由每搏输出量增加所致,而妊娠晚期至妊娠终末期心输出量的增加系心率加快所致(每分钟增加15~20次)。在妊娠晚期,如果孕妇处于仰卧位,由于妊娠子宫压迫主动脉和下腔静脉,可使后负荷增加,静脉回心血流受阻,心输出量可显著减少达 25%~30%。静脉侧支发育不良的妊娠妇女由于心输出量减少过多,仰卧位时出现显著的低血压和心动过缓,称之为妊娠仰卧位低血压综合征。

(2) 血压变化:妊娠妇女早期及中期血压偏低,妊娠晚期血压轻度升高。这是由于黄体酮的血管舒张效应导致体循环阻力减小,使孕妇对血流急剧改变的防御能力降低,这也是孕妇容易发生晕厥和肺水肿的原因之一。

(3) 心脏变化:妊娠期可出现心脏的重塑,伴有 4 个心腔均扩大,这种变化有可能诱发心脏疾病或使原有心脏病加重。

2. 血液成分的变化

(1) 血容量变化:妊娠妇女发生的最显著变化是血容量的变化。血容量于妊娠 6~8 周开始增加,至妊娠 32~34 周达高峰,妊娠结束时的血容量比产前血容量高出 30%~50%,平均增加 1 000~1 500ml。血容量增加和胎儿数量呈正相关,多胎妊娠时血容量增加更为明显。其中血浆容量的增加(50%~60%)大于红细胞的增加(10%~20%),造成血液稀释,红细胞比容降低,导致妊娠期生理性贫血。在分娩过程中,每一次宫缩均可产生自体输血 300~500ml,心输出量增加 15%~20%,胎盘分娩后血容量增加 500ml。

(2) 凝血因子变化:妊娠期凝血因子除Ⅺ因子、Ⅷ因子和抗凝血酶Ⅲ外均有增加。足月时纤维蛋白原水平可高达 600mg/dl(6.0g/L)。若纤维蛋白原水平<150mg/dl(1.5g/L)则为异常。妊娠期血液处于高凝状态,再加上静脉血流停滞和血管壁损伤,使孕妇罹患血栓栓塞性疾病的风险增加。血小板计数稍有降低。

3. 呼吸系统的变化

(1) 功能残气量(FRC)变化:妊娠期功能性残气量下降 25%。FRC 的下降及耗氧量的增加使母体的氧储量下降;一旦母体出现通气不足或呼吸暂停,母胎缺氧的风险就会增加。对危重症患者,FRC 下降可促使患者发生肺不张。

(2) 分钟通气量变化:妊娠晚期分钟通气量约增加 40%(通过潮气量的增加),以满足孕妇需氧量的增加。分钟通气量的增加可引起轻度代偿性呼吸性碱中毒,使动脉血二氧化碳分压($PaCO_2$)下降至 30mmHg 左右。由于肾脏的代偿作用,血清碳酸氢盐浓度降低,因此 pH 值并未发生变化。

(3) 呼吸道变化:上呼吸道黏膜增厚,充血水肿,使局部抵抗力减低,容易发生感染。

4. 消化系统的变化　消化系统的变化主要是由妊娠期激素水平和解剖学变化造成的。从妊娠 12 周左右开始,由于黄体酮水平增高,食管下端括约肌张力降低,胃反流风险增加。

(二) 产科重症患者的特点

1. 产科危重症发生在妊娠这一特定时期,由妊娠引起的生理状态的变化会导致组织器官有限的储备更加紧张,轻微的异常或损害即可给机体带来远远超过非妊娠时的伤害,并且使已经存在的疾病更加恶化,这个过程比非妊娠患者发展更为迅速;但是,如果能及时纠正,恢复也快。

2. 母婴相互作用所产生的病理改变造成了很多系统功能的紊乱。这是妊娠期多种危重合并症、并发症变化更快,死亡率更高的原因,也是产科危重症的抢救不同于其他学科之处。

3. 对产科患者的用药不仅要考虑药物对母体的安全性及不良反应,还要考虑药物的胎盘穿透情况及其对胎儿或者新生儿的影响,以期达到最佳的治疗效果和最小的不良后果。

(三) WHO 对产科重症患者的判定标准

1. 严重的孕产妇并发症 严重的孕产妇并发症如产后大出血、重度子痫前期、子痫、败血症或严重全身感染、子宫破裂等。

2. 病情严重并采用了特殊治疗手段的患者 如入住 ICU、介入手术、同时进行了子宫切除术的剖宫产手术,以及使用了血液制品的患者。

3. 危及生命的情况

(1) 心血管功能紊乱:如先兆子痫、休克、心搏骤停、持续使用血管活性药物、心肺复苏和严重低灌注。

(2) 呼吸功能障碍:如急性发绀、喘息、严重呼吸急促(呼吸频率>40 次/min)、严重呼吸缓慢(呼吸频率<6 次/min)、与麻醉无关的气管插管和机械通气、严重低氧血症。

(3) 肾功能不全:包括对液体或利尿剂无反应的少尿、急性肾衰竭和严重急性氮质血症。

(4) 凝血/血液功能障碍:包括血栓形成、大量输血或红细胞(>5 单位)和严重急性血小板减少($<50 \times 10^9$/L)。

(5) 肝功能障碍:如严重急性高胆红素血症(胆红素>100μmol/L)。

(6) 神经功能障碍:如子痫、长时间无意识(持续时间≥12h)、昏迷、脑卒中、癫痫持续状态和完全瘫痪。

二、产科重症患者可选择的镇痛方式

(一) 椎管内麻醉(镇痛)

椎管内麻醉(镇痛)是目前孕妇最常用的分娩镇痛方式。溶液通常由局部麻醉剂加/不加阿片类药物组成。药物可单次注射给药,也可通过留置导管进行持续输注,或使用患者自控技术。椎管内麻醉(镇痛)技术对产妇和新生儿的不良反应都很小,并且不会增加剖宫产率。

椎管内麻醉(镇痛)的不良反应主要包括低血压、瘙痒、恶心呕吐、发热、寒战和胃排空延迟,还有一些与操作或留置导管相关的并发症,包括硬膜外脓肿、硬膜外血肿、暂时性或持续性神经损伤、硬膜后穿刺头痛、胎心率异常等。

目前常用的椎管内麻醉(镇痛)技术包括硬膜外麻醉(镇痛)、腰-硬联合麻醉(镇痛)和患者自控式硬膜外麻醉(镇痛)。

1. 持续硬膜外输注镇痛 持续硬膜外输注镇痛(continuous epidural infusion analgesia，CEIA)是将导管置入硬膜外腔，允许重复或连续给药的一种技术。常用的局部麻醉药是布比卡因和罗哌卡因，两种药物在镇痛效果和不良反应方面没有统计学差异。在一些研究中发现，在局麻药溶液中添加小剂量的肾上腺素(5g/ml)，可延长硬膜外阻滞的持续时间，并加快镇痛起效和提升镇痛强度。但在部分自然分娩的患者，持续硬膜外输注镇痛有延长产程的风险，而产程的延长并不会对胎儿造成不良影响。

2. 腰-硬膜外联合镇痛 腰-硬膜外联合镇痛(combined spinal-epidural analgesia，CSEA)是指在蛛网膜下腔注射小剂量的局麻药，同时在硬膜外腔置管，通过导管持续输注局麻药，药物通常选择布比卡因或罗哌卡因。CSEA 和 CEIA 相比，这两种镇痛方式在硬脑膜穿刺后头痛的发生率、尿潴留、恶心/呕吐、低血压、分娩方式、脐血 pH 值、Apgar 评分、新生儿住院率等方面均没有显著统计学差异。因此，两种方法都能提供高质量的镇痛和良好的产妇满意度。

3. 患者自控式硬膜外镇痛 患者自控式硬膜外镇痛(patient-controlled epidural analgesia，PCEA)允许产妇根据分娩和疼痛的程度自行控制硬膜外药物的剂量。PCEA 的使用减少了计划外临床干预的发生率，减少了局部麻醉镇痛药物使用的总剂量，降低了下肢运动阻滞的发生率。而且，不同的单次追加剂量和锁定间隔，镇痛效果也没有显著统计学差异(单次追加剂量范围为 2~20ml，锁定间隔为 5~30min)。

4. 椎管内阿片类药物的使用 椎管内注射阿片类药物可以减少局麻药物的使用，同时加强镇痛效果，因其剂量远小于全身剂量，在获得满意的镇痛效果的基础上，还减少了常见的阿片类药物引起的副作用，如运动阻滞、新生儿呼吸暂停等。通常使用的阿片类药物是芬太尼和舒芬太尼。

椎管内注射阿片类药物最常见的不良反应是瘙痒。部分孕妇会引起胎心率异常，这是因为鞘内注射阿片类药物会出现快速止痛的效果，使血浆肾上腺素和β-内啡肽水平突然下降，催产素和去甲肾上腺素失去对抗作用，导致子宫张力亢进和血流减少，从而引起胎儿心率异常，如胎儿心动过缓，但这种原因导致的胎心率异常通常不会造成新生儿的不良结局。

(二) 药物镇痛

1986 年，WHO 推出了一种用于治疗癌症疼痛的阶梯镇痛疗法，这种方法通过将镇痛效果与疼痛严重程度相匹配来治疗疼痛。第一阶梯包括非阿片类镇痛药物(如对乙酰氨基酚或非甾体抗炎药)，第二阶梯为较温和的阿片类药物(如可待因、氢可待因、羟考酮、曲马多、口服吗啡)，第三阶梯是指强效的阿片类药物(如静脉注射吗啡、氢吗啡酮和芬太尼等)。

自从 WHO 引入阶梯镇痛疗法以来,人们对疼痛的生理机制有了更好的理解,并出现更多治疗疼痛的新药物和新技术。目前认为,疼痛产生的原因是多因素的,因此,通过多模式镇痛,即使用具有不同作用机制的药物联合镇痛,可增强镇痛效果,并降低阿片类药物的使用频率。这种方法同样适用于重症产科患者的疼痛管理。但是产科用药有别于普通患者的用药,尤其是产前患者,美国 FDA 根据对胎儿的危害性对药物进行风险分类(表7-19)。常见产科重症患者镇痛药物及 FDA 分级见表 7-20。

表 7-19　FDA 根据对胎儿的危害性对药物进行风险分类

分类	妊娠风险分类	详细说明
A	妊娠期患者可安全使用	在设对照组的药物研究中,在妊娠前 3 个月的妇女未见到药物对胎儿产生危害的迹象(也没有在其后 6 个月具有危害性的证据),该药物对胎儿的影响甚微
B	有明确指征时慎用	在动物繁殖研究中(未进行孕妇的对照研究),未见到药物对胎儿的不良影响,或在动物繁殖性研究中发现药物有副作用,但这些副作用并未在设对照组的、妊娠前 3 个月的妇女中得到证实(也没有在其后 6 个月具有危害性的证据)
C	在明确有应用指征时,充分权衡利弊决定是否选用	动物研究证明药物对胎儿有危害性(致畸或胎儿死亡等),或尚无设对照的妊娠妇女研究,或尚无对妊娠妇女及动物进行研究。只有在权衡对孕妇的益处大于对胎儿的危害之后,方可使用
D	避免应用,但在明确有应用指征、切换着受益大于可能的风险时严密观察下慎用	已有明确证据显示,药物对人类胎儿有危害性,但尽管如此,孕妇用药后绝对有益(如该类药物用于挽救孕妇的生命,或治疗用其他较安全的药物无效的严重疾病)
X	禁用	对动物和人类的药物研究或用药经验表明,药物对胎儿有危害,而且孕妇应用这类药物无益,因此禁用于妊娠和可能怀孕的患者

表 7-20　临床常用产科危重症患者镇痛药物用法用量及其 FDA 分级

药物类别	通用名	FDA 分类	用法用量	起效时间	持续时间	特点
非麻醉类止痛药	对乙酰氨基酚	B	0.3~0.6g,po,q4h 0.15~0.25g,im 每天量不超过2g,镇痛不超过10d	0.5~2h	3~4h	一般剂量,对胃肠道影响小,少数可发生粒细胞缺乏,荨麻疹等;服用过量可造成急性肝损伤,乙酰半胱氨酸有一定的解毒作用
非甾体抗炎药	阿司匹林	C D:第三产程/临产	0.3~1g,po 缓解疼痛	0.5~2h	2~3h	较大剂量可引起胃溃疡及不易察觉的胃出血;抑制血小板聚集可使出血时间延长,可用维生素 K 预防

药物类别	通用名	FDA 分类	用法用量	起效时间	持续时间	特点
非甾体抗炎药	布洛芬	B D:第三产程/临产	200~400mg,po,q4h 每天量不超过2.4g	1.2~2.1h	1.8~2h	对创伤性剧痛、内脏平滑肌绞痛均无效,但对头痛、牙痛、关节痛、肌肉痛以及痛经等慢性中度钝痛效果良好
	氯诺昔康	B D:第三产程	8mg,iv(>15s),q12h im(>5s),q12h 每天最大剂量不超过16g	0.4h	3~4h	可作为镇痛的基础药物与其他药物合用,可降低受损组织释放出的疼痛介质和前列腺素,减少局部、脊髓和中枢的敏感性,从而阻止痛觉冲动起到镇痛作用
	塞来昔布（西乐葆)	C D:第三产程/临产	200mg,po,bid 首剂加倍	3h	11h	可能使严重心血管血栓事件、心肌梗死和卒中的风险增加;会使严重的胃肠道不良事件风险增加;孕晚期(30周以上)应避免使用,因为可能导致胎儿动脉导管提前闭合
阿片类镇痛药	吗啡	C D:如果长期使用或在足月大剂量使用	2~5mg,iv	3~5min,iv	3~4h	风险:新生儿呼吸抑制
	哌替啶	B D:如果长期使用或在足月大剂量使用	25~50mg,iv	5min,iv	2~3h	恶心和呕吐;活性代谢物:去甲哌替啶,一种有效的呼吸抑制剂;风险:新生儿呼吸抑制最可能发生在用药后1~4h
	芬太尼	未分类	25~50μg,iv	1~3min	30~60min	短效、强效的呼吸抑制剂;最好由患者控制麻醉泵使用
	舒芬太尼	C D:如果长期使用或在足月大剂量使用	0.2~1μg/(kg·h),iv泵入	1.3~3min	20~50min	亲脂性较强,故强度更大,持续时间更长

药物类别	通用名	FDA 分类	用法用量	起效时间	持续时间	特点
阿片类镇痛药	瑞芬太尼	B D:如果长期使用或在足月大剂量使用	5~7μg/(kg·h),iv 泵入	1~2min	3~10min	可被非特异性酯酶迅速水解,清除不依赖肝肾功能,短效,镇痛效果易控制,停药即可疼痛恢复,注意胸壁强直的并发症
	羟考酮	B D:如果长期使用或在足月大剂量使用	1~2mg/h,iv 泵入	5min	4h	对内脏痛效果较好,无呼吸抑制,无躯体依赖作用,无胃肠道蠕动抑制作用
	布托啡诺	C D:如果长期使用或在足月大剂量使用	1~2mg,iv/im	5~10min,iv 10~15min,im	3~4h	母体镇静作用类似于异丙嗪;偶有烦躁不安
	纳布啡	B D:如果长期使用或在足月大剂量使用	10mg,iv 10mg,im	2~3min,iv 10~15min,im	3~6h	恶心和呕吐比使用哌替啶少

1. **非麻醉镇痛药** 对乙酰氨基酚和安乃近具有镇痛、解热和抗痉挛(安乃近)的作用,而且都具有轻微的抗炎作用。在妊娠期,对乙酰氨基酚可作为一线镇痛药。虽然对乙酰氨基酚可以穿过胎盘,但几乎没有证据表明,使用该药物会对孕妇或胎儿产生不良影响(除了过量用药的情况外),也不需要因为妊娠状态而改变剂量大小或使用频率。

安乃近不推荐用于妊娠期,在许多国家已被禁止,因为它的使用与粒细胞缺乏症及其他血液疾病有关,且在妊娠的前两个月风险最高。此外,有报道称母亲使用安乃近会增加婴儿患白血病的风险。

2. **非甾体抗炎药** 非甾体抗炎药(NSAIDs)是一类具有抗炎和镇痛作用的药物,通过抑制环氧化酶(COX)的活性阻断花生四烯酸转化为前列腺素、前列环素和血栓素 A_2(TXA$_2$)而发挥药理作用。COX 分为两个亚型,COX-1 和 COX-2。COX-1 诱导产生的前列腺素主要起生理和保护功能,如维持胃肠道黏膜的完整性、调节肾血流量和血小板功能;COX-2 主要在巨噬细胞、纤维母细胞、软骨、内皮及表皮细胞中表达,在基础状态下水平极低,一旦受细胞因子或内皮素刺激,其表达量会数十倍增长,产生前列腺素参与炎症反应。根据对 COX 抑制作用将 NSAIDs 分为 4 类(表 7-21)。

表 7-21　根据对 COX 抑制作用对 NSAIDs 分类

分类	作用特点	代表药物
非特异性 COX 抑制剂	对 COX-1 和 COX-2 均有明显的抑制作用,既有较强的抗炎镇痛作用,也有较明显的胃肠道副作用	大部分传统的 NSAIDs 属于这一类
特异性 COX-1 抑制剂	抑制血小板聚集、防治心脑血管缺血性病变	小剂量的阿司匹林
倾向性 COX-2 抑制剂	在常规剂量时,主要是抑制 COX-2,对 COX-1 作用甚弱,胃肠道的不良反应较少;大剂量时,也会抑制 COX-1,并产生明显的胃肠道不良反应	美洛昔康、尼美舒利、萘丁美酮、依托度酸
特异性 COX-2 抑制剂	使用较大剂量时,也主要是抑制 COX-2,而几乎不抑制 COX-1,因此胃肠道的不良反应较少	塞来昔布、罗非昔布

非甾体抗炎药被归类为外周作用镇痛药,因为它们本身对精神疼痛感觉没有影响,但可以防止引起疼痛的化学物质被释放。非甾体抗炎药不建议在妊娠期间使用,因为它有许多副作用,包括引起子宫胎盘血流量的改变、胎儿动脉导管的过早闭合、急性肾毒性、新生儿持续性肺动脉高压、妊娠延长和羊水过少。在分娩过程中,前列腺素和白三烯是必需的,在每一个步骤中都发挥着重要作用,因此对其合成的抑制可阻碍分娩的开始并延长妊娠期。如果妊娠期治疗剂量较小,持续时间不长,并在妊娠晚期及时停用,则非甾体抗炎药通常是无害的。然而,如果在妊娠晚期和分娩前仍继续使用,新生儿全身的非甾体抗炎药浓度显著升高,而新生儿肾脏的清除能力不足,可导致系统性蓄积和毒性反应。

阿司匹林几乎完全通过转运介导的过程穿过胎盘,在怀孕期间通常是禁忌用药,但越来越多的产科医师在临床中应用阿司匹林,主要不是为了镇痛,而是为了减少产妇血栓形成和降低流产的风险。而且阿司匹林用于预防子痫前期的分子机制已得到广泛认可,但这种方法仍有延迟分娩和其他胎儿效应的风险,因此,医师需仔细权衡产妇的需求和胎儿的风险后再行使用。

根据世界各地医学协会提出的证据和发表的指南,妊娠期镇痛药物第一阶梯的选择,应首选对乙酰氨基酚,尽量避免使用非甾体抗炎药。

3. 阿片类镇痛药　阿片类镇痛药通过激活中枢神经系统(大脑和脊髓)的各种亚型的阿片受体来减轻疼痛,主要的阿片类受体亚型包括 μ、κ 和 δ 受体,各类型阿片受体激动后的作用(表 7-22)。

表 7-22　阿片受体激动后产生的作用

受体		作用	备注	代表药物
μ	μ1	脊髓上止痛,镇静,催乳素分泌	μ 受体激动剂大量应用时呼吸抑制常在止痛的天花板效应以前即达到,故临床上常认为"μ 受体激动剂无天花板效应"	吗啡、芬太尼家族、哌替啶
	μ2	呼吸抑制,欣快,瘙痒,缩瞳,抑制肠蠕动,恶心呕吐,依赖性		

受体	作用	备注	代表药物
κ	脊髓镇痛,呼吸抑制,镇静,致幻	κ受体激动剂可能对内脏痛有较好作用,也可能有较好的抗惊厥效应,同时能有效缓解瘙痒	羟考酮、布托啡诺、纳布啡
δ	脊髓镇痛,平滑肌效应,缩瞳,调控μ受体活性	δ受体激动剂与μ受体形成复杂的二聚体等多种形式,在镇痛中发挥作用	布托啡诺、纳布啡

静脉注射阿片类药物对产妇疼痛评分的影响很小,镇痛效果不可靠,而且通常可引起恶心、呕吐和困倦等不良反应,而且各种药物之间没有很大的差异。

所有阿片类药物都可穿过胎盘屏障,可能对胎儿或新生儿产生不良影响,比如胎心率变异消失、胎心率基线降低、新生儿呼吸抑制或神经行为改变等。与成人相比,新生儿消除药物的时间更长,因此药物的效果可能会延长,尤其是临近分娩的时候。

(1) 哌替啶:哌替啶仍是目前产科最常用的镇痛药物之一。在英国,无论是在医院还是在社区护理机构工作,助产士都可以在没有医师处方的情况下,给孕妇肌内注射哌替啶。该药物最常见的副作用是孕妇嗜睡、恶心呕吐和胎心率暂时下降。哌替啶的代谢产物去甲哌替啶仍然具有生物活性,可以通过胎盘,引起新生儿呼吸抑制,新生儿需要3~6d的时间才能从全身系统中消除哌替啶及其代谢物去甲哌替啶,而且哌替啶不能被纳洛酮拮抗。

(2) 吗啡:吗啡是一种广泛应用于ICU的μ阿片类受体激动剂。不良反应包括呼吸抑制、皮肤瘙痒、组胺释放增加和静脉扩张导致的全身低血压。低血压在血流动力学不稳定的患者中可能非常显著。吗啡在肝脏内通过葡萄糖醛酸代谢,转化为吗啡-6-葡萄糖醛酸(活性代谢物)和吗啡-3-葡萄糖醛酸(非活性代谢物),两者均经肾清除。因此,存在急性肾脏损伤或慢性肾脏疾病的妇女应避免使用吗啡,以避免药物蓄积引起的不良反应增加。吗啡没有致畸作用,对于ICU内的产科危重症患者是选择之一。但如果使用时临近分娩,应注意新生儿的呼吸状态,因为吗啡可能会导致新生儿的呼吸抑制,严重者甚至需要机械通气。

(3) 芬太尼:芬太尼是另一种μ阿片受体激动剂,其药效是吗啡的100倍。芬太尼由肝脏氧化代谢,没有活性代谢物。因此,在患者肾功能异常或循环不稳定的情况下,它比吗啡更安全有效。芬太尼的半衰期为3h,脂溶性强,起效快(1~2min,吗啡5~10min)。大剂量使用可出现胸壁强直的并发症。芬太尼无致畸的相关报道,可安全用于危重症孕妇。但同吗啡类似,如果在临产前使用,可能因为透过胎盘屏障而导致新生儿呼吸抑制。

(4) 羟考酮:羟考酮是μ和κ阿片受体激动剂,但主要作用于κ受体,对μ受体亲和力不高,为吗啡的1/10~1/5,其镇痛作用中μ和κ受体所占比例不确定。κ受体激动剂对内脏化学刺激引起的疼痛有抑制作用,较少引起呼吸抑制,无躯体依赖和胃肠道反应。羟考酮同其余阿片类药物一样,可穿过胎盘屏障,但孕妇体内羟考酮的消除半衰期(2.6h)比未怀孕健康志愿者体内的消除半衰期更短(3.8h),因此胎儿的接触量相对较低,降低了胎儿发生并发症的风险。且羟考酮的代谢物羟吗啡酮很少透过胎盘进入胎儿体内,减少了胎儿体内活性代谢物蓄积引起的副作用。

(5) 瑞芬太尼:瑞芬太尼是一种 μ 阿片受体激动剂,其半衰期极短,只有 3min。代谢是通过血浆酯酶进行的,与肝肾功能无关,因此在长时间的输注后不会出现蓄积。瑞芬太尼能通过胎盘屏障,虽然依然会导致产妇镇静,但对于婴儿而言,药物迅速代谢和再分布,新生儿出生后 Apgar 评分无明显变化,也无明显新生儿副作用;而且瑞芬太尼很少在血管外聚集,应用于分娩中对新生儿没有长时间的呼吸抑制。

(6) 布托啡诺:布托啡诺是一种阿片受体激动-拮抗药,主要作用于 κ 受体,对 δ 受体作用不明显,对 μ 受体具有激动拮抗的双重作用,对 κ、δ 和 μ 受体激动作用强度为 25:4:1。在体内无阿片 μ 受体激动药时,布托啡诺主要表现为剂量依赖性和有天花板效应的 κ 受体镇痛作用;在已使用 μ 受体激动药的患者,则拮抗 μ 受体,减轻或消除 μ 受体呼吸抑制等副作用,以及激动 κ 受体的镇痛作用。由于布托啡诺对阿片受体的这种独特作用,以及具有镇痛效果良好,呼吸抑制、恶心呕吐轻微,几乎无皮肤瘙痒等特点,使得布托啡诺近年来在产科的应用逐渐增多。

(7) 纳布啡:与布托啡诺类似,也是一种阿片受体激动-拮抗药。纳布啡对 κ 受体完全激动,镇痛效果强,镇痛起效快,时间持久,特别是对于内脏痛,但其镇痛作用也具有天花板效应;对 μ 受体具有部分拮抗作用,呼吸抑制和成瘾发生率低;对 δ 受体活性极弱,不产生烦躁、焦虑感。

需要注意的是,对已经或正在接受阿片类激动剂镇痛治疗的患者,应避免使用阿片受体激动-拮抗药(纳布啡和布托啡诺等),因为这类药对 μ 受体的拮抗作用可能会降低镇痛效果,引发戒断症状,或两者兼而有之。

4. 患者自控静脉镇痛　患者自控静脉镇痛(patient-controlled intravenous anesthesia,PCIA)通常使用阿片类药物,常用的药物有芬太尼、布托啡诺和瑞芬太尼等。通常只有当其他方法都无效或有禁忌时,才会考虑使用 PCIA 作为替代,这是因为阿片类药物是一种剂量依赖性很强的呼吸抑制剂。与硬膜外镇痛相比,PCIA 镇痛效果明显较差。

(三) 其他镇痛方式

1. 吸入镇痛　N_2O(一氧化二氮,笑气)和氟醚衍生物(恩氟醚、异氟醚和甲氧基氟醚)都可以用于分娩镇痛。吸入镇痛的优点是不妨碍患者活动,不需要额外的监测,一旦取下吸入面罩可以快速终止效果。但吸入镇痛需要专门的设备进行控制,并且必须有清除设备,以减少其他人的环境暴露。氟醚衍生物与 N_2O 相比较,氟醚衍生物在分娩第一阶段的镇痛效果比较好,总体镇痛评分更高,而 N_2O 更容易出现恶心、呕吐、头晕和嗜睡等副作用。二者在新生儿的 Apgar 评分上无显著统计学差异。

2. 其他　包括护理人员的心理支持,伴侣的陪伴和一个轻松的分娩环境,可以在一定程度上减轻产妇的痛苦。

三、产科重症患者镇痛治疗的具体方式与药物选择

产科重症患者的镇痛管理不仅要考虑药物的使用,还需要进行镇痛方式的选择和权衡;除了常规带机患者进行的镇痛镇静治疗之外,还需要考虑到产科特有的一些疼痛也可能是引起患者躁动的原因,及时有效的处理可以给患者带来更多舒适的体验,对疾病的治疗产生积极的效果。

(一) 产科重症患者机械通气的镇痛

1. 妊娠期　由于气管插管的强烈刺激,有创呼吸机的带机患者可直接选择第三阶段的强阿片类药物,用药的原则与非妊娠患者一致。持续泵入的药物可以选择吗啡或芬太尼;近年来,瑞芬太尼因其代谢时间短、对胎儿的影响小等优点,越来越多地应用在产科重症患者的镇痛治疗中。需要注意的是,这类患者分娩的新生儿,出现呼吸抑制的可能性极大,应在分娩前就做好相应的抢救准备。

2. 产后　产科重症患者产后机械通气的镇痛方案同非妊娠期。

(二) 分娩镇痛

分娩疼痛是一种复杂的、多层面的疼痛,个体差异很大。在分娩的第一阶段,子宫下段的伸展和扩张及子宫颈的扩张会刺激机械感受器,而机械感受器负责将这种疼痛脉冲沿脊髓内脏交感神经从 T_{10} 传递到 L_1,因此,第一产程的疼痛和其他类型的内脏疼痛类似,是弥漫性的,不能准确定位。随着第一产程胎儿的下降和第二产程分娩的启动,阴部神经和骶神经的主前分支 $S_{2\sim4}$ 受刺激,导致阴道扩张痛、盆底痛和会阴疼痛。这种疼痛主要是躯体痛,因此,比分娩早期的内脏痛更容易定位。

分娩时的剧烈疼痛会对产妇和胎儿都产生不良影响。交感神经系统的激活导致儿茶酚胺激增;过度通气和代谢率的增加使孕妇的耗氧量明显增加,可导致低氧血症;母体血压升高可能是心输出量增加和血管阻力增加引起的。这些心肺相互作用最终会导致子宫收缩不协调,胎盘灌注减少,从而造成胎儿低氧血症和胎儿酸中毒。

从临床角度来看,分娩镇痛不仅仅是提供药物干预,对孕妇心理状况的关注也同样重要。良好的沟通和护理人员的支持可以有效地改善妇女的分娩体验,并提高其对护理的总体满意度。

1. 若产妇无禁忌,椎管内麻醉(镇痛)仍然是分娩镇痛的最优选择。也可以在椎管内镇痛药物的溶液中加入阿片类药物,以加强镇痛效果。分娩后可依然保留硬膜外导管,继续予以 PCEA 进行产后的疼痛管理。留置导管时注意避免并发症,如导管移位、感染等,

一旦发现并发症或镇痛效果差,及时拔除椎管内置管。

2. 当产妇有椎管内镇痛禁忌或产妇拒绝使用时,可考虑使用 PCIA。因为分娩是一种非常剧烈的疼痛,因此第一阶梯和第二阶梯的镇痛药物暂不考虑,可直接选择第三阶梯的强阿片类药物。使用时注意对产妇进行心电监护,观察是否有呼吸抑制等不良反应,必要时给予氧疗以保障孕妇氧供。同时关注新生儿是否有呼吸抑制,必要时及时抢救插管。

(三) 剖宫产术后切口疼痛的镇痛

剖宫产术后的综合治疗方案可缩短住院时间,主要包括三个部分:①早期进食;②增加活动(床上/早期下床);③早期拔除尿管。但活动会加剧切口的疼痛,因此,充分的镇痛不但能缓解患者的痛苦,同时还使患者早期下床活动成为可能。

1. 若患者采用椎管内麻醉完成剖宫产,并且保留了硬膜外置管,术后可采用 PCEA 进行疼痛管理。

2. 若患者无法保留硬膜外导管,则采用药物镇痛。切口的疼痛在最初 1~2d 仍非常剧烈,第一阶梯和第二阶梯药物很难控制,可直接使用第三阶梯强阿片类药物,静脉泵入、肌内注射或 PCIA。

(四) 子宫复旧疼痛的镇痛

分娩后,子宫通过收缩进行止血,并逐渐恢复到非妊娠状态的大小、位置和张力,这一过程被称为子宫复旧。单纯子宫复旧引起的疼痛通常会持续 2~4d,并会自行消退。对于多胎妊娠和羊水过多的孕妇而言,由于子宫肌纤维过度拉伸,复旧所需收缩强度和频率相应增加,导致产后腹痛尤为严重。而产后泌乳引起内源性催产素释放,则使宫缩强度进一步增强。

1. **非药物治疗** 通常情况,子宫复旧疼痛都可以使用非药物的手段进行处理。一是可以选择在局部热敷;二是嘱咐患者注意及时排空膀胱,因为膀胱充盈会使子宫移位,影响子宫有效收缩,导致子宫收缩的频率和强度增加,从而引起子宫复旧疼痛加剧。

2. **药物治疗** 非甾体抗炎药(NSAIDs)在治疗正常子宫复旧引起的疼痛方面比对乙酰氨基酚更有效,阿片类药物在缓解子宫复旧疼痛方面不优于非甾体抗炎药。

3. **注意事项** 正常子宫复旧通常不伴有发热、腹胀或转移性疼痛,且疼痛一般在分娩后第一周消退。而子宫内膜炎或其他非子宫疾病的残留产物,如血肿、切口裂开和盆腔血栓性静脉炎也可能导致持续性腹痛。因此,任何持续数天的腹痛,与子宫复旧的疼痛不成比例,或同时伴有发热、寒战或出血增加,都需要进一步评估。

(五) 会阴疼痛的镇痛

会阴疼痛通常发生在经阴道分娩的孕妇。近四分之三(73%)的初产妇和 37% 的经产妇在产后两个月内会有持续存在的会阴疼痛。那些在分娩过程中使用了辅助阴道分娩技术(产钳、胎吸等)和会阴切开术的产妇,产后会阴/阴道疼痛更严重。因此,许多关于分娩后会阴疼痛的研究都集中在预防或减少会阴损伤的方法上。例如,生产前一周进行会阴按摩,第二产程温水湿敷会阴,尽量避免会阴切开术;采用连续缝合与间断缝合相结合的技术,可减少会阴损伤修复后的疼痛。

1. **非药物治疗**　产后会阴疼痛最常用的治疗方法是一些理疗手段,如冰袋冷敷、热敷和坐浴。冰袋冷敷的局部降温效果可减少水肿和瘀斑,并在一定程度上缓解疼痛。冷敷时不要频繁挪开冷敷袋,可以每隔 10~20min 休息一次。特别需要注意的是,因硬膜外或局部镇痛而感觉减退的妇女,产后立即局部降温可能导致冻伤。坐浴也是阴道分娩后护理的常用做法,但是温水坐浴并不能有效地减少组织水肿,相反,冷水坐浴反而能更有效地缓解疼痛。

2. **药物治疗**　严重的会阴疼痛仍然需要进行药物治疗,非甾体抗炎药是首选,其次是对乙酰氨基酚类药物。阿片类药物只用于对非甾体抗炎药、对乙酰氨基酚无效的中重度疼痛,因为使用阿片类药物与便秘风险增加相关,而便秘会加重会阴疼痛。此外,单剂量硬膜外麻醉对缓解阴道分娩妇女会阴疼痛也是有效的。

3. **注意事项**　无论采取何种措施来缓解产后会阴疼痛,临床医护团队都必须定期评估会阴疼痛、肿胀和伤口愈合的情况,以及有无感染、裂开或血肿的迹象。

(六) 结论

有效的疼痛管理是产科危重症患者救治的重要组成部分。在镇痛药物的选择上,我们应严格遵循孕产妇的用药原则:避免不必要的用药,尽量避免在妊娠早期行药物治疗;分娩前忌用药;谨慎选择治疗药物;充分权衡用药利弊。但在孕妇发生危及生命的事件时,则不再需要考虑药物的 FDA 分类。因产科危重症患者特有疼痛类型,镇痛具体方式也不尽相同。除去药物治疗,尽可能排除和减轻引起患者躁动和疼痛的原因,适当的心理疏导、物理治疗、改善环境等非药物治疗手段也是很有必要的。因此,结合患者病情制订合理的镇痛方案,正确用药用量,对产科危重症患者减少住院时间、改善预后尤其重要。

(肖　菲　李孝锦)

参考文献

[1] KALHAN M,SINGH S,PUNIA A,et al. Maternal near-miss audit:lessons to be learnt [J]. Int J Appl Basic Med Res,2017,7(2):85-87.

[2] KOYYALAMUDI V,SIDHU G,CORNETT E M,et al. New labor pain treatment options [J]. Curr Pain Headache Rep,2016,20(2):11.

[3] STAIKOU C,PARASKEVA A,KARMANIOLOU I,et al. Current practice in obstetric anesthesia:a 2012 European survey [J]. 2014,80(3):347-354.

[4] ARMSTRONG S,FERNANDO R. Side effects and efficacy of neuraxial opioids in pregnant patients at

delivery：a comprehensive review［J］. Drug Saf,2016,39(5):381-399.

［5］CARLSON C L. Effectiveness of the World Health Organization cancer pain relief guidelines：an integrative review［J］. J Pain Res,2016,9:515-534.

［6］GAFFNEY A. Critical care in pregnancy—is it different？［J］. Semin Perinatol,2014,38(6):329-340.

［7］PRICE H R,COLLIER A C. Analgesics in pregnancy：an update on use,safety and pharmacokinetic changes in drug disposition［J］. Curr Pharm Des,2017,23(40):6098-6114.

［8］PACHECO L D,SAADE G R,HANKINS G D.Mechanical ventilation during pregnancy：sedation, analgesia,and paralysis［J］. Clin Obstet Gynecol,2014,57(4):844-850.

［9］SMITH L A,BURNS E,CUTHBERT A. Parenteral opioids for maternal pain management in labour［J］. Cochrane Database Syst Rev,2018,6(6):CD007396.

［10］KOKKI M,FRANCO M G,RAATIKAINEN K,et al. Intravenous oxycodone for pain relief in the first stage of labour—maternal pharmacokinetics and neonatal exposure［J］. Basic Clin Pharmacol Toxicol,2012,111(3):182-188.

［11］HENSLEY J G,COLLINS M R,LEEZER C L. Pain management in obstetrics［J］. Crit Care Nurs Clin North Am,2017,29(4):471-485.

［12］CORSO E,HIND D,BEEVER D,et al. Enhanced recovery after elective caesarean：a rapid review of clinical protocols,and an umbrella review of systematic reviews［J］. BMC Pregnancy Childbirth, 2017,17(1):91.

［13］FAHEY J O. Best practices in management of postpartum pain［J］. J Perinat Neonatal Nurs,2017,31(2): 126-136.

第十一节　物质使用相关问题的镇痛管理

一、概述

物质,即精神活性物质(psychoactive substance),指的是能够影响人类心境、情绪、行为、改变意识状态,并有致依赖作用的一类化学物质,人们使用这些物质的目的在于取得或保持某些特殊的生理、心理状态。物质可分为四类:①中枢神经抑制剂,包括阿片类(如海洛因、吗啡、哌替啶、美沙酮、丁丙诺啡)、酒精、巴比妥类、苯二氮䓬类(BZD)。②中枢神经兴奋剂,包括苯丙胺类(如冰毒、摇头丸)、可卡因、烟草、含咖啡因饮料。③致幻剂,包括大麻、麦角二乙胺(LSD)、苯环己哌定(PCP)等。④挥发性溶剂,包括丙酮、四氯化碳、某些溶媒等。

依赖(dependence)是一组认知、行为和生理症状群,分为躯体依赖(physical dependence)和心理依赖(psychological dependence),表现为个体尽管明白使用成瘾物质会带来明显的问题,但还在继续使用,自我用药的结果是导致耐受性增加、戒断症状和强制性觅药行为。

在我国,药物滥用与依赖的流行病学表现为阿片类(以海洛因为主)、酒精类、镇静催眠剂和中枢兴奋剂(以苯丙胺为主)的泛滥。

不同物质的使用或物质依赖所致的临床表现差异较大。临床上大致可以分为慢性中毒症状、戒断症状和急性中毒症状。慢性中毒症状包括物质使用对中枢神经系统、呼吸系统、心血管系统、消化系统等造成的不同严重程度的损害。戒断综合征是指在机体长期大剂量使用某种精神活性物质之后，突然停药或减少用量，或应用受体阻断剂所引起的一系列症状和体征，戒断症状常常与所用药物的急性药理作用相反。阿片类药物引起的戒断综合征的主要表现包括精神症状、躯体症状和自主神经系统症状三方面；可卡因和苯丙胺类兴奋剂的戒断综合征表现为断药后的全身疲乏无力、精神萎靡、抑郁、睡眠延长、过量饮食等。

阿片类药物急性中毒的特征性表现是昏迷、呼吸抑制、针尖样瞳孔三联征。长期吸毒者还可出现情绪低落、幻觉、妄想、行为怪异等精神病性症状。急性酒精中毒，临床上可出现典型的中枢神经系统下行性抑制表现，即从额叶皮质脱抑制的欣快、言语增多到低级运动中枢脱抑制的运动不协调，以及网状系统和脑干受损的意识障碍、呼吸抑制等。

对怀疑存在药物滥用和依赖的患者，可对其体液进行相应的分析检测。可分析的有血液、尿液等。可采用血样（10ml）分析的药物包括：巴比妥酸盐、四氢大麻酚酸性代谢物、酒精、地西泮、安眠酮、吗啡，但后三种药物在血液中浓度很低。常采用尿液（25ml）分析的药物有：吗啡、苯丙胺、美沙酮、可卡因、哌替啶等。

二、重症监护病房物质依赖患者的流行病学特点及对镇痛治疗的需求

ICU 收治的物质依赖患者大致可分为以下三类：①因成瘾性药物急性中毒导致器官功能障碍的患者，最常见的是阿片类、可卡因类、大麻、苯二氮䓬类、酒精的过量使用。来自西方国家的报道，在急诊收治的患者中，有 0.6%~2.1% 是由于上述成瘾性物质过量所致，其中 3%~14% 的患者需要接受 ICU 的治疗，病死率为 2%~14%。而来自美国纽约的报道称，因上述原因入住 ICU 的患者高达 19%。这部分患者往往较其他 ICU 患者的平均年龄更小，属于排名靠前的可治愈疾病。②慢性物质依赖患者，因合并其他疾病入住 ICU，包括长期饮酒、吸烟、服用抗精神病药物及慢性疼痛患者。③在 ICU 治疗期间由于长期使用某些药物导致医源性物质依赖的患者，最常见的为长期使用阿片类及苯二氮䓬类药物的患者。由于导致物质依赖的药物种类繁多，各个国家和地区对相关药物的管制制度不同，实验室诊断条件的限制，目前尚缺乏 ICU 内物质依赖患者收治情况大规模的流行病学资料。

上述患者在接受 ICU 治疗期间，除跟普通患者一样，面临疾病本身、各种有创操作、侵入性管道等各种原因导致的疼痛，还可能面临与依赖的物质的突然中断接触导致的疼痛，如阿片类药物戒断后的痛觉过敏现象。这类患者在 ICU 治疗期间容易出现躁动，这种躁动有时跟疼痛难以鉴别，同时，这类患者在选择镇痛药物或镇痛方式时均有其特殊性，需要医护人员给予关注。

疼痛症状在物质依赖患者中最常见于阿片类物质戒断反应，其具体机制并不是机体出现疼痛的部位受到损伤或有病理性改变，而是在戒断过程中内源性阿片肽缺乏所致痛

觉过敏,机体疼痛系统的功能尚未恢复正常的结果。疼痛症状出现的常见部位大多集中在机体的骨关节周围、骨膜等神经末梢分布比较丰富的区域。其轻重程度、出现和持续的时间因所用的脱毒药物和方法的不同而差异较大。一般阿片类物质的戒断反应在脱毒治疗或中断物质使用的第 2 天开始出现,第 3~4 天较重,可呈持续性,之后逐渐缓解,随后转为呈阵发性,有的可延续到第 7~8 天甚至更长。用美沙酮等同类药物替代递减治疗,疼痛症状可推迟数天或不再出现。用非阿片类药物治疗时,其出现时间和表现与自然戒断相似。

三、物质依赖患者的镇痛管理

疼痛和物质依赖有着复杂的关系。一方面,疼痛属于物质戒断、中毒导致的常见症状,此时,疼痛属于物质依赖的一部分,尤其是阿片类物质依赖,需要临床医务工作者给予关注和处理。另一方面,许多躯体存在疾病的患者由于镇痛的需要,会产生物质依赖,此时,疼痛成为物质依赖的驱动因素。有研究显示,35% 的物质使用障碍患者报告有慢性脊柱疼痛,在有疼痛困扰的患者中,约有 20% 报告有物质依赖,其中 0.6% 是处方镇痛药物依赖。使用阿片类药物治疗躯体疾病的患者中,有 0~24% 的患者产生依赖,且有剂量相关性。再者,部分躯体疾病患者,合并有酒精依赖等物质依赖问题。上述几种情况常交互存在,需要仔细甄别。

患有致残性慢性疼痛和物质依赖的患者往往处于个人危机状态,管理的最初目标往往是实现临床稳定。危机稳定之后,从以疾病为中心、以治疗提供者为基础的管理模式,慢慢过渡到以个人为中心、对疼痛和共病进行自我管理的模式。以上模式的执行需要一个训练有素治疗团队,具体工作内容包括患者教育和心理治疗、物质依赖的治疗及镇痛管理等。

(一) 患者教育和心理治疗

患者教育的对象包括患者本人及其主要照顾者,目的是向患者及家属告知疼痛可能的原因及可供选择的治疗方法,减少因疼痛导致的不良行为,如过度制动及接受碎片化的治疗。

专业的心理治疗,如认知行为疗法(CBT)、接受和承诺疗法(ACT)和正念疗法,都是有效的疼痛管理方法。若由于重症患者的特殊情况以上治疗无法实施,心理治疗疼痛的许多其他方式,如动机性访谈、目标设定、认知重构、基本正念和行为激活,也可以在重症患者使用。

(二) 物质依赖的治疗

在接受物质依赖治疗的患者中,经常可观察到持续的高水平疼痛,疼痛导致患者对依赖物质的渴望增加,并迫使患者使用多种药物缓解疼痛。疼痛强度和其波动变异性与物质依赖较高的复发率和较差的治疗结局有关。

临床中,如果没有对物质依赖的有效治疗,往往很难控制患者的疼痛和其他症状,而物质依赖往往会加重这些症状的强度和波动性,因此物质依赖的治疗是基础和重点。

躯体依赖性较重的精神活性药物,如阿片类、酒类、镇静催眠剂等,常需采用特殊治疗方法帮助患者脱毒。而各类药物依赖的治疗均需要全面心理治疗的协助,帮助患者重新与社会结合。下面重点介绍阿片类、酒类、镇静催眠剂、兴奋剂滥用和依赖的治疗方法。

1. 阿片类药物依赖的治疗　急性戒断治疗是整个治疗计划的第一步,实施前应:①明确诊断;②了解既往史以确定一般健康状况;③进行详细的体格检查;④确定个体治疗方案;⑤密切观察患者治疗中的各种变化,重视护理。

常用的脱毒治疗方案有四种:①作用于阿片受体的替代递减治疗,如美沙酮;②作用于去甲肾上腺素的非阿片类药物,如可乐定、洛非西定;③作用于阿片受体的部分激动、部分拮抗剂,如丁丙诺啡;④其他对症治疗方法,及新开发的中成药。

阿片类药物急性中毒的急救措施包括:

(1) 对昏迷的常规处理,如维持呼吸道通畅,吸氧,静脉输液维持水、电解质平衡,以及一般支持疗法。

(2) 快速给予阿片受体拮抗剂纳洛酮,首剂 0~4mg 静脉推注,必要时 2~5min 重复使用 2~3 剂,连续使用 3 次左右常可使患者意识恢复,呼吸恢复正常。当静脉注射有困难时,气管内给药是最佳途径。之后必须继续使用纳洛酮以免患者再度昏迷,可将纳洛酮 4mg 加入 1 000ml 液体中,持续 12h 静脉滴注。

2. 酒精依赖的治疗　酒精戒断综合征(AWS)的临床表现可从轻度的焦虑、不安、失眠到重度的震颤、谵妄,特别是后者需采取迅速有效的措施,若处理不当可能引起患者死亡。

酒精戒断综合征应当按照临床急重症对待,治疗措施包括:

(1) 积极补充水、电解质和足量的维生素,特别是维生素 B_1。

(2) 充分使用苯二氮䓬类药物控制戒断症状,中重度戒断症状起始剂量为地西泮 40mg/d,根据戒断症状的控制程度每天逐渐减量,使用时间一般为 5~7d。另外一种给药方法为对症给药,定期观察患者生命体征和戒断症状,借助临床戒断反应评估量表(CIWA)评分,一旦 CIWA 总分大于 8 分,或收缩压>160mmHg、舒张压>100mmHg,或心律超过每分钟 100 次,则可使用地西泮 10~20mg 或劳拉西泮 2~4mg,4h 后再次评估,并根据症状决定是否给药,直至患者的 CIWA 评分低于 8~10 分。

(3) 密切观察生命体征,防治心、脑、肺、肾等合并症和/或并发症。

(4) 密切观察精神状况,对症使用抗精神病药物如新型抗精神病药物喹硫平、奥氮平等,并进行支持性的心理治疗。

（5）其他药物治疗，除苯二氮䓬类药物外，也有人尝试其他药物治疗 AWS，包括抗惊厥药、巴氯芬及 β 受体阻滞剂及抗高血压药等。目前普遍认为，这些均属于二线药物，可与苯二氮䓬类药物联合使用，或者当患者因某种原因不能使用苯二氮䓬类药物时使用。

震颤、谵妄是酒精戒断的严重并发症，尤其是在老年人群多见。治疗措施包括：

（1）排除其他疾病，首先考虑其他排除性诊断，如感染（如脑膜炎）、外伤（如颅内出血）、代谢紊乱、肝功能衰竭、药物过量、胃肠道出血等。

（2）加强支持性措施，给予加强型护理和生命体征监测。

（3）静脉补液和营养支持治疗。

（4）积极但谨慎使用苯二氮䓬类药物控制戒断症状，首选地西泮，剂量为每 5~10min 给予 5~10mg 静脉注射，直至达到适度的镇静作用，劳拉西泮剂量为每 15~20min 给予 1~2mg 静脉注射。之后可以每小时给药一次，直到戒断症状控制平稳后可每 4~6h 给药一次。对于重度戒断症状，部分患者需要大剂量静脉推注才能初步控制症状。短效苯二氮䓬类药物（如咪达唑仑、替马西泮）推荐用于可能发生过度镇静的患者，如老年、近期发生头颅外伤、肝功能障碍或其他严重疾病。

（5）给予抗精神病药物治疗。主要用于控制精神症状，可选用氟哌啶醇，每次 5mg，1~3 次/d，肌内注射，根据患者的反应增减剂量。不要使用能降低癫痫阈值的药物，如氯丙嗪、氯氮平等。

3. 苯二氮䓬类药物依赖的治疗 苯二氮䓬类药物依赖的治疗原则同其他类别的中枢神经抑制剂依赖的治疗。其脱毒药物的选择依苯二氮䓬类药物的作用时而定，短作用时的苯二氮䓬类药物最易形成依赖，可选用长作用时的苯二氮䓬类药物如地西泮进行替代递减治疗；长作用时的苯二氮䓬类药物可使用苯巴比妥替代递减治疗。对于那些采用这些方法仍有困难的患者，可配合抗焦虑治疗。替代治疗的最初 2 日为诱导期，临床需调整至适宜的替代剂量后再行递减。脱毒之后应及时针对患者原发的精神障碍、心理障碍、家庭和社会的有关问题进行康复治疗。

4. 苯丙胺滥用的治疗

（1）戒断症状的治疗：突然停用苯丙胺类不会出现严重的生理功能紊乱，故无需逐渐减量或行替代治疗，但应处理患者的抑郁、焦虑等情绪障碍及睡眠障碍。

（2）急性中毒的治疗：急性中毒时应采取抢救措施，包括控制兴奋、补充能量、防止受伤。应慎用巴比妥类和抗精神病药物，可用苯二氮䓬类、苯妥英钠控制兴奋躁动。出现高血压时宜用 α、β 受体阻滞剂拉贝洛尔，或 α 受体阻滞剂酚苄明、酚妥拉明等降压药。利尿和尿液酸化有助于苯丙胺的排泄。必要时可采用腹膜透析或血液透析。

（3）精神症状的治疗：可对症使用抗精神病药物，如氟哌啶醇、奥氮平、阿立哌唑等，症状消失即可减量，无需维持治疗。

5. 可卡因滥用的治疗 可卡因依赖者突然停药时大多无严重躯体不适，因此无需进行专门的脱毒治疗。对可卡因依赖者的治疗主要是针对其躯体合并症、精神状况、婚姻及家庭问题、就业问题等进行综合性治疗。药物治疗主要用于对症处理伴发的躯体和精神问题。

6. 大麻滥用的治疗 大麻的躯体依赖性轻微，一般无需脱毒治疗。出现感知障碍、闪回症状时须密切观察，可进行安慰解释。对伴发的偏执性精神病性障碍，可对症使用抗精神病药物。

(三) 物质依赖患者的镇痛管理

海洛因成瘾的本质和病理特点是机体内源性阿片肽绝对或相对不足，而维持治疗剂量的药物，如美沙酮、丁丙诺啡等实际上只是补充了这种不足，使患者的痛觉阈值恢复和维持在正常或基本正常的水平。在这种状态下，患者与正常人同样会出现疼痛症状，需要使用镇痛药物。正确的处理方法是在继续使用原维持药物和维持剂量的基础上，合理使用其他镇痛药。例如，美沙酮维持治疗患者阵痛时，可选用其他阿片受体激动剂，如吗啡、哌替啶，同时严密观察呼吸情况，以免出现呼吸抑制；丁丙诺啡和丁丙诺啡/纳洛酮复方制剂维持治疗患者镇痛时，不能选用阿片受体激动剂类药物，因体内同时存在有阿片受体激动剂时，丁丙诺啡可呈现阻断 μ 受体激动剂的作用，甚至诱发戒断反应。

对于其他药物依赖的镇痛，需要关注药物交叉耐受现象。交叉耐受是指机体对某种药物产生了耐受性后，往往也对具有同类药理作用的药物敏感性降低，如阿片类药物之间、巴比妥类药物之间、苯二氮䓬类药物之间，以及苯二氮䓬类药物与酒精之间均存在的交叉耐受现象。镇痛过程中，应减少使用与患者使用物质具有交叉耐受性的药物，如确需使用，需增加镇痛药物的用量，但也需留意可能带来的不良反应的增加。

（董再全　廖雪莲）

参考文献

［1］ WESTERHAUSEN D,PERKINS A J,CONLEY J,et al. Burden of substance abuse-related admissions to the medical ICU［J］. Chest,2020,157(1):61-66.

［2］ TOLLISEN K H,BJERVA M,HADLEY C L,et al. Substance abuse-related admissions in a mixed Norwegian intensive care population［J］. Acta Anaesthesiologica Scandinavica,2020,64(3),329-337.

［3］ ZHANG X,SHI J,TAO R. Substance and non-substance addiction［M］. Singapore:Springer,2017.

［4］ HSU,ERIC S. Medication overuse in chronic pain［J］. Current Pain and Headache Reports,2017,21(1):2.

［5］ MANHAPRA A,BECKER W C. Pain and addiction:an integrative therapeutic approach［J］. Medical Clinics of North America,2018,102(4):745-763.

［6］ VADIVELU N,MITRA S,KAYE A D,et al. Perioperative analgesia and challenges in the drug-addicted and drug-dependent patient［J］. Best Practice & Research Clinical Anaesthesiology,2014,28(1):91-101.

第十二节 体外辅助装置对镇痛管理的影响

体外膜氧合器(extracorporeal membrane oxygenator,ECMO)是对严重心或/和肺功能衰竭的患者进行器官功能支持的机械装置和技术。整个ECMO回路包括插管、连接管路、气体交换装置(通常称为氧合器)、反馈调节血泵、热交换器和各种检测装置。一般ECMO有两种模式,分别是静脉-动脉ECMO(veno-arteria ECMO,VA ECMO)和静脉-静脉ECMO(veno-venous ECMO,VV ECMO)。其中VA ECMO把血液从静脉引出,回流入动脉,明显影响患者的血流动力学,对循环和呼吸均有支持作用;而VV ECMO把血液从静脉引出后,再回流入静脉,仅改善氧合,却无血流动力学支持作用。1972年,ECMO首次用于成人呼吸衰竭患者,1975年,其成功应用于新生儿,此后ECMO逐渐应用于越来越多的患者和更广泛的疾病。根据体外生命支持组织(extracorporeal life support organization,ELSO)记录,1990年以来,全世界范围内有超过两万两千多名成年患者使用过ECMO。随着医疗技术、材料技术、机械技术的不断发展,近年来ECMO在重症医学领域中作为一种暂时的心肺器官功能支持手段,其支持时间持续延长,疗效逐步提高,应用范围不断拓宽,应用前景非常广阔。目前,ECMO广泛适用于严重心或/和肺功能衰竭、心或/和肺疾病能够逆转或者有相应的后续治疗措施(如等待心、肺等器官移植阶段)的患者。

一、体外膜氧合器治疗期间的镇痛镇静管理

ECMO是一种高侵袭性的治疗,插管粗大,管路冗长,维持时间长短不一。且常常患者病情危重而复杂,给镇痛镇静管理带来了新的巨大挑战。2017年ELSO的ECMO管理指南推荐在ECMO建立最初的12~24h,插管和管理过程中应该对患者实施深镇静,甚至保持轻度麻醉状态。其考虑有以下几个方面的原因:第一,预防空气栓塞,在插管过程中需要抑制自主呼吸,避免出现胸腔内负压,空气通过插管进入血管,特别在安置静脉插管时,应有效避免患者出现自主呼吸;第二,最大限度地降低患者代谢率,减少氧需和氧耗,维持患者基本氧合指数;第三,减少患者的随意运动,避免因患者的活动引起体位改变,导致插管困难;第四,增加患者的舒适度。通常在ECMO插管的12~24h之后,没有必要使患者完全无法活动。反而现在越来越主张充分镇痛,保持清醒,早期康复。

在ECMO稳定后,应暂停所有镇静和麻醉,以便进行彻底的神经系统检查。然后根据患者的焦虑和不适程度恢复镇静和镇痛。镇静目标是充分评估后制定个体化的镇静目标,同时确保不能拔动各种导管,以免出现导管脱出、错位或堵塞等情况。而且,在ECMO维持期间,每天都应减少或暂停一段时间镇静镇痛,保证做一次完整的神经系统评估。如果神经系统评估发现明显的神经系统功能异常,需要考虑安置ECMO的原因———一般是严重低氧或者低灌注,这些重症患者易发生广泛的脑组织水肿、引起缺血缺氧性脑病,且

ECMO 维持期间形成血栓的风险高、同时需要持续抗凝,易出现颅内出血或者栓塞,所以应立即进行头颅 CT 扫描,检查是否出现神经系统并发症。其中,VV ECMO 镇静的主要原因是耐受气管内插管。如果是 5 岁以上的患者,应尽早考虑气管切开术,以减镇痛镇静药物的使用。

但是,浅镇静和每天唤醒等目标并不一定完全适用于正在接受 ECMO 治疗的重症患者。如果患者出现烦躁、谵妄、焦虑、不自主活动或咳嗽等不能配合的情况,常会引起静脉血引流不畅,ECMO 血流量减少,随时可能出现循环灌注不足或气体交换减少等问题,加重病情。为了避免以上情况,也需要给予镇痛镇静。另外,在 ECMO 运行时如果不能满足机体氧供需求,镇痛镇静还可以降低自身代谢率、减少肌肉运动和降低全身温度,从而减少氧耗。

二、药代动力学改变

目前接受 ECMO 治疗患者的镇痛药物使用剂量通常比较大。一方面,危重症患者的病理生理改变影响药物作用。特殊病理条件造成的药物药代动力学(pharmacokinetics,PK)和药效学(pharmacodynamics,PD)变化,导致了药物剂量和疗效关系的改变。另一个重要的方面,ECMO 设备本身会显著影响患者使用药物的药物代谢。ECMO 体外机械支持进一步加重了药代动力学的变化,通常需要大量增加药物剂量才能达到镇痛镇静的目标。Nigoghossian 等人比较了有无 ECMO 支持的 ARDS 患者 6h 最大镇静需求量和达到最大镇静时间。接受 ECMO 治疗的患者需要的镇静剂量几乎是未接受 ECMO 治疗患者的两倍[咪达唑仑中位数(四分位范围):118mg(48~225) vs. 60mg(37~99),$P=0.004$],达到这一水平的时间比未接受 ECMO 治疗的患者晚了近 3 天。在 ECMO 中,阿片类药物的需求量[芬太尼中位数(四分位数范围):2 950mcg(1 950~7 840) vs. 900mcg(300~1 575),$P=0.001$]显著升高。因此,危重病和 ECMO 的结合对最佳药物治疗方案提出了严峻的挑战。随着 ECMO 应用增加,重症患者使用 ECMO 过程中复杂的药代动力学和药效学问题愈加突出。

药物的药代动力学受到多方面因素影响,主要包括装置、药物、疾病三个方面。重症患者的全身炎症反应、器官功能障碍、药物相互作用和器官功能支持等都会影响药物的药代动力学。未接受 ECMO 治疗的重症患者的药代动力学已有明显变化,而在 ECMO 治疗期间重症患者的药代动力学变化则更加显而易见。图 7-2 总结了患者接受 ECMO 治疗期间,影响药物药代动力学的主要因素。

(一) ECMO

ECMO 影响药物药代动力学的因素,主要包括滞留、稀释、清除等几方面。

1. **滞留** ECMO 对药物的滞留包括管路、膜肺和泵,其中管路滞留是最主要的原因。管路材料有聚氯乙烯(polyvinyl chloride,PVC)、聚氨酯(polyurethane)和硅胶(silicone),其

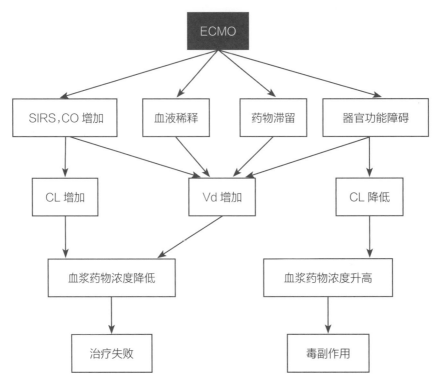

图 7-2　ECMO 支持患者药代动力学的影响因素

中 PVC 为目前最常用的材料。ECMO 回路具有较大的表面积与血液接触，大幅增加了表观分布容积（volume of distribution，Vd）。在 ECMO 使用过程中，药物可吸附在 ECMO 整个管路的内表面，导致体内药物浓度降低。在停止给药后，管路释放已附着的药物，延长药物作用时间，这种现象是不可预测的，而且作用时间的延长往往是有害的。而且管路的类型和使用时间长短会影响药物的损失程度。体外研究表明，在具有新型涂层的 PVC 管内，吗啡有 35%~58% 被吸附，芬太尼有 30%~40% 被吸附。

　　ECMO 对药物滞留的另一个因素是氧合器。通常分为硅胶膜氧合器和中空纤维氧合器两种。但研究表明，在有膜式氧合器和无膜式氧合器的情况下，药物的滞留没有发生显著改变。Wildschut 研究发现中空纤维氧合器离心泵回路中咪达唑仑和芬太尼的回收率显著高于硅胶膜氧合器离心泵回路（咪达唑仑 63.4% vs. 0.62%，芬太尼 33.8% vs. 0.35%，$P<0.001$）。Preston 等人研究了芬太尼和吗啡在有和没有氧合器的回路中损耗的情况。80% 的芬太尼在没有氧合器的电路中丢失，86% 在含有聚丙烯氧合器的管路中丢失，83% 在有膜氧合器的管路中丢失。吗啡在整个 ECMO 管路中丢失超过 40%，但与氧合器无关。因此，尽管氧合器的表面积很大，各种类的氧合器对药物都存在滞留作用，但滞留量小，对药代动力学影响小，而对吗啡基本上无滞留作用。

　　ECMO 对药物滞留的第三个因素是泵。研究表明，离心泵滞留少，滚轴泵滞留多，咪达唑仑和芬太尼的滚轴泵和离心泵回路的药物回收率有显著差异（分别为 0.6% vs.63%，

$P<0.001$；0.4% vs.34%，$P<0.001$）。虽然离心泵对吗啡回收率较高，但无统计学意义（24.0% vs.32.2%，$P=0.38$）。

ECMO 对药物的滞留还受到药物本身性质的影响。主要因素包括药物的亲脂性和蛋白结合率两个性质。药物亲脂性通常由辛醇/水分配系数（logP）表示。药物的血浆蛋白结合率>80%，或者亲脂性 logP>2.3，或者二者兼有时，其药物浓度在 24h 内显著降低。与亲水性药物相比，亲脂性药物更易被吸附在管路中。芬太尼和咪达唑仑的 logP 分别为 4.05 和 3.89，而吗啡的 logP 为 0.89。在体外实验中，ECMO 管路中 96% 的芬太尼和 87% 的咪达唑仑在 24h 内流失到循环中，而吗啡没有显著损失。因此，与吗啡相比，芬太尼与咪达唑仑的药物吸附不同可能是因其亲脂性差异引起的。

Dzierba 等的研究也表明使用 ECMO 增加脂溶性药物的分布容积和清除。如伏立康唑为脂溶性药物，logP 为 2.561，研究表明在开始使用 ECMO 的前两天，伏立康唑虽然剂量由 560mg/d 增加至 800mg/d，但谷浓度和峰浓度没有明显变化，直到使用 ECMO 的第三天，谷浓度和峰浓度明显增加。作者认为这一现象可以说明 ECMO 对伏立康唑有滞留，但滞留有一定的饱和度。所以，对于使用脂溶性药物的 ECMO 患者需要进行血药浓度监测，避免血药浓度波动造成的疗效不足或毒性反应。

药物的血浆蛋白结合率也会影响药物的滞留。血浆蛋白结合率越高越容易滞留。如环丙沙星和硫喷妥钠的 logP 值均为 2.3，但环丙沙星血浆蛋白结合率为 20%~40%，硫喷妥钠为 80%，Shekar 等报道结果显示，两药平均药物损失分别为 4% 和 88%。另外，卡泊芬净的蛋白结合率>90%，药物回收率仅 50% 左右。头孢曲松的蛋白结合率 85%~95%，药物回收率仅 75% 左右。在亲脂性相类似的药物中，蛋白结合率越高，在 ECMO 管路中丢失的就越多，而且 ECMO 管内表面的蛋白质沉积可能会增加高蛋白结合率药物的吸附。

2. **稀释**　ECMO 对药物 PK 另一个方面的影响是稀释。ECMO 管道容积 250~400ml，在上机时，管路内的预充液稀释了血液，直接降低血红蛋白浓度、血浆蛋白水平和已有的药物浓度。在维持阶段，往往需要通过输血来维持循环的稳态，这样也会稀释药物。ECMO 的稀释作用对婴幼儿影响更大，当新生儿使用 ECMO 时，可增加至少一倍的血液量（约 250ml）；当 30kg 的儿童使用 ECMO 时，ECMO 中的液体量相当于血液量的 40%。而成年人受到的影响较小，ECMO 中的液体量约相当于血液量的 20% 左右。ECMO 的稀释作用，增加表观分布容积和游离药物浓度，降低血浆药物浓度，对亲水性药物和高蛋白结合率药物的药代动力学影响很大。相反，对亲脂性药物的影响偏小。虽然稀释可以增加游离药物浓度，增强高蛋白结合药物的药效，但游离药物重新分配到组织中也可能导致血清浓度降低。

3. **清除**　ECMO 治疗期间，药物清除减少，除了与危重疾病本身相关之外，还考虑有其他几种机制的作用。研究表明，接受 ECMO 治疗的成人患者肾功能不全的发生率很高，VV ECMO 和 VA ECMO 分别为 32% 和 47%，可能的原因是这些患者的肾脏经常发生缺血缺氧、低灌注相关的损伤。VA ECMO 期间的肾小球滤过率降低可能与肾脏的无搏动性血流灌注有关。但这一理论难以解释为什么 VV ECMO 虽然有搏动性血流,肾功能不全发生率仍有 32%。而且,Bhatt-Mehta V 的研究发现接受 VA 和 VV ECMO 治疗的婴儿中,庆大霉素的清除半衰期没有明显的差异,这就质疑了搏动性血流与肾脏损伤和药代动力学改变之间的相关性。

另外一个重要的机制是,无论在 VV 还是 VA ECMO 治疗过程中,近心端大静脉始终是引血端,导致局部的肝血流量减少,从而影响药物的清除率,尤其是主要在肝脏清除的药物。还有,尤其在 VA ECMO 期间,肺血流量减少,可能影响许多镇痛镇静药物的代谢。ECMO 管路对药物的吸附作用会降低药物负荷剂量的生物利用度,也会影响药物的总体清除率。同时,清除率降低容易使药物蓄积在患者体内,产生药物毒性作用,特别是对于治疗窗窄的药物更是如此。

4. 其他 除了上述几个因素之外,还有很多 ECMO 相关的因素可以影响药物的代谢。例如,温度的控制、pH 值的变化、血药浓度不稳定、激素水平的改变、管路使用的时间等。美罗培南在 37℃ 不稳定,持续在 ECMO 的外置血液中循环,会自发降解。亚胺培南在 ECMO 治疗期间谷浓度变异度大,大剂量使用(1g q6h)才可以达到有效治疗谷浓度。接受 VA ECMO 治疗的患者,其肾素 - 血管紧张素系统的上调会显著改变肾脏对液体和电解质的处理,导致循环血容量增加和表观分布容积增加,降低药物清除率。而且使用超过 24h 的管路比新电路更容易吸收或吸附更多的药物。

(二) 药物性质的影响

药物种类繁多,其性质也各有不同。影响药物吸附最重要的两个性质是药物的亲脂性和血浆蛋白结合率。其他性质,如分子量和电离在理论上有一定作用,但目前还没有足够数据证明其潜在的影响。

药物亲脂性通常由辛醇 / 水分配系数(logP)表示。与亲水性药物相比,亲脂性药物更易被吸附,这可能是由于此类药物易溶于有机材料,如 ECMO 中 PVC 回路。一项使用 ECMO 回路进行多种药物吸附作用的体外研究显示,24h 内,平均 96% 的芬太尼和 87% 的咪达唑仑流失到循环中,而吗啡没有显著损失。芬太尼和咪达唑仑的 logP 分别为 4.05 和 3.89,而吗啡的 logP 为 0.89。因此,与吗啡相比,芬太尼与咪达唑仑的药物吸附不同可能是因其亲脂性差异引起的。Wildschut 等研究发现,亲脂性高的药物在 ECMO 回路中损失更大。

血浆蛋白结合率是药物吸附的另一个重要影响因素。尽管亲脂性相似,具有较高血浆蛋白结合率的药物损失更大。环丙沙星和硫喷妥钠的 logP 值均为 2.3,但环丙沙星血浆蛋白结合率为 20%~40%,硫喷妥钠为 80%,在体外试验中两药平均药物损失分别为 4% 和 88%,差异巨大。

不同的液体对药物代谢有显著影响。在体外试验中,ECMO 的回路采用晶体和血液分别作为循环液体时,药物的损失有显著的差别,而不同药物的差别也是不同的。24h 内分别损失 87% 和 100% 的芬太尼。有趣的是,血液循环增加了芬太尼的损失。

（三）患者病理生理状态的影响

危重症成人患者与健康成人相比，重症患者血清蛋白水平常显著降低。在严重疾病中，白蛋白浓度随着血管通透性增加、蛋白生成减少和分解代谢增加而降低；而 α_1- 酸性糖蛋白是一种急性期反应物，可能会随着生理应激反应而增加。蛋白水平改变导致药物与蛋白结合率、药物游离分数改变，并最终影响药物清除和组织分布。血清 pH 值显著改变也可能对蛋白质结合有影响。

表 7-23 总结了目前 ECMO 对药物药代动力学影响的表现和临床用药的意见。但是，现阶段 ECMO 对药物药代动力学影响的研究不能完全解释临床用药的问题，需要更多研究进一步探讨 ECMO 对重症患者药物的影响，为临床精准用药提供依据。

表 7-23　ECMO 期间药代动力学变化及意义

	PK	治疗的影响	影响的药物
预充液 / 输血			
血液稀释	↑ Vd ↓ C_{max}	↑ 负荷量	亲水性药物 高蛋白结合率药物
	↑ 游离药物浓度	↑ 负荷量 ↑ 频率	
管路因素			
药物滞留	↑ Vd ↓ C_{max}	↑ 负荷量	亲脂性药物
药物失活	↑ CL ↓ 生物利用度	↑ 频率	
患者因素			
SIRS/ 感染	↑ Vd ↓ C_{max}	↑ 负荷量	亲水性药物
器官功能衰竭	↓ CL ↑ Vd	↓ 频率	肝肾代谢药物
药物因素			
亲水性	↑ Vd ↓ C_{max} ↑↓ CL（根据肾功能）	↑ 负荷量 ↑↓ 频率	
亲脂性	Vd 基本不变 ↑ 药物滞留 ↓↑ CL（根据肝功能）	↑ 负荷量 ↑ 频率	

C_{max} 峰浓度
Vd（the volume of distribution）分布容积

三、镇痛药物药代动力学的变化

在接受 ECMO 治疗期间,为了避免管路脱出、错位、打折等情况,对患者镇痛镇静的目标要求比非 ECMO 患者更高。在 ECMO 支持的整个过程中,镇痛镇静药物剂量需求可能会持续升高。因此,需要进一步研究解释这种高度镇静现象,如有需要,及时对接受 ECMO 治疗期间的镇痛目标和药物剂量应作出调整。

芬太尼和吗啡是 ECMO 中最常被研究的阿片类药物。他们不同程度的亲脂性被认为是他们在 ECMO 回路中不同程度隔离的原因。芬太尼具有很高的亲脂性,在体外研究中平均药物损失率为 97%,而芬太尼药物浓度在 24h 内无法检测到。

吗啡的亲脂性较差,24h 内平均药物回收率为 99%,但 ECMO 期间吗啡的需求量有所增加。Bhatt-Mehta 研究表示,对吗啡而言,在刚开始的 6h 内,吗啡损失约 20%,而在 24h 过后,吗啡的损失增加到 40%。但是,氧合器前后的浓度变化不大,这表明吗啡的损失主要发生在 PVC 管路,而氧合器对吗啡的消耗却很少。所以,在接受 ECMO 支持的患者中,与芬太尼相比,吗啡似乎是镇痛和镇静的最佳选择。但是,在 ECMO 期间,吗啡清除的浓度为 $0.57L/(kg \cdot h) \pm 0.3L/(kg \cdot h)$,在停用后,其浓度几乎翻了一番,达到 $1.05L/(kg \cdot h) \pm 0.72L/(kg \cdot h)$。ECMO 期间及之后平均血清吗啡浓度分别是 $(87 \pm 58)\mu g/L$ 和 $(35 \pm 17)\mu g/L$。这样,给 ECMO 治疗结束后的吗啡给药方案提出了挑战。表 7-24 对比了 ECMO 治疗期间芬太尼和吗啡镇静镇痛药物的潜在 PK 改变和剂量建议。

表 7-24 ECMO 期间芬太尼和吗啡药代动力学比较

	蛋白结合率	辛醇/水分配系数	分布容积	预期效应	实际效应	剂量调整
芬太尼	79%~87%	4.05	280~420L	↑↑↑滞留 ↑Vd	24h 内药物明显减少	增加剂量
吗啡	20%~35%	0.89	70~350L	↑滞留 ↑↑Vd	轻中度滞留	基本不变

舒芬太尼具有高亲脂性和高血浆蛋白结合率。与非 ECMO 患者的 PK 数据相比,分布体积增加,清除值降低。协变量分析显示,体温和血浆总蛋白水平分别与全身清除率(CL)和外周容积分布(V2)呈正相关。舒芬太尼在低温患者中清除率下降,可能的原因包括在低温情况下,肝摄取率下降、细胞色素 P450 还原酶活性降低等。舒芬太尼主要受 α_1-酸性糖蛋白的血浆浓度的影响。而总蛋白水平低可能反映肝功能受损,导致表观分布容积低。我们建议在体温过低的患者中,需要监测可能引起呼吸抑制的过度镇静,特别是当血浆总蛋白水平较低时。在评估镇痛镇静水平时,应考虑减少剂量。相反,在高温患者中,一次性使用剂量不能诱导最佳的镇痛镇静水平,因此应考虑增加剂量。

瑞芬太尼具有较高的亲脂性(logP=1.25~1.75)和蛋白结合性(70%)。在 ECMO 治疗期间,瑞芬太尼的表观分布容积和清除率分别为 41L 和 366L/h,明显高于一般患者(Vd 18~25L;CL 142~173L/h),略高于危重患者(Vd 19~38L;CL 186~297L/h)。瑞芬太尼的血药浓度和性别以及 ECMO 泵的转速有关,女性的药物剂量明显低于男性;而转速越高,所需的药物剂量也越大,在 ECMO 支持的男性患者中,转速 2 000~2 900r/min,给药速度≥0.42mg/h,可维持血药浓度≥1.5ng/ml,相比之下,转速 1 700~2 000r/min 时,给药速度≥0.21mg/h,只有一半左右。

右美托咪定属于辅助镇痛药物类。在 ECMO 运行期间,氧合器可高度滞留右美托咪定,经氧合器循环,4h 平均回收率为 62%~67%,24h 平均回收率为 23%~34%。相比之下,移除氧合器后,4h 的平均恢复率为 96%,24h 的平均恢复率为 93%。随着时间的推移,右美托咪定是稳定的,24h 的平均回收率为 102%。所以,右美托咪定是主要由 ECMO 循环中的氧合器提取的,这可能导致体内药物浓度降低的原因。

目前,一方面 ECMO 在上机、维持和撤机过程中,有很多因素影响镇痛镇静的实施,大大增加了镇痛的困难程度。另一方面,我们需要讨论对于 ECMO 支持的患者,镇痛镇静的目标是否和其他不需要 ECMO 的重症患者一样,还是需要在一些特定时段或情况下调整标准,需要抑制患者的咳嗽、随意运动,甚至对于焦虑、躁动或谵妄的患者给予更深的镇痛镇静,以减少对 ECMO 的影响,使 ECMO 正常运行,避免管路脱出、错位或堵塞,优先保证患者的氧合及血流动力学稳定。所以,还需要临床工作中的不断完善,明确镇痛镇静的目标,进一步研究如何在接受 ECMO 支持的患者中安全且有效地实施镇痛镇静流程。

(梁冠林　赖　巍)

参考文献

[1] HILL J D,O'BRIEN T G,MURRAY J J,et al. Prolonged extracorporeal oxygenation for acute post-traumatic respiratory failure(shock-lung syndrome). Use of the Bramson membrane lung [J]. N Engl J Med,1972,286:629-634.

[2] BARTLETT R H,GAZZANIGA A B,JEFFERIES M R,et al. Extracorporeal membrane oxygenation (ECMO)cardiopulmonary support in infancy [J]. Trans Am Soc Artif Intern Organs,1976,22:80-93.

[3] Extracorporeal life support registry report [EB/OL]. 2016 [2016-8-15]. https://www.elso. org/Registry/Statistics/InternationalSummary.aspx.

[4] EXTRACORPOREAL LIFE SUPPORT ORGANIZATION (ELSO). General guidelines for all ECLS cases, 2017.

[5] SHEKAR K,ROBERTS J A,MCDONALD C I,et al. Sequestration of drugs in the circuit may lead to therapeutic failure during extracorporeal membrane oxygenation [J]. Critical Care,2012,16:R194.

[6] NIGOGHOSSIAN C D,DZIERBA A L,ETHERIDGE J,et al. Effect of extracorporeal membrane oxygenation use on sedative requirements in patients with severe acute respiratory distress syndrome

[J]. Pharmacotherapy,2016,36(6):607-616.

[7] PRESTON T J,RATLIFF T M,GOMEZ D,et al. Modified surface coatings and their effect on drug adsorption within the extracorporeal life support circuit [J]. J Extra Corpor Technol,2010,42(3): 199-202.

[8] PRESTON T J,HODGE A B,RILEY J B,et al. In vitro drug adsorption and plasma free hemoglobin levels associated with hollow fiber oxygenators in the extracorporeal life support (ECLS) circuit [J]. J Extra Corpor Technol,2007,39(4):234-237.

[9] WILDSCHUT E D,AHSMAN M J,ALLEGAERT K,et al. Determinants of drug absorption in different ECMO circuits [J]. Intensive Care Med,2010,36(12):2109-2116.

[10] PRESTON T J,HODGE A B,RILEY J B,et al. In vitro drug adsorption and plasma free hemoglobin levels associated with hollow fiber oxygenators in the extracorporeal life support (ECLS) circuit [J]. J Extra Corpor Technol,2007,39(4):234-237.

[11] DZIERBA A L,ABRAMS D,BRODIE D. Medicating patients during extracorporeal membrane oxygenation:the evidence is building [J]. Critical Care,2017,21(1):66.

[12] SHEKAR K,FRASER J F,SMITH M T,et al. Pharmacokinetic changes in patients receiving extracorporeal membrane oxygenation [J]. J Criti Care,2012,27(6):741.

[13] SHEKAR K,ROBERTS J A,MCDONALD C I,et al. Protein-bound drugs are prone to sequestration in the extracorporeal membrane oxygenation circuit:results from an ex vivo study [J]. Crit Care,2015, 19:164.

[14] Extracorporeal Life Support Organisation. ECLS Registry report. Ann Arbor,2011.

[15] BHATT-MEHTA V,JOHNSON C E,SCHUMACHER R E,et al. Gentamicin pharmacokinetics in term neonates receiving extracorporeal membrane oxygenation [J]. Pharmacotherapy,1992,12(1):28-32.

[16] BARTLETT R H. Extracorporeal life support for cardiopulmonary failure [J]. Curr Probl Surg,1990, 27:627-705.

[17] VARDI A,JESSEN M E,CHAO R Y,et al. Effect of extracorporeal membrane oxygenation flow on pulmonary capillary blood flow [J]. Crit Care Med,1995,23:726-732.

第十三节　重症监护病房中操作性疼痛的管理

一、前言

在 ICU 里面,因病情需要,患者每天都会接受各种诊断、治疗性操作及常规护理治疗,这些非外科手术性操作给患者带来的不适、疼痛或痛苦称为操作性疼痛(procedure pain)。操作性疼痛是一种急性疼痛,普遍存在于 ICU 中,不仅对组织完整性有影响,还会引起患者一系列的心理、生理和炎症应激反应,是 ICU 患者消极生理和心理的压力来源,是造成患者疼痛和痛苦的重要原因,临床工作中,操作性疼痛常常被忽视。本章节将围绕操作性疼痛的诱因、影响因素、短期及远期危害、管理等方面进行简述。

二、诱因及疼痛程度影响因素

(一) 疼痛诱因

ICU中的各种侵入性操作、诊断治疗性操作，以及常规的护理治疗和日常医疗活动都有可能引起患者的疼痛与不适，带来操作性疼痛，大致可以分为以下几类：

1. **侵入性操作**　侵入性操作主要包括ICU中手术级别较高的一些大的操作，如气管切开、气管插管、纤维支气管镜检查或治疗、中心静脉穿刺置管、动脉穿刺/置管、胸腔穿刺/置管引流、腹腔穿刺/置管引流、腰椎穿刺/腰大池持续引流等。

2. **常规医疗活动**　导管拔除(胸腔导管、伤口引流管、气管插管导管等)、抽血、外周静脉穿刺置管、呼吸训练、康复运动、清创、更换敷料等。

3. **日常护理**　吸痰、翻身、体位治疗、伤口护理、口腔护理、眼部护理、尿管留置、鼻胃管/鼻空肠管留置、洗头、洗澡、更换床单等。

在以上操作中，部分操作(如气管切开、气管插管、纤维支气管镜检查或治疗、中心静脉穿刺置管、导尿等)有标准的操作规范和流程，这些规范和流程都包括了充分的镇痛镇静，因此引起患者明显不舒适或疼痛的比例较低，而其他常规或日常的操作，往往因为操作频率高，医护人员对操作性疼痛的忽视，镇痛管理不足，导致患者在这些操作中发生疼痛的比例明显增高。

研究发现，主要引起操作性疼痛的操作有12种，包括：胸腔导管拔除、伤口引流管拔除、动脉导管穿刺置管、气管导管内吸痰、气道内吸痰、外周静脉穿刺置管、抽血、翻身、呼吸训练、体位治疗、伤口护理、康复运动。在进行这些操作时患者疼痛程度较基础值都会明显增加。这些操作中最常见的引起操作性疼痛的有吸痰、翻身、运动、呼吸训练(分别占22.2%、18.1%、10.9%、9.1%)，其中疼痛程度最明显的是胸腔导管拔除、伤口引流管拔除、动脉导管穿刺置管和吸痰。疼痛程度增加最不明显的是康复运动，其余操作引起的多为中等程度的疼痛。

(二) 疼痛程度影响因素

1. **操作的类型**　同引起疼痛最不明显的康复运动相比，翻身、体位改变、动脉导管置管、静脉置管、吸痰、胸腔导管拔出和伤口引流拔出等加剧疼痛程度的风险增加20%~67%。

2. **操作前镇痛药物的使用**　在操作前，针对可能的操作性疼痛给予阿片类药物预镇痛，目的是减轻疼痛，但研究发现会增加疼痛程度，可能的原因包括：阿片类药物剂量没有用够、给药时机不对(操作时药效未达峰)、患者可能在之前的操作中经历了疼痛的体验、可能是患者对疼痛更敏感、前期使用阿片类药物频繁导致耐受等。因此操作前使用预镇痛药物，需要规范化给药，同时需要了解患者的基础情况。

3. **操作前的基础疼痛程度**　操作相关的疼痛程度，与操作前基础疼痛程度正相关。

在操作当天,若患者的基础疼痛程度较其他时间高的话,患者发生更高程度的操作性疼痛的可能性更大。

4. 操作前对疼痛的心理压力 患者在操作前对疼痛的心理压力越大,发生疼痛的程度越高。

5. 操作者 文献报道显示非护理人员,如医师、呼吸治疗师、理疗师等进行操作时,患者感觉更疼。

6. 患者因素 既往手术史或者创伤史、年龄小的患者、女性和非白种人都会使疼痛程度更重。

三、操作性疼痛的影响

操作性疼痛普遍存在于 ICU 中,不仅对组织完整性有影响,还会引起患者一系列的心理、生理和炎症应激反应,是 ICU 患者消极生理和心理的压力来源。严重的操作性疼痛会引起严重不良事件。操作性疼痛不管是关注不足还是镇痛过度,都会带来风险,其危害分为短期和远期影响。

(一) 短期影响

短期影响主要发生在围操作期,如操作前后的心理应激和恐惧,以及操作过程中和药物使用的并发症:

(1) 呼吸抑制:鉴于使用镇痛镇静的患者,所有的阿片类镇痛药和镇静剂都对呼吸中枢有抑制作用。要预防呼吸抑制的不良反应,应规范使用药物,建立标准的气道管理、药物剂量的控制和严密监测,若发生呼吸抑制,必要时给予药物拮抗,需要经过培训的医师才能进行。

(2) 气道梗阻/呼吸窘迫:在围操作期使用镇痛镇静药物,也容易造成呼吸窘迫或者气道梗阻,大多数因为解剖结构组织(如舌后坠等)或异物(如痰液、分泌物等)引起气道不通畅。这种情况下,开放气道是首要任务,必要时建立人工气道。同样地,规范药物使用、严密监测和标准气道管理流程是预防气道梗阻的重要前提。

(3) 低血压/高血压:严重的疼痛刺激,会引起患者血压的波动,可以使血压升高,严重者甚至发生低血压。镇痛镇静药物也会引起低血压。

(4) 胸痛:操作性疼痛可能诱发冠状动脉痉挛,发生心绞痛或者心肌梗死,尤其是在有基础心血管疾病患者中。

(5) 心搏骤停:有研究报道操作性疼痛引起心搏骤停,可能的原因有:当关注度不足时,对疼痛的管理不足,严重的疼痛刺激诱发低血压、心脑血管意外等;或者使用镇痛镇静药物不规范,监测不足,患者发生缺氧、低血压等引起心搏骤停。

(6) 过敏反应:程度可以从局部的轻微反应到全身的严重表现,包括呼吸困难、低血压,严重者甚至休克。出现危及生命的情况时要启动紧急重症救治体系。若发生过敏反应,应立即停止可能的过敏药物,给予气道管理、液体复苏、抗组胺药、氢化可的松和肾上腺素。

(7) 其他少见或轻微并发症:血管迷走神经反应、心律失常(心动过速、心动过缓)、氧饱和度下降、疼痛或者紧张、幻觉、恶心呕吐(阿片类药物常见不良反应)、唾液分泌过多等。

(二) 远期影响

远期影响主要是指对患者出 ICU 以后远期心理、疼痛回忆、生活工作等的影响。一项研究随访至 ICU 后 3~16 个月,研究了 12 个操作引起的疼痛:翻身、体位治疗、运动、呼吸训练、抽血、外周静脉置管、动脉置管、气道内吸痰、气管插管内吸痰、胸腔引流管拔除、伤口引流拔除、伤口护理对患者远期预后的影响。研究发现,85.5% 的患者有住院治疗的记忆,77% 的患者有入住 ICU 记忆,36% 的患者能回忆 ICU 中具体的操作,约 20% 的患者能回忆 ICU 中经历的操作性疼痛。而且其回忆的疼痛强度和痛苦感受强度明显高于在 ICU 中操作当时所评估的强度,另外,随着时间的推移,对操作疼痛强度的回忆明显增加,明显与时间成正相关,说明操作性疼痛给患者留下的疼痛记忆持续时间长且程度强烈。同时,14% 的患者在随访时,依然存在疼痛,主要是中等程度的疼痛,其中 52% 好转,3% 恶化,7% 变得不可忍受,39% 程度不变。58% 存在疼痛的患者不能正常工作,62% 的患者日常生活受到影响,如穿衣、行走、抬重物、家务活及开车等。表明操作性疼痛给患者造成的疼痛感受持续时间长,严重者甚至影响日常生活和工作。10% 的患者存在创伤后应激。操作性疼痛给患者带来了长远的心理创伤。

综上可见,操作性疼痛若不引起重视,不能有效管理或者管理不规范,将给患者带来严重的影响,不仅围操作期会给患者带来严重不良事件,甚至在远期疼痛记忆、疼痛感受和心理应激上带来严重影响,最终影响到生活工作。

四、操作性疼痛的管理

鉴于操作性疼痛的普遍性和高危害性,因此需要重视操作性疼痛的管理。为了预防在操作中加剧疼痛,因此在操作前应进行疼痛评估和恰当的治疗,如预镇痛等。2013 年的 IPAD 指南就推荐在成人 ICU 中拔出胸腔导管时,为了减轻疼痛可给予预镇痛和/或非药物干预(如放松疗法),并且这种方式也可适用于其他操作。

(一) 操作性疼痛的评估

围操作期对疼痛的评估是规范管理疼痛的前提。通常采用疼痛评分法,对于能交流和表达的患者,使用视觉模拟评分法,不能交流或理解的患者可使用行为疼痛量表(BPS)、重症监护室疼痛观察工具法(CPOT)进行疼痛评估,评分细则详见本书相关章节。

但以上所述大多数评分方法需要依靠患者的自我描述,或者适用于成人,而对于婴幼儿、有先天性认知缺陷的患者、老年人及无法用其他评测方法的患者,则无法使用上述评分表,可使用专用的评分表,比如表情、下肢、活动、哭泣可安慰性评分法(faces,legs,activity,consolabity and cry scale,FLACC,表 7-25)和改良行为疼痛量表(modified behavioural pain scale,MBPS,表 7-26)等。

表 7-25　表情、下肢、活动、哭泣可安慰性评分法(FLACC)

项目	评分		
	0	1	2
面部表情	微笑或者无表情	偶尔的痛苦表情或者皱眉,冷漠,不感兴趣	频繁出现下颌抽动、牙关紧闭
下肢	自然体位或者放松	不安,躁动,紧张	踢蹬或绷直
活动	安静平躺,自然体位,活动自如	扭动,来回移动,紧张	全身僵硬,呈弓形,痉挛抽搐
哭泣	没有哭泣(清醒或者睡着)	呻吟,呜咽,偶尔叹息哭诉	持续哭泣,尖叫或啜泣,频繁哭诉
可安慰性	舒适,放松,不需要安慰	可以通过偶尔的抚摸、拥抱、交谈、分散注意力来改善	难以安慰

评分总分:0~10分。

表 7-26　改良行为疼痛量表(MBPS)

项目	描述	分值
面部表情	正性表情(微笑)	0
	中性表情	1
	轻微的负性表情(面部扭曲)	2
	负性表情(眉头紧锁,眼紧闭)	3
哭泣	微笑或大笑	0
	没有哭泣	1
	小声呻吟或者呜咽	2
	大声哭泣或抽泣	3
	比平时哭泣还要大声	4
运动	正常运动,活动自如	0
	安静休息,放松	0
	部分活动(扭动躯体呈弓形,肢体紧张)	2
	尝试抽出肢体以躲避疼痛	2
	全身都躁动不安(包括从头到脚,或者其他肢体)	3
	僵硬强直	3

评分总分:0~10分。

(二) 操作性疼痛的干预

1. 药物干预

(1) 阿片类药物:阿片类药物依然是一线药物选择。最新 PADIS 指南推荐减轻操作性疼痛,当阿片类药物被视为最合适的药物时,依然推荐选择芬太尼、氢吗啡酮、吗啡和瑞芬太尼等药物。研究表明,使用高剂量和低剂量阿片类药物相比较时,两者对降低疼痛的效果是相当的,如 Puntillo 等关于心脏术后患者的研究发现,与安慰剂比较,静脉使用 4mg 吗啡或者 30mg 酮咯酸对于减轻拔除胸腔导管疼痛同样有效。Casey 等证实瑞芬太尼静脉注射与安慰剂相比,能明显降低拔除胸腔导管的疼痛强度,同时 0.5μg/kg 相较于 1μg/kg 而言,效果一样但更安全。但是阿片类镇痛药物剂量相关的风险已得到证实,如不同程度的呼吸困难。因此,推荐使用最低有效剂量的阿片类药物来治疗 ICU 成人患者的操作性疼痛。

对于具体阿片类药物的选择,不同指南略有差别,比如日本指南推荐芬太尼和吗啡,而 PAD 和 FEPIMCTI 指南推荐瑞芬太尼。FEPIMCTI 指南还指出了不同患者镇痛药物选择不一样,芬太尼推荐用于血流动力学不稳定、哮喘或 COPD 的患者,瑞芬太尼推荐用于脱机的患者。氯胺酮用于烧伤患者的常规操作性疼痛。另外,对于气管插管患者的疼痛管理,推荐使用吗啡、芬太尼、瑞芬太尼均可,但需 10~15min 重复评估疼痛,看是否需要调整镇痛药物种类,每 4h 评估一次,以调整剂量。

(2) 局麻药/一氧化氮(NO):与阿片类药物相比,不推荐使用局麻药/NO 来治疗操作性疼痛。但对于低风险的局麻药(如利多卡因)可用于动脉穿刺置管、中心静脉穿刺置管、胸腔穿刺、腹腔穿刺、腰椎穿刺、骨髓穿刺等需要局部浸润麻醉的操作。

(3) 吸入性麻醉剂:虽然异氟醚作为传统的吸入麻醉剂,优点是起效和恢复迅速,已经证实有心脏保护作用,但是其用于 ICU 操作性疼痛镇痛的报道甚少。目前研究证据缺乏,不推荐使用。

(4) NSAIDs:在不常规或者不经常进行的操作时,推荐使用 NSAIDs(口服、静脉、直肠给药均可)替代阿片类药物进行镇痛,研究证实,NSAIDs 与阿片类药物有镇痛效果,但不推荐使用 NSAIDs 的局部凝胶。

综上,静脉使用阿片类药物应该是重症病房中操作性疼痛的一线选择。虽然非阿片类药物不作为常规推荐,但非阿片类镇痛药物,包括对乙酰氨基酚、加巴喷丁(用于神经源性疼痛)、可乐定/右美托咪定、注射氯胺酮和利多卡因等,联合阿片类药物使用可以减少阿片类药物的总剂量,降低阿片类药物的不良反应。这些镇痛药根据患者情况、药物获得情况及地域部位差异,药物选择会有所不同,但后续仍然还需要更多更高质量的研究,包括不同的操作、不同种类的阿片类药物、不同剂量等。(药物选择详见相关章节)

2. 非药物方法干预

(1) 网络疗法/催眠:网络疗法也叫虚拟现实(VR)疗法,虽然有研究证实能有效地减轻疼痛程度,但是研究偏倚大,证据质量低,而且所需的相关资源(如设备、时间、ICU 环境、培训等)限制了其的普及应用。另外,也有研究证实,催眠疗法不仅能有效降低疼痛程度,还可以减少阿片类药物的需求,但是也存在同样的问题,如研究偏倚大,证据质量低,相关资源(如 ICU 环境、患者接受度)受限等,因此不推荐使用上述两种方式来治疗操作性疼痛。

(2) 按摩:按摩可以用于减轻疼痛,但是它的效果差异较大,影响因素包括按摩时间(10~30min),按摩频率(每天 1 次或者 2 次),疗程(1~7d)及部位(背部、脚和手、仅仅手)等。

(3) 音乐疗法:音乐疗法亦可以用于舒缓操作性疼痛,对于操作性疼痛的 RCT 研究主要集中在胸腔管拔除和翻身过程中,其他操作尚缺乏证据。

(4) 冷疗:推荐冷疗可以用于危重患者操作性疼痛的管理。主要还是用于胸腔导管拔除的研究,可以冰敷局部 10min。

(5) 放松疗法:推荐用于操作性疼痛的管理。

对于非药物方式治疗操作性疼痛的研究证据偏少,尚需进一步更大数据的研究,但是联合非药物方式和药物镇痛可有效地减轻操作性疼痛,减少药物的使用剂量。

3. 不同类型操作性疼痛的管理　目前对于操作性疼痛干预的研究相对较少,且主要集中在疼痛程度最重的胸腔导管拔除。目前,为控制胸腔导管拔管带来的操作性疼痛,临床已经逐步形成了标准的操作流程,在胸腔导管拔除前,适时给予非甾体抗炎药或者吗啡能有效减少围操作期的疼痛,或者局部皮肤使用局麻药可改善操作过程中的疼痛评分(后面将以胸导管拔除为例,介绍具体操作规范)。这表明操作前的预镇痛,预防性使用阿片类或非阿片类药物在大部分患者中有效。另外,非药物方式联合药物使用可有效减轻患者对操作的不舒适和焦虑。

疼痛程度排名第二的操作为伤口引流拔除,已证实可通过局部预防性使用利多卡因以有效减轻疼痛。

机械通气患者,翻身前给予静脉使用芬太尼,能减少翻身过程中患者的疼痛发生率,同时机械通气患者有一定的气道保护和有效通气能力,因此,静脉使用阿片类药物对于呼吸相关的副作用(如呼吸抑制所带来的缺氧等)带来的危害相对没有那么明显。

动脉穿刺置管引起的疼痛已证实可使用利多卡因局部麻醉来减轻。随着重症超声技术的发展,联合超声引导利多卡因局麻可使疼痛明显减轻,利多卡因用量减少。

对于翻身、体位改变、动脉导管置管、静脉置管、吸痰、胸腔导管拔除和伤口引流拔除等增加疼痛程度大的操作。除了吸痰通常在紧急情况下进行之外,其他的操作往往有充足的时间进行操作前的预处理和准备,尤其是预镇痛。除了上述的药物方式之外,还可以用非药物的方式,如和患者沟通交谈、告知需要进行的操作等信息,操作过程中有家属在场等。

常规护理操作,如翻身、日常护理等操作性疼痛的管理详见第九章。

4. 胸导管拔除时操作性疼痛管理流程

(1) 适应证:安置胸腔引流管的原发病已经解决。患者没有气胸、血胸、胸腔积液、胸腔积脓,或者术后引流减少到可接受的范围(外科医师判定)。

（2）禁忌证：持续存在明显的气胸、血胸、胸腔积液、积脓或者外科引流持续多。

（3）可能的并发症：气胸、胸腔积液再增多、感染、空气进入或者出血。

（4）用物准备：油纱、无菌纱布、透明敷贴、止血钳、缝合包、镇痛药等。

（5）操作前

1）操作者提前通知床旁护士拔除胸腔导管的决定，对患者进行"计划操作"标识；

2）操作者再次与床旁护士、外科医师确认拔时机和时间；

3）告知家属这个操作的必要性及对患者和/或家属进行宣教；

4）床旁护士通知主管医师，并同时给予患者非药物干预（如安抚等）；

5）在心电监护下，由主管医师指导给予镇痛药，要根据患者既往用药史、过敏史、目前病情等选择药物类型和剂量，详细剂量见表 7-27。

表 7-27　整体药物类型、剂量及达峰时间

药物	剂量和用法	达峰时间
吗啡	每剂 0.05~0.2mg/kg，静脉注射	20min
羟考酮	每剂 0.05~0.1mg/kg，口服	60min
氢吗啡酮	儿童体重 50kg，每剂 0.015mg/kg，静脉注射； 儿童体重>50kg，每剂 0.2~0.6mg/kg，静脉注射	20min

（6）操作时：床旁护士遵医嘱，在操作前提前给予镇痛药；医师、护士床旁准备；如果是婴幼儿患者或者不能配合的患者，可以请父母或者亲属参与，告知分散患者注意力的方法；减少有害的噪声或者刺激，摆放舒适体位；

遵从原则：操作过程中尽量保持只有一个人发送指令，适时地让家属参与，操作前给患者宣教即将进行的操作，摆放舒适体位，避免无关人员在场；床旁护士完成操作前疼痛评估并记录；床旁护士监测阿片类药物相关副作用；床旁护士完成操作后疼痛评估并记录。

（7）操作后：完成疼痛管理，记录相关操作和用药情况、疼痛评估结果，移除操作计划标识。

5. 不同年龄患者，操作性疼痛管理的干预有所不同

（1）1 岁以内的新生儿和婴儿：操作尽量安排在其没有睡觉的时候（避免安排在喂养以后）。用物准备包括毯子、安抚奶嘴、糖水。

用毯子包裹、轻轻抚摸/按摩、舒服的体位，舒缓的音乐或歌曲；

操作前 1~2min：提前把安抚奶嘴浸入糖水中（每次操作最多给予 2ml 口服）；

避免在操作后 2h 内再次进行有疼痛的操作；

操作结束后可以将患儿裹到襁褓里，增加安全感。

（2）1~3 岁患儿：儿童生活医师（儿童医疗辅助师）参与到操作前和操作后的医疗游戏中。用物准备包括毯子、喜欢的玩具、音乐等。使用简单的语言，提供能让患儿舒适的私人物品，如果体位允许，可以使用熊抱的姿势。

（3）学龄前儿童（3~6岁）：儿童生活医师（儿童医疗辅助师）参与到操作前和操作后的医疗游戏中。用物准备包括毯子、喜欢的玩具、音乐、分散注意力的玩具等。

儿童生活医师提前熟悉操作流程，包括专业术语。

使用简单的语言，提供能让患儿舒适的私人物品，如果体位允许，可以使用熊抱的姿势。

利用网络播放音乐、电影和图片。

（4）6~12岁：儿童生活医师（儿童医疗辅助师）参与到操作前和操作后的医疗游戏中。用物准备包括音乐、泡泡机、电子游戏（IPAD）、画画材料、挤压玩具、电影。

儿童生活医师提前熟悉操作流程，包括专业术语（甚至可以预演）。

直接给患儿澄清误区，帮助患儿了解人体，解除对疼痛的害怕，提供选择。

（5）青少年：儿童生活医师（儿童医疗辅助师）参与到操作前和操作后的医疗游戏中。用物准备包括音乐、头套、电影、电子游戏（IPAD）、减压球等。

儿童生活医师提前熟悉操作流程，包括专业术语（如详细的介绍）。

注意隐私保护和独立自主的需求，提供选择。

使用形象化教会其采用深呼吸、放松技巧。

（6）成年人：直接说明操作。用物准备包括音乐、挤压球。采用深呼吸、放松技巧。

（7）特殊儿童人群：如孤独症、智力障碍儿童等。儿童生活医师（儿童医疗辅助师）参与到操作前和操作后的医疗游戏中。和患儿家长以及相关专家沟通最佳沟通方法。用物准备包括毯子、喜欢的玩具、音乐、电影等。

儿童生活医师提前熟悉操作流程，包括专业术语（使用直观教具给患者介绍）。

协助患儿取舒适体位。

尽量减少刺激。

使用简单的语言，提供能让患者舒适的私人物品，如果体位允许，可以使用熊抱的姿势。

五、小结

操作性疼痛普遍存在于ICU中，发生率高，但又常被忽略，近期和远期危害大，对患者影响大，还会遗留到患者出ICU以后很长一段时间。操作性疼痛的控制和管理应引起医务人员的警觉，临床着眼于评估、预防和提早干预。每一个患者都应进行评估，以确定其在操作过程中出现疼痛的可能性，并且应在每一个潜在的疼痛事件之前进行非药物和药物干预。

到目前为止，操作性疼痛评估的研究多于干预，干预的研究尚缺乏高质量的证据，尚需进一步探讨。

（陈 瑶 陈军军）

参考文献

[1] DEVLIN J W,SKROBIK Y,GELINAS C,et al. Clinical practice guidelines for the prevention and management of pain,agitation/sedation,delirium,immobility,and sleep disruption in adult patients in the ICU [J]. Crit Care Med,2018,46:e825-e873.

[2] EHIELI E,YALAMURI S,BRUDNEY C S,et al. Analgesia in the surgical intensive care unit [J]. Postgrad Med J,2017,93:38-45.

[3] PUNTILLO K A,MAX A,TIMSIT J F,et al. Determinants of procedural pain intensity in the intensive care unit [J]. Am J Respir Crit Care Med,2014,189(1):39-47.

[4] HINKELBEIN J,LAMPERTI M,AKESON J,et al. European Society of Anaesthesiology and European Board of Anaesthesiology guidelines for procedural sedation and analgesia in adults [J]. Eur J Anaesthesiol,2018,35:6-24.

[5] PUNTILLO K A,MAX A,CHAIZE M,et al. Patient recollection of ICU procedural pain and post ICU burden:the memory study [J]. Crit Care Med,2016,44:1988-1995.

[6] ROBLEDA G,ROCHE-CAMPO F,SENDRA M A,et al. Fentanyl as pre-emptive treatment of pain associated with turning mechanically ventilated patients:a randomized controlled feasibility study[J]. Intensive Care Med,2016,42:183-191.

[7] CRELLIN D J,HARRISON D,HUTCHINSON A,et al. Procedural Pain Scale Evaluation (PROPoSE) study:protocol for an evaluation of the psychometric properties of behavioural pain scales for the assessment of procedural pain in infants and children aged 6-42 months [J]. BMJ Open,2017,7:e016225.

[8] PUNTILLO K,LEY S J. Appropriately timed analgesics control pain due to chest tube removal [J]. Am J Crit Care,2004,13:292-301.

[9] CASEY E,LANE A,KURIAKOSE D,et al. Bolus remifentanil for chest drain removal in ICU:a randomized double-blind comparison of three modes of analgesia in post-cardiac surgical patients[J]. Intensive Care Med,2010,36:1380-1385.

[10] SPILIOPOULOS S,KATSANOS K,DIAMANTOPOULOS A,et al. Does ultrasound-guided lidocaine injection improve local anaesthesia before femoral artery catheterization? [J]. Clinical Radiology,2011,66:449-455.

[11] RING L M,WATSON A,et al. Thoracostomy tube removal:Implementation of a multidisciplinary procedural pain management guideline [J]. J Pediatr Health Care,2017,31:671-683.

[12] TSURUTA R,FUJITA M. Comparison of clinical practice guidelines for the management of pain,agitation,and delirium in critically ill adult patients [J]. Acute Medicine & Surgery,2018,5:207-212.

第八章

儿科重症患者的疼痛管理

镇痛在儿科重症患者的管理中具有举足轻重的作用。重症患儿大多处于疼痛刺激的环境中,常见的原因包括:①创伤、手术、缺氧和感染等引发的疼痛反应;②频繁的有创检查和诊疗操作;③气管插管、动静脉监测及治疗管路的建立及维持;④胃管、尿管及引流管路的保留造成的不适;⑤与家属隔离,长期卧床,不适应的护理操作等。因此,同普通病房相比,重症监护室患儿疼痛、焦虑、恐惧的发生情况更为严重。对患儿实施镇痛治疗,是临床医师的道义与责任,需要临床医师从专业和人道的角度进行思考和认识。

第一节 儿科重症患者的疼痛评估与监测

一、镇痛治疗的目的和意义

疼痛的近期不良反应包括对儿童呼吸、循环、代谢、免疫及神经系统的影响;远期不良反应包括对心理、生长、发育、行为等身心方面的影响。此外,儿童疼痛也会给家庭和社会带来负面影响。镇痛是指应用药物或非药物手段以消除患儿疼痛,减少焦虑和躁动,催眠并诱导顺行性遗忘的治疗,从而保持患儿安全和舒适。

儿科重症患者镇痛的主要目的和意义包括:①使身体不适和疼痛最小化,尽量消除或减轻患儿的疼痛及躯体不适感,减少不良刺激及交感神经系统的过度兴奋。②控制焦虑,使心理性创伤最小化。帮助和改善患儿睡眠,诱导遗忘,减少或消除患儿对治疗期间病痛的记忆。③控制行为和/或运动使各种医学操作安全完成。减轻或消除患儿焦虑、躁动甚至谵妄,防止患儿的无意识行为,保护患儿的生命安全。④降低患儿的代谢速率,减少其氧消耗和氧需求,并减轻各器官的代谢负担,起到器官保护作用。⑤减轻患儿家长的焦虑,增加医患合作。

二、儿科重症患者镇痛治疗指征

(一) 疼痛

1. 儿童疼痛的特点　疼痛是与实际或潜在组织损伤相关联的不愉快感受和情绪体验,是一种主观感受。对伤害性刺激的感知是一种极其原始的生理反射。在孕 25 周时,疼痛感受器(疼痛感知、传递和调节的神经通路)就已经形成并产生作用;胎儿发育后期和新生儿期,阿片受体和其他受体在神经系统已有广泛分布。婴幼儿如果暴露于未给予充分镇痛镇静下的采血、静脉输液等伤害性刺激,可观察到其因疼痛引起的明确的行为学变化和激素升高的应激反应。这都意味着不论新生儿、婴幼儿还是儿童都能像成人一样感知疼痛,能体验不同类型的急性和慢性疼痛。

儿童的痛阈较成人低,对疼痛敏感性更高;同时由于大脑控制能力差,对疼痛的反应强烈,因此对机体危害更加严重;儿童的器官代偿能力较差,肝肾功能等发育不成熟,各项生理指标容易发生急剧的变化;儿童疼痛的持续时间明显长于成人,疼痛减弱后导致疼痛的病因却可仍然存在。疼痛带来的不良反应不仅包括近期对儿童呼吸、循环、内分泌、代谢、免疫、消化及神经系统的影响,而且还有对心理、生长、发育、行为等身心方面的远期影响。由于儿童不易合作,不能或无法准确地描述疼痛的性质和程度,因此医师正确判断疼痛程度与性质比较困难。

2. 疼痛对儿童生理的影响　儿童对疼痛刺激反应强烈,且持续时间长,因此对机体组织器官的损伤更大。与成人相比较,儿童的许多疼痛信号在传递到未发育成熟的脊髓感受系统时是不受抑制的,反复疼痛刺激可以导致神经系统结构和功能重组,并严重影响中枢神经系统的发育。疼痛引起的生理反应,主要表现为心率增快、血压升高、心率变异减小、颅内压增加及血氧饱和度下降等,严重者甚至可导致中枢神经系统缺氧而引起脑室出血和脑白质软化。

危重患儿由于处于强烈的应激环境中,容易发生远高于普通病房患儿的应激反应。过度应激反应是包括血流动力学、神经、代谢、内分泌等多系统参与的综合性反应,可导致心率加快,血压升高,氧耗量增加,体重下降,凝血时间延长及机械通气时人机对抗等,直接影响治疗效果,甚至对患儿以后神经发育及情感行为产生不良影响。

3. 疼痛对儿童行为的影响　早期的疼痛经历会对日后行为产生影响。新生儿反复遭受疼痛会引起痛觉改变、慢性疼痛综合征和躯体不适,发育迟缓,并有可能导致儿童期注意力不集中,学习困难等行为功能障碍,会比没有类似手术经历的婴儿表现出更加强烈的疼痛行为反应。如果对出生时的包皮环切术造成的疼痛不加处理,除了会造成操作当时的疼痛之外,还会形成疼痛的记忆,进而在 6 个月内,对疫苗接种产生的疼痛反应增强相反,如果在包皮环切术时给予表面麻醉处理,那么就能消除这种行为反应。当新生儿接受一个伤害性刺激(足跟采血、静脉切开等),均可表现为短时间的行为异常,如哭闹增加,喂奶困难,睡眠异常。住过 ICU 的新生儿,可发展为痛觉过敏。新生儿颅内出血都伴有频繁的疼痛刺激,而早期吗啡持续滴注可减少新生儿颅内出血的发生,表明新生儿能够回忆起早期的疼痛经历。

气管插管机械通气的患儿,由于吸痰和气管导管的刺激,患儿气道容易发生痉挛和分泌物增多,而这些症状在不适当的疼痛管理下更加明显,常会导致机械通气中断或者人机对抗。

(二) 焦虑

焦虑是指对即将来临的、可能会造成的危险或威胁所产生的紧张、不安、烦恼等不愉快的复杂情绪,是一种强烈的忧虑和恐惧状态。尽管采用多种非药物措施,如适合儿童的环境,播放音乐、卡通动画和视频等,在儿科重症监护室内仍有许多患儿存在焦虑,需要结合镇静药物治疗。对恐惧和诊疗时不合作的焦虑患儿应在去除可逆性诱因和充分镇痛的基础上开始镇静治疗,使用镇静剂能有效减少患儿的焦虑,并为诊疗创造良好的条件。

(三) 躁动

躁动是一种伴有不停动作的易激惹状态,或者说是一种伴随着挣扎动作的极度焦虑状态。引起焦虑的原因均可以导致躁动,躁动是患儿无意识自我拔管的最危险因素,甚至危及生命。此外,儿童常因躁动不能配合诊断检查和治疗,也需要采用镇痛和镇静治疗。

(四) 谵妄

儿童谵妄可表现为意识障碍和认知功能的改变,但由于语言表达能力的限制,临床上对儿童谵妄的识别较成人困难。此外,长期接受镇痛和镇静治疗的患儿停药后可能诱发谵妄。

(五) 睡眠障碍

婴幼儿由于语言表达的限制,睡眠障碍很难被观察到,但睡眠被干扰在儿科重症监护室却极为常见,如持续照明刺激、各种噪声、医源性刺激等。因此,为改善患儿睡眠障碍,也有必要使用镇痛和镇静药物。

(六) 器官功能保护

器官功能衰竭是儿科重症患者死亡的主要原因。因此,需要根据患儿器官储备功能水平确定镇痛和镇静目标。在器官功能"不稳定期"实施深度镇痛和镇静策略,目的是降低代谢和氧耗,使机体尽可能适应受到损伤的氧输送状态,从而实现器官保护,如严重人机对抗、儿童急性呼吸窘迫综合征、严重颅脑损伤和颅内压增高、癫痫持续状态。在器官功能"相对稳定期"实施浅镇痛和镇静策略,目的是抑制躁动,减少不良事件的发生,促进器官功能恢复。

三、儿科患者常用的疼痛评估方法

患儿疼痛的评估是疼痛管理中的首要工作,与镇痛治疗疗效观察以及是否调整镇痛药物剂量与种类密切相关。由于儿童对所有刺激所产生的生理变化比成年患者更加明显,且多不能以恰当语言来准确描述他们的疼痛感觉,儿童疼痛常常被低估。因而,儿童镇痛的评估难度更大,疼痛的评估方法包括自我评估、生理学评估和行为学评估。疼痛是一种主观体验,自我评估是最佳的疼痛评估方式,即疼痛评估方法中的"金标准"。而患儿由于年龄、表达能力、情感、原发疾病等因素不能进行自我评估自身疼痛时,应该进行行为学评估,通过观察患儿行为变化来评估疼痛;生理学评估相对客观、敏感,但其他应激反应也会出现同样的生理监测指标(如心率、呼吸频率、血压、氧饱和度、瞳孔扩大、皮质醇水平、内啡肽浓度、迷走神经张力等)变化。此外,至今尚无一个评分系统适用于所有年龄段的患儿,应根据患儿的年龄和生理状态选择最合适的评估方法。

(一) 自我评估

1. **数字分级评分法**(numerical rating scale,NRS) 由0~10共11个数字组成,让患儿用这些数字描述疼痛强度,用0~10数字的刻度标示出不同程度的疼痛强度等级,"0"为无痛,"5"为疼痛但可忍受,"10"为难以忍受的剧烈疼痛,"4"以下为不影响睡眠的轻度疼痛,"4~7"为中度疼痛,"7"以上为导致不能睡眠的重度疼痛。NRS适用于8岁以上能正常交流的学龄期患儿(图8-1)。

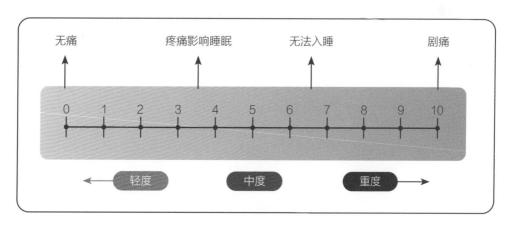

图 8-1　数字分级评分法

2. **视觉模拟评分法**(visual analogue scale,VAS) 该方法与数字疼痛分级评分法类似,在纸上画一条10cm直线,让患儿在线上标出最能反映自己疼痛程度的相应位置,数字

"0"代表不痛，"10"为疼痛难忍。根据划线位置评估疼痛程度。适用于 8 岁以上能正常交流的学龄期患儿(图 8-2)。

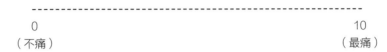

图 8-2　视觉模拟评分法

(二)行为学评估和生理学评估

适用于无法提供疼痛自我描述的婴儿、幼儿或有生理缺陷的儿童。婴幼儿缺乏必要的认知和表达能力，只能通过行为和生理反应进行评估其疼痛评估，同时还需要排除其他正常的生理活动和反射。根据患儿的行为表现和生理学指标进行客观评估，表情、哭闹、肢体活动等行为可以反映疼痛程度，但生理学指标不能完全反映疼痛程度，适用于无法交流的 3 岁以下儿童。包括 CRIES(crying,requires increased O_2 administration,increased vital signs,expression,sleepless,CRIES)评分法、FLACC(face,legs,activity,cry,consolability,FLACC)评分法、脸谱疼痛评分法(faces pain scale,FPS)、东安大略儿童医院评分法(children's hospital eastern ontario pain scale,CHEOPS)、客观疼痛评分法(objective pain scale,OPS)和儿童疼痛观察量表(pain observation scale for young children,POCIS)等。其中 CHEOPS 是经过了验证的可以用于 7 岁以上儿童的疼痛行为评估量表，可行性和效度均较强，但由于临床操作过于烦琐，故简便易行的 FLACC 量表得到较为广泛的临床应用。

1. **CRIES 评分法**　CRIES 由哭闹(crying)、氧饱和度>95% 所需的氧浓度(required O_2 for SpO_2>95%)、生命体征(心率、血压)升高(increased vital signs)、面部表情(expression)和失眠(sleeplessness)5 项英文的首位字母合成。对患儿的各项生理指标进行评估，了解患儿目前的疼痛程度。各项的分值为 0~2 分，总分为 10 分。1~3 分为轻度疼痛，4~6 分为中度疼痛，7~10 分为重度疼痛，>3 分应进行镇痛治疗(表 8-1)。适用于 0~6 个月的新生儿和婴幼儿，适合于对术后疼痛的评估，也可以用于不能进行良好沟通的幼儿的疼痛评估。

表 8-1　ICU 患儿疼痛评估的 CRIES 评分法

项目	0分	1分	2分
啼哭	无	高声	不可安抚
SpO_2>95% 时对 FiO_2 的要求	无	<0.30	>0.30
生命体征(与术前比较)	心率、血压无变化	心率、血压上升<20%	心率、血压上升>20%
表达	无	做鬼脸、扭歪	咕哝
不能入睡	无	间断性苏醒	经常苏醒

注：SpO_2 为血氧饱和度；FiO_2 为吸入氧浓度

2. **FLACC 评分法** 适用于 2 月龄~7 岁患儿术后疼痛评估,共有 5 项指标,0 分为无痛,10 分为最痛。0 分:放松,舒适;1~3 分:轻度疼痛或者不适;4~6 分:中度疼痛或者不适;7~10 分:重度疼痛或不适(表 8-2)。

表 8-2 ICU 患儿疼痛评估的 FLACC 评分法

项目	0 分	1 分	2 分
脸	微笑或无特殊表情	偶尔出现痛苦表情、皱眉、不愿交流	经常或持续出现下颌颤抖或紧咬下颚
腿	放松或保持平常的姿势	不安、紧张、维持于不舒服的姿势	踢腿或腿部拖动
活动度	安静躺着,正常体位或轻松活动	扭动、翻来覆去、紧张	身体痉挛,成弓形、僵硬
哭闹	不哭(清醒或睡眠中)	呻吟、啜泣、偶尔诉痛	一直哭闹、尖叫、经常诉痛
可安慰	满足,放松	偶尔抚摸拥抱和言语可安慰	难于安慰

3. **修订版面部表情疼痛量表** 由 6 张从微笑或幸福直至流泪的不同表情面部象形图组成。适用于交流困难,如婴幼儿、儿童(3~5 岁)、意识不清或不能用言语表达的患者。修订版面部表情疼痛量表操作简易,没有特定性别、年龄的要求,临床医务人员使用该方法对同一患儿反复测量或者多位医务人员对同一患儿测量,所得的结果相似度极高,证明此法有极高的可靠性,容易掌握,同时也不需要特殊设备。详见第二章第二节。

4. **其他评分方法** 其他评分法如 CHEOPS 评分适用于 1~7 岁患儿,共有 6 项指标,4 分为无痛,13 分为最痛。OPS 评分适用于 8 月龄~13 岁患儿,不需要患儿参与,共有 5 项指标(血压、哭闹、运动、烦躁、语言或者形体语言),每一项指标分为 3 级,分别为 0 分、1 分、2 分,积分之和≥6 分需镇痛治疗。

四、新生儿及早产儿疼痛评估

(一) 一维性评估

一维性评估仅以行为学指标为基础的评估方法,其评估方法包括:

1. 新生儿面部编码系统(neonatal facial coding system,NFCS) 主要是以下 10 项新生儿的行为表现:皱眉头,双目紧闭,鼻唇沟加深,张口,纵向撇嘴,横向撇嘴,舌双侧向内卷起,下巴颤抖,缩唇(唇周肌肉紧张),伸舌(指早产儿,在足月儿中则为"无痛"的体现)。有为 1 分,无为 0 分,得分越高表示疼痛程度越重,适用于评估早产儿和新生儿疼痛。研究表明,NFCS 用于评估新生儿疼痛程度的可信度较高,可行性较强。

2. 婴儿躯体编码系统(infant body coding system,IBCS)。

3. CHIPPS 量表(children's and infants' post-operative pain scale)。

（二）多维性评估

多维性评估采用生理学和行为学多项指标进行综合性评估：

1. 新生儿疼痛评估量表（neonatal infant pain scale，NIPS）。

2. 早产儿疼痛评分简表（preterm infant pain profile，PIPP）。

3. CRIES 评分法（表 8-1）。

4. 舒适标度（the COMFORT scale）　在临床实践中，不同的儿童疼痛评估工具有各自的适用范围，都存在各自的优缺点，没有一种评估工具可以完全准确地评估疼痛。临床应用时需要掌握各种疼痛评估工具的优缺点，在临床实践中进一步验证适合于不同年龄段儿童最佳和最有效的疼痛评估方法。新生儿较多采用新生儿面部编码系统（NFCS）评分法和 CRIES 评分法。面部编码系统需要医师或者护士仔细观察新生儿的异常活动，同时还需要排除其他正常生理活动和反射；而术后患儿的疼痛评估，则更多地使用 CRIES 评分法。对于婴幼儿则可以使用 FLACC 痛评分法，通过观察婴幼儿脸、腿、活动度、哭闹及可安慰性进行评分，同样需要排除正常生理活动和反射。CHEOPS 评分法则适合于学龄前期儿童。视觉模拟量表和 Wong-Baker 面部表情量表评分法需要一定程度的想象能力和表达能力，适合于学龄期及以后的儿童。

五、儿科重症患者的疼痛监测

由于儿科重症患者的语言表达能力不足或是不能准确描述疼痛的发生、程度等，因此，在临床治疗过程中，需要对儿科重症患者进行疼痛监测。

（一）客观生理学监测指标

客观生理学监测指标包括：心率、呼吸、血压、掌心出汗、皮质醇水平、内啡肽浓度、迷走神经张力等，具有客观、敏感的特征（如血压、心率在疼痛刺激时反应敏感）。但由于除疼痛以外的其他应激反应也会引起相似的变化，因此，生理学指标对疼痛监测的特异性较差。此外，瞳孔直径改变、颜面潮红或苍白、氧饱和度下降等生理学指标也可以用于监测疼痛反应。

（二）主观评估量表

1. "金标准"　疼痛是一种主观体验，每一个人对相同程度疼痛的感受均不一样，即疼痛的阈值不尽相同，因此，自我评估描述疼痛的程度与性质是疼痛评估的"金标准"。

2. **行为学评估**　针对不同年龄阶段使用不同的评估方法是准确进行疼痛监测的保证。如上前所述，新生儿和婴儿（<2 月）使用新生儿面部编码系统（NFCS）评分法和 CRIES 评分法；而 FLACC 评分适用于 2 月~7 岁儿童的疼痛评分，同时也可以用于神经功能受损

的患儿;3~7岁的儿童可以使用面部表情评分;没有良好沟通能力的患儿均可使用CRIES评分;8岁及以上的儿童,均可以使用成人的疼痛评估量表。

3. 伤害感受测定 对于已经行疼痛治疗的患儿或是机械通气的患儿比较敏感,包括:

(1) 心率变异性(heart rate variability,HRV):反映自主神经系统活性和定量评估心脏交感神经与迷走神经张力及其平衡性,代表了一种量化指标。通过测量连续正常R-R间期变化的变异性反映心率变化程度、规律,也是反映自主神经系统交感神经活性与迷走神经活性及其平衡协调的关系。伤害性刺激导致疼痛时,由于迷走张力的降低会导致HRV的降低。

(2) 镇痛与伤害性刺激指数(analgesia nociception index,ANI):基于分析心率变异性中的高频成分分析,通过监测计算副交感神经活性,反映镇痛程度与伤害性刺激的全新指标。正常值范围为0~100,早期研究表明,ANI≥50,提示镇痛足够。

六、儿科重症患者的疼痛评估与监测注意事项

儿科重症患者的疼痛评估与监测注意事项如下:

(1) 应对儿科重症患者自身的疼痛体验和表现应予重视,如果儿童能自己描述其疼痛程度、部位和性质应予鼓励。不同年龄、不同成长背景、不同语言发育水平的患儿表达能力不同,应全面评估患儿情况为其选择适当的疼痛评估工具,同时多种评估方法的联合使用有助于提高评估的准确性。

(2) 必须与患儿、患儿家长或监护人及疼痛管理的相关人员进行交流,了解患儿疼痛管理是否有效,疼痛治疗是否达到预期目的及患儿家长对疼痛治疗的疑问,以满足原发疾病整体治疗的需求。

(3) 由于患儿病情变化较快,疼痛程度与性质也随之变化,因此,在原发疾病的整体治疗过程中应按时规律地进行疼痛评估和记录才能保证疼痛治疗的有效性和安全性;如果患儿疼痛程度发生变化,评估后需要进行干预治疗的,应在任何干预治疗后评估其效果以及监测可能发生的不良反应。

(4) 疼痛监测是安全有效进行疼痛管理与疼痛治疗的保证。评估不当或缺乏经验常使镇痛不足或过深,影响患儿整体治疗进展;儿科重症患者使用镇痛药物有一定风险,但只要具备合适的监测、抢救设备和训练有素的医务人员,就可以避免危险发生,即使一旦发生也可给予恰当救治。在儿科重症病房实施有效的镇痛治疗是安全的。

(赖 巍 陈思源 邓丽静)

参考文献

［1］ MERSKEY H, BOGDUK N A. Current list with definitions and notes on usage classification of chronic pain［M］. Seattle：IASP Press, 1994：209-214.

［2］ LOWERY C L, HARDMAN M P, MANNING N, et al. Neurodevelopmental changes of fetal pain［J］. Semin Perinatol, 2007, 31（5）：275-282.

［3］ LOIZZO A, LOIZZO S, CAPASSO A. Neurobiology of pain in children：An overview［J］. The Open Biochemistry Journal, 2009, 3：18-25.

［4］ WALKER S M. Pain in children：Recent advances and ongoing challenges［J］. Br J Anaesth, 2008, 101（1）：101-110.

［5］ GARCIA G G, JOFFE A R, SHEPPARD C, et al. Prospective cohort study on noise levels in a pediatric cardiac intensive care unit［J］. J Crit Care, 2018, 44：318-322.

［6］ KETHARANATHAN N, YAMAMOTO Y, ROHLWINK U, et al. Analgosedation in paediatric severe traumatic brain injury（TBI）：practice, pitfalls and possibilities［J］. Childs Nerv Syst, 2017, 33（10）：1703-1710.

［7］ LOIZZO A, LOIZZO S, CAPASSO A. Neurobiology of pain in children：An overview［J］. The Open Biochemistry Journal, 2009, 3：18-25.

［8］ MCGRATH P J, UNRUH A M. Pain in children：a problem gaining recognition［J］. Can Pharm J, 1990, 123：214-219.

［9］ KRECHEL S W, BILDNER J. CRIES：a new neonatal postoperative pain measurement score. Initial testing of validity and reliability［J］. Pediatr Anaesth, 2010, 5（1）：53-61.

［10］ NILSSON S, FINNSTRÖM B, KOKINSKY E. The FLACC behavioral scale for procedural pain assessment in children aged 5-16 years［J］. Paediatr Anaesth, 2008, 18（8）：767-774.

［11］ MERKEL S I, VOEPEL-LEWIS T, SHAYEVITZ J R, et al. The FLACC：a behavioral scale for scoring postoperative pain in young children［J］. Pediatr Nurs, 1997, 23（3）：293-297.

［12］ 郭一闽, 王忱. 小儿术后镇痛的现状、评估及发展趋势［J］. 广东医学, 2008,（02）：338-340.

［13］ 中华医学会儿科学分会急救学组, 中华医学会急诊医学分会儿科学组, 中国医师协会儿童重症医师分会. 中国儿童重症监护病房镇痛和镇静治疗专家共识（2018 版）. 中华儿科杂志, 2019, 57（05）：324-330.

第二节　镇痛药物在儿科患者中的药效药动力学

儿童尤其新生儿的药代动力学和药效学与成人不尽相同，主要归因于儿童生长带来的体表面积增大，药物遗传学因素，年龄相关的病理生理改变及疾病的影响。特别在新生儿及小婴儿时期，代谢酶种类和数量的变化，药物运输系统的差异都极大影响了药物的清除途径。因此，不可简单地将成人用药方案照搬用于儿童，需深入理解儿童使用特点，验证有效性和安全性。

一、重症患儿药代动力学的一般特点

新生儿、幼儿和儿童对镇痛药物的吸收、分布、代谢和清除的一般规律见表8-3。简单地将成人 PK 和 PD 套用来解读儿童相应数值是不合理的,因为这些数值的变化与儿童生长发育相关,生长发育又包括了体重、身高、体表面积、身体组分、脏器重量活性和功能相关的一系列变化(如屏障功能,肾脏清除能力,肝脏药物代谢能力)。这种变化在新生儿尤其是早产儿中尤为明显。因此,儿童患者个体间 PK/PD 的变异性远较成人高。年龄,而非体重,是影响机体药物运输最主要的影响因素,对药物的吸收和清除意义重大。以细胞色素 P450 同工酶为例,出生时其含量和活性是成人的 30%~60%,随着年龄增加其代谢增强,而 P450 家族中的其他同工酶则表现出不同的发育模式。除了患儿自身发育相关的因素之外,其他疾病和治疗因素(包括窒息、脓毒症、肾功能损害,系统性炎症反应,多器官功能障碍,治疗措施如亚低温治疗和低温)会更进一步影响 PK,导致一系列变异。目前,考虑这些协变量因素的临床研究很有限,因为要模拟不同的生理和病理状态非常难。近些年有研究学者提出群体药代动力学这一概念,也许能更好指导个体化用药。基因多态性是另一个可能需要考虑的因素,虽然关于这方面的研究仍然很不足,但当临床上观察到患者对于同样的镇痛药物有不同的反馈时,应当想到基因易感性影响的可能性。

表 8-3　新生儿、婴儿和儿童镇痛药物药代动力学的一般特征

PK	吸收	分布	清除
成熟度	↑或↓	↑或↓	↑或↓
窒息	↓或变异	↑或↓	↑或↓
脓毒症	无数据	↑或↓	↑或↓
低温	↓	↓	↓
ECMO	无数据	↑	↓

二、药效动力学

对于镇痛药物的药效动力学研究很困难,这是因为通常药物血浆浓度和恒定疼痛评分之间的关系难以建立,所以多数 PK/PD 的研究实际只是 PK 的研究。其次,关于儿童镇痛药物 PD 的研究需要准确使用疼痛评估量表,关于这点可以参照欧洲儿童和新生儿重症医学协会发布的相关指导意见。比如 COMFORT-B 量表适用于 0~3 岁患儿术后疼痛评估,但不适用于使用肌松剂的患儿。

三、儿童重症监护病房常用镇痛药物

儿童重症监护病房（PICU）中常用镇痛药物有三类：阿片类镇痛药、非阿片类镇痛药及非甾体抗炎药（NSAIDs）。

（一）阿片类镇痛药

1. 吗啡　PICU 内应用最为广泛的阿片类药物，主要用于术后镇痛和各种疼痛性操作的镇痛。它的优点在于，作用时间长，有一定程度的镇静效果。但年龄越小的患儿越容易发生阿片类药物耐受和戒断反应，因此不推荐长时间输注短效阿片类药物。所以，长效的吗啡相较短效的芬太尼，在减少药物耐受和撤药反应方面，可能是更好的选择。吗啡使用剂量个体差异大，剂量范围从 10~50mcg/（kg·h）不等，因此在实际使用层面可能对临床医师带来困难。近来有研究指出，OCT1 基因是肝脏再摄取吗啡影响其清除的关键基因，从儿童到成人变化的过程中，肝脏 OCT1 基因型和蛋白表达逐渐增加。OCT1 基因和蛋白，肝脏血流以及胎龄是影响吗啡在儿童患者的清除，诱导吗啡快速耐受及撤药反应的关键因素，尤其是新生儿患者，因此，今后针对基因型的进一步研究和用药可能指导我们更好地进行个体化精准治疗。吗啡可导致组胺大量释放，抑制代偿性交感反应，引起血管舒张，血压下降。因此循环功能不稳定的患儿慎用，有喘息发作史或气道高反应性的患儿禁用。使用纳洛酮 10μg/kg 可特异性拮抗吗啡产生的不良反应。

2. 氢化吗啡酮　作用效能是吗啡的 3~4 倍，在 PICU 内非常规使用，主要作为肾衰竭或者复杂镇痛镇静患儿的替代用药。

3. 哌替啶　其作用效能大致是吗啡的十分之一，对药物引起的寒战和疼痛效果较好。其代谢产物去甲哌替啶具有肾毒性，可能引起病样发作，因此肾功能不全，镰刀细胞贫血，大剂量使用哌替啶的患者需要特别小心。重症患儿或者小婴儿因肾脏功能发育不完善，需要慎用该药物。

4. 芬太尼　是一种人工合成的强效阿片类药物，具有极强的脂溶性，起效快速，维持时间短，镇痛效价为吗啡的 50~100 倍，不伴有显著的组胺释放，因此适用于循环功能不稳定的患儿。该药快速推注可能引起胸壁强直，继发通气困难，需要注意。此外，该药虽在国外 PICU 广泛应用，但在我国 2 岁以下儿童使用属超说明书用药，使用时需要充分权衡利弊。

5. 舒芬太尼　镇痛效价为芬太尼的 10 倍，镇痛持续时间约为芬太尼的 2 倍，对循环系统、呼吸系统的影响均小于芬太尼，常用于 PICU 长时间镇痛。针对舒芬太尼在重症患儿的研究较少，其潜在的镇痛高效能和是否在减少撤药综合征方面有优势，以及在重症患儿的药代动力学特性，尚需进一步研究证实。该药在我国 2 岁以下儿童使用属超说明书用药。

6. 瑞芬太尼 是一种由酯酶代谢的强效阿片类受体激动剂,起效快,半衰期短,不易蓄积,不经过肝肾代谢,这些药代动力学特点使其更适用于有肝肾功能不全的患儿。瑞芬太尼的镇痛效价比芬太尼略强,由于起效迅速半衰期短的药代动力特点,不推荐单次静脉推注。该药在 2 岁以下儿童使用属超说明书用药。

(二)非阿片类镇痛药

1. 氯胺酮 既可镇痛亦可镇静,呼吸抑制作用小,对血流动力学影响小,可以扩张支气管,具有与剂量相关的"分离"属性。临床上氯胺酮的适应证如下:休克或急性哮喘患儿的麻醉或镇痛镇静;作为局麻或区域阻滞的补充麻醉方式;PICU 内的镇痛镇静用药;用于短小手术和操作的镇痛,尤其是引起疼痛的有创操作,如烧伤患儿更换敷料、安置胸腔闭式引流管、心包穿刺等。

氯胺酮能使呼吸道腺体和唾液腺分泌增加,用药前可加用阿托品 0.02mg/kg 以减少气道分泌物。既往有报道称氯胺酮可能引起颅内压和眼压升高。但 2018 年一项发表在神经重症监护 *Neurocritical Care* 杂志的系统评价表明,对于已经行机械通气和镇静的重型颅脑损伤患者而言,使用氯胺酮并不会增加颅内压,在部分患者甚至还会降低颅内压。因此,氯胺酮在脑外伤尤其是合并颅内高压患儿的适应证,尚需进一步研究证实。儿童镇静研究联合会(Pediatric Sedation Research Consortium,PSRC)近期发表的针对 22 645 名患儿在手术室外使用氯胺酮的研究发现,严重并发症发生率仅 2%,且具有剂量相关性:超过 2.5mg/kg 伴随并发症的明显增多,单次使用总剂量超过 5mg/kg,会导致呼吸系统相关并发症的明显增加,主要的严重并发症为喉痉挛,合并丙泊酚和巴比妥类使用时更常见。

综合文献及指南推荐,笔者推荐使用方法为,先给予 0.2~2mg/kg 静推,然后给予 0.2~1mg/(kg·h)持续泵入。鉴于氯胺酮的安全性和呼吸抑制小、血流动力学稳定等优点,理论上可以考虑更多用于 PICU,尤其是操作镇痛镇静,甚至作为持续镇痛镇静方案的一部分。如何在 PICU 内正确且安全地应用氯胺酮,避免药物相互间作用带来的不良反应,尚需进一步研究。

2. α_2 受体激动剂 近年来 α_2 受体激动剂右美托咪定和可乐定在 PICU 内的使用越来越广泛。研究发现阿片类和苯二氮䓬类药物对发育中的大脑可能有潜在的负性作用,而右美托咪定在一些动物研究发现有脑保护作用。此外,此类药物还具有以下独特的优点,包括:抗交感、抗焦虑和近似自然睡眠的镇静作用;更易被唤醒;有一定的镇痛作用;呼吸抑制作用极小;对心外科术后部分心律失常有预防作用。因此,PICU 和 NICU 的临床医师开始倾向更多使用右美托咪定和可乐定。Anand 及其同事报道,持续使用阿片类药物镇痛的机械通气患儿中,有近 20% 同时使用可乐定或右美托咪定。因此,深入了解其安全性和适应人群,掌握重症患儿中独特的药代药动学,具有非常重要的意义。

右美托咪定于 1999 年被批准用于成人机械通气患者的镇痛镇静,此后在全世界 PICU

特别是美国广泛流行。可用于儿童基础镇痛镇静,操作镇痛镇静,以及预防阿片类和苯二氮䓬类药物引起的戒断综合征。有报道称协同使用可减少机械通气时间、应激反应和谵妄发生率。右美托咪定对非机械通气患儿镇静效果确切,耐受性佳,可进行剂量滴定,且不良反应少,除静脉使用,还可经鼻滴注。值得注意的是,右美托咪定长时间使用也可能引起戒断综合征,有报道称连续静脉使用96h以上有25%的患者发生了戒断综合征,故在临床使用时需要予以关注。右美托咪定在欧美国家PICU虽然很流行,但在国内儿科的使用尚属研究和起步阶段,在我国儿童的使用仍属超说明书用药。

可乐定是中枢性α₂受体激动剂,因为与阿片类受体具有相同的钾离子通道,可以通过超极化神经元细胞膜产生镇痛作用。在美国可乐定有口服剂型,经皮贴剂以及静脉剂型,亦用于硬膜外镇痛。其半衰期在婴儿约44~72h,在非重症患儿约12~24h,但在重症患儿的数据较少,静脉剂型具有最可靠的药代动力学。可乐定目前在儿童和新生儿ICU内主要用于持续镇痛镇静,药物撤药综合征,新生儿戒断综合征(neonatal abstinence syndrome,NAS)等临床情况。2016年Peter教授等回顾了关于可乐定在儿童使用的10篇文献后指出,多数中心(43.9%)使用可乐定作为机械通气患儿镇痛镇静的协同治疗,近30%用于预防和治疗戒断综合征,多数患儿为肠内用药,剂量范围介于2~15mcg/(kg·d),间隔6~8h给药一次。值得注意的是,经皮贴剂在儿童中时有使用,且多数为裁剪后使用,但研究发现裁剪后药代动力学变化巨大,尤其对于新生儿会明显增加吸收量,因此应当予以避免。总之,可乐定兼具镇痛镇静的作用,具备非阿片药物的属性,多种剂型可供选择,让我们对它今后在PICU的使用充满期待。大规模前瞻性研究对其安全性和有效性的进一步评价,势在必行。笔者建议,儿童患者使用经皮贴剂应避免裁剪,小于1岁的儿童尽可能不使用经皮贴剂。使用超过5天,缓慢减量以避免戒断综合征。

(三) 非甾体抗炎药

1. NSAIDs 以对乙酰氨基酚、布洛芬等为代表。适用于轻至中度疼痛,尤其是以炎性疼痛为主的镇痛治疗。NSAIDs虽有明显的镇痛效果,但并不能取代阿片类药物的作用,对于剧烈疼痛,则需与阿片类药物合用。与阿片类药物不同,NSAIDs不抑制呼吸,也不会产生长期依赖,但长期使用会引起消化道溃疡、药物性肝损伤等不良反应。对乙酰氨基酚剂量为每次10~15mg/kg,每6小时口服1次;布洛芬为每次10mg/kg,每6小时口服一次。外科术后无明显禁忌证的患儿,推荐联合阿片类药物共同使用,以减少阿片类不良反应。

2. **药物间相互作用** 血管活性药物可以显著改变镇痛药物的血浆清除率,如大剂量肾上腺素、多巴胺、多巴酚丁胺能够使儿童心脏外科术后吗啡的血浆清除率下降一半。所以,在具体使用时需充分结合患者的病理生理和其他用药情况。

第三节　儿科患者镇痛的实施

在镇痛和镇静治疗之前,应尽量明确患儿产生焦虑躁动及疼痛的原因,实行以镇痛为基础的镇静,只有充分镇痛后,才能达到理想镇静目标。任何不适的环境及生理因素均应及时处理,注意照明、噪声以及昼夜节律紊乱给患儿带来的影响。强调早期干预和以患儿为中心的人文关怀。理想的镇痛和镇静应是建立在对患儿进行全面和动态评估的基础上,以目标指导、与疾病种类以及疾病所处的不同阶段相适应的精准化镇痛和镇静。成人精准化镇痛和镇静已实现以呼吸、循环、中枢神经系统功能相关的指标决定镇痛和镇静目标,但儿童精准化镇痛和镇静尚停留在理念的发展中,目前仍无具体评价指标。

一、常用镇痛镇静技术

(一) 联合多种药物持续静脉泵注及动态滴定

理想镇痛镇静药应具有镇痛、镇静、抗焦虑、顺行性遗忘等特性,然而没有任何一种镇痛、镇静药物能满足上述所有的这些特性,联合用药的目的是使用最小剂量的药物而取得最佳疗效,尽可能避免单一大剂量用药带来的副作用。阿片类药物联合苯二氮䓬类药物持续静脉泵注及动态滴定依然是 PICU 最常用的镇痛镇静技术。

(二) 目标导向的程序性镇痛镇静流程实施

尽管现有研究尚未发现使用标准化镇痛镇静流程能够改善患者结局,但在成人和儿童重症患者镇痛镇静指南中仍然推荐使用流程。笔者认为,造成这一结果的原因可能在于多数欧美国家已具备完善的镇痛镇静管理理念和相对先进的 ICU 管理水平,在此前提下通过改变单一措施似乎很难达到改善临床结局的目的。但基于我国 PICU 建设尚属起步阶段,流程化管理能够帮助医护人员达成共识,磨练团队,熟练掌握应用工具,所以,笔者仍推荐在儿童重症患者镇痛镇静实施过程中,采取以下步骤践行目标导向的程序性流程化管理:

1. 制订镇痛镇静目标;

2. 根据年龄和病理生理状态选择适宜的评估和监测工具,定时评估;

3. 儿童年龄和基础情况异质性大,因此推荐持续泵注药物并不断实时滴定的方式进行管理,以满足目标;

4. 首先满足镇痛需求,充分镇痛以后考虑开始镇静;

5. 药物的选择需要综合考虑患儿年龄、基础疾病、病理生理特点、镇痛镇静深度要求及药物副作用等因素,权衡利弊;

6. 尝试程序化流程化甚至药物轮换方案　对于因为病情需要,需要长时间镇痛镇静的患儿,定期更换药物方案的办法可能是有益的。最近一篇来自 *Pediatric Critical Care Medicine* 的研究指出,定期更换镇痛镇静药物使用方案,可以使戒断综合征发生率从 84.6% 下降至 34.3%,PICU 住院时间从 25 天下降至 16 天,且大大减少芬太尼、苯二氮䓬类及丙泊酚的使用剂量;

7. 是否在重症患儿推荐每天唤醒仍存在争议　2016 年一项来自荷兰的多中心随机对照研究发现,每天唤醒组 30 天死亡率明显高于对照组,并且因为镇痛镇静状态不满意,需要频繁推注咪达唑仑控制躁动,总消耗的药物剂量在两个研究组类似。与该研究结果矛盾的是,此前有两个研究认为每天唤醒可以缩短患儿的机械通气时间,ICU 住院时间和镇静药物使用剂量。故此,是否在 PICU 常规实施每天唤醒,还有待高质量大规模多中心随机对照研究的证实;

8. 积极推行浅镇静　2015 年著名的 RESTORE(Randomized Evaluation of Sedation Titration for Respiratory Failure)研究在美国 31 家儿童医院开展,其研究结果发现儿童重症患者也可像成人一样成功执行浅镇静方案,并且不增加不良事件发生率、疼痛评分和难以控制的躁动发生率。笔者认为 RESTORE 研究方案里推荐的护理主导的目标导向程序化镇痛镇静方案值得我们借鉴。此外,RESTORE 研究之所以能够取得成功,其核心元素包括:

(1) 每天查房由整个团队一同讨论患者疾病阶段(急性期,滴定期或者康复撤离期);

(2) 制定疾病不同阶段的镇痛镇静目标;

(3) 滴定期和康复撤离期如果仅对伤害性刺激有反应(SBS 评分=-2)甚至无反应(SBS 评分=-3),需及时调整镇痛镇静目标;当自主呼吸下氧合指数满意,尽早开始自主呼吸实验,评估撤机拔管的可能性;

(4) 至少每 8h 评估一次镇痛镇静深度是否与疾病阶段相匹配;尽早停用阿片类和苯二氮䓬类药物(使用时长≤5~7 天)或根据目标 WAT-1 评分逐渐减量(使用时间≥5~7 天),转出 ICU 时需备注手写的撤药方案予以交班;

(5) 满足撤机条件的患儿,每天早上都需要进行拔管评估,并由多学科小组讨论是否拔管。如果患儿无法通过测试,则回到初始呼吸机设置,等待次日晨再次测试。如果患儿无法通过测试的原因是镇静过度,则减量镇痛镇静药物后再次测试。如果通过测试,患儿需要在 6h 内拔管,或者仅因为肺外其他原因保留气管导管。因此我们不难发现,浅镇静只是良好儿童镇痛镇静实施的必然结果和目标,并非遥不可及但绝对需要不断的团队协作和总结。同时笔者认为,流程的制订和实施固然重要,但更重要的是在于持续使用,普及教育,有效反馈和不断改进,以确保流程并非只是流于形式的纸上工具,而是真正融入临床医护日常实践的有用武器。

(三) 患者自控镇痛术

患者自控镇痛术(patient-controlled analgesia,PCA)是由医护人员确定给药方式,患儿根据疼痛的程度调节给药速度,以达到最佳镇痛效果的镇痛方法。7~10 岁及以上非镇静状态下有认知能力的儿童可使用 PCA。由于儿童年龄、意识水平和理解能力以及疾病等因素影响，PCA 在 PICU 中的使用有限，多数中心尚在研究阶段。

（四）局部麻醉和神经阻滞

用于小儿外科的清创、动静脉导管的置入、腰椎穿刺、胸引导管置入等。局部麻醉最常用的是含有利多卡因的局部渗贴膏、乳膏等。此外，也有研究开始尝试在 PICU 内使用椎旁阻滞或者神经阻滞的方法，或者伤口局部浸润罗哌卡因等产生协同镇痛作用。

（五）非药物镇痛方案

有文献报道，在儿童患者使用非药物镇痛方案，能够有效减少镇痛药物使用量。这些措施包括：音乐，包裹婴儿，轻轻拍打，安抚奶嘴，电子产品（如电视机、iPad、游戏机等），蔗糖，减少环境噪声，阅读，促进昼夜节律的建立和改善睡眠（如夜晚关灯，使用眼罩、耳塞）等。

（六）多学科综合治疗

治疗疼痛成功的标准不仅仅是减少不适，更重要的是要恢复患儿正常生活和自信。因此，康复治疗师、音乐治疗师、儿童心理学家等专家的介入和相互配合，结合药物和非药物的综合治疗可能非常重要。

二、镇痛和镇静常见并发症与预防策略

尽管镇痛镇静是重症患儿治疗过程中必不可少的策略，但它仍然带来了大量的副作用和不良反应。过度镇痛、镇静与机械通气时间、住院时间延长及患者不良预后相关，同时还可引起谵妄、戒断综合征、慢性疼痛以及长期的精神心理并发症。由于儿童沟通和表达能力受限，评估工具多为主观评价，这对医护团队的要求非常高，评价的同质性也很困难，这些都导致理想的镇痛镇静深度的维护在儿童重症监护室是非常挑战的，儿童重症监护室内的过度镇痛镇静现象仍然非常普遍。同时，由于部分镇痛镇静药物在儿童的使用仍然属于超说明书范畴，其安全性和长期潜在的器官功能影响，尤其是对发育中大脑的影响尚需进一步研究。

2016 年 12 月，美国 FDA 发布"药品安全通讯"指出，在小于 3 岁的儿童中使用全身麻醉镇静药物，可能会影响儿童大脑的发育。这项警告包含了 11 种常用的结合 GABA 受体或 N-甲基-D-天门冬氨酸受体的全麻和镇静药物，如丙泊酚、氯胺酮、苯巴比妥类和苯二氮䓬类药物。阿片类和右美托咪定暂时未列其内，但临床上多数患儿不太可能只使用这两种药物，同时右美托咪定在儿童使用时限尚短，对其药理机制和远期神经系统影响的研究还不充分。因此，高危患儿尤其是重症儿童，反复和延长镇痛镇静，是否会对其器官

及神经系统发育造成影响,尚需进一步研究。此外,业内对镇痛镇静的使用存在很大异质性,如何在必要的镇痛镇静和对发育大脑的潜在风险间达到平衡,也是未来研究的关键。

(一) 中枢神经系统并发症

镇痛镇静引起的中枢神经系统并发症包括急性躁动,噩梦或严重幻觉。此外,昼夜节律紊乱,抑制快动眼睡眠也是镇痛镇静药物的常见不良反应,与谵妄的发生密切相关。

(二) 呼吸系统并发症

呼吸系统并发症主要指呼吸抑制。阿片类和苯二氮䓬类药物均有呼吸抑制作用,其发生与输注速度和剂量相关。阿片类药物的拮抗剂为纳洛酮,咪达唑仑的拮抗剂为氟马西尼,肌松剂的拮抗剂为新斯的明和舒更葡萄糖(sugammadex)。

(三) 循环系统并发症

大部分镇痛镇静药物具有扩张外周血管,降低心输出量,甚至心肌抑制的不良反应。其中阿片类药物对循环的影响相对较小,氯胺酮则常常引起心率增快、心输出量增加,偶尔因为心肌抑制引起血压下降。

(四) 消化系统并发症

阿片类药物均有恶心、呕吐、便秘等胃肠道不良反应。减少药物剂量,协同使用非阿片类镇痛药物,可以减轻其不良反应。

(五) 泌尿系统并发症

尿潴留。

(六) 戒断综合征

阿片类和苯二氮䓬类药物大剂量和长时间的使用都与戒断综合征的发生有关。镇痛镇静药物长时间使用会逐渐诱导药物耐受,使得药物剂量逐渐增大,突然中断或快速减量会诱发戒断综合征,目前文献报道重症儿童发生率为 17%~65%,会显著延长机械通气时间、PICU 住院时间和总的住院时间。戒断综合征的表现包括神经系统症状(易激惹,焦虑,震颤,肌肉强直,打哈欠,打喷嚏,谵妄,幻觉,瞳孔变大),消化道症状(喂养不耐受伴呕吐,腹泻或不协调吸吮),交感兴奋症状(心动过速,高血压,呼吸频率增快,出汗,发热,咳嗽等)。阿片类和苯二氮䓬类药物引起的戒断综合征临床表现类似,两者之间没有严格的界定,唯一不同的是通常消化道症状仅发生在阿片类戒断时。导致戒断综合征的危险因素包括:累积镇痛镇静药物剂量,镇痛镇静治疗时长,减药策略,患者年龄和性别。目前尚无有效的评价系统来诊断儿童戒断综合征,观察性研究发现缓慢撤药可能可以降低撤药综合征发生率,但撤药模式与戒断综合征之间是否有因果关系,尚未得到证实。因此,现有证据尚不能对危重患儿预防戒断的最佳撤药方式或首选药物给出建议。

戒断症状评价量表(withdrawal assessment tool version 1,WAT-1)和索菲亚戒断症状量表(Sophia observation withdrawal symptoms-scale,SOS)是目前最常用于 PICU 患儿镇痛和镇静药物戒断症状评估的工具。其中 WAT-1 以其评估简单快速用时少的优点,较其他量表在 PICU 内应用更为广泛。值得注意的是,现有针对 PICU 内戒断综合征的研究很少是大规模的前瞻性研究,并且在研究设计、监测工具、诊断标准、干预流程上都有很大异质性。因此,对于 PICU 内戒断综合征的认知还需要进一步的研究。

综合文献和指南的观点,笔者提出,临床医师在撤离镇痛镇静药物时可考虑以下策略:镇痛镇静药物的使用时间不宜超过 1 周,若因治疗需要,可尝试药物循环使用,谨慎实施每天唤醒,以避免单一药物的蓄积与依赖。大剂量或使用时间超过 7 天的患儿撤离药物应逐渐减量停药,每天按 20%~30% 的用药剂量递减。撤药过程中发生戒断综合征,需要减慢甚至暂停撤药,直至症状消失,再以更慢的速度进行药物撤离。可乐定、右美托咪定、美沙酮可能可以减轻儿童戒断综合征的严重程度,但尚无结论性的高级别证据支持该观点。部分重症戒断综合征或者诊断困难的患儿,可以考虑请求精神科医师会诊,协助诊治。

(七)谵妄

镇痛镇静是 PICU 治疗的基本环节,然而镇痛镇静药物又是诱发谵妄发生的危险因素。流行病学调查显示,谵妄在 PICU 的发生率约 25%,PICU 住院超过 6 天以及机械通气下,发生率分别高达 38% 和 53%,更有研究称在儿童心脏病患者使用 ECMO 治疗,谵妄发生率高达 100%。谵妄会导致重症患儿住 ICU 时间延长,是死亡的独立预测因子,导致PICU 花费增加近 85%。医源性因素导致的谵妄在重症儿童亦有报道,研究显示长时间使用大剂量苯二氮䓬类药物与谵妄相关。此外,低龄(≤2 岁),输血,使用血管活性药物,使用抗癫痫药物,身体约束也是引起儿童谵妄的危险因素。PICU 谵妄诊断的量表主要包括:意识评估量表(the preschool confusion assessment method for the ICU,psCAM-ICU)、康奈尔儿童谵妄评估量表(the cornell assessment of pediatric delirium,CAPD)、儿童麻醉苏醒期谵妄量表(the pediatric anesthesia emergence delirium scale,PAED)。psCAM-ICU 可以评估注意力,发现淡漠型和躁动型谵妄,可用于 6 个月~5 岁患儿的谵妄评估,它和 CAPD 是最为广泛使用的儿童谵妄评估量表。

目前 PICU 内儿童谵妄的预防、识别和管理方面的文献仍然乏善可陈,管理儿童谵妄的最佳措施仍不得而知,也无行之有效的治疗手段,但笔者认为,坚持常规评估谵妄是增加我们对该疾病病理生理认识的第一步,应当将谵妄评估加入每天的查房清单予以关注。对于儿童患者,无法正确表达和沟通,很多评估工具都是依赖医务人员主观完成,因此用进废退,只有在使用中才能发现真理,掌握真理,挑战真理。非药物治疗应作为谵妄诊断后的主要治疗手段,儿童精神病学家介入儿童谵妄管理可能是未来的发展方向。值得注意的是,精神病药物(如氟哌啶醇)治疗谵妄具有潜在风险,即便是在推荐剂量范围内也会出现副作用,甚至导致 QT 间期延长,恶性心律失常等严重副作用的发生。鉴于精神病药物治疗儿童谵妄的安全性和有效性暂无高质量证据支持,风险可能高于获益,笔者不推荐其在儿童常规使用。我们应当认识到,谵妄是一个需要集束化管理的临床综合征,需要整个 PICU 团队在患儿治疗的全程予以重视,且其预防工作远远重要过治疗。

(八) 远期认知功能和行为学的影响

多项针对新生儿期动物的研究指出,镇痛镇静可能影响其远期神经发育和行为学。针对幼儿和学龄期儿童的研究很少,但是镇痛镇静对神经系统的影响似乎与年龄有关。2018 年著名的 RESTORE 研究发现:让机械通气患儿处于更为觉醒,更少镇痛镇静药物暴露的浅镇静状态,不增加出院后 6 个月的死亡率,也未导致认知功能障碍或生活质量减退。这说明即便是儿童,也可以良好耐受浅镇静,而且更少药物摄入,还可能减少药物不良反应,降低戒断反应,更重要的是,降低对小婴儿潜在的神经系统和发育大脑的影响。值得注意的是,该报道称 30% 的患儿在随访中被发现有创伤性应激障碍(post-traumatic stress disorder,PTSD)。Colville 等研究者也曾报道,近 1/3 在 PICU 住院的患儿曾出现过妄想性回忆,其发生与苯二氮草类/阿片类的使用时长有关,这部分患儿是日后发生 PTSD 的高危人群。这些提示我们,ICU 内镇痛镇静对儿童患者远期大脑发育,智力水平,情绪障碍,认知功能障碍等方面的影响,还有待长远追踪。

(九) 免疫系统的影响

镇痛镇静药物(尤其是阿片类、丙泊酚、苯二氮草类)不仅使成人,也使儿童可能引起固有免疫抑制和部分适应性免疫抑制。这种抑制作用对重症患儿临床结局的具体影响尚不得知。

三、困境和挑战

重症患儿疼痛管理仍然存在许多困境,最主要是因为 PICU 在我国尚属新兴亚专业,从业人员数量和素质尚属建设阶段。2019 年中华医学会儿科学分会急救学组与中华医学会急诊分会儿科学组设定问卷式调查表,调查了我国 25 省市 108 家医院的 PICU,发现常规镇痛镇静开展率为 87.04%,医师/床位比为 0.45:1,护士/床位比仅为 1.33:1,这距离 2016 年《中国儿童重症监护病房分级建设与管理的建议》仍然有很大差距。虽然 PICU 已具备正规人才培养及考核体系,但医护人员数量仍相对匮乏,缺乏稳定和高质量的救治人员体系,以及连贯的流程和指南的宣教普及。我国 PICU 服务的患者人群基线同国外不尽相同,封闭 ICU 的本质和相对匮乏的医护人员比例,都使我们在临床真正实施疼痛管理时,不能照搬国外指南或者研究结果。以我国 PICU 患儿为研究对象的大规模、多中心、高质量研究势在必行。

镇痛镇静在 PICU 内的规范实施,是一个需要多学科团队参与的行为,需要团队中的所有人达成共识,了解患儿病理生理阶段,清楚镇痛镇静目标,对高危患儿有详细的可以遵循的流程对照实施和滴定。在我国多数 PICU,多学科团队的建设尚属起步阶段,许多中心甚至暂无条件配备多学科服务人员。而在我国专门针对儿童重症人群服务的专科护士,呼吸治疗师,专业康复作业师,营养师,临床药师,患儿家属,儿童精神病学家,甚至医务社工等,也仍在摸索和尝试如何使自己的专业知识有机融合患儿的病理生理状态,如何理解和判断患儿的病理生理状态,促进其康复的阶段。因此,我们从事儿童重症医学的医师责任重大,当下是我们组建团队,磨合团队和深化发展团队的历史关键阶段。

四、研究热点

近年来 PICU 死亡率逐年下降但合并症逐渐增多,研究热点继而转向如何减少医源性伤害,改善患儿长期结局和生活质量。目前针对儿童镇痛镇静的研究主要着眼于:

1. 优化药物选择,尤其是非阿片类和非苯二氮䓬类(比如氯胺酮和 α_2 受体激动剂)。
2. 谵妄的诊断和特殊儿童危险因素识别(比如合并心脏病和 ECMO 治疗的患儿)。
3. 儿童 ICU 内优化睡眠和非药物方法推广的质量改进项目。

五、小结

疼痛管理在重症患儿治疗中,是非常重要的个体化、精准化治疗的体现。在 PICU 领域,患儿疼痛管理不善的情况常常发生,如何有效鉴别疼痛、焦虑和谵妄也常常十分困难,这与儿童表达和沟通能力受限,疾病干扰,以及人们的认知和理解不足有关。同时,因为儿童疼痛感受器和疼痛传输途径都在不断发育的过程中,儿童镇痛药物也在不断研发和安全性验证中,所以理想镇痛方案尚不得知。在我国,多数 PICU 尚在成立和建设过程中,专业管理团队的组建和知识结构的完善仍有不足,这些都造成了儿童重症患者疼痛管理异质性大,疼痛评估和干预不足的现状。笔者建议,PICU 应成立以重症医学科医师为主体的多学科疼痛管理团队,建立疼痛评估及管理流程。团队还应包括 PICU 护士,患儿,患儿家属,康复治疗师,呼吸治疗师,临床药师,疼痛医师,麻醉科医师等。从点滴质量改进项目开始着手,建立标准化评估量表,教育护士熟练掌握评分量表并定时进行评估,团队制定基于病理生理的疼痛管理目标,查房时管理小组进行讨论,困难病例定期组织病案讨论,尊重患儿追求"无痛"ICU 体验的基本需求,积极与患儿家属沟通,弹性化探视,改善患儿及其家属的住院体验。良好的疼痛管理,是我们实现 ICU 舒适化管理的坚实一步,必须想办法落实。

(基 鹏 邓丽静)

参考文献

［1］ 中华医学会儿科学分会急救学组,中华医学会急诊医学分会儿科学组,中国医师协会儿童重症医师分会.中国儿童重症监护病房镇痛和镇静治疗专家共识(2018 版).中华儿科杂志,2019,57(5):324-330.

［2］ ANAND K J S,WILLSON D F,BERGER J,et al. Tolerance and withdrawal from prolonged opioid use in critically ill children［J］. Pediatrics,125(5):1208-1225.

［3］ MARIA C M. Withdrawal assessment tool-1 monitoring in PICU:a multicenter study on iatrogenic withdrawal syndrom［J］. Pediatr Crit Care Med,2017,18(2):86-91.

［4］ HAHN D,EMOTO C,EUTENEUER J C,et al. Influence of OCT1 ontogeny and genetic variation on morphine disposition in critically ill neonates:lessons from PBPK modeling and clinical study［J］. Clinical Pharmacology & Therapeutics,2019,105(3):761-768.

［5］ ZEILER F A,TEITELBAUM J,WEST M,et al. The ketamine effect on icp in traumatic brain injury［J］. Neurocritical Care,21(1):163-173.

［6］ GOLDING C L,MILLER J L,GESSOUROUN M R,et al. Ketamine continuous infusions in critically ill infants and children［J］. Annals of Pharmacotherapy,2016,50(3):234–241.

［7］ GREEN S M,ROBACK M G,KRAUSS B,et al. Emergency department ketamine meta-analysis study group:predictors of emesis and recovery agitation with emergency department ketamine sedation:an individual-patient data meta-analysis of 8,282 children［J］. Ann Emerg Med 2009,54:171-180.

［8］ ZUPPA A F,CURLEY M A Q. Sedation analgesia and neuromuscular blockade in pediatric critical care:overview and current landscape［J］. Pediatr Clin North Am,2017,64(5):1103-1116.

［9］ VENKATRAMAN R,HUNGERFORD J L,HALL M W,et al. Dexmedetomidine for sedation during noninvasive ventilation in pediatric patients［J］. Pediatr Crit Care Med,2017,18:831-837.

［10］ KLEIBER N,ROSMALEN J,TIBBOEL D,et al. Hemodynamic tolerance to iv clonidine infusion in the PICU［J］. Pediatr Crit Care Med,2018,19(8):409-416.

［11］ THOMPSON R Z,GARDNER B M,AUTRY E B,et al. Survey of the current use of dexmedetomidine and management of withdrawal symptoms in critically ill children［J］. J Pediatr Pharmacol Ther,2019,24:16-21.

［12］ VET N J,WILDT S N,VERLAAT C W M,et al. Short-term health-related quality of life of critically ill children following daily sedation interruption［J］. Pediatr Crit Care Med,2016,17:513-520.

［13］ WATSON R S,ASARO L A,HERTZOG J H,et al. Long-term outcomes after protocolized sedation versus usual care in ventilated pediatric patients［J］. Am J.Respir Crit Care Med,2018,197:1457-1467.

［14］ ZEILMAKER G A,POKORNA P,MIAN P,et al. Pharmacokinetic considerations for pediatric patients receiving analgesia in the intensive care unit;targeting postoperative,ECMO and hypothermia patients［J］. Expert Opin Drug Metab Toxicol,2018,14:417-428.

［15］ SANAVIA E,MENCÍA S,LAFEVER S N,et al. Sedative and analgesic drug rotation protocol in critically ill children with prolonged sedation:evaluation of implementation and efficacy to reduce withdrawal syndrome［J］. Pediatr Crit Care Med,2019,20:1111-1117.

第九章

疼痛护理学

第一节　常用镇痛药物的用药护理

重症患者常受疾病、环境、精神等多方面因素的影响而感受到不舒适甚至疼痛，从而影响其治疗配合程度和预后。因此，镇痛是重症患者的常规治疗手段之一。药物镇痛是重症患者最基本、最常用的镇痛治疗手段。临床上镇痛药物的种类较多，本书将镇痛药物大致分为以下几类进行介绍：①阿片类药物，如吗啡、芬太尼、舒芬太尼、地佐辛、布托啡诺等；②非阿片类药物，如非甾体类药物、局部麻醉药、神经性疼痛类药物等；③具有镇痛作用的镇静药物，如氯胺酮、右旋美托咪啶等；④其他镇痛作用的药物，如抗抑郁类药物、糖皮质激素类药物、局麻药、神经破坏药、维生素等。了解常用镇痛药物的使用注意事项以及护理要点，是临床疼痛护理工作开展的基础。

一、阿片类药物的用药护理

阿片类药物是危重症患者镇痛的常用药，这些药物与阿片受体结合，兴奋阿片受体，抑制感觉神经末梢释放神经递质，阻断痛觉冲动传导，产生中枢性镇痛作用。由于每种药物对 μ 受体、κ 受体和 δ 受体具有不同的亲和力，且在代谢、药效、滴定度和成本方面各有优缺点，因此了解药物特性后进行镇痛护理才能有的放矢，使镇痛治疗获得更好的效果。

（一）常用药物

ICU 常见的阿片类药物包括吗啡、哌替啶、芬太尼、瑞芬太尼、舒芬太尼、地佐辛、布托啡诺等，其中芬太尼家族在 ICU 临床应用中最为广泛，哌替啶因其神经毒性通常避免长时间使用。

1. **吗啡** 吗啡(morphine)临床效力定为 1,实际临床工作中常用吗啡作为对照来描述药物的效力。吗啡具有强大的镇痛作用和明显的镇静作用,还能产生镇咳作用。常见的不良反应有恶心、呕吐、呼吸抑制、嗜睡、眩晕、便秘、尿潴留、胆绞痛、药物依赖等。

2. **哌替啶** 哌替啶(dolantin)临床效力仅为吗啡的 1/10~1/7,不良反应与吗啡相似,是严格管制的麻醉药品。临床上常与氯丙嗪、异丙嗪等合用进行人工冬眠治疗。

3. **芬太尼家族** 常见为芬太尼、舒芬太尼、瑞芬太尼。其中芬太尼(fentanyl)镇痛效力是吗啡的 100~180 倍,但由于容易产生药物蓄积,不适合用于长期镇痛。瑞芬太尼(remifentanil)的效力是吗啡的 80~100 倍,但因起效快,半衰期短的优势,其在 ICU 镇痛治疗中的应用越来越广泛。舒芬太尼(sufentanil)镇痛效力是芬太尼的 10 倍,起效快、蓄积少,且对呼吸抑制作用小,在 ICU 中的应用也很广泛。芬太尼类常见的不良反应有恶心、呕吐、呼吸抑制、药物依赖等。

4. **地佐辛** 地佐辛(dezocine)成瘾性小且没有明显的镇静和呼吸抑制,常见的不良反应有嗜睡、恶心、呕吐等,大剂量使用时可出现低血压。

5. **布托啡诺** 布托啡诺(butorphanol)相较于其他镇痛药较少有呼吸抑制、肠麻痹、尿潴留等不良反应,安全性更高。镇痛效力是吗啡的 3.5~7 倍,因其引入国内较晚且价格较贵,故临床应用相对较少。

6. **曲马多** 曲马多(tramado)是一种中枢性镇痛药,对 μ 受体的亲和力较弱。有两种异构体:(+)-曲马多和(-)-曲马多。前者及其代谢产物是 μ 受体的激动剂,两者分别抑制中枢 5-羟色胺和去甲肾上腺素的再摄取,提高了对脊髓疼痛传导的抑制作用。两种异构体的协同作用可增强镇痛作用,其效力是吗啡的 1/10~1/8,常用于中、重度疼痛及术后疼痛的治疗,也可用于防治术后寒战,是国家规定的第二类精神药品。常见的不良反应有恶心、呕吐、头晕等。

(二)用药护理

1. **药物常用剂量与调节** 药物可通过不同的给药方式和途径发挥治疗效果,ICU 中常用给药方式是持续静脉泵入,也可以通过肌内注射,此外还有口服、经皮等途径给药。不同的给药方式对应的药物吸收程度不同,因此药物在不同给药方式下使用的剂量也不同。根据《中国成人 ICU 镇痛和镇静治疗指南》以及药物使用说明书,阿片类药物的药物学特性如表 9-1 所示。其中,哌替啶起效时间同吗啡,约 5~10min,但维持时间为 2.5~3.5h,一般用于镇痛时多以单次皮下注射或肌内注射给药,每次 25~100mg,不超过 150mg;每天总量不超过 600mg,且 2 次用药间隔不宜少于 4h。临床护士应熟知药物的起效时间、半衰期、负荷剂量及维持剂量,才能用最小剂量达到最佳镇痛效果。临床工作中,护士可以在允许范围内正确使用、合理调节药物剂量,但仍应严格遵医嘱使用镇痛药物。曲马多其制剂类型很多,包括:片剂、滴剂、混悬剂、胶囊剂、注射剂、缓/控释制剂等。在 ICU 一般以注射剂应用最多,静脉注射时起效迅速,约 2h 达到镇痛高峰,药物半衰期约 6h。静脉注射每次 100mg,缓慢注射或用 5%~10% 葡萄糖注射液稀释后注射,每天剂量不超过 400mg。

表 9-1 阿片类药物的药物特性

药物	起效时间	半衰期	负荷剂量	维持剂量	效力
吗啡	5~10min	1.7~3h	2~4mg	2~30mg/h	1
芬太尼	1~2min	2~4h	1~2μg/kg	0.7~10μg/(kg·h)	100~180
舒芬太尼	1~3min	784min 左右	0.2~0.5μg/kg	0.05~0.2μg/(kg·h)	1 000
瑞芬太尼	1~3min	3~10min	0.5μg/kg（>1min）	0.5~15μg/(kg·h)	80~100
地佐辛	20min	144min	5mg（静脉注射） 5~20mg（肌内注射）	≤20mg（每 3~6h） 2.5~10mg（每 2~4h）	1
布托啡诺	3~5min	4~5h	1mg（静脉注射） 1~2mg（肌内注射）	每 3~4h 重复给药	3.5~7

2. **药品管理** 阿片类药物中,吗啡、哌替啶、芬太尼等属于麻醉药品,应严格按《麻醉药品和精神药品管理条例》等法律、法规和规章进行药品管理。根据要求,麻醉药品应实行专人负责、专柜加锁、专用账册、专册登记、专用处方的“五专”管理,严格进行使用登记以及交接班,且领药人凭麻醉药品专用处方、空安瓿领取药品。

3. **镇痛效果的评价** 在开始使用镇痛药物或调整药物剂量后 30min 应对镇痛效果进行评价,并酌情调整药物剂量。疼痛疗效分为四级:①完全缓解:疼痛完全消失;②部分缓解:疼痛明显减轻,睡眠基本正常,能正常生活;③轻度缓解:疼痛有所减轻,但仍感到明显疼痛,睡眠生活仍受到影响;④无效:疼痛无减轻。一般理想的镇痛预期目标为:①能自主表达的患者 NRS 评分<4 分;②不能表达、运动功能良好的患者 BPS 评分<5 分或者 CPOT 评分<3 分。

4. **药物不良反应的护理**

(1) 便秘:阿片类药物可增加肠道平滑肌张力使肠蠕动减慢,食糜在肠道中停留时间延长,水分被肠道过分吸收而发生便秘。便秘是阿片类药物最常见的不良反应。主要护理措施:①密切观察患者大便的次数、性状并准确记录。一般正常成人每天排便 1~2 次,为黄褐色或深褐色软便,便秘则表现为大便次数减少,一般每周少于 3 次,伴排便困难、粪便干结。②重症患者长时间卧床,肠道蠕动欠佳,也是引起便秘的重要因素之一,因此可每天进行适当的腹部按摩。按摩时将单手或双手的示指、中指和无名指重叠,在左下腹乙状结肠部深深按下,由近心端向远心端做环状按摩,以刺激肠蠕动,帮助排便。针对清醒患者还可指导其每天进行提肛肌训练。③在病情允许情况下,对能够经口进食患者,应鼓励其多饮水,每天至少经口摄入液体 2L。指导患者进食富含纤维素的食物,如豆类、蔬菜、水果等;不能经口进食者,在能够耐受肠内营养的情况下,可给予含纤维素的营养制剂。④如患者连续三天未解便,应在体温单上记录并通知医师,遵医嘱给予小茴香等中药进行腹部热敷,或者给予开塞露塞肛、灌肠等干预措施,观察排便效果。⑤清醒患者不习惯卧床解便时,可协助患者采取安全、舒适的排便姿势,同时做好患者隐私保护。

(2)恶心、呕吐:阿片类药物会兴奋延髓呕吐化学感应区,从而引起恶心、呕吐,但长时间使用后呕吐中枢抑制,症状减轻或消除,因此症状一般出现在用药初期。护理措施:①机械通气患者发生呕吐时,应立即进行胃肠减压,若患者无胃管,先安置胃管再行胃肠减压。如若患者正在鼻饲肠内营养,还应立即停止鼻饲。②观察并记录患者恶心、呕吐的次数和量,呕吐物的性状。③观察患者有无误吸发生,患者呕吐时,指导或协助其头偏一侧避免误吸。若发生误吸,可行纤维支气管镜检查及清理气道,避免吸入性肺炎的发生。④患者呕吐后及时清理口腔,并进行声门下吸引,避免呕吐物进入气道。清醒患者发生呕吐可指导其使用清水漱口,保持口腔清洁。⑤呕吐严重时,患者可出现脱水、代谢性碱中毒等并发症,因此需密切关注患者出入量及水电解质平衡情况,并遵医嘱使用甲氧普氯胺、奥氮平等止吐药物,观察止吐效果。⑥清醒患者呕吐时,护士应主动关心患者,消除其焦虑情绪,并保持床单、衣物清洁,及时协助更换衣服、被套等。

(3)呼吸抑制:阿片类药物对呼吸中枢有抑制作用,降低呼吸中枢对二氧化碳的敏感性,剂量过大可致呼吸衰竭。护理措施:①密切关注患者呼吸频率、节律、幅度,监测血氧饱和度,每小时监测并记录,出现呼吸减慢、变浅时应警惕患者出现呼吸抑制的情况。无人工气道的患者还需提前备好气管插管导管、喉镜及镜片等插管用物,保证需要时方便取用。②术后或刚停机拔管的患者易出现呼吸暂停,可唤醒患者,指导患者正确呼吸,必要时遵医嘱暂停、减量使用镇痛镇静药物。③拟停机患者在进行自主呼吸试验时,如反复发生呼吸暂停,则需重新调整呼吸机支持参数,暂不停机。④监测患者氧饱和度,进行动脉血气分析检测,关注 pH 值、氧分压、二氧化碳分压、氧合指数等指标。

(4)低血压:阿片类药物通过促使内源性组胺释放引起外周血管扩张,从而导致低血压的发生,每种药物对血压的影响程度不一。在护理使用阿片类药物镇痛的患者时,应密切观察患者心率、心律、血压变化,患者发生低血压时,可通过评估患者循环情况,遵医嘱予适当补液,以纠正因外周血管扩张引起的相对血容量不足,补液时应避免过速、过量而引起心力衰竭。不适合通过补液纠正低血压的患者也可以根据病情遵医嘱暂停镇痛镇静药物,必要时使用血管活性药物维持血压。

(5)肝肾功能损害:长期使用阿片类药物的患者应定期复查肝肾功能、尿常规,密切观察患者尿液的颜色、量,并准确记录。

(6)药物依赖:指对药物的强烈渴求,一般分为生理依赖和心理依赖。针对阿片类药物依赖患者,首先应治疗其生理依赖,可通过替代治疗等方式解除戒断综合征。心理依赖是指由于用药使人产生一种特殊的欣快感和欢愉舒适的内心体验,表现为一种定期的连续用药渴求和强迫用药行为,以获得心理上的满足和减少精神上的不适。药物依赖患者多存在焦虑、抑郁等负性心理状态,可通过关心鼓励患者,树立患者药物戒断的信心;培养患者良好的生活习惯,分散对药物的注意力;鼓励家属参与和支持,提高药物依赖治疗的效果。

5. 健康宣教　患者使用阿片药物镇痛时,应向患者及其家属进行镇痛知识宣教,宣教内容包括:①镇痛治疗的目的及重要性;镇痛治疗在于减轻或消除机体对痛觉刺激的应激及生理心理损伤,从而改善因疼痛造成的器官功能负荷增加、代谢改变、免疫抑制等所引起的并发症。②药物相关知识,包括药物的不良反应等。③使用镇痛泵的患者应指导其正确使用镇痛泵。④患者的主观表达是评估镇痛效果的最佳参考依据,因此指导患者准确表达疼痛的部位、持续时间、性质和程度等,可使疼痛评估更为准确。

二、非阿片类镇痛药物的用药护理

由于阿片类药物不良反应大,成瘾风险高,临床常采用阿片类药物结合非阿片类药物的多模式镇痛方式,以减少阿片类药物的用量和不良反应,提高镇痛效果。非阿片类镇痛药物(non-opioid analgesics,NOA)是指所有不能作用于阿片类受体而产生镇痛作用,但能够起到镇痛效果的药物。非阿片类镇痛药物种类非常多,本章主要阐述以下几类:非甾体类、中枢性镇痛类、解痉类、局部麻醉药、神经性疼痛类。尽管有指南的推荐,但此类药物在 ICU 应用的研究相对较少,且存在不同程度的不良反应。另外,此类药物多以口服、皮下注射等非静脉途径给药,因而在 ICU 的应用受到一定限制。

(一) 常用药物

1. 非甾体抗炎药　非甾体抗炎药(NSAIDs)是最主要的非阿片类镇痛药物,非甾体抗炎药通过抑制前列腺素的合成,抑制淋巴细胞活性和活化的 T 淋巴细胞分化以减少对传入神经末梢的刺激,直接作用于伤害性感受器而阻止致痛物质形成及释放而具有抗炎、镇痛和解热作用。我国临床上用于手术后镇痛的口服药物主要有布洛芬(ibuprofen)、双氯芬酸(diclofenac)、美洛昔康(meloxicam)等;注射药物有氟比洛芬酯(flurbiprofen axetil)、帕瑞昔布(parecoxib)等。它们对血小板功能、胃肠道、肾功能、心血管可产生不良反应。

2. 解痉类药物　解痉类药物指阻断 M 胆碱受体的抗胆碱药,通过解除平滑肌痉挛发挥镇痛作用,常用于缓解内脏绞痛,如胃肠绞痛、肠道痉挛等,但随着剂量增加,并发症发生概率增加,目前在临床中未常规用于镇痛。常用药物有阿托品、消旋山莨菪碱等。

3. 局部麻醉药　局部麻醉药简称局麻药,是一种能够暂时、完全和可逆地阻断神经传导功能的药物,在麻醉和疼痛治疗中极为广泛,种类也较多,常见药物如利多卡因、普鲁卡因、丁卡因等。

4. 神经性疼痛药物　神经性疼痛药物在治疗急慢性神经性疼痛中具有较好的镇痛作用,常用的如加巴喷丁、卡马西平等加巴喷丁主要作用于神经突触前膜的钙离子通道,抑制神经元 Ca^{2+} 内流,从而抑制神经或组织损伤后的神经元兴奋,常用于带状疱疹后遗神经痛。卡马西平是一种抗惊厥药,是治疗三叉神经痛和舌咽神经痛的主要药物。此类药物在 ICU 中应用较少,常对应特定的适应证,如格林-巴利综合征,这些药物在 ICU 的安全性和有效性尚不清楚。

（二）用药护理

1. 药物常用剂量与调节　非甾体抗炎药中,口服剂量如下:①布洛芬:每次剂量400~600mg,每天2~3次,每天最大剂量2 400~3 600mg。②双氯芬酸:每次剂量25~50mg,每天2~3次,每天最大剂量75~150mg。③美洛昔康:每次剂量7.5~15mg,每天1次,每天最大剂量7.5~15mg。注射类药物剂量如下:①氟比洛芬酯:起效时间15min,药效大约维持8h,每次静脉注射50mg,每天剂量不超过200~250mg。②帕瑞昔布:起效时间7~13min,药效大约维持12h,可静脉注射也可以肌内注射,首次剂量40mg,以后每12h重复给药,连续用药不超过3日。

2. 药物不良反应的护理

（1）非甾体抗炎药使用中最常见的不良反应是胃肠道反应,小剂量时可引起上腹部不适,大剂量时可引起胃溃疡甚至胃出血。此外,非甾体抗炎药与肾功能损害、支气管收缩和血小板功能受损等不良反应有关。在使用此类药物时应注意:①指导患者正确、合理服用药物,包括药物剂量、频次等。②关注患者进食情况,避免因胃肠反应引起食欲下降,指导患者合理饮食。③密切关注大便性状,定期进行大便隐血检查,及早发现消化道出血。④关注患者肝肾功能、凝血功能检查结果。⑤对存在出血倾向的患者进行护理时,动作应轻柔,尽可能减少侵入性操作,减少出血的风险。

（2）解痉类药物会舒张平滑肌而致便秘、排尿困难等,因其抑制腺体分泌的作用,患者会出现出汗减少、口干等。此类药物能解除迷走神经对心脏的抑制,使心搏加快、瞳孔散大、眼压升高,兴奋呼吸中枢,解除呼吸抑制。因此,青光眼、前列腺肥大、麻痹性肠梗阻等应严格禁用。在使用这类药物时,临床护士应密切观察药物不良反应。

（3）局麻药物的不良反应有毒性反应、过敏反应、心脏毒性等。其护理措施包括:①使用药物前应询问患者有无药物过敏史,如患者有过敏史,可以使用其他替代药物。②局麻药物以非静脉途径给药,通常由医师给药,作为临床护士,应在床旁协助并监督医师在注射药物前是否抽吸是否有回血,确定未在静脉内再进行推注,避免单位时间内血液中局麻药浓度超过了机体的耐受力而引起中毒。③局麻期间,密切观察患者生命体征变化,床旁准备盐酸肾上腺素,一旦发生严重不良反应时,积极配合医师实施抢救。

（4）神经性疼痛药物加巴喷丁、卡马西平均会引起神经系统、消化系统等出现不同程度的不良反应,此类药物在ICU应用非常少,在护理使用这类药物的患者时,密切关注药物的用量、用法及不良反应。

3. 健康宣教　患者使用非阿片类药物镇痛时,应向患者及其家属进行的疼痛相关知识宣教,指导患者及家属了解药物的用量、用法、不良反应及注意事项。告知患者使用曲马多后,可能会有头晕症状,应注意卧床休息,避免跌倒等不良事件发生。对局麻药物产生过敏反应的患者,应让患者及家属知晓过敏药物,避免再次发生过敏反应。

三、具有镇痛作用的镇静药物

部分镇静药物具有镇痛效果,在使用这类药物时可减少阿片类药物的用量而减少其不良反应,达到理想的镇痛效果,如右美托咪定、氯胺酮。

(一)常用药物

1. 右美托咪定 右美托咪定是高选择性 α_2 肾上腺素能受体激动药,通过作用于中枢神经系统和外周神经系统的 α_2 受体产生相应的止痛作用。右美托咪定通过作用于蓝斑核 α_2 受体及激动内源性促睡眠通路而产生镇静催眠作用,并且在镇静催眠过程中不会产生呼吸抑制。右美托咪定还有抗焦虑、降低应激反应、稳定血流动力学、镇痛、抑制唾液腺分泌、抗寒战和利尿等作用。此外,右美托咪定与其他镇静镇痛药物联合使用时具有良好的协同效应,能显著减少其他镇静镇痛药物的使用剂量。

2. 氯胺酮 氯胺酮具有催眠、遗忘、镇痛和剂量依赖性麻醉作用,主要通过交感神经系统介导的心率、血压和心输出量的增加对心血管系统产生影响,此药对呼吸抑制作用较小,但却因可引起精神方面的不良反应应用受到限制。氯胺酮可以阻止神经系统的敏感性,消除高敏状态,降低术后的镇痛需求,达到超前镇痛效果。

(二)用药护理

1. 药物常用剂量与调节

(1)右美托咪定:静脉输注恒定的负荷剂量时,起效时间为 10~15min;如果没有给予负荷剂量,其起效时间和达峰时间均会延长。根据药物使用说明,使用时需要用 0.9% 氯化钠注射液稀释为 4μg/ml 后,起始剂量以 0.5μg/(kg·h),后根据镇静剂量以 0.2~1.4μg/(kg·h)。

(2)氯胺酮:氯胺酮可以进行静脉注射,在注入 1min 内迅速穿过血脑屏障。出于镇痛目的,氯胺酮可以口服、经鼻内、经皮、经直肠给药和皮下注射。药物半衰期 11~16min。氯胺酮通常用作基础麻醉或者复合麻醉,一般不单独使用。静脉注射,每次 1~2mg/kg,约在 1min 内注入,全身麻醉可持续 5~10min。全身麻醉维持:静脉注射或用氯化钠注射液稀释后静脉滴注,每次 0.5~1mg/kg,不超过 3~4mg/(kg·h)。小儿基础麻醉:肌内注射,每次 4~8mg/kg。极量:静脉注射,每分钟 4mg/kg;肌内注射,每次 13mg/kg。

2. 药物不良反应的护理

(1)右美托咪定:不良反应相对较少,心动过缓是最常见的不良反应。其护理措施为:①严格把握药物禁忌证,迷走神经张力高、糖尿病、高血压、高龄和肝功能严重受损的患者使用本品后更易发生心动过缓,甚至窦性停搏。重度心脏传导阻滞没有安装起搏器和重度心室功能不全患者应慎用。②用药期间应每小时监测生命体征,尤其关注心动过缓、低血压等不良反应的发生。心率<40 次/min 或比输注前值低 30% 以下则判定为心动过缓,

而收缩压<80mmHg或比试验药物输注前值低30%以下,或舒张压<50mmHg。③右美托咪定大多作为联合镇痛镇静药物,常规进行镇痛镇静评估,一般采用RASS评分或SAS评分来评估镇静深度,指南推荐浅镇静为宜,即RASS评分−2~+1分,实施以目标导向的镇痛镇静策略,以避免联合用药导致的过度镇静。④动态评估镇痛镇静效果,在剂量允许范围内进行调节并密切观察。⑤如果发生药物相关性心动过缓,可减少用量或暂停给药,也可遵医嘱静脉给予抗胆碱能药物如阿托品来减轻迷走神经的紧张性。⑥右美托咪定需稀释为使用,且该药物不能进行静脉注射,以防严重心动过缓或心搏骤停。

(2)氯胺酮:不良反应的发生往往呈剂量依赖性,包括头晕、过度镇静、恶心、躁动、幻觉及噩梦等;高剂量和/或长期使用有发生肝衰竭、继发性肾损伤和溃疡性膀胱炎的风险,因此在ICU中也较少应用。在用药护理方面,主要关注药物用法、剂量,以及不良反应的观察,应熟知药物使用注意事项。

3. **健康宣教** 在患者使用药物期间,应向患者和/或其家属进行药物相关知识宣教,使患者和/或家属了解药物的用量、用法、不良反应、注意事项。告知患者及家属使用右美托咪定时,患者可能会出现心率减慢、血压降低的情况。

四、其他镇痛药物的用药护理

这类药物本身不具备镇痛的效果,但在联合使用镇痛药物时,具有协同镇痛的效果,能够起到减少镇痛药物用量的效果。

(一)相关药物

1. **糖皮质激素** 糖皮质激素通过抑制磷脂酶A_2炎性通路,减少花生四烯酸衍生物所引起的炎症反应,同时糖皮质激素可以降低外科手术后患者炎症,降低尿潴留、呼吸抑制、恶心及呕吐发生率,抑制伤口纤维化和瘢痕形成。但目前缺乏单剂量使用糖皮质激素止痛的研究。

2. **维生素** 维生素具有抗炎和免疫调节作用,可能在痛觉和慢性疼痛状态中发挥重要作用。维生素D是一种激素和体内的神经活性类固醇,可以通过调节兴奋性来发挥镇痛作用,大多是用于骨关节相关性疼痛的研究。维生素C作为一种抗氧化剂,它限制组织损伤,并作为神经保护和神经调节剂。也有研究表明,维生素B_{12}可能在治疗口腔溃疡和疱疹性神经痛治疗中起到止痛的作用。在重症患者的疼痛治疗中的效果,仍有待更加深入的研究。

(二)用药护理

1. **药物常用剂量与调节**

(1)糖皮质激素:按其生物效应期分为短效、中效和长效激素,短效激素如氢化可的松;中效激素如强的松、甲泼尼龙琥珀酸钠;长效激素如地塞米松、倍他米松等药。糖皮质激素常规用法如下:①大剂量冲击疗法:一般用于免疫抑制或严重休克的患者,一般不超过 3d。②一般剂量长期疗法:用于结缔组织病、肾病综合征、顽固性支气管哮喘,疗程为数月。③小剂量替代疗法:用于垂体前叶功能减退。目前,还缺乏对 ICU 患者应用单剂量使用糖皮质激素止痛的研究,对其用量也尚不明确。

(2) 维生素:是维持身体健康所必需的一类有机化合物,在物质代谢中起重要作用。临床上常用补充剂量治疗相关疾病,维生素补充过量也会带来相应的不良反应。

2. 药物不良反应的护理

(1) 糖皮质激素:药物不良反应较多,其中常见的不良反应有:①库欣综合征,由于长期用药引起代谢紊乱所致,使用药物期间应密切观察有无向心性肥胖、血压高、呼吸慢、心率慢等表现。②诱发或加重感染,虽然糖皮质激素具有抑制炎性因子释放,减轻炎症的效果,但其并无抗菌能力,且可抑制抗体而干扰免疫功能导致感染扩散。在临床应用中,糖皮质激素仅用于严重细菌感染出现毒血症者,应短期大剂量联合有效的抗感染药物使用。用药期间应关注患者的体温、白细胞、C 反应蛋白等感染指标。③诱发或加重消化道溃疡、出血、穿孔,在护理时应注意观察消化道有无出血的表现,观察胃肠减压引流物的性状,大便的颜色、性状等,及早发现及早处理,清醒患者可询问患者有无恶心、腹痛等症状,也可遵医嘱使用抑酸药物。④停药、撤药的不良反应,突然撤药可引起肾上腺皮质功能不全的症状,如头晕、无力、恶心、呕吐、低血糖等,甚至发生昏迷,此外还可能存在反跳现象、停用综合征,护理这类患者时,应遵循缓慢减量、逐步停药的原则,同时观察有无这类不良反应的发生。

(2) 维生素 C:在大量使用时可引起腹泻、胃出血、泌尿系统结石、痛风等不良反应,也可能会引发严重的过敏反应。应用时应注意剂量的把握,并注意观察相关的并发症。

(3) 维生素 B_{12}:临床用于止痛的研究较少,但研究表明缺乏维生素 B_{12} 与恶性贫血有关,尚未发现有相关不良反应。在使用这类药物时应观察药效,如疱疹性疼痛是否有缓解、贫血是否有改善等。

(4) 维生素 D:一般用于骨关节性疼痛,但可能会恶心、头痛、肾结石肌肉萎缩、关节炎、动脉硬化、高血压、轻微中毒等,但其机制尚未明确。一般情况下,维生素 D 不必额外补充,也不宜高浓度服用。

3. 健康宣教 指导患者合理、正确并遵医嘱用药,向患者及家属进行药物相关知识的宣教,包括药物的用法、用量、不良反应、注意事项等。患者有头晕等症状时,做好跌倒风险评估,高危患者尽早采取预防措施。嘱患者卧床休息,并使用床档进行保护。患者下床时,需有人搀扶,避免跌倒。

(景雯雯　李　娜　田永明)

参考文献

［1］安友仲,赵慧颖,王慧霞,等.中国成人 ICU 镇痛和镇静治疗指南［J］.中华重症医学电子杂志(网络版),2018,4(02):90-113.

［2］MCGOVERN C,COWAN R,APPLETON R,et al. Pain,agitation and delirium in the intensive care unit［J］. Anaesthesia & Intensive Care Medicine,2018,19(12):634-640.

［3］蒋良艳,汤展宏.ICU 镇痛镇静药物的合理使用［J］.中华重症医学电子杂志(网络版),2017,3(04):262-265.

［4］LAYCOCK H,BANTEL C. Opioid mechanisms and opioid drugs［J］. Anaesthesia and Intensive Care Medicine,2019,20(8):450-455.

［5］徐建国.成人手术后疼痛处理专家共识［J］.临床麻醉学杂志,2017,33(09):911-917.

［6］杜小莉,李大魁,金岩,等.哌替啶使用情况调查［J］.中国医院药学杂志,2003,(05):38-40.

［7］李庆印,陈永强.重症专科护理［M］.北京:人民卫生出版社,2018:43-44.

［8］伏晓,姚恩霞,徐前进.阿片类药物不良反应防治对策［J］.中华全科医学,2008(07):752.

［9］李道俊,许新华,张建宇,等.奥氮平治疗阿片类止痛药所致恶心呕吐的临床观察［J］.肿瘤防治研究,2018,45(05):326-328.

［10］SETH B. Non-opioid analgesics［J］. Anaesthesia and Intensive Care Medicine,2019,20(8):456-459.

［11］CSABA B,ORSOLYA J L,GABOR K,et al. Optimization of a combined wet milling process in order to produce poly(vinylalcohol) stabilized nanosuspension［J］. Drug Design Development and Therapy,2018,12:1567-1580.

［12］郭云观,冯艺.亦敌亦友-术后阿片类药物镇痛研究进展［J］.中国疼痛医学杂志,2017,23(10):721-726.

［13］姬梅,薛庆生.右美托咪定的临床应用［J］.外科理论与实践,2017,22(05):455-458.

［14］FARAG E. Dexmedetomidine:A multifaceted drug in perioperative medicine［J］. Clinical Anesthesia,2019,55:1-2.

［15］ZHANG X,BAI X F. New therapeutic uses for an alpha2 adrenergic receptor agonist-Dexmedetomidine in pain management［J］. Neuroscience Letters,2014,561:7-12.

［16］邓小明,曾因明主译.米勒麻醉学(第7版)［M］.北京:北京大学出版社,2011,9:753-758.

［17］吴新民,薛张纲,马虹,等.右美托咪定临床应用专家共识(2018)［J］.临床麻醉学杂志,2018,34(08):820-823.

［18］JAIN S K,DAR M Y,KUMAR S,et al. Role of anti-oxidant (vitamin-C) in post-operative pain relief in foot and ankle trauma surgery:A prospective randomized trial［J］. Foot and Ankle Surgery,2019,25(4):542-545.

［19］LIU H L. Vitamin B12 for Relieving Pain in Aphthous Ulcers［M］. Editor(s):Ronald Ross Watson,Sherma Zibadi.Nutritional Modulators of Pain in the Aging Population Academic Press,2017:217-223.

［20］WANG J Y,WU Y H,LIU S J,et al. Vitamin B12 for herpetic neuralgia:A meta-analysis of randomized controlled trials［J］. Complementary Therapies in Medicine,2018(14):277-282.

第二节　不同镇痛治疗方法的护理

疼痛会影响重症患者的睡眠和治疗效果,导致一系列的生理和心理的问题。重症患者镇痛治疗的方法和途径多样,包括静脉镇痛、硬膜外镇痛、自控镇痛、中医镇痛、非药物镇痛等。ICU护士作为重症患者镇痛方案的协同制定者、实施者和疗效观察者,应掌握不同镇痛治疗方法及其护理方法,为患者提供优质的疼痛护理。

一、静脉镇痛的护理

ICU患者常因疾病及某些诊断性或治疗性操作而遭受疼痛刺激,需要静脉使用镇痛药物治疗。静脉用药起效迅速、药物种类及联合方式多样,然而静脉给药也存在一些劣势和风险,如需要护士长期维护静脉导管、维护输注系统、实施动态监测等。静脉镇痛的给药方式包括静脉注射、持续静脉泵入等。单次间断静脉注射镇痛药物虽起效迅速,但由于药物在体内快速重新分布,作用时间较短,需反复给药。而ICU患者病情危重,疼痛感受较为持续,常采用持续静脉泵入镇痛药物,血药浓度波动较小,可有效缓解疼痛。ICU患者在接受静脉镇痛前以及镇痛后均需要进行评估,实施以目标为导向的镇痛治疗,护士需对患者进行疼痛评估,同时也应密切观察镇痛的不良反应,及时通知医师和进行相关处理。

1. **静脉镇痛前的评估与准备**

(1) 评估患者神经系统、心血管系统及血气分析结果,评估患者过敏史、疼痛史,对疼痛的敏感程度,生命体征等情况,并根据医嘱选择适当的镇痛药物。

(2) 评估患者的体重,以选择适当的药物剂量和浓度。

(3) 评估患者血管通路及静脉用药情况,根据药物相互作用原理选择适当的静脉通路,必要时重新建立静脉通路。

(4) 疼痛评估。疼痛是一种主观感受,最有效的评估指标是患者的主诉,然而ICU患者由于病情危重、意识障碍等,大多数无法对疼痛进行主诉,因此需要根据患者的情况,选择恰当的评估工具。对于清楚,能表达疼痛感受的患者,首选采用数字评分表(NRS)、口述评分表(VRS)、视觉模拟疼痛量表(VAS)、改良面部表情疼痛评估工具(FPS-R)等主观评估工具;而对于意识障碍、镇静或其他原因不能表达自己感受的患者,可采用行为疼痛量表(BPS)、危重监护疼痛观察工具(CPOT)等客观评估工具。在患者入住ICU后即进行疼痛评估,了解患者疼痛的原因、部位、范围、性质、持续时间等。

(5) 向患者及家属讲解静脉镇痛药物使用的目的及其作用、使用中的注意事项,以及可能出现的不良反应,应对和处理方法,获得患者及家属的理解和同意。

2. **静脉镇痛实施过程中的观察与护理**

(1) 静脉用药护理:静脉使用镇痛药的方法包括一次性静脉注射和持续静脉泵入。护士应遵医嘱按时、准确给予静脉注射或静脉泵入镇痛药物。微量注射泵经静脉泵入是 ICU 常见的镇痛治疗实施方法,护理注意事项:①护士需掌握静脉注射泵的功能及使用方法,根据镇痛药物特点和患者的体重,根据医嘱选择适当的剂量和泵速设置。②在静脉泵入药物时,注意选择合适的静脉通路,使用载液匀速泵入,避免在同一通道输入与镇痛药物有配伍禁忌的药物。③镇痛药物的剂量和泵入速度按患者体重进行计算,初次给药时先给予负荷剂量,再匀速泵入维持剂量。④维持静脉输液通路及泵管通畅,勿打折受压;在注射器及泵管上做好泵入药物名称、剂量及配制时间的标识。

(2)镇痛药物副作用及观察护理:静脉镇痛药包括阿片类和非阿片类,常用的阿片类镇痛药物包括吗啡、哌替啶、芬太尼类、曲马多、可待因等。阿片类药物的主要副作用有呼吸抑制、便秘、恶心呕吐等。其观察护理要点为:①呼吸抑制:密切观察患者的呼吸频率、节律、幅度,监测氧饱和度,保持呼吸道通畅,如出现严重呼吸抑制,应及时告知医师,将镇痛药物减量或者暂停镇痛药,必要时给予纳洛酮等治疗。②便秘:使用阿片类药物的患者常出现便秘,首先应评估便秘的原因及程度,根据便秘程度适当选择缓泻药,必要时给予灌肠,减少阿片药物的用量,病情允许的情况下协助患者开展早期活动,促进胃肠蠕动。③恶心、呕吐:一般发生在用药初期,症状逐渐缓解,呕吐时将患者头偏向一侧,及时清除口腔内呕吐物,如有留置胃管,予以胃肠减压,防止呕吐物反流误吸。症状严重者可根据医嘱使用甲氧氯普胺等止吐药物。④嗜睡、过度镇静:减少阿片类药物剂量,或换用其他镇痛药等。⑤尿潴留:进行膀胱区域按摩、热敷等方法刺激排尿,必要时导尿。

(3)静脉镇痛效果的观察:对患者进行动态的疼痛评估,根据患者的意识状态,使用恰当的疼痛评估工具(如 VAS 或 CPOT),每 2~4h 动态评估患者疼痛情况,并与镇痛前对比,根据镇痛效果调节镇痛药物泵入的速度及剂量,以确保有效镇痛。

3. 静脉镇痛后的评价与健康教育

(1)使用疼痛评估工具动态评价镇痛效果,并比较患者疼痛的范围、性质有无变化,及时调整药物速度。

(2)指导清醒患者使用 NRS 或 VAS 量表正确评估自我疼痛感受,若疼痛加剧或不适应及时告知医务人员。

(3)指导患者及家属配合医务人员做好镇痛的管理,勿自行调节镇痛药物的速度。

(4)向患者和家属讲解静脉管路的重要性,避免管道牵拉或脱出。

(5)鼓励患者尽早开展早期康复活动,有利于缓解疼痛。

二、硬膜外镇痛的护理

采用硬膜外麻醉、腰硬联合麻醉或全麻联合硬膜外麻醉的手术患者,术后硬膜外管均可使用硬膜外镇痛。硬膜外镇痛主要适用于开腹手术、开胸手术和分娩镇痛等。硬膜外镇痛与静脉镇痛相比,可显著降低疼痛程度,但临床使用的过程中患者可能出现低血压、恶心呕吐、导管脱出、皮肤瘙痒、低体温、尿潴留等并发症。硬膜外镇痛可使重症患者受益，但由于缺乏大规模的随机对照研究，在临床上对重症患者尚未广泛使用。因此，在使用的过程中，护士应加强硬膜外镇痛的健康宣教，动态评估患者疼痛程度，密切观察镇痛效果，严密监测，及时发现相关并发症，早期正确处理。

阿片类药或阿片类药-局麻药联合持续硬膜外输注可减少药物浓度的波动，并可利用与静脉自控镇痛原理相同的硬膜外自控镇痛（PCEA）程序化输注泵，实现患者自控镇痛。PCEA 通过持续输注可以实现主要的镇痛效果，而小剂量、间断的患者自行输注剂量用以补充镇痛效果。

1. 硬膜外镇痛的评估与准备

（1）评估患者病情，评估患者是否存在凝血机制紊乱、未纠正的低血容量、腰背部感染、腰椎病变或解剖结构异常、颅内占位等硬膜外镇痛的禁忌证，平衡使用硬膜外镇痛的利弊。

（2）评估硬膜外镇痛装置安置的部位、穿刺部位局部情况及管道的固定情况等，确保安全。

（3）疼痛评估：根据患者的意识状态，采用适当疼痛评估工具进行疼痛评估，了解患者疼痛的原因、部位、范围、性质等，并在镇痛过程中进行动态的疼痛评估，以观察镇痛效果。

（4）护士向患者及其家属讲解硬膜外镇痛的原理及作用，使用中的注意事项，以及可能会出现的相关并发症，取得患者或家属的知情同意并签署《知情同意书》。

2. 硬膜外镇痛实施过程中的观察与护理

（1）镇痛泵的护理：硬膜外导管脱出、堵塞是硬膜外镇痛泵镇痛失败最主要的原因，因此在硬膜外镇痛治疗的过程中要确保镇痛泵放置在适当位置，固定妥善，避免牵拉。

（2）管道的护理：妥善保护硬膜外导管，避免脱管道移位、脱出、扭曲、打折，保持通畅，能持续给药。向患者及家属讲解硬膜外留置导管的重要性及在使用中的注意事项；翻身等改变体位时，注意勿牵拉管道，导致其脱出或者移位；保持管道通畅，避免管道打折或受压；每天对穿刺部位消毒，并用无菌透明敷料覆盖，密切观察穿刺部位皮肤有无发红、渗液等异常情况，有异常及时报告医师处理。

（3）硬膜外镇痛并发症观察与护理：在使用硬膜外镇痛时，应严密监测并发症的发生情况：①胃肠反应：恶心、呕吐、腹胀是硬膜外镇痛较常见的并发症，可首先给予患者心理护理，向患者解释出现该症状的原因，嘱咐清醒患者去枕平卧将头偏向一侧，以免发生呕吐物吸入气道，必要时进行胃肠减压。声音和搬动可加重患者的恶心、呕吐，对术后患者应轻搬轻放，保持病室安静整洁，定期通风，加强口腔护理，避免口腔异味引发恶心呕吐。对于能进食的患者，建议少食多餐，清淡饮食，呕吐严重者，给予镇吐药物，若用药后未见好转，可暂停硬膜外镇痛泵。②呼吸抑制：由于阿片类镇痛药具有呼吸抑制作用，对未建立人工气道的患者应注意观察呼吸频率、呼吸动度和脉搏、血氧饱和度等的变化，若患者呼吸频率小于 8 次/min，血氧饱和度小于 90%，应及时报告医师，同时给予面罩吸氧，唤醒患者并鼓励患者呼吸，严重者立即减慢或暂停硬膜外镇痛泵的使用，同时给予人工呼吸支持。③下肢麻木：硬膜外镇痛的患者可出现一侧或双侧下肢麻木或感觉障碍,但运动功能正常,一般无须处理,应给予患者做好解释,避免不必要的紧张和焦虑。④尿潴留:术后硬膜外镇痛阻滞运动神经纤维,影响膀胱逼尿肌的正常功能,可能会出现尿潴留,向患者讲解出现尿潴留的原因,给予心理护理,指导患者及家属使用诱导排尿的方法,如热敷、按摩下腹部、听流水声等,若术后3~5h患者仍未排尿或小便量少,可行床旁超声检查判断是否存在尿潴留,必要时可行留置尿管。⑤低体温:硬膜外镇痛时,由于阻滞区域的血管不能发生代偿收缩,减弱了机体应对寒冷时的血管防御性收缩功能,体热迅速通过传导的方式由深部向外周传递,这种热量的重新分布使深部体温下降,从而导致低体温及寒战。在镇痛过程中应监测患者体温,对于体温低于36℃的患者,积极采用保暖措施,如加盖棉被、必要时使用复温毯、加温输液器等保温措施。⑥脊神经损伤或脊髓痉挛:患者活动可导致硬膜外导管刺激脊神经,出现短暂性脊髓痉挛或脊神经损伤,表现为感觉障碍、运动障碍、反射障碍等,多可自行恢复,护士应密切观察患者的神经功能,给予心理护理,缓解患者的紧张焦虑,若在停止硬膜外镇痛后仍存在神经症状,则应引起高度重视。⑦椎管内占位性病变,如出现血肿或脓肿的相关征象时,需停止硬膜外输注,或拔除硬膜外导管,一旦证实发生椎管内占位,应立即进行外科手术减压,避免脊髓受压。

(4) 镇痛效果的动态评估与护理:选择恰当的疼痛评估工具动态评估患者的疼痛程度及镇痛效果,若镇痛效果欠佳,检查镇痛泵管是否通畅,有无打折、受压、脱出,镇痛泵是否工作正常。排除异常情况后仍无法达到镇痛效果时,可请麻醉医师调节镇痛参数,半小时后再次评估,必要时更改镇痛方式。

(5) 加强基础护理:在硬膜外镇痛治疗的过程中,患者可能会为防止伤口牵拉或防止管道受牵拉而减少活动,减少翻身次数。应做好预防压力性损伤的护理措施,如使用气垫床、定期翻身、使用减压枕或减压敷料等。

(6) 交接和记录:对使用的药物种类、剂量、自控镇痛泵锁定时间等,做好标注。了解使用药物的注意事项及可能出现的相关不良反应等,做好记录。检查硬膜外镇痛泵连接通路,严防硬膜外镇痛泵错误接入静脉通路。

3. 硬膜外镇痛后的评价与健康教育

(1) 使用疼痛评估工具动态评价镇痛效果,并比较患者疼痛的范围、性质有无变化,及时调整药物速度。

(2) 向患者讲解硬膜外镇痛中可能出现的不适及并发症,如出现相应症状及时告知医务人员。

(3) 向患者和家属讲解硬膜外镇痛装置及管路维护的重要性,避免管道牵拉或脱出,妥善固定镇痛装置,勿随意移动。

三、患者自控镇痛的护理

患者自控镇痛(PCA)是在有或没有持续性背景药物输注的情况下,患者根据自身疼痛程度,通过自控给予预设剂量镇痛药物的镇痛方法。PCA相比于传统方法而言具有个体化药物投放、血药浓度稳定、用药量少、镇痛效果佳、患者满意度较高、依从性较好等优点,对治疗患者疼痛尤其是术后疼痛具有良好的效果。其主要适用于术后急性疼痛治疗、分娩期及分娩后镇痛、肿瘤疼痛治疗、危重患者镇痛等。其操作方式为当患者感到疼痛难以忍受时,按镇痛泵的给药按钮,镇痛药物就会通过控量装置稳速、均匀地进入患者体内,达到减轻和解除疼痛的目的。目前临床常用的PCA泵有电子PCA泵和一次性PCA泵,临床应根据患者具体情况合理选择PCA泵。

1. PCA镇痛前评估和准备

(1)评估:安置PCA镇痛泵前评估患者的基本情况,包括年龄、性别、病情、体重,以及对疼痛的耐受程度和当前疼痛的程度、部位、性质、持续时间等;同时评估患者的意识、智力、文化程度和经济承受能力,协助医师识别患者是否适合PCA镇痛,以及选择PCA泵的模式。

(2)护士掌握PCA泵的使用方法、负荷量、背景剂量、锁定时间、限制剂量等参数的设置。

(3)健康教育:实施PCA前对患者及家属进行解释及指导,向患者和家属讲解镇痛的重要性,PCA镇痛的原理、使用目的、使用中的注意事项、可能发生的不良反应等,征求患者或家属的同意并签署《知情同意书》。同时向患者讲解PCA的安全性及优越性,减少患者的紧张、焦虑,促进其积极配合治疗护理。使用过程中良好的医患关系可增强患者提供疼痛和治疗信息的愿望,有助于治疗方案的调节。护士同时还应告知患者使用PCA泵的目的并非是达到完全不痛,使用PCA的目的是当患者安静时感觉不痛,活动时可感觉轻微疼痛。

2. PCA镇痛实施过程中的观察和护理

(1)PCA泵的护理:术后与麻醉医师详细交接并检查PCA泵,确保输注系统通畅,PCA泵工作正常。PCA泵应放置于低于患者心脏水平的位置,电子PCA泵勿接近磁共振仪,不可在加压氧舱内使用。

(2)指导患者及家属使用疼痛评估工具,评估患者疼痛程度及设置预期的镇痛目标,合理使用PCA泵。将PCA泵手柄放在患者易于触及的地方,告知患者感受到疼痛后可按压镇痛泵上自控按键以快速给予单次剂量,若仍不能缓解疼痛,需通知护士,检查镇痛泵是否运行良好,泵管是否通畅,排除机械因素等情况。勿随意过多按压自控按键,以免药物过量导致相应的并发症。

(3)护士应掌握电子PCA泵的常见报警和处理,如不能处理应及时通知麻醉医师。

(4)严密监测并记录生命体征:由于PCA常用的吗啡和芬太尼等镇痛药物有引起低血压、呼吸抑制、心动过缓等不良反应的风险,因此护士要严密监测患者的呼吸和循环系统,严密观察呼吸、血压、心率、血氧饱和度,发现异常及时处理。并了解患者病情,记录镇痛方案及镇痛效果。

（5）PCA 泵管系统的护理:①管道固定:PCA 给药的途径主要为静脉给药和硬膜外给药,应将镇痛泵装置与静脉通路或硬膜外通路连接的管道固定妥善。静脉给药时尽可能使用单独的静脉通路,若需通过 PCA 的通路输入其他液体,必须严格控制最初的给药速度,防止管道内镇痛药物快速进入体内而发生危险,如果连接三通管道,应将 PCA 泵接在延长管近端。②保持 PCA 泵管通畅:密切观察,保持泵管紧密连接、妥当固定,无受压、扭曲等,以确保镇痛药物剂量的准确性及效果,告知患者注意勿牵拉管道,协助患者翻身时防止管道脱落或打折,若管道扭曲或者脱出将影响药物正常输注,同时可能引起感染等并发症。③无菌操作:在断开接头等操作时严格执行无菌操作,密切观察静脉或硬膜外穿刺处有无红肿及分泌物等,一般 48h 更换 PCA 通道,导管留置时间一般不超过 2 周,两周后宜重新穿刺置管。

（6）做好交接班:将 PCA 镇痛使用的药物、剂量、PCA 泵锁定时间做好标识,并班班交接。

（7）并发症观察及处置:①呼吸抑制:阿片类镇痛药有呼吸抑制作用,表现为呼吸频率减慢,严重者可导致窒息。如患者出现呼吸频率减慢、表情淡漠、嗜睡等,应立即关闭镇痛泵,叫醒患者,抬高床头 30°,指导深呼吸,增加氧供并及时告知医师做出相应处理。②恶心、呕吐:恶心、呕吐是由于阿片类镇痛药兴奋延髓的化学感受器引起的。应加强对患者的心理护理,呕吐时将患者头偏向一侧,防止误吸。如呕吐频繁可停止镇痛泵给药,按医嘱治疗,如使用甲氧氯普胺等。③低血压:造成低血压的原因较多,严密监测血压,如发生低血压应先寻找原因,如果由镇痛药导致,应暂停镇痛泵至血压恢复正常。④尿潴留:密切观察患者小便量,小便量少时评估是否有尿潴留存在,可采取热敷、按摩等方法,必要时进行导尿。

3. PCA 镇痛后的评价与健康教育

（1）使用疼痛评估工具动态评价镇痛效果,并比较患者疼痛的范围、程度有无变化,及时调整镇痛方案。

（2）向患者和家属讲解 PCA 镇痛的具体操作方法及注意事项,并做好管道的维护。

（3）向患者讲解 PCA 镇痛中可能出现的不适及并发症,如出现相应症状及时告知医务人员。

（4）心理护理,鼓励患者积极配合镇痛治疗,并学会放松和转移注意力的方法,缓解疼痛。

四、局部麻醉镇痛护理

局部镇痛是将局麻药通过局部注射或浸润的方式进行区域神经阻滞从而达到镇痛效果的方法。该方法不常用于重症患者的镇痛治疗,但其在手术和各类穿刺治疗时使用可缓解重症患者的疼痛。一次性局部麻醉镇痛系统是治疗术后疼痛的新方法,在手术关闭皮下组织前将镇痛药注入一次性局部麻醉镇痛系统泵中,通过在切口内留置渗透导管持续匀速灌注局部麻醉药产生镇痛效果。局部麻醉镇痛具有针对性强、对机体影响小、不良反应少等优点,欧美发达国家从20世纪90年代开始广泛应用,目前已被列入欧洲术后疼痛管理指南。局部麻醉镇痛在使用中可能会出现渗透导管堵塞、扭曲、脱出等异常情况,从而影响镇痛效果。护士需要熟练掌握该镇痛装置的性能、注意事项、可能出现的问题及应对措施。

1. 局部镇痛前评估及准备

(1) 病情评估:评估患者是否有局麻药过敏史,患者对疼痛的耐受程度等,确定是否适用局部镇痛。

(2) 疼痛评估:局部疼痛情况,包括疼痛开始时间、持续时间、疼痛性质、疼痛程度等。指导患者掌握视觉模拟疼痛量表(VAS)进行疼痛评估,自我评估并记录术后早期疼痛评分,如术后4h、8h、12h、24h、48h静息和活动时的疼痛评分。

(3) 健康教育:让患者了解局部麻醉镇痛的方式,充分了解术后控制疼痛的重要性,缓解患者的紧张情绪,淡化术后疼痛的强度。给患者和家属讲解局部麻醉镇痛的注意事项和可能出现的并发症,获得患者和家属的知情同意。

2. 局部镇痛实施过程中的观察和护理

(1) 镇痛效果的观察及护理:局部麻醉镇痛装置安置于皮下深层,药液经导管微孔渗出,可能会有血块阻塞部分微孔,影响镇痛效果。因此在加药时应严格按要求执行,并密切观察镇痛效果,若患者感觉疼痛难忍,VAS≥5分,应及时报告医师,必要时加用其他镇痛措施。

(2) 注意事项:①镇痛泵内药液流速受温度和放置位置的影响,镇痛装置应放置于温度适宜处,避免靠近热源,镇痛泵放置高度需与切口平行。②妥善放置镇痛泵,保持导管通畅。③镇痛装置放于患者身体两侧安全平坦之处,不应直接固定在切口或切口周围,避免压迫切口给患者带来再次创伤和痛苦。④指导患者及家属不随意拉扯导管,翻身、活动时动作轻柔,保护导管,防止导管脱出或扭曲。⑤每4h检查连接管路,确保镇痛泵连接正确通畅。

(3) 切口护理:为防止导管滑脱,术中放置镇痛系统时会将附近皮肤缝合一针,将导管打结固定。若渗透导管放置不当可能会出现切口渗液现象,护士应密切观察切口导管处皮肤情况,一旦渗液应及时更换敷料,保持切口周围干燥,避免切口感染。

(4) 不良反应的观察与护理:一次性局部麻醉镇痛系统使用的药物为盐酸罗哌卡因注射液,是一种长效酰胺类局麻药,通过阻断钠离子流入神经纤维细胞内,阻滞神经纤维冲动的传导,具有毒性小、安全性高的特点。在神经阻滞中患者可能会出现恶心呕吐、低血压、心动过缓等不良反应,若药物被误注入血管会引起中枢神经系统毒性反应(惊厥、意识障碍)或心血管系统毒性反应(心律失常、血压下降)等,严重者可危及生命。护士应严密监测生命体征及观察神经系统症状,如发生不良反应,应立即通知医师,并做好记录。

3. 局部镇痛后的评价与健康教育

（1）指导患者术后4h、8h、12h、24h、48h静息和活动时运用VAS进行疼痛评估，并记录，动态观察患者术后疼痛是否缓解，及缓解的程度。

（2）向患者和家属讲解局部镇痛装置的具体操作方法及注意事项，并做好管道的维护。

（3）告知患者镇痛中可能出现的不适及并发症，如出现相应症状及时告知医务人员。

（4）心理护理。护士应鼓励和安慰患者，增加其战胜疾病的信心，积极配合镇痛治疗，并学会放松和转移注意力的方法，缓解疼痛。

五、吸入镇痛的护理

氧化亚氮俗称笑气，作为麻醉性药物应用于外科，广泛应用于全身麻醉的快速诱导、分娩镇痛、儿科、牙科、辅助检查等治疗，现也有研究将其用于烧伤等重症患者的吸入镇痛治疗。氧化亚氮通过刺激β-内啡肽系统而产生轻松感，从而减轻患者的焦虑，达到镇痛的效果。氧化亚氮的镇痛作用具有起效迅速、复苏快、毒副作用小、无蓄积作用的特点。氧化亚氮对呼吸道无刺激，在体内不经任何生物转化或降解，绝大部分以原药随呼气排出，仅少量由皮肤蒸发，不与血红蛋白结合，对心、肝、肺、肾功能无损害。

1. 吸入镇痛前的评估和准备

（1）评估：询问患者的病史，明确是否存在氧化亚氮吸入的禁忌证，如鼻呼吸障碍及上呼吸道感染、阻塞性呼吸系统疾病、有严重药物依赖及精神异常、妊娠。评估患者对疼痛的感受和耐受程度。

（2）准备：吸入镇痛治疗前需禁食禁饮，因氧化亚氮的主要副作用是恶心，使用时患者偶尔会出现呕吐，为降低呕吐导致误吸的风险，对任何年龄段的患者使用氧化亚氮的浓度不应超过50%，建议术前禁食水2h，如果氧化亚氮浓度超过50%建议术前禁水2h以上。

（3）健康教育：护士向患者讲解氧化亚氮的药理作用、镇痛效果、临床使用的安全性，为患者做好心理准备，减轻或避免生理和心理创伤，降低患者焦虑程度。

（4）知情同意：向患者及家属讲解吸入镇痛的作用、优势、禁忌证以及可能出现的并发症，取得患者或家属的同意并签署知情同意书。

2. 吸入镇痛实施过程中的观察和护理

（1）选择与患者吸入治疗装置相配套的鼻罩或面罩，协助患者自主调整至舒适的位置，指导患者配合笑气吸入，在吸入治疗的过程中询问患者气流量是否舒适。

（2）严密监测生命体征，尤其注意呼吸频率、呼吸动度和脉搏氧饱和度。

（3）患者对氧化亚氮的敏感性和耐受力存在个体差异，护士应随时了解镇痛效果及有无不良反应。注意观察患者是否出现头晕、胸痛、乏力、嗜睡或不合作等不良反应，如出现这些症状说明吸入过量,应及时减少吸入量,确保安全。严重者应暂停吸入镇痛治疗。

3. **吸入镇痛后的评价与健康教育**

(1) 氧化亚氮吸入镇痛有一定的镇静作用,使用中需评估患者的意识状态,同时使用疼痛评估量表,如 VAS、CPOT 评估患者疼痛程度,动态评价镇痛效果,并根据评估结果进行镇痛调整。

(2) 在吸入镇痛过程中,护士应注意患者可能出现的紧张、焦虑情绪,给予心理疏导,让患者建立信心。

六、中药、针灸、按摩等中医疼痛治疗方法的护理

中医认为身体内外产生的一种难以忍受的苦楚为痛,痛中带有一些酸感为疼,以疼痛为主要表现的病症称为"痛证"。中医在疼痛治疗中秉承治病求本的原则,在辨证的基础上,对疼痛的治疗措施包括内服中药、针灸、按摩、药物外洗、熏、敷、膏、贴、热熨等,均有镇痛效果。

(一) 中药镇痛的护理

中药镇痛历史悠久,作用明确,且不良反应少,成为药物止痛的重要补充。中医学认为,疼痛产生的病因多种多样,但最主要的病理因素是瘀血,金元医学家李东垣在《医学发明》中根据"不通则痛"的病理学说,确立了痛证的基本治疗原则:通利之法,以达到通利驱邪之目的。因此,应用活血化瘀药物在镇痛中尤为重要。具有止痛作用的中药的镇痛机制主要有中枢镇痛、麻醉镇痛、抗感染镇痛、解热镇痛、解痉镇痛、抗凝镇痛等。与西医相比,中药镇痛具有无成瘾性、无耐药性、可持续性、整体调节、不良反应少等优势。

1. **中药镇痛前的评估和准备**

(1) 评估患者全身状态及病情,疼痛的部位、性质和范围,导致患者疼痛的原因,从而选择中药镇痛的方法、途径及药物的类型。

(2) 告知患者及家属药物种类、作用机制,取得理解配合。

2. **中药镇痛实施过程中的护理**

(1) 中药内服的护理:包括:①解表止痛药物:解表类药物应温服,服药后应卧床盖被并进热饮;发汗以微汗为佳,不宜太过;患者应避风寒,禁冷敷;饮食宜清淡,忌生冷。②活血止痛药物:此类药物多辛香走窜,易耗血动血,虚证或有出血倾向者应慎用或禁用;妇女经期、孕妇应慎用或禁用;服药期间忌生冷寒凉,脾胃虚弱者应注意饮食调护。③祛风湿止痛药物:本药物辛香苦燥,易耗伤气血,故阴虚或体质虚弱者慎用;服用时应注意观察有无毒副作用。④温里止痛药物:服药期间应注意防寒保暖;宜进食温热饮食以助药效,忌食寒凉之品;温里药多辛温香燥,阴虚津亏者慎用。⑤清热止痛药物:清热类药性寒,易伤阳气,应中病即止;清热类药物多苦寒,易损伤脾胃,服用前应询问患者有无脾胃宿疾,以

防损伤脾胃;宜饭后服用,服药期间应清淡饮食,忌食辛辣油腻之食。

(2)中药外用的护理:①使用止痛膏药的护理:止痛膏药适用于风湿、跌打损伤所引起的痛证。清洁局部皮肤,加热膏药,膏药软化后敷贴于患处,加温不宜过热,以免烫伤皮肤,使用过程中密切观察局部皮肤的反应,如出现皮肤发红、水疱、丘疹等,须立即取下膏药。②使用止痛药膏的护理:适用于疮疡及跌打损伤引起的疼痛。使用前清洁皮肤,将药膏涂在大小适宜、折叠为4~6层的桑皮纸或纱布上,敷贴于患处,关节部位采用"8"字形或螺旋形包扎,使用过程中注意局部皮肤反应,若皮肤出现丘疹或瘙痒,需立即取下药膏。③止痛中药熏洗疗法的护理:适用于风湿和跌打损伤引起的疼痛的局部治疗。遵医嘱将药液配制好,药液温度以40~50℃为宜,将其放置于需要治疗的部位,每次熏30~40min。治疗中避免烫伤,时间不宜过久,注意观察治疗部位皮肤情况,若出现瘙痒、皮丘疹,需立即停止治疗。

(二)针灸镇痛的护理

针灸疗法通过用针具刺激穴位,发挥通经络、调气血、和阴阳等作用,达到镇痛的效果,用现代医学观点分析是通过调节神经内分泌、免疫系统功能发挥作用。针灸能有效缓解急慢性疼痛、癌痛以及预防手术痛。

1. 针灸镇痛前的评估和准备

(1)病情评估:评估患者全身状况及病情,严格掌握针刺禁忌证。严重心血管疾病、肾衰竭、严重贫血虚弱、血小板减少等患者禁针。怀孕3个月内,下腹部、腰骶部穴位禁针;怀孕三个月以上者,上腹部、腰骶部及其他能引起剧烈针感的腧穴等禁针。过饥或过饱、醉酒、过劳或身体虚弱者,应少针或缓针。

(2)根据重症患者疼痛情况和部位选择施针的部位。

(3)局部评估:评估患者局部皮肤情况,掌握针刺禁忌部位。有皮肤感染、溃疡、瘢痕、皮疹处,肿瘤部位,有出血倾向及高度水肿者不宜进行针刺治疗,耳郭、手脚冻伤、炎症部位禁针。

(4)健康教育:针灸前向患者和家属做好解释,说明在针灸中的感觉和注意事项,告知在针灸过程中减少运动,勿触碰针灸部位,同时取得患者及家属的知情同意。

(5)用物准备:各种针具、治疗盘、消毒液、棉签等准备齐全,并检查针具的完好性,有条件可使用一次性针具。

(6)消毒:各种针具必须严格消毒灭菌。进行针刺的部位也须用消毒液进行消毒晾干。医护人员洗手,并戴无菌手套。

2. 针灸镇痛实施过程的中的观察和护理

(1)患者在接受针灸镇痛过程中,注意观察患者神色变化,效果和反应等,如出现晕针、弯针等现象,配合医师及时处理。

(2)施灸时防止艾火灼伤皮肤,如有发生,立即采取相应措施。

（3）耳针留针过程中,如在原疾病无关的其他部位突然发生疼痛、酸、胀等不适感,可将针略向后退或拔出,再观察。

（4）不良反应的观察及护理:①晕针:患者出现头晕目眩、恶心呕吐,面色苍白,严重者出现晕厥、脉搏细速等虚脱症状时,应立即出针,予卧床,心理护理,给予患者服用热水,休息片刻后即可恢复,重者应做好抢救措施。②血肿:出针后,如针孔处有红色小点,此为正常现象,无须处理,可自行消失。若皮肤呈青紫色或肿胀,为误伤血管所致,应冷敷,24h后热敷。

3. 针灸止痛后的评价和健康教育 使用适当的疼痛评估工具评估患者使用针灸镇痛后的镇痛效果,记录患者疼痛有无缓解。告知患者和家属针灸后注意观察针刺部位情况,有无出血、红肿、疼痛等不良反应,如有,应及时告知医务人员进行处理,勿随意抓挠,避免引起感染等。

（三）按摩止痛的护理

1. 按摩止痛前的评估和准备

（1）严格掌握按摩的禁忌证,如局部皮肤感染、开放性伤口、骨折、急性传染病、妇女妊娠及经期不宜对其腹部或腰骶部进行按摩。

（2）治疗前,应对按摩部位的皮肤进行清洁或消毒。

（3）向家属及患者讲解按摩中的注意事项,获得理解配合。

2. 按摩实施中的观察和护理

（1）按摩中应与患者沟通交流,密切观察患者的表情和心理变化,及时发现不适症状。

（2）按摩过程中若出现不良反应,应及时调整体位或改变按摩的手法,必要时停止按摩。

七、其他辅助镇痛治疗的护理

除了药物镇痛之外,研究表明非药物镇痛措施可缓解轻度疼痛,同时与药物镇痛措施联合应用,有助于减轻中重度疼痛患者镇痛药物的用量及药物不良反应。非药物镇痛措施得到了美国疼痛学会（American Pain Society,APS）术后疼痛管理指南及相关循证指南的推荐。常见方式包括物理疗法、音乐疗法、心理疗法等。

（一）音乐疗法镇痛的护理

音乐疗法是一种非药物镇痛方法,是一种新兴的集音乐、医学和心理为一体的治疗方法,以心理治疗的理论和方法为基础,运用音乐特有的生理、心理效应,通过专门设计的音乐,让患者经历音乐体验,达到消除心理障碍,恢复或增进身心健康的作用,可用于婴儿、儿童、成人等各个年龄阶段。其常用于慢性疼痛患者的镇痛治疗。相关研究显示,音乐可减轻患者的疼痛程度,改善睡眠、食欲和情绪等,也可减少术后镇痛药物的用量。在护理实践中,音乐治疗作为一种非侵入性、非药物性、廉价的护理干预措施,常用来缓解患者的压力、焦虑和疼痛,其不良反应小,并能与其他方法联合使用产生效果。

1. 音乐疗法前的评估和准备

(1) 评估患者的意识状态,了解患者的文化和宗教背景。

(2) 评估患者对音乐的喜好,根据患者喜欢的音乐类型,有针对性地选择音乐,让患者在熟悉和喜好的音乐环境中保持良好的心境。

(3) 评估患者能接受音乐治疗的时长,音乐治疗的时长因人而异,可为 15~60min。

(4) 评估患者听力状况及对佩戴耳机的接受程度,对于不能接受佩戴耳机的患者,在不影响其他患者的前提下,可选择外放的方式。

(5) 评估疼痛出现的时间、持续时间、部位,疼痛加重或缓解的因素,使用疼痛评估工具评估患者当前的疼痛程度,目前是否使用镇痛措施,具体的镇痛措施等。

(6) 实施音乐疗法前应对患者及其家属做好健康宣教,讲解音乐疗法的目的、注意事项等,以取得理解和配合。

2. 音乐疗法实施中的观察和护理

(1) 实施音乐疗法的环境应安静,光线柔和,温度适宜,尽量集中护理操作,减少对患者干扰。

(2) 协助患者取舒适卧位,使患者身心放松。

(3) 音乐类型的选择以优美、和谐、平缓、柔情的类型为主,同时应参考患者的喜好选择适宜的音乐类型,使患者心理受到最大的安慰,全身心放松,从而达到镇痛的目的。

(4) 根据患者习惯和病房环境条件,选择使用耳机或外放的方式播放音乐。

(5) 播放音乐的音量大小应适度,以 60dB 以下疗效较好。音量的调节也应根据患者的需求进行调节,对于听力下降的患者可适当调大音量,个性化地调节,避免音量过大,让患者感到不适,音量过小可能不能达到治疗效果。尤其对使用耳机的患者,应特别注意音量的控制,避免音量过大对患者听力造成损伤。

(6) 在使用音乐疗法缓解操作性疼痛时,在可能引起患者疼痛的操作开始前 10~15min 开始给患者播放音乐,直到操作结束后 15min。

3. 实施音乐疗法后的评价及健康教育

(1) 评估音乐疗法实施后患者疼痛程度,是否缓解,是否达到镇痛的目标,根据镇痛效果及时调节镇痛措施。疼痛的评估应贯穿于音乐疗法的整个过程,以便进行调整。

(2) 记录音乐疗法镇痛的实施方法。详细记录选择的音乐类型、音量、治疗时间、频率、治疗效果等,为下一次治疗提供依据。

(3) 告知患者及家属音乐疗法需要坚持一定的疗程,如中途感到不适,应及时告知医务人员以便调整。

（二）冷冻疗法

低温冷冻治疗是应用药物或物理降温方法降低机体温度，达到镇痛的目的，包括冰敷冷疗、液氮冷冻疗法、气体冷冻疗法等，其是常见的术后镇痛物理治疗方式，近年来常被用于治疗三叉神经痛、面神经痛、肋间神经痛等。有研究显示，冷冻疗法对于运动损伤等各种疼痛性疾病有较好的镇痛效果，也具有较好的应用前景。

1. **冷冻疗法前的评估和准备**

（1）评估患者病情及全身状况，有无冷冻治疗的禁忌证，如休克、微循环障碍、低体温等。

（2）评估患者局部皮肤情况，对冷刺激的敏感程度等。

（3）护士全面了解患者的病情和心理状态，积极与患者沟通，介绍各项护理措施的注意事项，转变患者"疼痛在无法忍受时才需处理"的传统观念。取得患者及家属的理解和同意，并签署知情同意书。

2. **冷冻疗法实施过程中的观察和护理**

（1）密切观察患者冷冻部位循环状态及其远端末梢循环情况，并关注患者对冷冻治疗的耐受情况，设置冷冻治疗的时间。

（2）并发症护理：冷冻治疗的主要并发症为局部皮下水肿、坏死，神经损伤等。可采用神经电监测以防止重要神经损伤，同时尽可能在患者清醒的情况下实施冷冻治疗，当患者出现肢体麻木或肌肉无力时立即停止冷冻。骨冷冻治疗后容易导致骨折，因此骨冷冻止痛治疗后应限制患者活动或做肢体固定，避免患肢用力。镇静或意识障碍患者在实施冷冻治疗时，须密切关注远端循环状况，避免冻伤。

3. **冷冻疗法后的评价和健康教育**

（1）根据患者的意识状态选择不同的疼痛评估工具进行疼痛评估和镇痛效果的评估。对于应用冷冻止痛治疗效果不佳者，遵医嘱适当应用止痛药，同时应与医师共同分析原因。

（2）指导患者和家属在冷冻疗法期间严密观察冷冻部位皮肤情况及局部循环状况，如有不适，及时告知医务人员。

（三）心理护理

疼痛会引起患者出现一系列精神及心理问题，其中抑郁和焦虑最为常见，还有一部分患者会出现愤怒、恐惧等心理问题。疼痛具有主观性，是因人而异的，与人的性格、年龄、社会经历、对疼痛的理解、注意力、情绪状态、宗教信仰、心理状态等有关。因而在疼痛的治疗过程中，护士应根据引起疼痛的因素以及患者已经出现或可能出现的心理问题进行心理护理，达到缓解疼痛的目的。

1. **心理护理前的评估与准备**　护士应具备一定的心理学基础知识和技能。评估患者的性格、文化素质、家庭社会支持等社会心理情况,患者对疼痛的耐受性,疾病或创伤可能引起的疼痛部位、性质、程度等。评估患者是否出现疼痛相关的心理问题。

2. 心理护理实施过程中的观察和护理

(1) 减轻心理负担,提高疼痛阈值:可通过使患者精神愉悦、情绪稳定、放松的方式,提高患者的疼痛阈值,增强患者耐受力,减轻疼痛。患者常因对疾病和治疗方案的不了解而产生恐惧、抑郁等,从而加重疼痛。护士应对患者进行健康宣教,讲解疾病知识和治疗方案,以获得患者的理解和配合。护士态度亲切和蔼、热情,主动解答患者的疑问,鼓励患者,可增强患者战胜疾病的信心,减轻患者的心理压力,进而提高其痛阈,降低其对疼痛的敏感性。护士对危重症患者进行护理时应忙而不乱,操作稳着、熟练,避免惊慌失措,让患者产生恐惧感。重视患者对疼痛的描述,耐心倾听患者疼痛的感受,同理心对待,并全面检查,排除器质性病变。

(2) 减轻引起疼痛的诱因:在护理患者过程中,尽量避免和减少诱发患者疼痛的因素。如对术后患者,应避免对伤口过度牵拉;长期卧床的患者,由于活动减少,常常腰酸腿痛,应注意采取适当的功能体位,定时翻身,予以适当的主动与被动活动,促进全身血液循环。

(3) 保持环境安静舒适:保持病房安静,温湿度适宜,尽量集中护理操作,避免强光和噪声对患者的刺激,利于患者休息,促进睡眠,从而减轻疼痛的感受。

(4) 采用不同的心理治疗方法缓解疼痛:护士应根据患者疼痛性质、强度及患者的基本情况选择适当的心理护理方式,包括:①分散注意力,可通过看电视、沟通交流、看书等方式转移注意力,根据患者的喜好选择适当的转移注意力的方式,从而减轻疼痛。②行为认知疗法,采用松弛疗法、系统脱敏疗法、强化技术、自我管理或自我控制技术、生物反馈疗法等技术来转变患者外在表现的一种治疗方法。③暗示疗法,对患者积极暗示以消除或减轻疼痛,或增强其他镇痛方法的效果。向患者讲解疼痛是机体的保护性反应,疼痛感是暂时的,鼓励患者增强战胜疾病的信心。护士在对患者实施暗示疗法时,语言应简练,语气中肯,充满信心而坚定。④安慰剂疗法:该方法是形式上采用某种镇痛措施,而实际上并未给予会产生效果的治疗。安慰剂通过患者的信念发挥作用,因此在使用安慰剂时,护士应鼓励患者,增强患者的信心。⑤家属参与:家属的陪伴、鼓励支持和安慰,可有效缓解患者焦虑、恐惧的心理状态,从而减轻疼痛。护士应对家属进行健康宣教,讲解疾病和治疗的知识,并进行适当的心理学教育,与家属积极沟通,鼓励家属尽可能多地陪伴,倾听患者诉说,给予患者支持。

3. 心理护理后的评价和健康教育 心理因素既可导致或加重疼痛,也可消除或减轻疼痛,护士在护理患者的过程中恰当运用一种或几种心理护理方法,对缓解患者的疼痛有非常重要的作用。在心理护理的同时也要动态评估患者的疼痛程度,评价心理护理对缓解疼痛的效果。指导患者和家属平时运用一些心理放松技能,缓解疼痛。

(张耀丹　刘欢　田永明)

参考文献

［1］ 吕梅叶.ICU 重症病人镇痛及镇静的护理进展［J］.循证护理,2019,5(05):43-46.

［2］ 卢帆,黄鹤,田杰.阿片类药物静脉应用及多模式镇痛下的癌痛治疗［J］.中国肿瘤临床,2018,45(5): 265-270.

［3］ LANCASTER R J,WREN K,HUDSON A,et al. Intravenous Lidocaine for Chronic Neuropathic Pain A Systematic Review Addressing Nursing Care［J］. Pain Manage Nursing,2020,21(2):194-200.

［4］ 刘婧,樊秀丽.术后硬膜外自控镇痛并发症的观察及护理［J］.中国疼痛医学杂志,2017(1):64-65,69.

［5］ BOS E M,HOLLMANN M W,LIRK P. Safety and efficacy of epidural analgesia［J］. Current Opinion in Anaesthesiology,2017,30(6):736-742.

［6］ 刘俐,吴琳娜.疼痛护理手册［M］.成都:四川大学出版社,2013.

［7］ EBRAHIMZADEH M H,MOUSAVI S K,ASHRAF H,et al. Transdermal fentanyl patches versus patient-controlled intravenous morphine analgesia for postoperative pain management［J］. Iranian Red Crescent Medical Journal,2014,16(5):e11502.

［8］ HASHEMI S M,ESMAEELIJAH A,GOLZARI S,et al. Intravenous paracetamol versus patient-controlled analgesia with morphine for the pain management following diagnostic knee arthroscopy in trauma patients:a randomized clinical trial［J］. Archives of Trauma Research,2015,4(4):e30788.

［9］ LIU S S,RICHMAN J M,THIRLBY R C,et al. Efficacy of continuous wound catheters delivering local anesthetic for postoperative analgesia:a quantitative and qualitative systematic review of randomized controlled trials［J］. Journal of the American College of Surgeons,2006,203(6):914-932.

［10］ 贺显建,徐斌,张小瑞,等.局部麻醉镇痛系统用于高龄患者全髋置换术后镇痛效果观察［J］.人民军医, 2018,61(05):419-421,435.

［11］ 黄仕善,曾秀丽.人工流产术中笑气吸入镇痛的不良反应的护理［J］.中华现代护理杂志,2009,15(8): 730-731.

［12］ 赵静.基于氧化亚氮吸入镇痛下拔多生牙的护理应用［J］.全科护理,2014,12(7):604-605.

［13］ 赵继军.疼痛护理学［M］.第二版.北京:人民军医出版社,2010.

［14］ 于长颖,徐雪,张飞龙,等.镇痛中药症状与性味归经分析［J］.中华中医药杂志,2019,34(06):2661-2663.

［15］ 景志敏.常见疾病疼痛治疗与护理［M］.北京:人民军医出版社,2012.

［16］ CHOU R,GORDON D B,DE LEON-CASASOLA O A,et al. Management of postoperative pain:a clinical practice guideline from the american pain society,the american society of regional anesthesia and pain medicine,and the american society of anesthesiologists' committee on regional anesthesia,executive committee,and administrative council［J］. The Journal of Pain,2016,17(2):131-157.

［17］ 陈宇革,杨亚平,朱莉,等.音乐疗法在外科重症监护病房中的应用效果［J］.解放军护理杂志,2011,28 (10):17-18,70.

［18］ 张洁,贺纯静.低温冷冻疗法在疼痛治疗中的应用:文献综述［J］.实用疼痛学杂志,2019,15(1):63-67.

［19］ MORIKAWA N,LAFERRIERE N,KOO S,et al. Cryoanalgesia in patients undergoing nuss repair of pectus excavatum:Technique modification and early results［J］. Journal of Laparoendoscopic & Advanced Surgical Techniques.Part A,2018,28(9):1148-1151.

［20］ 韩济生.疼痛学［M］.北京:北京大学医学出版社,2011.

第三节　操作性疼痛的评估及护理

操作性疼痛（procedural pain）是指以卫生保健为目的，由医疗诊断、治疗和护理干预措施引起的短暂性急性疼痛。ICU 中引起疼痛的常见操作包括动静脉穿刺置管、伤口处理、吸痰、翻身、拔除引流管等。国外研究表明，ICU 患者操作性疼痛的发生率高达 89.9%，机械通气患者在常规的诊疗、护理操作过程中都会有疼痛感，医务人员原本认为舒适、无害的操作实际上也会给患者带来痛苦。一项多中心、横断面大样本调查研究表明，12 项可能会引起 ICU 患者疼痛的操作中，拔除胸腔引流管、动脉置管和拔除伤口引流管是患者认为最痛苦的 3 项操作。在针对婴幼儿患者操作性疼痛的调查研究中，54 名入住新生儿重症监护室的新生儿共约经历 3 000 余次可引起疼痛的操作，其中胎龄<31 周的早产儿经历的疼痛性操作约占总操作的 74%。

ICU 患者在住院期间经历的操作性疼痛会带来短期或长期的影响。操作性疼痛短期不仅会对患者的心率、血压、呼吸、睡眠等功能造成伤害，还会影响新生儿的睡眠—觉醒状态、食欲及母婴交流，导致 ICU 患者激素、儿茶酚胺、生长激素和胰岛素的释放，造成高代谢状态，增加并发症和病死率。操作性疼痛造成的远期不良影响包括痛觉改变、慢性疼痛综合征和躯体不适，并可能导致个体儿童期注意力不集中、学习困难、认知行为障碍和适应能力差，成年后发生神经症或心理障碍等问题。

操作性疼痛的评估方式与常规的疼痛评估方式较为一致，如对可以自己陈述疼痛感受的 ICU 清醒患者，使用 VAS 进行疼痛评分。对不能够自己表达的、行为可以观察、运动功能完好的 ICU 成人患者，常选用危重监护疼痛观察工具（CPOT）和行为疼痛评分量表（BPS）。新生儿目前尚无疼痛评估的"金标准"，需通过间接的方法来判定其疼痛程度，包括行为、生理指标等。目前临床上常用的可信、有效、多维的疼痛评估工具主要包括：①新生儿疼痛评估量表（neonatal infant pain scale，NIPS）：用于评估早产儿和足月儿操作性疼痛，如静脉穿刺等，内容包括面部表情、哭闹、呼吸类型、上肢、腿部和觉醒状态 6 项。②早产儿疼痛量表（premature infant pain profile，PIPP）：评估胎龄 28~40 周新生儿的疼痛，由行为维度（皱眉、挤眼、鼻唇沟加深），生理维度（心率、氧饱和度）和情境维度（胎龄、行为状态）组成。③新生儿面部编码系统（neonatal facial coding system，NFCS）则是被众多学者所青睐的一维（仅有行为指标）评估工具，用于评估早产儿和足月儿的疼痛。此外，还有表情、下肢、活动、哭泣可安慰性评分法（face，legs，activity，cry and consolability scale，FLACC量表）和改良行为疼痛量表（modified behavioural pain scale，MBPS）等。

一、动静脉穿刺置管相关操作性疼痛管理

动静脉穿刺置管导致的操作性疼痛是患者住院期间最常见的疼痛来源。外周动静脉

穿刺的过程中,如果没有药物治疗或心理干预,50%的患者报告在穿刺过程中经历了严重的痛苦。在动脉置管的过程中,紧张、疼痛等会使动脉痉挛,使动脉搏动减弱或消失,导致动脉穿刺或置管失败。随着"无痛"观念意识的逐渐增强,为体现人性化服务,需解决患者在动静脉穿刺置管过程中的疼痛问题。

1. 动静脉穿刺置管相关操作性疼痛的预防

(1) 在静脉穿刺的过程中选择位置表浅、粗、直的大静脉,如手背浅静脉、贵要静脉、头静脉、肘正中静脉、足背静脉、大隐静脉、小隐静脉等。在动脉穿刺的过程中尽量选择位置表浅、距离静脉和神经远的大动脉,如桡动脉、肱动脉、足背动脉、股动脉等。同时避免重复穿刺给患者带来疼痛。

(2) 正确评估患者的动、静脉条件,选择合适的血管,穿刺时止血带松紧适宜,扎止血带的时间不宜过长。

(3) 不能用手拍打穿刺部位,拍打穿刺部位不但不会增加穿刺成功率,还会给患者带来痛苦。

(4) 持针方法正确,进针角度正确,穿刺进针的速度快,皮肤绷直保证能顺利置管,减少缓慢穿刺给患者带来的疼痛。

2. 动静脉穿刺置管相关操作性疼痛的干预

(1) 认知及行为干预:认知干预主要包括提前准备、提供教育、给予建议等。行为干预主要是通过虚拟现实技术、视听技术、游戏、肌肉放松锻炼、呼吸练习等方法达到分散患者注意力的目的。美国急诊护士协会在2014年发布的有关儿科患者针刺相关操作性疼痛管理的指南中指出,已有充分证据支持为患儿提供疼痛信息支持并提前做好准备,在操作前及操作过程中联合使用与年龄发展相适应的转移注意力方法、认知行为干预、催眠和呼吸运动可以有效降低操作性疼痛和焦虑。大不列颠及爱尔兰联合儿科麻醉协会在2012年发布的指南中也提及了心理疗法、行为干预能降低采血、静脉注射引起的疼痛。婴儿可以采用母亲声音刺激、白噪声、非营养性吸吮、口服葡萄糖等方法来缓解动静脉穿刺过程中出现的疼痛感受。

(2) 使用麻醉剂:表面局部麻醉剂可降低穿刺操作引起的疼痛,穿刺前使用表面局部麻醉剂和麻醉渗透剂不会降低穿刺的成功率。外用的利多卡因或丁卡因都可有效用于静脉穿刺、静脉留置针穿刺等,但其乳膏或贴片形式需要至少60min的起效时长,因此在急诊或紧急状况下并不适用。其他的麻醉药物如氯乙基乙烯基醚可能有效缓解针刺疼痛,五氟乙烷和四氟乙烷可用于6~12岁儿童进行静脉留置针穿刺操作时并有效降低疼痛程度。美国急诊护士协会发布的相关指南中还强烈推荐使用一种无针装置用于动静脉穿刺,但此类装置在国内暂无相关报道。

(3) 冷疗:局部冰敷可降低针刺相关的疼痛和焦虑。在静脉留置针置管前使用冷喷剂不会增加穿刺难度,也不会引起严重的不良反应,还可有效降低操作过程中穿刺带来的疼痛,可能的不良反应是部分比较敏感的患者可能有轻微不适。

（4）健康宣教：指导患儿、家庭成员及主要照顾者关于疼痛管理的策略，并对可能产生困惑或误解的内容进行解释。

（5）培训教育：医院应将疼痛评估和管理指南中推荐的疼痛管理内容编入针对护士和医师基础培训和多学科培训的课程中，以促临床"无痛"管理实践。专业医务人员应积极参与提高疼痛管理知识及技能的持续教育课程。

二、气管插管相关操作性疼痛管理

气管插管是危重患者抢救及全身麻醉手术的有效辅助措施。据统计，有 20%~60% 的气管插管患者会残留咽喉部并发症，最主要的临床表现为吞咽疼痛。气管导管在进入气管时会对声带及气管黏膜产生不同程度的擦伤，而气管套囊充气之后也会对气管黏膜产生一定的挤压作用，上述刺激因素均有可能造成患者咽喉部和声带出现不同程度水肿，因而部分患者在气管插管术后会出现不同程度的咽痛、咳嗽、声音嘶哑、痰液难以咯出等症状。拔除气管插管后患者持续或残留咽痛的影响因素主要有气囊压力、带管时间、拔除气管插管时气囊放气方式、吸痰方式及体位等。目前气管插管术后的咽喉部并发症逐渐得到医患双方的关注。

1. 气管插管相关操作性疼痛的预防

（1）气管插管操作时动作需迅速、轻柔、准确，保持气道通畅，减轻患者的疼痛。

（2）正确熟练掌握气管内插管方法，在插管之前应选择合适的气管导管型号，正确摆放患者的体位，充分开放气道，让患者的头部后仰，使口、咽、气管基本上重叠在一条轴线上，增加插管成功的概率。

2. 气管插管相关操作性疼痛的干预

（1）气囊压力的管理：随着气囊压力的增加，气囊作用于周围组织的压力也会增加，气囊压力越大，造成的气道黏膜缺血缺氧越严重，导致的相应的咽痛也越严重。目前，有研究发现控制气囊压力会显著降低患者拔除气管插管之后 24h 内咽喉痛的发生率。因此在患者气管插管的过程中，应该严格控制气囊的压力大小，使其保持在合适的压力范围内（一般为 $25\sim30cmH_2O$）。

（2）带管时间的管理：气管插管术后咽痛与气管插管在气道内留置的时间有关，气管插管在气道内留置时间越久，越容易引起咽痛的发生。所以临床上医务人员应该严格把控患者的带管时间，当患者病情稳定，适宜拔除气管插管时，尽早拔除患者的气管插管。

（3）气囊放气的管理：临床上，在拔除气管插管时需要将气囊放气，目前主要的放气方式有用剪刀剪断气囊导管放气和用注射器抽取放气两种。目前研究显示，使用剪断气囊导管放气的方法，保留的气管导管套囊内会残留一些气体，而在拔除气管导管的过程中，会通过气管导管套囊将残留在导管套囊上端的分泌物带出气管，可引起未完全放气的套囊卡在声门口，或引起患者拔管困难、损伤气道黏膜及声带。使用注射器抽取放气，可以最大程度且快速地抽尽气囊内的气体,让气囊干瘪,在拔除气管插管的过程中,可以降低通过声门及气道的阻力,减少对气道、声门以及声带的机械性损伤,从而降低患者咽痛程度及咽痛发生率。

(4)拔管过程中的管理:在气管插管拔管的过程中边拔边吸容易造成疼痛加剧。边拔边吸是指在拔除气管插管之前,先吸尽患者口咽鼻腔及气道内的分泌物,重新更换吸痰管,再插入气管插管远端开口外1~2cm,开放负压吸引,在气囊放气的同时,将吸痰管、牙垫以及插管同时拔出来,其主要目的是尽量清除气管插管拔除过程中气道分泌物。有学者认为,在气管插管拔除之后的短时间内,咽、喉部的保护性反射尚不能立即恢复,边拔边吸反而使肺泡内氧浓度降低,对防止误吸无效,且可能引起声带损伤、出血、喉痉挛、声嘶、咽痛等并发症。《呼吸机相关性肺炎诊断、预防和治疗指南(2013)》建议使用带有声门下引流管的气管插管,既可以降低患者呼吸机相关性肺炎的发生,也可以避免因边拔边吸造成患者咽痛加剧。

(5)体位管理:对拔除气管插管时患者的体位尚未有明确规定。临床研究显示,患者保持半卧位相对平卧颈过伸位是影响拔管疼痛的重要危险因素,这可能与患者气道开放的程度有关。由于平卧颈过伸位将患者的气道最大限度地开放,可减少气管插管在气道内的阻力,在拔除气管插管的过程中,平直地拔除气管导管可有效减轻对患者的气道和咽部黏膜的损伤,降低操作性疼痛。而患者在半卧位时,不利于充分开放气道,拔管时气管插管容易损伤气道及咽部黏膜,增加疼痛的发生概率,所以在拔除气管插管导管时应当选择平卧颈过伸位以减轻患者的疼痛感受。

(6)其他:转移注意力、呼吸练习、放松训练、按摩、播放音乐等方法可有效减轻患者在气管插管置入和拔除过程中的疼痛感受。已有相关研究证实,在给患者插管或拔除气管插管的过程中,给患者实施音乐干预的方法,可明显减轻患者的疼痛感受,但在实施的过程中应该根据患者的喜好选择音乐的类型、音乐干预的时间。

三、伤口相关操作性疼痛管理

(一)烧伤创面相关操作性疼痛管理

全球每年死于烧伤的患者约31万人,而每年需要得到救治的烧伤患者高达1 100万人。烧伤本身会导致的剧烈疼痛,而烧伤患者换药、诊疗和治疗性干预等都会引发患者操作性疼痛,让患者可能处于持续疼痛状态,甚至出现创伤后应激障碍。2013年版《成人烧伤疼痛管理指南》指出,烧伤患者操作性疼痛主要与患者的创面情况、耐受情况、医护人员的操作技术等有关。

1. 烧伤创面相关操作性疼痛的预防

(1)在伤口换药之前应该使用水疗法湿润患者的敷料,将患者的全层敷料尽量浸湿,尤其应该将与创面直接接触的内层敷料全部浸湿,以明显降低伤口和敷料粘连而导致的疼痛。

（2）在换药过程中应特别注意动作轻柔，将内层的敷料平行揭除。

（3）在清洗伤口的过程中尽可能做到动作轻柔，避免损伤患者的下层表皮。

（4）换药前的 30~45min 给予患者口服阿片类药物，降低患者换药过程中的焦虑或爆发性疼痛，但是也需要对患者的静脉镇痛药进行合理管理。

2. 烧伤创面相关操作性疼痛的干预

（1）药物干预：①口服药物镇痛：阿片类药物或苯二氮䓬类。②吸入药物镇痛：吸入 50% 氧化亚氮/氧气可使患者产生内源性阿片肽，达到缓解患者疼痛的目的。

（2）非药物干预：①可采用连续或间歇性经皮神经电刺激，降低烧伤患者换药的疼痛感受。②选择合适的创面敷料，有研究表明，1% 磺胺嘧啶银与亲水性纤维银或银离子敷料相比，可明显降低Ⅱ度烧伤患者换药引起的疼痛和焦虑。③催眠疗法可以有效减轻烧伤患者的基线疼痛分值，并显著降低患者的创伤再体验分值。④与单纯药物镇痛相比，虚拟现实技术结合药物镇痛能更有效地减轻烧伤患者在换药期间的焦虑和疼痛。⑤实施音乐疗法，给患者播放钢琴、古典音乐、轻音乐等可以有效舒缓患者因为创面疼痛产生的紧张情绪。⑥给患者及其家属进行烧伤以及疼痛相关的知识宣讲，可缓解烧伤患者的焦虑和疼痛感受。

（二）手术切口相关操作性疼痛管理

术后疼痛（postoperative pain）是手术后即刻发生的急性疼痛，疼痛时间通常持续不超过 7 天，是临床上最常见、最需紧急处理的疼痛。如果术后疼痛不能在初始状态下被充分控制，可发展为慢性术后疼痛（chronic post-surgical pain，CPSP），其疼痛性质也可能转变为混合性疼痛和神经病理性疼痛。

1. 手术切口相关操作性疼痛的预防

（1）给术后患者换药时，动作应当轻柔，避免因为撕脱伤口敷料给患者带来的疼痛。

（2）在协助患者翻身或体位摆放的过程中，应当注意保护患者的切口，避免牵拉患者伤口，造成患者疼痛。

（3）面对突发的剧烈疼痛，尤其是患者生命体征改变时（如心动过速、低血压或发热），应该立即评估，并对可能的感染、深静脉血栓、切口裂开和肺栓塞等情况及时做出诊断和治疗。

2. 手术切口相关操作性疼痛的干预

（1）药物干预：①对乙酰氨基酚，为常用的解热镇痛药，单独应用对轻至中度疼痛有效，与阿片类或曲马多或 NSAIDs 联合应用，可发挥镇痛相加或协同效应。②选择性 COX-2 抑制药和 NSAIDs，所有 NSAIDs 均可用于患者轻、中度疼痛管理，在术前和手术结束后应即刻服用作为多模式镇痛的组成部分。临床上用于术后镇痛的口服药物主要是布洛芬、美洛昔康、氯诺昔康、双氯芬酸和塞来昔布；注射药物有氟比诺芬酯、帕瑞昔布、氯诺昔康、酮咯酸等。③阿片药物，弱阿片药主要包括可待因、双氢可待因等，主要针对轻、中度疼痛的治疗。强阿片药物主要包括芬太尼、哌替啶、吗啡、舒芬太尼和雷米芬太尼等，主要用于术后重度疼痛的治疗。④激动-拮抗药，布托啡诺、纳布啡、羟考酮和氢吗啡酮，则主要用于术后中至重度的疼痛治疗。⑤曲马多：有胶囊、缓释剂和片剂等口服剂型和供静脉、皮下注射或肌内注射的剂型。在术后镇痛过程中，等剂量的曲马多和哌替啶的作用效果几乎相当，与 COX 抑制药、对乙酰氨基酚合用的效应相加或协同。

（2）非药物干预：在药物镇痛的基础上辅以非药物（放松训练、听音乐、按摩等）镇痛方法对患者进行疼痛干预，但手术后患者的急性疼痛仍然以药物管理为主。

四、压力性损伤相关操作性疼痛管理

压力性损伤相关操作性疼痛（pressure injury related pain，PIRP）是指患者身体由于某些部位发生压力性损伤而导致的疼痛。根据 PIRP 持续时间进行分类，可以分为急性疼痛和慢性疼痛。有研究显示，75.6% 的压力性损伤患者都存在疼痛感，每个分期的压力性损伤都让患者存在疼痛感受；部分压力性损伤高危患者虽然没有发生压力性损伤，但是受压部位也会出现疼痛，其中有 12.6% 的患者主诉有疼痛感存在。美国一项关于 41 680 例压力性损伤患者的研究显示，患者的疼痛程度随着压力性损伤的分期而不同，压力性损伤分期越高，疼痛感受越重。除了压力性损伤本身的炎性反应、神经损伤所造成的疼痛外，移除敷料、清洗伤口、清创以及不恰当的敷料选择等操作也会引起压力性损伤的伤口疼痛。现有研究显示，敷料更换和伤口清洗操作是引起 PIPR 最主要原因，但目前国内关于压力性损伤相关操作性疼痛的文献报道较少，临床护理尚未重视对压力性损伤患者进行操作时的疼痛体验，对压力性损伤相关操作性疼痛的认识尚不足。

1. 压力性损伤相关操作性疼痛的预防

（1）敷料的使用：敷料粘连性较强、干性敷料（如纱布等）、肉芽组织嵌入敷料内等都会使患者在更换敷料时产生疼痛。因此有条件的情况下可减少干性敷料（如纱布等）的使用，尽量使用水胶体类、藻酸盐类以及泡沫类等新型敷料，减轻更换敷料给患者带来的疼痛。此外，有研究证据表明，减少患者更换敷料的频率可最大限度地缓解患者的疼痛。因此在选择敷料时最好选用不易粘连、具有保持伤口局部"湿润"（非潮湿）作用，并具备一定镇痛效果的敷料，且根据伤口情况尽可能减少更换敷料的频率。

（2）伤口清洗：传统的伤口清洗法主要是使用棉球或纱布擦洗伤口，这种伤口清洗方法会损伤患者的新生肉芽组织，引起疼痛。有研究显示，使用等温溶液（22~24℃）对患者的伤口进行涡流式水流冲洗，可明显减轻患者的疼痛，促进伤口的愈合。在清洗患者伤口时，一定要控制好水温，避免使用过热或过冷的水清洗患者伤口，同时应注意清洗伤口的方式，减少对患者伤口的刺激。

（3）药物预防：为了预防患者在更换敷料或伤口清洗等过程中出现疼痛，在更换敷料前要对患者进行充分评估，可根据疼痛的程度进行药物镇痛。欧洲伤口管理协会（EWMA）

亦可使用非甾体抗炎药,一般在对患者实施操作前的 1~2h 给药;若使用弱阿片类药物(可待因等),可在操作前 1h 给药;若疼痛比较剧烈,可使用局部麻醉药物(如利多卡因、普鲁卡因等)在短期内降低患者的疼痛程度。目前利多卡因或丁卡因凝胶等局部止痛药物可在伤口清创等操作前使用。

2. 压力性损伤相关操作性疼痛的干预

(1) 药物干预:药物镇痛被认为是针对 PIRP 常用的镇痛方式,主要为口服用药和局部用药这两种方式。根据目前欧洲伤口管理协会(EWMA)的推荐,PIRP 的药物镇痛推荐采用传统的三阶梯镇痛原则,大部分中度疼痛以下的患者可以使用常规的非甾体抗炎药进行疼痛管理,但针对神经病理性疼痛,使用单一的非甾体抗炎药的效果较差,特别是急性疼痛的患者,可使用加巴喷丁,对痛觉过敏或痛觉超敏的患者可起到良好效果。在使用镇痛药的过程中一定要注意观察患者的伤口是否存在感染,避免因盲目用药造成患者的伤口愈合延迟。压力性损伤相关操作性疼痛作为 PIRP 的重要组成部分,其药物干预原则和方法与 PIRP 一致。临床上除了使用传统镇痛药物之外,还可以使用氧化亚氮(笑气)与氧气混合的气体疗法来减轻患者在操作过程中引起的疼痛,但是这种混合气体不能长期使用,临床上应根据患者的疼痛情况进行综合考虑,在使用过程中需要通风或者安装人工通风装置。

(2) 非药物干预:虚拟现实(virtual reality,VR)能让受试者产生"身临其境"的感受。在干预烧伤患者在换药时产生的疼痛中最先使用该项技术,该技术对烧伤患者的镇痛效果较为显著;同样,将 VR 技术用于中重度疼痛患者的敷料更换时发现,VR 技术与看电影或听音乐等疼痛干预措施相比,换药时使用 VR 技术对患者的疼痛缓解效果更显著。也有研究提出了 4 种缓解 PIRP 的方法:①识别让患者产生疼痛的因素与缓解疼痛的因素;②尝试让患者参与到更换敷料的过程中,比如可以让患者自己移除敷料;③在操作过程中应指导患者进行缓慢、有节律的呼吸;④在整个过程中,当患者不能忍受疼痛时,鼓励患者随时叫"停"操作。此外,安抚、深呼吸、音乐疗法等也是常用的非药物干预方式,临床中应根据患者的实际情况,采取人性化的干预措施,转移患者的注意力,减轻其疼痛感受。

五、体位变换或者体位摆放相关操作性疼痛管理

外科术后,由于疾病及手术原因,患者的身上有各类管道或切口,导致多数患者在翻身或体位摆放的过程中感受到疼痛。针对患者在体位变换或体位摆放中存在的疼痛感受,一项前瞻性临床干预研究发现,如果在给患者翻身之前有计划性地实施镇痛治疗,可将翻身前后严重疼痛的发生率从 16% 降低至 6%,将严重不良事件的发生率从 37% 降低至 17%。

1. 体位变换或者体位摆放相关操作性疼痛的预防

(1) 适当的翻身间隔时间:目前国内仍然以每 2h 翻身一次作为临床预防压力性损伤的常规护理措施,这种翻身的间隔时间未考虑患者是否使用减压床垫以及使用哪种种类

的减压床垫。2009年美国压力性溃疡咨询委员会(NPUAP)和欧洲压力性溃疡咨询委员会(EPUAP)制定的指南建议,卧床的患者应该制订定时翻身计划,翻身的频度可以根据患者的反应情况和使用的减压床垫支撑面的特性来设定。患者如果使用高规格的减压床垫(如气垫床等),则可延长翻身时间至每4小时1次。2014年美国国家卫生和护理促进协会制定的相关指南提出,压力性损伤高风险的新生儿和婴儿应该至少每4h翻身一次,而成年人应至少每6h翻身一次。因此临床上应该根据患者情况和减压床垫种类,合理制订患者个性化的翻身频率,避免因频繁翻身造成患者的疼痛感受。

(2) 翻身技巧:翻身过程注意患者的体位摆放技巧,在病情允许的情况下尽量选择患者的舒适体位,避免因强迫体位及不舒适的体位角度对患者造成的疼痛影响。此外,翻身后需对患者进行体位整理,整理或抹平与床面接触的皮肤皱褶等,减少皮肤与深部组织长期相对移动引起的疼痛。

2. 体位变换或者体位摆放相关操作性疼痛的干预

(1) 药物干预:目前的证据表明,在翻身之前给予镇痛药物能显著降低患者的疼痛评分。阿片类药物被认为是减少操作性疼痛最合适的干预方法。临床专家建议使用阿片类药物进行操作性疼痛管理,在危重成人患者中应该使用最低的有效剂量。2013年疼痛管理指南推荐使用的芬太尼、氢吗啡酮、吗啡和瑞芬太尼等药物用于引起患者操作性疼痛管理。鉴于高剂量阿片类药物对危重患者的短期影响,以及小剂量阿片类药物在降低操作性疼痛水平方面的有效性,因此推荐使用最低有效剂量的阿片类药物用于成人ICU患者体位变换或者体位摆放相关操作性疼痛的管理。

(2) 非药物干预:音乐干预方法能明显减轻患者在翻身过程中的疼痛感受。临床已有研究证实,ICU术后患者翻身操作的过程中进行音乐干预,可显著降低患者的疼痛强度。音乐是一种有效的疼痛干预方法,但应该考虑患者音乐的偏好。同时在翻身的过程中应教会患者放松自己,教会患者翻身技巧,配合好医护人员翻身。同样,放松训练、转移注意力等方法也能显著降低患者在翻身过程中的疼痛感受。

六、导管相关操作性疼痛管理

在置入、留置和拔除导管的过程中,由于机械性刺激的原因,多数患者都会存在明显的疼痛感受,目前导管相关操作已成为临床常见的致痛性操作之一。

1. 导管相关操作性疼痛的预防

(1) 规范操作人员的操作技术,操作人员应该熟练掌握导管置管及拔除导管的操作技术,避免因操作不当导致重复置管给患者带来的疼痛。

(2) 妥善固定各种引流管和引流袋(或瓶),避免因患者体位变换压迫导管、牵扯导管引起的疼痛,避免导管意外脱出再次置管给患者带来的疼痛。

(3) 掌握各种导管的护理技巧,在护理过程中动作轻柔,避免因动作粗暴,操作不熟练给患者带来的疼痛。

2. 导管相关操作性疼痛的干预

（1）药物干预。

1）胸腔引流管：在胸腔引流管拔除的过程中使用阿片类药物可明显减轻患者的疼痛感受。研究发现，大剂量瑞芬太尼组与低剂量瑞芬太尼组都会明显降低心脏手术患者胸管拔除的疼痛，但由于使用大量阿片类药物的风险，建议经静脉、口服或直肠给予非甾体抗炎药来代替阿片类药物，用于治疗危重成人不频繁的操作性疼痛管理。此外，因现有临床研究证据不充分，不推荐局部镇痛或笑气用于危重患者胸腔引流管拔除期间的疼痛管理。

2）胃管：减轻留置胃管操作所致疼痛的主要干预内容如下：①留置胃管的操作之前可使用利多卡因喷雾雾化患者的口、鼻、喉、鼻咽部、口咽部，或者使用利多卡因胶浆滴鼻，可有效减轻患者留置胃管带来的疼痛和不舒适；②在留置胃管之前，给患者静脉滴注胃复安，可有效减轻患者因留置胃管带来的疼痛、恶心及不适情况；③留置胃管之前，给患者静脉推注咪达唑仑，能够减轻留置胃管带来的疼痛和不舒适；④留置胃管前口服和/或滴鼻盐酸达克罗宁胶浆，能够减轻留置胃管导致的恶心、呕吐等不适；⑤留置胃管前，体腔器械导入润滑剂滴鼻联合口咽部含服，能够减轻留置胃管带来的刺激和疼痛等不舒适。

3）尿管：减轻留置尿管所致疼痛的最主要干预内容如下：①插尿管前使用利多卡因胶浆润滑患者的导尿管和尿道后置管，减轻患者的疼痛和尿路刺激程度，提高患者的置管耐受性。②安置尿管之前将 8~10ml 奥布卡因凝胶挤入患者的尿道口，将剩余的奥布卡因凝胶润滑尿管前端，起到润滑和止痛效果，但效果尚需更多研究证实。③有研究显示，盐酸达克罗宁胶浆使用于前列腺增生患者留置尿管时，可降低梗阻感和患者的疼痛程度。

（2）非药物干预。

1）冷疗：建议为危重患者治疗操作性疼痛提供冷疗。指南推荐在拔除胸腔引流管之前，使用纱布包裹的冷冰袋在胸腔引流管周围冰敷 10min。一项荟萃分析结果显示，预先使用冰袋可有效减少拔除胸腔引流管引起的疼痛。尽管冷疗法仅在心脏手术后胸腔引流管拔除患者中进行了研究，但专家认为该建议可推广到 ICU 其他操作中，并且文献尚未报道使用冷疗法对患者产生的不良影响。

2）音乐疗法：建议为患者提供音乐治疗，以减轻危重患者的管道相关操作性疼痛。

3）放松训练：放松训练可有效缓解 ICU 患者置管产生的操作性疼痛。在安置或拔除胸腔引流管、胃管、尿管等的过程中，患者实施正确的放松训练方法，均可有效降低患者的疼痛体验。同时，指南强调放松训练可推广到其他危重患者的操作性疼痛的管理中。

4）心理干预：指南强调心理干预方法可以用于尿管、胃管、胸腔引流管的安置和拔除的过程中。

七、吸痰相关操作性疼痛管理

ICU 中机械通气患者在静息状态下往往承受着气管插管操作带来的强烈疼痛或不适,而常规的医疗护理操作,如气管内吸痰也会给患者带来新的疼痛刺激。患者由于气管插管、镇静等因素无法主诉,导致对其的疼痛评估存在很大难度。国外一项对 ICU 中意识清醒患者的研究结果表明,患者在吸痰过程中所承受的疼痛强度较高,73% 的患者存在疼痛感受,而 64% 的患者疼痛感受达到中度到重度。

1. 吸痰相关操作性疼痛的预防

(1) 选择粗细适宜的吸痰管,吸痰管外径不超过气管导管内径的 1/2,吸痰管过粗产生的负压过大,易造成损伤,引起患者疼痛,而吸痰管过细,产生负压小,不能将痰液全部吸出。

(2) 吸痰管插入深度超过气管导管 1~2cm 即可,既不易发生堵塞又不易损伤气管黏膜,可避免引起患者疼痛。

(3) 掌握吸痰指征,按需吸痰,避免过度吸痰给患者带来的疼痛。当患者存在如下指征时给患者吸痰:患者咳嗽或有呼吸窘迫综合征;可在床旁听到痰鸣音;呼吸机气道压力升高报警;血氧分压或血氧饱和度突然降低。

2. 吸痰相关操作性疼痛的干预

(1) 心理干预:在疼痛治疗的过程中使用心理干预的方法已超过 30 年,通常需要与跨学科的其他疼痛管理方法结合起来发挥作用,其治疗目标旨在减少患者的疼痛、心理困扰、恐惧和抑郁。医务人员掌握心理治疗技术可以不使用药物达到治愈很多难治疾病和障碍的目的。

(2) 渐进性放松技术:临床上,渐进性放松技术是常用的减轻疼痛或焦虑的方法之一,其主要通过发展自信、减少负性情绪和增强自我控制来减轻患者的痛苦和焦虑。同时,它可以教会患者进行自我管理疼痛,实施场地不受时间限制,而且没有任何副作用。

(3) 其他:转移注意力方法、呼吸练习、按摩、播放音乐等方法都有助于减轻患者在吸痰过程中的疼痛体验。

八、新生儿操作性疼痛管理

新生儿在生命早期若经历了反复疼痛会对其生长发育产生短期和长期的不良影响,如呼吸改变、代谢增加、痛觉过敏和接触痛等。因此,国内外越来越重视新生儿的疼痛管理,着力于运用正确的方法对新生儿疼痛进行评估和控制。临床上,引起新生儿疼痛的原因众多,包括手术、外伤、疾病及医疗操作等。在众多引起疼痛的原因中,操作性疼痛是对新生儿影响最大,也是目前研究最多的致痛因素。国内外学者在新生儿操作性疼痛方面,进行了较为广泛的研究。70.4% 的操作能引起新生儿疼痛,其中 35.7% 的操作能引起重度疼痛。美国、加拿大等发达国家为此还制定了新生儿疼痛管理指南。

1. 新生儿操作性疼痛的预防

(1) 减少不必要的操作是控制疼痛发生最为有效方法。

(2) 应该为新生儿提供较为舒适的环境,减少外部环境对新生儿产生的刺激(如过多触摸、强光以及噪声等)。

(3) 注意保护新生儿皮肤完整,利用敷贴或纱布覆盖于肘部、踝部等骨隆突处。撕取胶布应采用无痛技术,以免造成疼痛甚至皮肤损伤。

(4) 由技术熟练的医护人员进行操作,应避免频繁穿刺对新生儿产生疼痛刺激。在穿刺的过程中,应该等消毒液晾干后再进行穿刺。

(5) 尽量选择新生儿清醒时进行各项操作,在操作的过程中,注意动作要轻柔、准确,密切观察患儿是否产生疼痛等不适,尽量缩短操作刺激时间。

(6) 密切观察新生儿的钝痛或渐进性疼痛,如发现液体渗漏肿胀、肢体受压等情况要及时解除。

(7) 避免在导致疼痛的操作后短时间内再次进行导致疼痛的操作。

2. 新生儿操作性疼痛的干预

(1) 药物干预:阿片类药物(如吗啡、芬太尼等)是新生儿最常用的镇痛药物,主要用于围手术期、机械通气的患儿,以及其他中、重度疼痛或者持续性疼痛时。2012 年国内研究者的临床随机对照试验发现,持续静脉滴注吗啡可有效减轻新生儿因机械通气产生的疼痛刺激,促进"人机协调",且对患儿的近期预后无明显影响。值得注意的是,新生儿在机械通气期间使用的吗啡剂量与其在学龄期的内向性行为评分之间呈明显的正相关,新生儿期阿片类药物的累积使用量与其在 2 岁时的认知发育评分之间呈负相关。因此,阿片类药物的不良反应是不能忽视的问题,需在药物镇痛与不良反应之间找到平衡点。

(2) 非药物干预:与使用药物进行疼痛管理相比,非药物疼痛管理方法风险低、简单易行。目前国内外主要的非药物管理方法如下:①喂食糖水法:是国内外最为常用的干预方法,主要用于缓解新生儿动静脉穿刺、足跟采血、预防接种等操作性疼痛。临床上常使用浓度为 25% 葡萄糖注射液,用以减轻新生儿操作性疼痛。此外,蔗糖对操作性疼痛的干预效果明显,但有研究报道显示,胎龄较小的新生儿使用蔗糖会产生不良反应。因此,有学者认为,蔗糖干预适用于较大的早产儿和健康的足月儿,而对于体重较轻、胎龄较小、病情危重的新生儿不宜使用。②袋鼠式护理:指母亲(父亲或其他亲属)使用类似于袋鼠照顾其幼儿的方式环抱新生儿,通过与新生儿的皮肤接触,刺激新生儿的触觉、前庭及运动感觉系统调节行为状态,减少患儿的应激行为,缓解疼痛。在足跟采血期间,运用袋鼠式护理可有效降低新生儿的心率、稳定血氧饱和度、缩短患儿的啼哭时间和疼痛持续时间。③非营养性吸吮:使用无孔安慰奶嘴,以增加新生儿的吸吮动作,临床上运用广泛。非营养性吸吮可以通过刺激口腔的触觉和机械感受器来提高患儿的疼痛阈值,产生镇痛效果;

同时通过吸吮动作使新生儿更好地处于安静状态,从而起到了一种安慰治疗的作用。研究发现,非营养性吸吮可缩短足跟采血新生儿疼痛面容持续时间和啼哭时间,减少心率上升幅度。由于非营养性吸吮无母乳或配方奶吸入,对需限制奶量或禁食的新生儿更合适。④母乳喂养和配方奶吸吮:母乳喂养的患儿可通过实施哺乳、味觉、肌肤接触等发挥止痛的作用。在新生儿接受静脉穿刺、足跟采血时给予母乳吸吮,可有效降低患儿因疼痛引发的生理和行为反应,但早产儿的体重低、胎龄小、吸吮能力差等,又给直接母乳喂养带来了严重的困难,此时可使用配方奶吸吮来缓解其疼痛。⑤体位支持:将新生儿四肢屈曲交叉放于胸腹前,与宫内正常胎儿的姿势相似,可明显降低患儿的应激反应,缓解致痛性操作带来的疼痛感受。俯卧位有助于早产儿呼吸系统的发育,改善动脉血氧分压及胃肠功能,减少早产儿发生胃食管反流的概率,促进患儿安静睡眠;减少因疼痛刺激对早产儿产生的不良影响,促进其身心发育。⑥抚触:在各种能引起疼痛的操作前后,都给予新生儿适宜的抚触,可使大量温和、良性的刺激通过患儿的皮肤感受器传达到中枢神经系统,对患儿产生有益的生理效益,可明显减轻其疼痛反应。⑦其他:拥抱、音乐疗法、襁褓包裹、摇晃、嗅觉安抚等措施,均能有效缓解各种致痛性操作对新生儿产生操作性疼痛。

(刘欢 李娜 田永明)

参考文献

[1] AYASRAH S. Care-related pain in critically ill mechanically ventilated patients [J]. Anaesth Intensive Care,2016,44(4):458-465.

[2] PUNTILLO K,MAX A,TIMSIT J,et al. Pain distress:the negative emotion associated with procedures in ICU patient [J]. Intensive Care Med,2018,44(9):1493-1501.

[3] BARKER D,RUTTER N. Exposure to invasive procedures in neonatal intensive care unit admissions [J]. Arch Dis Child Fetal Neonatal Ed,1995,72(1):F47-F48.

[4] Emergency Nurses Association Clinical Practice Guideline Committee. Clinical Practice Guideline: needle-related procedural pain in pediatric patients [J]. J Emerg Nurs.2019,45(4):437e1-e32.

[5] Association of Paediatric Anaesthetists of Great Britain and Ireland. Good practice in postoperative and procedural pain management,2nd Edition [J]. Paediatr Anaesth,2012,22(Suppl 1):1-79.

[6] 朱也森. 现代口腔颌面外科麻醉[M]. 济南:山东科学技术出版社,2001:257-258.

[7] 李茂芳. 气管插管通气导管套囊放气方法改良[J]. 护理学杂志,2012,27(24):3.

[8] 方芳. 重症监护[M]. 北京:人民卫生出版社,2012:201-223.

[9] 庄心良,曾因明,陈伯銮. 现代麻醉学[M]. 北京:人民卫生出版社,2003:924.

[10] 中华医学会重症医学分会. 呼吸机相关性肺炎诊断、预防和治疗指南(2013)导读[J]. 中华危重病急救医学,2014,26(12):894.

[11] 中华烧伤杂志编辑委员会. 成人烧伤疼痛管理指南(2013版)[J]. 中华烧伤杂志,2013,29(3):225-231.

[12] 陈琛,陆巍,傅巧美,等. 成人烧伤患者创面操作性疼痛护理与管理的证据综合[J]. 护理学杂志,2017,32(16):18-20.

[13] 徐建国,吴新民,罗爱伦,等. 成人术后疼痛处理专家共识[J]. 临床麻醉学杂志,2010,26(03):190-196.

［14］MCGINNIS E,BRIGGS M,COLLINSON M,et al. Pressure ulcer related pain in community populations： a prevalence survey［J］. BMC Nurs,2014,13:16.

［15］AHN H,STECHMILLER J,FILLINGIM R,et al. Bodily pain intensity in nursing home residents with pressure ulcers:analysis of national minimum data set 3.0［J］. Research in Nursing & Health,2015,38 (3):207-212.

［16］DE JONG A,MOLINARI N,DE LATTRE S,et al. Decreasing severe pain and serious adverse events while moving intensive care unit patients:a prospective interventional study(the NURSE-DO project) ［J］. Critical Care,2013,17(2):74.

［17］European Pressure Ulcer Advisory Panel and International Pressure Ulcer Advisory Panel. Treatment of pressure ulcers:quick reference guide［S］. Washington DC:National Pessure Ulcer Advisory Pane1,2009.

［18］NEILSON J,AVITAL L,WILLOCK J,et al.Using a national guideline to prevent and manage pressure ulcers［J］. NursManag(Harrow),2014,21(2):18-21.

［19］BARR J,FRASER G L,PUNTILLO K,et al. Clinical practice guidelines for the management of pain, agitation,and delirium in adult patients in the intensive care unit［J］. Critical Care Medicine,2013,41 (1):263-306.

［20］ARROYO-NOVOA C,FIGUEROA-RAMOS M,PUNTILLO K,et al. Pain related to tracheal suctioning in awake acutely and critically ill adults:a descriptive study［J］. Intensive Crit Care Nurs,2008,24(1): 20-27.

［21］RANGER M,SYNNES A,VINALL J,et al. Internalizing behaviors in school-age children born very preterm are predicted by neonatal pain and morphine exposure［J］. Eur J Pain,2014,18(6):844-852.

［22］KOCEK M,WILCOX R,CRANK C,et al. Evaluation of the relationship between opioid exposure in extremely low birth weight infants in the neonatal intensive care unit and neurodevelopmental outcome at 2 years［J］. Early Hum Dev,2016,92:29-32.

第四节　常见重症患者镇痛护理

一、机械通气患者镇痛护理

机械通气是重症患者常见的治疗措施之一,无论是有创机械通气还是无创机械通气, 患者在接受机械通气治疗的过程中必然经历多种强度不一的伤害性刺激,如反生理的通 气方式、约束与制动、气管导管置入、吸痰以及环境因素刺激等。伤害性刺激会导致患者 产生不适、焦虑、躁动、谵妄等,适当的镇痛治疗可消除或减轻疼痛及不适,诱导遗忘,消除 患者在 ICU 期间的病痛记忆。

(一) 镇痛评估

目前公认最有效的疼痛评估方法是患者的自述,但机械通气患者因气管插管或气管切开常不能有效表达疼痛。由于缺乏主观疼痛评估指标,机械通气患者可能容易被实施不恰当的镇痛,甚至用过度镇静来代替镇痛,从而导致机械通气时间延长、呼吸道生理性反射受抑制、呼吸机相关性肺炎发生率升高,甚至病死率增加等一系列后果。针对成人机械通气患者,常依据患者的疼痛相关行为学表现来间接评估其疼痛情况,目前指南推荐使用危重监护疼痛观察工具(CPOT)或行为疼痛评估量表(BPS),此外,还可以使用生命体征来作为监测疼痛的辅助指标。对于接受机械通气的新生儿,临床上常采用新生儿疼痛评估量表(Neonatal Infant Pain Scale,NIPS)、早产儿疼痛量表(premature infant pain profile,PIPP)等来进行评估。

(二) 镇痛的观察与护理

1. 用药护理和镇痛效果观察

(1) 药物使用:机械通气患者镇痛药物目前以阿片类为主,常用为吗啡、芬太尼、舒芬太尼、瑞芬太尼、地佐辛等,护士应根据医嘱及时、准确、安全地使用药物,熟知药物的使用方法、起效时间、半衰期、负荷剂量以及维持剂量,将药物在最小剂量下达到最佳镇痛效果。在镇痛开始时需进行疼痛评估,并在给药后或调整药物剂量后再次评估。不同给药时间方式下药物起效时间不同,复评时间一般为静脉给药后 15min,肌内注射后 30min,口服用药后 1h。镇痛期间维持患者 NRS 评分应在 0~3 分或 CPOT 评分在 0~2 分,使用过程中密切观察药物的不良反应,出现异常及时通知医师并做好相应处理。

(2) 呼吸系统:密切监测患者血氧饱和度以了解机械通气的效果,监测患者有无自主呼吸,自主呼吸是否与呼吸机同步。当患者出现呼吸机不耐受时,会增加患者的不舒适感,严重时出现人机对抗从而影响机械通气效果。因此护士需指导患者正确配合呼吸机,或调节适宜的参数以增加患者带机的舒适度,必要时可遵医嘱调节镇痛药物改善患者不适感。

(3) 循环系统:正压通气使肺扩张可反射性引起副交感神经兴奋,心排血量下降,导致血压下降,心率加快。使用镇痛药物过量可能会引起血压下降,患者也可能因镇痛效果不佳出现心率增快、血压升高的情况。因此护士应密切观察机械通气患者在镇痛过程中的循环情况,及时采取相应措施。

(4) 体温:机械通气患者发生肺部感染机会增加,肺部感染可能会引起体温升高。患者体温升高时会增加不舒适感,可通过冰袋、擦浴、药物等方式予以降温。使用冰袋降温时应避免将冰袋长时间放置在同一部位而引起局部皮肤的损伤。

(5) 消化系统:机械通气患者的长期卧床与镇痛药物的使用可引起肠蠕动的减慢,因此护士需注意观察患者有无恶心、呕吐、腹胀、腹泻、便秘等胃肠道不适表现,并通过采用腹部按摩等方式缓解其不适。

2. 吸痰相关疼痛护理

吸痰对于机械通气患者来说是一个强烈的疼痛刺激,Arroyo-Novoa 等对意识清晰的 ICU 患者的研究结果表明:机械通气的患者在吸痰时的疼痛强度较高,73% 的患者有疼痛感受,64% 的患者体会到了中度到重度的疼痛。因此在进行吸痰操作时,应掌握一些避免或降低疼痛的操作技巧,如严格掌握吸痰指征,按需吸痰,避免过度吸痰给患者带来疼痛。选择粗细适宜的吸痰管,减少由于吸痰管过粗产生负压过大引起患者疼痛。吸痰管插入深度以超过气管导管 1~2cm 为宜,每次吸痰时间不超过 15s,避免粗暴吸痰。

3. 疼痛相关生活护理 机械通气患者往往存在不同程度的活动受限,满足其基本生活需求和建立舒适的环境有利于缓解患者的疼痛和不适。

(1)基础护理:使患者保持舒适体位,定时翻身和按需翻身结合,减少局部组织受压导致的不舒适感或疼痛感。在对机械通气患者(特别是气管插管患者)改变体位时,由于机械通气手段的使用,临床上翻身时常仅能将患者躯干左右侧卧交替,忽视了对患者头颈部的管理,患者头颈部与躯干呈扭曲状态,因此在对患者进行翻身时,在保障机械通气效果的情况下,也需同时将头颈部进行适当的位置改变,减少持续受压导致的疼痛。气管插管患者每天 2 次进行口腔中牙垫及气管插管固定位置的更换,防止舌头和口唇固定部位的持续受压,每 4~6 小时进行一次口腔护理,保持口腔清洁和舒适。

(2)饮食护理:机械通气患者血流动力学稳定,胃肠道功能恢复后,可以开始给予肠内营养,推荐使用专用的肠内营养输入泵匀速进行,密切关注患者有无胃潴留、腹胀、反流、便秘、腹泻等。

(3)病室环境:合理管理各种仪器的噪声和警报音,保持病房环境安静;进行各种护理操作时,应尽量集中操作,做到四轻,即说话轻、走路轻、操作轻、关门轻;维持适宜温湿度,保持光线柔和,为患者营造舒适环境,减少由于环境作用而对患者引起的不适,增加患者对疼痛的耐受。

4. 心理护理 疼痛具有主观性,因此机械通气患者在镇痛治疗过程中,护士应对患者的心理状态进行评估,主动倾听患者治疗过程中的诉求,适当满足其要求并积极进行心理疏导,减轻患者的疼痛和不适感,减轻或消除恐惧、焦虑和烦躁,提高患者的疼痛阈值。对语言功能暂时丧失、无法沟通的患者,应仔细观察患者的眼神、表情、口型、手势,并根据患者常见的急需表达的需求,做成提示小卡片或者提供纸笔让患者写下来,缓解患者的不良情绪和疼痛。

二、休克患者镇痛护理

休克(shock)是机体遭受强烈的致病因素侵袭后,由于有效循环血量锐减,组织血流灌注广泛、持续、显著减少,致全身微循环功能不良,生命重要器官严重功能障碍而产生的综合征,是重症患者致死的重要原因。剧烈的疼痛会应激性地使末梢血管痉挛,引起或加重患者原有的休克,有效镇痛能显著降低患者有害的应激反应。休克患者镇痛不足无法达到控制剧烈疼痛的目的,但若镇痛过度,则会影响组织灌注,诱发严重的低血压。

(一)镇痛评估

根据休克患者的病情及意识状态来选择合适的疼痛评估方法。休克早期患者意识清楚,若能够沟通交流,可选用视觉模拟评分量表(VAS)、数字评价量表(NRS)、语言等级评定量表(VRS)、脸谱法等主观疼痛评估方法来进行疼痛程度的评估。对于休克、晚期意识不清的患者,选用危重监护疼痛观察工具(CPOT)或疼痛行为量表(BPS)进行评估。

(二)镇痛的观察与护理

1. 用药护理和镇痛效果观察

(1)患者发生休克时常危及生命,护士应首先密切关注患者的生命体征、意识、瞳孔、皮肤温度及颜色、尿量,详细记录病情变化及出入量。

(2)病情发生急性变化时,患者可能会出现不适感甚至疼痛,关注疼痛来源才能对症处理。对于各种创伤引起的失血性休克,需密切观察创伤部位的疼痛;对于感染性休克,疼痛是感染部位最常见的伴随症状,中枢神经系统感染者需密切观察是否有头痛,胃肠道及腹腔感染者则伴有剧烈的腹痛,皮肤软组织感染时局部的疼痛更加突出。心源性休克最常见的原因是急性心肌梗死,突发的胸骨后压榨样疼痛常常是急性心肌梗死患者最具特征性的临床表现。

(3)休克患者镇痛治疗常用药物以阿片类药物为主,推荐持续静脉泵入,既有利于根据镇痛深度调整泵入速度,也能够维持稳定的血药浓度,减少阿片类药物的总用量。

(4)阿片类药物会引起血压下降,在抗休克治疗中尤其需要关注,严重低血压或抢救状态时,可暂停镇痛药物的使用,直至循环稳定后再重新启用。

2. 疼痛相关生活护理 休克的患者活动受限,生活自理能力下降,满足其基本生活需求有利于缓解患者的疼痛和不舒适。

(1)基础护理:患者处于休克状态时需保持休克体位,在血流动力学不稳定时常禁止翻身或禁止大幅度翻身,但患者长期处于一种体位,身体局部组织(特别是骨突部位)持续受压,极易产生不适和疼痛,造成压力性损伤。因此,即使患者无法正常更换体位,护士也可采取持续受压部位定期微翻身的方式,即将患者左右侧身体轻微抬高一定幅度(如 5°左右)来减少局部组织持续受压而导致的不适和疼痛。此外,还可以在骨突部位等使用减压敷料来协助减少不适和疼痛的产生。其余基础护理措施同常规重症患者。

(2)饮食护理:意识清楚的患者可进食清淡、易消化、营养丰富的食物,昏迷患者根据病情遵医嘱给予肠内营养或静脉营养。

(3)病室环境:保持病房环境安静,合理管理各种仪器噪声及警报声。应尽量集中各项医疗护理操作,减少人为造成的不适。维持适宜温湿度,保持光线柔和,减少环境作用而引起的患者的不适感。

3. 心理护理 ICU 患者要面对死亡的恐惧、潜在的永久功能丧失、无亲属的陪伴、睡眠的剥夺、灯光噪声的干扰等,以上均会成为心理及精神创伤的应激因素,产生或加重患者的焦虑或抑郁,而焦虑或抑郁本身又可加强疼痛感觉。因此,护士需仔细观察患者的情绪变化,指导患者配合医护人员治疗,减轻患者疼痛。此外,还可以通过音乐疗法、安慰、陪伴等方法缓解患者的不良情绪,提高患者的疼痛阈值,避免因疼痛加重患者病情。

三、神经重症患者镇痛护理

神经系统重症是指任何原因造成的严重急性脑损伤、神经肌肉接头问题,或神经系统疾病引起的多器官功能障碍。神经重症患者病情危急,急性期病死率高,有效的镇痛治疗能降低机体应激及炎性反应,减少继发性颅内损伤,降低颅内压,减轻脑水肿,提高人工气道和机械通气的耐受性,控制癫痫的持续状态,提高患者救治的成功率。

(一) 镇痛评估

神经重症患者的疼痛评估方法与常规患者有所不同,常规的疼痛评估应评估疼痛发生的部位、特点、强度,加重及减轻因素,最可靠有效的评估指标是患者的自我描述,但这对于神经重症合并意识障碍或者无法言语表达的患者常难以实施。对于少数意识清楚,能言语表达的患者,目前较常应用的方法是数字评分表(NRS)法;对于意识障碍,不能言语表达,躯体尚能运动,可以观察行为的患者,常采用行为疼痛评估量表(BPS)和危重监护疼痛观察量表(CPOT)进行评估。除了疼痛评估工具之外,神经重症患者的生命体征的改变也可以为患者疼痛程度的监测及评估提供依据。

(二) 镇痛的观察与护理

1. 用药护理和镇痛效果观察

(1) 神经重症患者的镇痛治疗一般常采用经静脉持续泵入阿片类药物,但短时间内快速静脉滴注较大剂量阿片类药物会引起肌肉僵硬和颅内压升高,对脑灌注压产生影响,因而需要滴定式缓慢给予阿片类药物,同时密切观察患者有无意识变化。临床常使用 CPOT 评分来评估,神经重症患者镇痛治疗时 CPOT 评分常维持在 0~2 分。对于神经病理性疼痛及中枢性疼痛,常使用抗抑郁类药物及抗癫痫类药物来协助镇痛。对于药物治疗效果不佳的患者,还可以考虑进行外科手术治疗。

(2) 对于长期或大剂量使用镇痛镇静药物的神经重症患者,应该密切观察患者生命体征、呼吸及患者疼痛程度的变化,特别需要密切关注患者的意识及瞳孔变化,同时观察有无恶心,呕吐,颅内高压等症状,注意保持呼吸道的通畅,必要时给予机械通气。

(3) 镇痛过程中应不断评估患者病情以及器官功能的状态,选择合适的镇痛方案,当镇痛不足时,因无法达到预期的镇痛效果,患者可能出现心率增快、呼吸急促、血氧饱和度降低等表现,对于躁动的患者必要时予以适当约束,避免患者跌倒坠床及意外拔管。当镇痛过深时,则可能出现抑制呼吸、循环,抑制胃肠道运动等不良反应,延长患者住院以及机械通气时间,甚至还可能增加患者病死率。

2. 疼痛相关生活护理 神经重症患者常意识丧失,生活不能自理,满足其基本生活需求可以使患者感到舒适、平静,有利于缓解患者疼痛。

(1) 基础护理:使患者保持舒适的卧位,根据患者病情及颅内压情况,制订合适的翻身方案,减少局部组织的持续受压,降低持续受压所产生的疼痛与不适。保持床单干净整洁,减少床单与机体之间的摩擦力;每天给予两次温水擦浴,保持皮肤清洁;在病情稳定的情况下,可以进行床上洗头等来保持患者的干净整洁。

(2) 饮食护理:神经重症的患者病情严重,易出现吞咽困难、胃肠功能障碍等情况,为避免患者出现营养不良,主张对患者实施肠内营养干预,推荐使用专用的肠内营养输入泵匀速进行,密切关注患者有无胃潴留、腹胀、反流、便秘、腹泻等。

(3) 病室环境:保持病房环境安静,温湿度适宜。合理管理各种仪器噪声及警报声。医疗护理操作尽量集中,减少对神经重症患者的刺激。

3. 心理护理 对神经重症的患者采用镇痛治疗,可以使患者处于舒适和安全的镇痛状态,消除和减轻疼痛和不适感,减轻或消除恐惧、焦虑和烦躁。对清醒患者需仔细观察患者的情绪变化,通过音乐、抚触、家属的安慰和陪伴等心理学方法缓解患者的不良情绪。

四、严重创伤患者镇痛护理

创伤(trauma)是外界各种致伤因素引起人体组织或器官的破坏或功能障碍。严重创伤是指危及生命或肢体的创伤,它常为多部位、多脏器的多发伤,创伤患者病情危重,伤情变化迅速,死亡率高。严重创伤患者都有血液或体液的丧失并且伴有剧烈的疼痛,甚至在为严重创伤患者进行换药及诊疗等操作时,也会使患者疼痛加剧及产生不愉快的体验。严重创伤患者疼痛的特点主要有:疼痛广泛存在,程度剧烈且难以忍受。剧烈的疼痛会应激性地使末梢血管痉挛,从而导致血管扩张,血浆外渗,血容量急剧减少,加速严重创伤患者体液、血液的流失,该疼痛如果不在初始阶段进行控制,持续的疼痛刺激将会引起中枢神经系统发生病理性重构。此外,持续的疼痛会造成患者产生紧张、焦虑、狂躁等负面情绪,影响患者伤口的恢复,甚至会因为剧烈疼痛而不配合医疗护理工作,加重病情恶化。

(一) 镇痛评估

对于清醒患者,常采用数字等级评估量表(NRS)和视觉模拟评分量表(VAS)进行疼痛评估,大部分患者包括受教育水平较低者及老年患者都可使用。对 ICU 内不能自我表达的创伤患者,一般采用 CPOT 评分。除使用疼痛评估量表外,还应评估患者的情绪语言和行为方面、循环系统和呼吸系统方面的反应,如通过面部表情、面色、姿势体位、肌肉紧张度、出汗情况、心率、血压、呼吸频率等来协助判断患者的疼痛情况。此外,该类患者一般需要使用静脉药物镇痛治疗,因此还需评估患者对镇痛药物的耐受性、创伤程度及血管条件,以协助选择合适的镇痛药物和输注方式。

(二) 镇痛的观察与护理

1. 用药护理和镇痛效果观察

(1) 严重创伤患者的剧烈疼痛对呼吸、循环、消化、泌尿系统都会产生影响,应密切关注生命体征、意识变化、创伤部位及疼痛部位、程度、性质的变化。严重创伤患者病情复杂、变化快,可能出现病情恶化及各种严重的并发症,疼痛特点的变化往往是病情恶化或出现并发症的早期重要表现,比如疼痛造成创伤患者的肺通气功能下降,将会发生缺氧和二氧化碳潴留;疼痛造成的长时间的过度呼吸可导致患者呼吸肌疲劳,而呼吸肌疲劳将会造成呼吸衰竭;创伤后由于交感神经兴奋,儿茶酚胺的分泌增加,导致肾脏入球小动脉收缩,将会影响肾小球滤过率,同时由于疼痛刺激膀胱肌肉力量减弱,可造成尿潴留;颅脑损伤的患者若发现有逐渐加重的头痛,可能是脑疝的表现。因此对严重创伤患者,疼痛特点及其变化的观察是其病情观察的重要内容。

(2) 严重创伤患者的疼痛一般都为中重度疼痛,且进展迅速。其疼痛主要以急性疼痛为主,临床上常用使用芬太尼、舒芬太尼、瑞芬太尼、地佐辛等静脉持续泵入给药,镇痛持续时间长,效果明显。镇痛实施后,密切观察镇痛效果,定时进行镇痛评分,CPOT评分维持在0~2分。

(3) 镇痛治疗对严重创伤患者极为重要,因此在镇痛药物使用和更换时,应避免给药真空时间的出现,并需及时根据患者的疼痛程度遵医嘱调整药物剂量,观察有无药物不良反应,如呼吸抑制、恶心呕吐等。

2. 幻肢痛的镇痛管理
部分严重创伤患者由于创伤原因导致截肢,截肢后部分患者会出现幻肢痛。幻肢痛又称为肢幻觉痛,系指患者主观感觉被切断的肢体仍然存在,且在该处发生疼痛。截肢后形成幻肢痛的原因可能在于中枢神经系统的可塑性改变,尤其是大脑皮质躯体感觉区的功能重组。幻肢痛常用治疗方式包括:①药物治疗,常用药物有抗惊厥药、三环类抗抑郁药等;②物理治疗,截肢后早期安装合适的假肢并进行针对性假肢功能训练以预防和治疗幻肢痛;③其他治疗方法,如中医治疗(如针灸、中药、推拿等)和心理行为疗法(如催眠疗法、行为疗法、精神疗法等)。

创伤患者往往认为幻肢痛的痛因在残肢上,而期待通过采取局部措施来缓解疼痛,但其根本原因在于中枢神经系统,残肢的局部处理,如服镇痛药,实际止痛效果有限。此外,幻肢痛还与心理状态有关,消极情绪是幻肢痛产生的重要原因,患者从心理上难以接受已存在的事实,无法摆脱截肢所带来的心理创伤。在镇痛管理上,首先要使患者改变对幻肢痛的认识,让患者接受截肢的事实;从心理上给予安慰,并结合患者的兴趣,引导其转移注意力,如让患者肢体锻炼、娱乐和学习等来解除精神上的压力。鉴于残肢局部伤害性传入可能促进皮质功能重组和幻肢痛的形成,以及非伤害性刺激也可能会诱发幻肢痛,护理人员在临床工作中应尽可能减少对残端的各类刺激,按医嘱给予合适的镇痛药物,用药过程中注意观察止痛效果及药物不良反应,若达不到效果,应及时提醒医师调整药物或联合采用其他方式协同治疗。

3. 康复锻炼相关疼痛护理 在患者病情稳定、镇痛适度的情况下,医师根据患者疼痛情况结合外科康复需求制订适合的康复锻炼,鼓励患者早期进行功能锻炼,降低深静脉血栓等并发症的发生。但由于创伤引起的疼痛可能会阻碍患者参与康复锻炼,在进行康复锻炼时应循序渐进,根据患者的耐受程度调整康复计划,通过语言鼓励、转移注意力等非药物方法缓解疼痛,尽量少采用增加镇痛药物来缓解康复活动中引起的疼痛。

4. 疼痛相关生活护理 合适的支持环境可以使患者感到舒适、平静,降低疼痛感知,缓解患者疼痛。

(1)基础护理:由于创伤患者原发性损伤带来的躯体疼痛,在为患者安置体位时,需使患者处于舒适卧位,根据病情制订合适的翻身和体位安放计划,在翻身时应轻柔且随时关注患者的感受和面部表情等,减少粗暴操作和不当操作给患者身体带来的疼痛。

(2)饮食护理:可经口进食的患者,指导患者进食清淡无刺激、富含营养的食物,多吃蔬菜水果,保证患者大便通畅,避免因便秘解便加重自身疼痛,对无法进食的患者需安置胃管或十二指肠营养管,评估胃肠道功能恢复后可遵医嘱给予肠内营养。

(3)病室环境:合理管理各种仪器噪声和警报音,保持病房环境安静;进行各种护理操作时,应尽量集中操作,做到四轻,即说话轻、走路轻、操作轻、关门轻,尽量减少人为造成的不适,维持适宜温湿度,保持光线柔和。

5. 心理护理 严重创伤后的患者大多因意外受伤住院,心理上难以接受现实,护士可通过倾听、安慰、陪伴等方法消除患者的不良情绪。此外,严重创伤患者大多会有恐惧、焦虑心理,而恐惧和焦虑是急性疼痛主要的精神伴随症状,可通过陪伴、音乐疗法、心理疏导等减少患者的焦虑、恐惧,提高其对疼痛的耐受。

五、重症急性胰腺炎患者镇痛护理

重症急性胰腺炎(severe acute pancreatitis,SAP)是一种病情险恶、并发症多、病死率较高的急腹症,占整个急性胰腺炎的 10%~20%,病死率高达 10%~30%。疼痛是急性胰腺炎的主要症状,在胰腺疾病中,疼痛的来源有三类,分别是伤害性疼痛、神经性疼痛和炎症性疼痛,它们之间可能相互影响。突然发生的急性腹痛是 SAP 主要表现,疼痛为持续性,有阵发性加剧,呈钝痛、刀割样痛或绞痛,常位于左上腹,向后背部放射,仰卧位时加重,渗出液扩散入腹腔者可致全腹痛。疼痛控制是 SAP 患者支持治疗措施中的重要部分。SAP 患者镇痛核心是降低患者应激、减少不良刺激、降低交感过度兴奋、降低氧耗和代谢,以维护器官功能;其次镇痛联合镇静治疗降低 SAP 患者腹壁顺应性,减轻腹腔高压对全身脏器功能不利影响,可增加患者的主观舒适性。

（一）镇痛评估

SAP 患者腹痛的初步评估需要迅速客观地评估疼痛的强度,对于能自主表达的患者可选用视觉模拟疼痛量表(VAS)、数字等级评估量表(NRS)、语言等级评定量表(VRS)、长海痛尺、脸谱法等,对于不能表达但具有躯体运动功能、行为可以观察的患者应用危重监护疼痛观察量表(CPOT)或行为疼痛评估量表(BPS)。除了对患者进行疼痛程度评估之外,还需要评估患者的生活习惯及体重等,比如有无吸烟饮酒等不良嗜好,这些影响对镇痛药物的选择及剂量的控制。

（二）镇痛的观察与护理

1. 用药护理和镇痛效果观察

（1）疼痛是 SAP 的主要症状,是由发病早期胰液大量渗出引起腹压升高所致,表现为腹痛及腰背部放射痛,缓解疼痛是临床优先考虑的问题。禁食禁饮可减少胰液分泌从而减少胃肠道的刺激;持续胃肠减压减少胃酸进入小肠刺激胰液分泌,此两种措施均能减轻SAP 患者的疼痛。

（2）SAP 引起的疼痛常常剧烈难忍,一般还需结合药物镇痛。对于 SAP 患者初期,患者因禁饮禁食难以口服给药,且患者多数合并胃肠功能障碍,口服镇痛应用较少。急性期过后患者可经口进食、进药后可给予口服镇痛药物。SAP 镇痛推荐使用阿片类药物,阿片类药物通过抑制神经递质减轻疼痛突触前和突触后神经元的释放减轻疼痛,但 SAP 患者不推荐使用吗啡止痛,因其会引起 Oddi 括约肌收缩加重腹痛。使用阿片类药物止痛时应动态评估镇痛效果,密切观察药物的不良反应,如呕吐、麻痹性肠梗阻和呼吸抑制等,出现异常时应及时通知医师并做好相应处理。

（3）SAP 患者随着疾病的进一步发展,可合并多脏器功能衰竭。当炎性介质累及肺脏可引起呼吸衰竭,需建立人工气道进行机械通气;当病变累及肾脏可引起肾衰需进行连续肾替代疗法(CRRT);甚至有患者需进行手术治疗清除胰腺坏死组织。在 SAP 治疗期间,患者会遭受这些有创性操作带来的疼痛。因此,针对在进行这些临床操作时需根据需要合理使用止痛药物、动态评估镇痛效果。

（4）SAP 患者使用药物种类较多,在持续静脉泵入镇痛药物时,尽可以单一通道输注或与镇静药物同一通路使用,避免药物之间发生反应。药物应连续输注,维持稳定的血药浓度,保证镇痛效果。

2. 中医疼痛治疗方法的护理

（1）中药镇痛的护理:中药是 SAP 患者治疗过程中重要的辅助手段。通过中药管喂或灌肠,促进肠道的排泄,可缓解腹胀引起的腹痛,对镇痛治疗起到辅助作用。在实施中药管喂时,应避免呕吐、误吸等不良反应发生,通常采用营养泵缓慢匀速泵入的方式进行管喂。发生呕吐时应指导或协助患者头偏向一侧,避免误吸。消化功能障碍时,管喂前可通过胃残余量测定评估胃潴留的情况。实施中药灌肠排便效果不佳时,可通过足三里穴位注射提高效果。此外,外敷中药能起到局部消炎止痛的效果,可在腹部进行外敷以减轻疼痛。

(2)针灸镇痛的护理:针灸镇痛是通过刺激患者穴位达到镇痛目的一种镇痛措施,在进行针灸镇痛时注意观察患者的生命体征,有无弯针、血肿的发生。

3. 疼痛相关生活护理 SAP患者因疼痛导致舒适度的改变,做好基本护理措施有利于缓解患者疼痛。

(1)基础护理:使患者保持舒适、促进康复的体位。由于SAP患者腹内压一般较高,重症患者的常规体位(床头抬高30°,床尾抬高5°左右)可能会使腹内压更为增加,为维护患者呼吸通畅和降低腹部张力过高导致的不适与疼痛,临床上常采用斜坡卧位。

(2)饮食护理:SAP需禁食两周以上,同时安置鼻胃管进行持续胃肠减压,所以早期通常使用全肠外营养,待病情趋于稳定,则考虑实施肠内营养,推荐使用专用的肠内营养输入泵匀速进行,进行肠内营养时,密切关注患者有无反流、腹痛、腹胀体征是否加重。

(3)病室环境:合理管理各种仪器噪声和警报音,集中进行各项医疗护理操作,保持病房安静,提供舒适的环境氛围。

4. 心理护理 由于SAP的疗程长、治疗费用高,加之躯体所经受的各种不适,以及疾病的反复,部分患者可能会表现出焦虑、情绪不稳定,易冲动甚至悲观。护士应主动与患者交谈,解释疾病救治过程,指导患者缓解疼痛的辅助方法,如阅读、交谈、听音乐、看电视等转移注意力方法等,使患者消除恐惧、焦虑和烦躁。

六、大手术术后患者镇痛护理

术后疼痛(postoperative pain)是手术后即刻发生的急性疼痛(通常持续不超过7d),其性质为急性伤害性疼痛,也是临床常见和需紧急处理的急性疼痛,主要包括躯体痛和内脏痛。手术后疼痛使交感神经系统兴奋,增加全身组织器官氧耗;患者心率增快,血管收缩,心脏后负荷增加,心肌耗氧量上升,发生心肌缺血风险增加;疼痛可触发多条有害脊髓反射弧,使膈神经的兴奋被抑制,造成术后肺功能降低,特别是上腹部和胸部手术后;疼痛可导致呼吸浅快、呼吸辅助肌僵硬、通气量减少,患者无法有力地咳嗽及清除呼吸道分泌物,可导致肺不张和手术后肺部并发症等。在初始状态下如果不能充分控制术后急性疼痛,可能会发展为慢性疼痛,其性质也可能从伤害性疼痛转变为神经病理性疼痛或混合性疼痛,影响患者的疾病预后以及长期的生活质量。因此,大手术术后应给予患者及时适度的镇痛治疗。

(一)镇痛评估

大手术的镇痛管理开始于术前,术前需对患者进行健康教育、疼痛评估和识别易发生严重疼痛的高风险因素,并有针对性地制订个体化的疼痛管理计划。大手术后常用的标准化急性疼痛评估工具主要包括:对于意识清醒,能够交流沟通的患者,要注意倾听患者的主诉,准确评估记录疼痛性质和程度,可选用视觉模拟疼痛量表(VAS)、数字等级评估量表(NRS)等来评估。对于存在语言沟通和意识障碍的患者,主要是通过观察患者的行为表现来评估疼痛,一般使用危重监护疼痛观察工具(CPOT)进行评估。此外,大手术术后疼痛评估还可参考生理指标来对患者疼痛进行间接的评估,疼痛会引起患者心率、血压及呼吸等一些生理指标的变化,可以间接反映患者的疼痛程度。在进行术后镇痛管理前,还应评估患者术中使用的镇痛药物种类、剂量及方法,以助于术后镇痛药物发挥最佳效果。

(二)镇痛的观察与护理

1. 用药护理和镇痛效果观察

(1)超前镇痛:现代医学主张大手术术后患者在术中麻醉药未过之前就开始使用镇痛药物,这样既可以避免患者对镇痛药物需求的逐渐增大,也可以减少患者心理上对疼痛的恐惧。

(2)大手术后及时准确评估患者疼痛性质、部位、程度、持续时间以及间隔时间,无禁忌证的成年患者可术前口服塞来昔布,或使用曲马多、右美托咪定、氯胺酮等,这些药物都可抗炎、抑制中枢和外周敏化,可减轻手术后疼痛,并减少手术后阿片类镇痛药的用量。

(3)观察患者疼痛有无缓解,是否出现镇痛药物引发的不良反应,比如低血压、呼吸抑制、呕吐等,发现后通知医师及时处理。密切观察患者生命体征,呼吸,血氧饱和度及患者意识、疼痛程度的变化。对突发的剧烈疼痛应警惕,并对可能的切口裂开、感染、深静脉血栓和肺栓塞等情况做出及时判断。

(4)鼓励清醒患者及时报告自身疼痛程度,改变患者对疼痛的传统认知,避免患者疼痛却不告知医务人员,严重影响患者术后恢复。

(5)传统使用镇痛药多强调按需给药,等患者感觉疼痛再给药,现在则主张按时给药,向患者普及镇痛药物的相关知识,如遵医嘱定时定量用药等,同时根据患者个体素质、疼痛程度等,给予适当的镇痛药配合物理镇痛方法,比如冰敷、热疗和穴位按摩等,从而减轻疼痛。镇痛治疗也不能过度,镇痛过度可能会抑制患者有益的应激反应,患者可能因为自觉恢复良好而运动过度造成术后切口撕裂或其他损伤的发生。

(6)患者自控镇痛(PCA):对于清醒的患者,可给患者使用PCA泵,当患者感到疼痛难以忍受时,按镇痛泵的给药按钮,镇痛药物就会通过控量装置稳速、均匀地进入患者体内,达到减轻和解除疼痛的目的。

2. 非药物镇痛方法的护理

(1)非药物治疗也是疼痛管理方案的重要组成部分,如针灸(特别是耳穴针灸)对术后疼痛的有益作用已得到证实,特别是在背部手术、活动膝关节手术和全膝关节置换术后。

(2)术后需及时观察患者是否存在术后出血、感染等情况,并及时对术后切口敷料进行更换,减少由于术后切口感染导致疼痛的概率。另外在更换敷料和清洗切口时,需选择合适的技巧,减少切口换药相关的操作性疼痛。

(3) 定时检查大手术患者的各种术中安置的引流管管道等是否通畅且固定良好,避免患者移动时牵拉到管道造成疼痛。

3. 早期康复相关疼痛护理

(1) 咳嗽与咳痰:有效的咳嗽咳痰可以帮助术后患者有效排出呼吸道分泌物,增强肺通气量,预防肺不张、肺炎的发生以及减轻伤口缝合处的张力,减轻患者的疼痛,但患者往往会因为担心咳嗽导致胸腹内压升高而带来的疼痛,拒绝咳嗽。因此护士需要给患者解释咳嗽后疼痛发生的机制,并给患者演示和指导正确的咳嗽方法。在患者进行咳嗽深呼吸训练时陪伴左右,使患者增强信心。必要时可遵医嘱进行雾化吸入治疗,帮助患者的痰液排出,降低伤口疼痛。

(2) 早期活动:大手术后特别是骨科大手术后,在患者病情稳定的情况下常提倡进行早期活动。早期活动可能会牵拉到伤口引起疼痛(如关节置换术后进行早期关节活动),因此在患者进行早期运动时,特别是牵涉到手术部位时,需进行适当的镇痛,在镇痛适度的情况下,完成医护团队制订的康复锻炼计划。

4. 生活相关疼痛护理 大手术术后的患者生活自理能力降低,活动受限,满足其基本生活需求有利于缓解患者疼痛,帮助患者尽快康复。

(1) 基础护理:使患者保持舒适,选择避免牵拉术后伤口的体位;使用防压力性损伤气垫床,减少局部组织受压;保持床单干净整洁,保持皮肤清洁。

(2) 饮食护理:指导患者进食清淡无刺激、富含营养的食物,多吃蔬菜水果,保证患者大便通畅,避免因便秘加重伤口疼痛。保证患者的营养摄入,促进手术切口的愈合,降低术后伤口疼痛时间。

(3) 病室环境:合理管理各种仪器噪声和警报音,保持病房环境安静,维持适宜温湿度,保持光线柔和,创建舒适的环境。

5. 心理护理 对患者进行心理护理可减少镇痛、镇静药物的用量,强化镇痛效果。护士应主动关心患者,多与患者沟通交流,掌握患者疼痛信息,正确评估疼痛程度,寻求最佳的镇痛方法。在指导患者进行术后锻炼时应充分利用榜样力量,组织同类患者进行交流,降低对康复锻炼带来疼痛的恐惧心理。

(潘华英　景雯雯　杜爱平)

参考文献

[1] 王静.对在重症监护室进行机械通气治疗的患者实施程序化镇痛及镇静护理干预的效果分析[J].当代医药论丛,2019,17(06):286-287.

[2] 李红.ICU机械通气患者镇静痛治疗的观察及护理[J].天津护理,2014,22(6):499-500.

[3] 姜志连.疼痛管理护士临床工作手册[M].北京:人民卫生出版社,2018.

[4] DEVLIN J W, SHROBIK Y, GELINAS C, et al. Clinical practice guidelines for the prevention and management of pain, agitation/sedation, delirium, immobility, and sleep disruption in adult patients in

the icu［J］. Critical Care Medicine.2018,46(9):e825-e873.

［5］ 徐艾槐.监护室机械通气患者实施程序化镇痛镇静措施的观察护理［J］.护理实践与研究,2013,10(2):
76-77.

［6］ ARROYO-NOVOA C M,FIGUEROA-RAMOS M I,PUNTILLO K A,et al. Pain related to tracheal
suctioning in awake acutely and critically ill adults:a descriptive study［J］. Intensive Critical Care
Nursing the Official Journal of the British Association of Critical Care Nurses,2008,24(1):20-27.

［7］ 郑云鹏.以护理为主导实施的镇静镇痛方案对机械通气重症肺炎患者的临床研究［J］.实用临床护理学
电子杂志,2019,4(17):58-67.

［8］ VINCENT J L,DE BACKER D. Circulatory shock［J］. The New England Journal of Medicine,2013,
369(18):1726-1734.

［9］ National Pressure Ulcer Advisory Panel,European Pressure Ulcer Advisory Panel,Pan Pacific Pressure
Injury Alliance. Prevention and treatment of pressure ulcers:clinical practice guideline［M］. revised
ed.Perth:Cambridge Media,2014.

［10］ 付梦园.重度颅脑损伤术后实施程序化镇静镇痛的护理效果［J］.实用临床护理学电子杂志,2018,3(44):
87-89.

［11］ JOHNSON R W,WASNER G,SADDIER P,et al. Postherpetic neuralgia:epidemiology,pathophysiology
and management［J］. Expert Review of Neurotherapeutics,2007,7:1581-1595.

［12］ GIANNOUDIS P V,HILDEBRAND F,PAGE H C. Inflammatory serum markers in patients with
multipletrauma:Can they predict outcome?［J］. Journal of Bone and Joint Surgery.British Volume,
2004,86:313-323.

［13］ 赵海娟.截肢术后幻肢痛的护理研究进展［J］.护理实践与研究,2011,8(21):124-125.

［14］ 杜奕奇,李维勤,毛恩强.中国急性胰腺炎多学科诊治共识意见［J］.临床肝胆病杂志,2015,31(11):
1770-1775.

［15］ BARLASS U,DUTTA R,CHEEMA H,et al. Morphine worsens the severity and prevents pancreatic
regeneration in mouse models of acute pancreatitis［J］. Gut,2018,67(4):600-6022.

［16］ LEPPANIEMI A,TOLONEN M,TARASCONI A,et al. 2019 WSES guidelines for the management of
severe acute pancreatitis［J］. World Journal of Emergency Surgery,2019,14:27.

［17］ CHOU R,GORDON D B,DE LEON-CASASKOLA O A,et al. Management of postoperative pain:a
clinical practice guideline from the american pain society,the american society of regional anesthesia
and pain medicine,and the american society of anesthesiologists' committee on regional anesthesia,
executive committee,and administrative council［J］. The journal of pain :official journal of the
American Pain Society,2016,17(2):131-157.

［18］ 沈彬,翁习生,廖刃,等.中国髋、膝关节置换术加速康复——围手术期疼痛与睡眠管理专家共识［J］.中
华骨与关节外科杂志,2016,9(2):91-97.

第五节　护士主导的疼痛管理

重症患者常因各种有创诊治操作或疾病本身而长时间暴露于强烈的应激环境之中,
积极、有效的镇痛被视为 ICU 综合治疗及护理的重要组成部分,疼痛管理的效果也被认为

是评价医疗护理质量的重要指标之一。对危重症患者进行镇痛管理能将患者维持在一个相对舒适和安全的状态,减轻器官功能负担,促进器官功能恢复,尽可能减轻患者的精神创伤。护士作为重症患者疼痛状态的主要评估者、镇痛措施的具体实施者、镇痛效果的观察者及其他专业人员的协作者,其在重症患者疼痛管理中起着至关重要的作用。

一、重症监护病房护士的疼痛认知管理

ICU 患者的疼痛更具有普遍性和特殊性。有关重症患者的疼痛调查数据显示,有56%~75% 的患者有主诉疼痛体验,约有 73% 的患者能记得在 ICU 期间的疼痛体验,约有15% 的患者在 ICU 住院期间主诉忍受过极度疼痛。重症患者往往会由于认知障碍、气管插管、意识不清等原因无法描述其主观感受,一些间接或不明显的疼痛行为往往容易被医护人员所忽视,从而造成部分患者的疼痛未被及时评估、治疗和处理。因此,重症患者的疼痛管理成为亟须解决的问题之一。ICU 护士作为疼痛管理的主导者,他们对疼痛管理的认知及态度在重症患者的疼痛管理中起到了关键的作用。

(一) ICU 护士对疼痛认知现状

目前在国内外,镇痛治疗已成为 ICU 的一项常规治疗措施。虽然有指南对患者镇痛管理的最佳证据进行了临床推荐,但镇痛管理的现状仍然不容乐观。这也与作为疼痛管理主导者的护士对其认知欠缺有较大的关系。国内外的文献调查均显示,护士对疼痛护理的认知相对缺乏,影响了疼痛护理的开展。

在知识方面,ICU 护士对镇痛药物的相关知识较缺乏。其主要表现为在阿片类药物应用的临床判断中缺乏分析和整合能力,护士对使用阿片类镇痛药物患者的依赖、成瘾和呼吸抑制性的认知较低,容易夸大阿片类药物镇痛发生呼吸抑制和药物成瘾的概率,从而造成因担心成瘾而不进行充分的镇痛治疗,进而导致镇痛效果不佳。在态度方面,虽然疼痛已被 WHO 列为第五大生命体征,但医护人员对患者的疼痛仍未引起足够重视,忽视了对疼痛的规范化治疗和管理。虽然大部分护士认为疼痛管理相关培训是必要的,但目前疼痛管理临床实践仍然较差。在行为方面,护士在评估疼痛强度时主观性较强,对疼痛行为评估的认知较为片面,无法鉴别一些行为是由疼痛还是其他原因造成的,因此普遍存在低估患者疼痛指数的情况。美国疼痛管理指南指出,患者的主诉是评估患者疼痛及其程度最可靠的指标,但在临床工作中,护士往往未做到完全相信患者的主诉,尤其在 ICU,护士更容易忽略患者对其疼痛的相关描述。疼痛评估工具使用情况尚可,73.1%~98.8% 的护士会使用疼痛评估工具,且 37.1%~68.9% 使用一种以上的疼痛评估工具。

(二) ICU 镇痛管理的阻碍因素

随着科学研究和技术的发展,作为在重症患者疼痛管理中扮演着重要角色的 ICU 护

士,在日常工作中管理重症患者疼痛时亦面临着许多需要克服的阻碍因素。这些阻碍因素归类可分为三个方面:医护人员因素、患者因素、组织机构因素。

1. **医护人员因素** 医护人员因素包括医护人员对疼痛的管理知识不足,用药医嘱不当,未优先考虑疼痛管理,工作负荷量大,医护之间缺乏沟通交流等。虽然疼痛管理倡导护士主导,但若医师未优先考虑镇痛或医师的镇痛用药医嘱有误,护士则只能在有限的能力范围内对疼痛进行干预,或者花更多的时间与医师沟通。护士自身对疼痛评估能力的局限性也是一个重要的阻碍因素,与国外的研究结果有所不同,我国的护士对疼痛评估能力不足。这可能国内的疼痛教育和培训不足,护士的疼痛评估相关知识缺乏以及不了解现有的针对疼痛评估工具的具体用法有关。因此,还需加强国内护士对疼痛管理的相关教育。

2. **患者因素** 患者因素主要为患者无法表达疼痛感受。重症患者往往会由于认知障碍、气管插管、意识不清等原因无法描述其主观感受,此时若护士未形成良好的疼痛管理意识,则会忽视一些间接或不明显的疼痛行为,从而造成部分患者的疼痛未被评估、治疗和处理。准确地评估、记录疼痛有利于使护士及时、正确地掌握疼痛的发生、加重与缓解情况。但国内的研究表明,仅有少数 ICU 能规范地评估、记录疼痛,因此,需在临床上继续强调记录、评估疼痛的重要性,以促进护士对疼痛进行定期规范地评估,尤其是对无法准确表达疼痛的重症患者更应加强督导,以消除患者方面的阻碍因素。

3. **组织机构因素** 组织机构因素主要有镇痛药物不能轻易获得、缺乏具有指导作用的资源、没有相应的疼痛管理指南,以及缺乏疼痛专科护士认证机制等。国外的疼痛管理相对规范和成熟,而在我国关于重症患者疼痛管理的规范和指南相对滞后,若照搬国外指南通常会存在与临床实际有出入的情况。由此可见,缺乏具有指导作用的资源是目前我国护士在疼痛管理方面面临的一大问题。国内外的研究显示,以护士为主导的疼痛管理小组是处理患者疼痛的有效方式,疼痛专科护士在疼痛管理中起着主导、协调、实施和培训等重要作用。在欧美等发达国家,疼痛专科护士有专门的资格认证,但我国临床工作中有关疼痛管理方面的研究较少,缺乏相关的观念、知识、技术和方法,更没有专门的机构对护士进行疼痛管理培训及资格认证。因此,加强疼痛管理的教育与培训也显得非常重要与迫切。

(三) 加强 ICU 护士疼痛管理的展望

目前,我国 ICU 护士对疼痛管理的认知水平相较于其他发达国家仍存在一定差距,ICU 护士疼痛护理能力相对欠缺,对镇痛药物的了解和疼痛干预能力缺乏,同时容易忽视隐性疼痛行为,从而影响判断。因此,从医院层面,医院应积极开展针对护士的疼痛护理相关继续教育,完善疼痛管理培训、考核体系,以鼓励护士重视疼痛的相关知识及行为,从而提高疼痛护理质量,规范疼痛管理。从医学院校层面来看,要进一步推进疼痛的管理,其关键应该是规范、成体系的护理教育。因此,应考虑设置与疼痛全程相关的课程,如药理学、生理学等,以加强学生对疼痛相关知识的认识。从卫生系统层面,国家应出台关于疼痛专科护士的认证制度,并大范围地推广,以促进规范化的疼痛管理流程、制度落地。

二、护士主导的疼痛管理的观念、框架

随着医学模式由生物医学向生物—心理—社会医学转变,疼痛管理模式也从被动管理(即出现疼痛后再控制)转变为了主动管理(即早期介入,全面管理)。疼痛管理的主体人员也逐渐由麻醉医师转向了护士。2016 年,Vincent 等学者针对重症患者的镇痛镇静提出了 "eCASH" 理念,而护士在整个理念框架中起到了承上启下的桥梁作用,是整个理念落实到临床的关键所在,随即护士主导的疼痛管理理念逐步发展。

(一) 护士在疼痛管理中的作用

1. **疼痛状态的评估者** 重症患者因其治疗需要,ICU 护士一般都是 24h 持续在床旁照顾,因此,他们往往最了解患者的各种阳性体征及疼痛不适。ICU 护士可以通过与患者的语言交流、观察患者的面容,以及监测患者生命体征的变化等判断患者是否有疼痛。同时,ICU 也要求护士定期使用量表对患者的疼痛状态进行评估以确定患者的疼痛程度。若患者存在疼痛,应进一步评估疼痛的性质、部位及程度,以为患者的用药提供参考。正在使用镇痛药物的患者,护士应定期复评镇痛效果,并评估是否存在相关不良反应。

2. **止痛措施的执行者** 在疼痛管理的具体落实中,不论是药物治疗还是非药物治疗,护士都是具体措施的执行者,这也对护士的业务水平提出了较高的要求。除了正确执行相关医嘱及用药之外,护士应使用自己的专业知识采取一些非药物的止痛措施,比如冷热敷、音乐疗法、运动疗法等,以减少止痛药物的使用,降低药物依赖性,同时降低患者的疼痛。

3. **其他专业的协作者** 疼痛的管理本质上是一个多学科共同协作的过程,参与人员包括了医师、护士、治疗师等。在团队中每个角色各司其职,都围绕着减轻患者疼痛这一共同目标。在整个团队中,护士应与其他团队成员密切协作,协调整个多学科团队的正常运行,为患者提供舒适、舒心的服务。护士也应当为疼痛治疗的方案制订提供参考依据。

4. **健康教育的指导者** 护士是疼痛相关知识的传递者,担负着向患者及家属进行健康宣教、知识指导的任务。美国发布的《疼痛治疗临床实践指南》也指出,应将疼痛治疗相关的知识及指导贯穿在整个治疗计划中,以降低患者及家属的疑虑,保证疼痛治疗的有效性,同时也可以让患者及家属参与到疼痛管理的整个过程中。

(二) 护士主导的疼痛管理模式

目前,以护士为主导的疼痛管理模式在国内外均处于发展阶段。虽然护士在疼痛管理中的作用已被广泛认可,但在国内,关于疼痛管理的相关标准及规范尚未统一,尤其是

重症患者的疼痛管理,其影响因素众多,加上各级医院在硬件设备及管理技术上存在的差异,护士接受疼痛相关教育的程度不一致,使得以护士为主导的疼痛管理模式在运行过程中仍存在一些问题,尚未完全成熟。

1. **格林模式** 格林模式是最先由美国健康教育学家劳伦斯·格林所创造的一种行为干预策略方法,已经在多个领域得到应用。其主要分为三个阶段和九个步骤,三个阶段分别为:评估、实施和评价;九个步骤分别为:社会学评估、流行病学评估、行为环境评估、教育生态评估、管理政策评估、实施、过程评价、影响评价和结果评价。三个阶段和九个步骤之间互相呼应,形成了一个循环、连续的过程(图 9-1),该模式既注重知识的补充,又注重在信念和行为上的干预,因此,运用格林模式改变行为方式能更加有效地达到预期效果。目前,国内外均有以格林模式为理论框架的研究,通过对影响护士疼痛管理的各种因素进行系统评估后,将其归纳为倾向因素、强化因素和促成因素。再针对三种因素采取相对应的措施,从而促进以护士为主导的疼痛管理模式的建立。

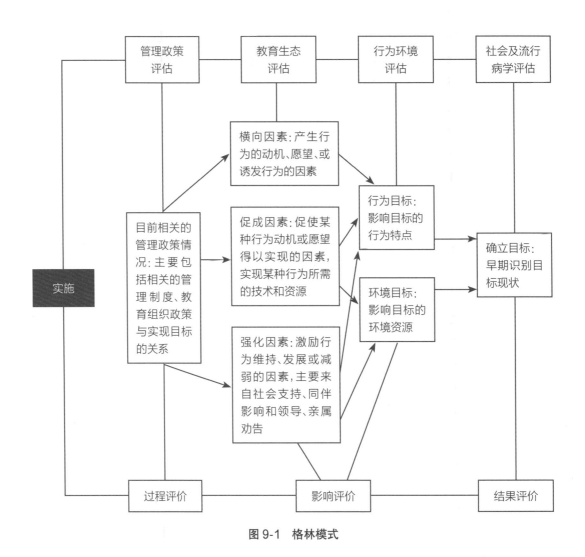

图 9-1 格林模式

【案例1】

　　某三甲医院重症医学科一直存在对于疼痛管理比较混乱,医护职责不分等情况,该科室护士长拟采取格林模式来构建以护士为主导的疼痛管理。在经过文献查阅及对相关人员访谈后,将影响护士疼痛管理的因素分为了倾向因素、促成因素和强化因素。其中,倾向因素包括:护士对疼痛管理相关知识掌握缺乏、对疼痛管理的态度欠主动、疼痛管理相关实践能力不足、护士对疼痛管理模式不能有效应用等。促成因素包括:医院和科室层面缺乏疼痛管理政策及规范、疼痛管理实践过程标准不一致、对疼痛相关知识及工具等缺乏了解、疼痛的全程管理机制尚未建立等。强化因素包括:医护人员及家属缺乏护士在疼痛管理中作用的认识等。随后,该科室针对以上三类因素采取了系列措施,如针对倾向因素存在的问题,通过强化相关培训、定期考核的方式来加以改善;针对促成因素,则由管理部门提供相应的制度、经费支持,科室内建立疼痛管理小组,完善相关职责、流程、制度,制作疼痛相关宣传手册等;针对强化因素,规范医护一体化疼痛管理,提供系统、连续的疼痛相关教育,营造无痛医院、无痛病房等氛围。措施实施一段时间后,该院ICU的疼痛管理日趋规范化,成功形成了以护士为主导的疼痛管理模式,促进了护士疼痛管理行为的形成和维持。

　　2. 知信行模式　　知信行模式是一种改变人类健康相关行为的模式,该模式认为,人类行为的改变可分为获取知识、产生信念及形成行为三个连续过程,即知识—信念—行为。在行为干预理论研究领域,"知信行"理论指出,获取知识是产生正确信念和积极态度的重要前提。护士作为疼痛管理的主导者,具备充分的知识、正确的态度及规范的行为是保证疼痛管理规范的基础。在疼痛管理中,若能针对以上三个要素采取相应措施,则可有效地促进以护士为主导的疼痛管理模式建立。

【案例2】

　　某三甲医院重症医学科存在着疼痛评估方法错误,镇痛药物滥用情况。该科室护士长拟采取知信行模式构建以护士为主导的疼痛管理。首先,护士长成立了由医护共同组成的疼痛管理小组。在知识方面,小组对科室人员进行了一系列理论培训,包括疼痛评估方法、疼痛相关护理措施、常见镇痛药物的种类、作用、用法等。在态度、信念方面,则采取叙事护理教学法对护士进行疼痛人文关怀教育,比如请患者及家属分别讲述自己亲历的疼痛体会以及照顾疼痛患者的心理感受。在护理行为方面,则制定了统一的疼痛评估规范、书写记录要求等,并进行实时督导,定期质控反馈。措施实施一段时间后,该院ICU的疼痛管理日趋规范,护士对疼痛相关知识的掌握水平明显提高,疼痛护理的相关行为亦明显规范化,成功形成并维持了以护士为主导的疼痛管理模式。

三、护士主导的疼痛管理流程及实施

　　护士主导的疼痛管理包含了从组建疼痛管理团队到疼痛处理记录及质量控制的全过程。可分为前、中、后三个阶段,每个阶段包含不同的管理要点(如图9-2)。

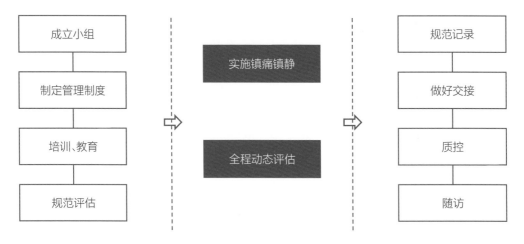

图 9-2 护士主导疼痛管理实施流程

（一）镇痛实施前工作

1. 成立小组 疼痛管理是一个多学科协作的过程，需要医师、护士等多个学科的专业人员共同协作完成，小组成员合理分工，完成疼痛相关知识的培训、工作流程的协调、疼痛的评估及止痛措施的落实、疼痛管理质控等工作。

2. 制定管理制度 应制定系统、规范、可执行性强的疼痛护理规章制度，以便于疼痛管理的有效开展。结合各科临床护理实践制定具有专科特色的疼痛护理规范，以便于在开展疼痛管理工作时有章可依、有据可循。

3. 培训、教育 由于疼痛相关的教育课程尚未完善，缺乏系统性、连续性，因此加强疼痛相关的教育培训是非常重要的。需明确培训对象，如新入职医护、规范化培训医护、进修医护等。培训内容包括疼痛概念及分类、评估方法及频次、常见镇痛药物及副作用、疼痛管理中需注意问题等。

4. 规范评估 针对不同患者的疼痛评估工具较多，应从培训教育板块规范对疼痛评估工具的规范使用、疼痛评估时机及疼痛评估流程等进行规范。且需要对疼痛的程度、性质、部位、持续时间等进行全面评估。

（二）镇痛实施中工作

1. 实施镇痛镇静

（1）非药物治疗：疼痛的产生既有生理因素，又有心理因素。在实施药物治疗前，首先应考虑非药物手段，设法去除疼痛诱因，尽可能去除或减轻可能导致患者疼痛或躁动的原因，如环境因素、体位因素等。积极采用心理治疗、物理治疗、改善环境等非药物治疗措施来减轻患者疼痛。

（2）药物治疗：常见的镇痛药物包括阿片类药物、非阿片类中枢性镇痛药和非甾体抗炎药。应熟悉各类镇痛药物的药理作用，遵医嘱选择合适的方式正确给药。

2. **全程动态评估**　在使用药物的过程中,要注意观察患者的疼痛缓解情况,密切监测器官功能。如阿片类药物容易引起的呼吸抑制,因此需密切观察患者的呼吸频率、幅度、节律、呼吸周期比和呼吸形式,对机械通气患者定期监测自主呼吸潮气量、分钟通气量等。同时,在使用药物后,护士应观察药物的起效时间,可根据患者情况使用疼痛评估量表来评估镇痛效果。如果镇痛效果不理想,应及时报告医师,对药物进行调整。

3. **镇痛实施后工作**

(1) 规范记录:应在观察记录中详细记录疼痛的部位、强度、性质、疼痛处理措施、疼痛的健康宣教等内容。并仔细填写体温单、护理计划单、护理记录单等,保证各表单数据准确、一致。

(2) 做好交接:重症患者因其无法主观表达其疼痛感受,在交接班中往往会漏交患者的疼痛管理情况,因此需加强疼痛管理的交接工作。晨交班时,需对重点患者(如中度以上疼痛或使用止痛药患者)进行交班,床旁护士交接班时,建议使用清单式交接对患者的疼痛管理情况,如药物明细、使用方式、有无缓解等进行详细交接。

(3) 质控:由护士长或者疼痛护士对疼痛管理的质量进行把控,包括医嘱开具是否规范、评估工具是否规范使用、医疗护理文书是否规范记录等。通过加强质控检查,发现问题以便于及时反馈、分析整改。

(4) 随访:在静脉用药 15min 后,肌内注射 30min,口服药 1h 后完善随访,评估镇痛效果及有无药物不良反应,并将缓解情况记录于观察记录及生命体征栏内。

(徐禹　杜爱平　田永明)

参考文献

[1]　赵继军.疼痛护理学[M].2版.北京:人民军医出版社,2010.

[2]　SONG W,EATON L H,GORDON D B,et al. Evaluation of evidence-based nursing pain management practice [J]. Pain Management Nursing,2015,16(4):456-463.

[3]　LI Y,HUANG K,CHENG Y,et al. Pain management by nurses in level 2 and level 3 hospitals in China [J]. Pain Management Nursing,2019,20(3):284-291.

[4]　赵继军,崔静.护士在疼痛管理中的作用[J].中华护理杂志,2009,44(4):383-384.

[5]　许旸晖,冯萍,季建红,等.江苏省 4 家三级甲等医院 ICU 护士疼痛管理知识和态度调查分析[J].中华现代护理杂志,2016,22(20):2890-2893,2894.

[6]　汪晖,徐蓉,黄海珊.护理人员疼痛管理相关知识及态度的调查[J].护理学杂志,2010,25(11):8-10.

[7]　张海燕,陈杰,吴晓英,等.全国 40 家医院疼痛护理管理现状[J].中国护理管理,2014,(11):1121-1124.

[8]　MEDRZYCKA-DABROWSKA W,DABROWSKI S,GUTYSZ-WOJNICKA A,et al. Nurses' knowledge and barriers regarding pain management [J]. Journal of PeriAnesthesia Nursing,2018,33(5):715-726.

[9]　陈晓燕,成守珍,高明榕,等.ICU 护士疼痛管理感知障碍及其影响因素调查[J].现代临床护理,2013,(10):20-22.

[10] FRANCIS L,FITZPATRICK J J. Postoperative pain:nurses' knowledge and patients' experiences [J].

Pain Management Nursing,2013,14(4):351-357.

［11］孟刘晶,胡嘉乐,俞蕾蕾,等.上海市三甲医院ICU护士疼痛护理能力现况调查［J］.中华现代护理杂志,
2018,24(19):2306-2310.

［12］宋莉娟,赵继军.国外疼痛临床护理专家角色职能的介绍及其启示［J］.解放军护理杂志,2007,24(8):
56-57.

［13］VINCENT J L,SHEHABI Y,WALSH T S,et al. Comfort and patient-centred care without excessive
sedation:the eCASH concept［J］. Intensive care medicine,2016,42(6):962-971.

［14］周丹,杨青敏."以护士为主导,以病人为中心"的舒化浅镇静方案对我国镇静镇痛临床实践的启示［J］.
护理研究,2019,33(2):318-322.

［15］余婕,李小燕,周阳,等.基于格林模式构建以护士为主导的疼痛管理模式［J］.护理学杂志,2015,30(19):
20-23.

［16］莫苗苗,张小培,叶日春,等.ICU护士对疼痛、躁动和谵妄管理的知信行调查［J］.中国护理管理,2018,18
(2):253-259.

［17］童莺歌,叶志弘,章彩芳,等.运用格林模式促进疼痛资源护士职业行为发展的实践［J］.中华护理杂志,
2013,48(4):319-322.

［18］马芳,杨名钫,胡秋兰.重症监测及常见症状护理手册疼痛护理学［M］.云南:云南科技出版社,2019.

第十章

疼痛相关的研究设计

从20世纪80年代开始,重症医学的科研就进入了高速发展阶段。我国的重症医学关于疼痛的研究也取得了长足的进步,发表在国内外重要杂志上的文章逐年增多,但疼痛相关的基础类研究仍很少有突破性进展,临床研究也少见独创性、高质量的文献报道,至于多中心、大样本的前瞻性临床研究更是凤毛麟角。因此,为了提高我国的科研实力、优化疼痛相关的研究设计,需要进一步加大当代重症医学临床与基础研究的投入力度,加强疼痛相关研究设计的培训,建设具有高度协作性的科研队伍。

重症患者的疼痛管理是一门操作性非常强的临床工作,但为进一步阐明疼痛相关疾病的内在机制仍离不开高质量的科研设计。重症医学疼痛管理相关科研的重要性和必要性主要体现在以下几个方面:

1. 促进重症医学疼痛管理的不断发展和进步。以科学的方法和标准来研究和评价疼痛的病因、机制、诊断方法及防治措施的效果和效益;

2. 有效性和安全性验证。通过比较不同诊疗方法的利弊来评价不同镇痛方案的有效性和安全性,从而确定某些镇痛方法和镇痛药物的作用、不良反应以及对患者的影响程度;

3. 推广应用研究成果。通过比较、评价、鉴定研究结果以确定不同镇痛方法和镇痛药物的价值,并确定其成本效益比,从而决定研究成果是否能够在临床上得到推广应用;

4. 进一步提高医务工作者在镇痛方面的业务水平。医学研究可通过发现问题、提出问题、查阅文献、提出假说、验证假说到解决问题等过程,使从事重症医学的医务工作者得到有效的科研训练,同时使他们的临床经验不断积累,诊治水平不断提高。

第一节 疼痛相关科学研究的类型

关于医学研究的类型有很多,按照不同的分类标准可以分为不同的研究类型。比如,根据研究目的可以分为验证性研究与探索性研究;根据研究的时限可以分为前瞻性研究、回顾性研究和横断面研究;根据研究的指标可以分为单因素研究与多因素研究;根据研究形式可以分为观察性研究与实验性研究;根据研究对象又可分为社区研究(以一般人群为基础)、临床试验(以患者为基础)以及基础实验研究(以动物、标本或其他生物材料为基础)。对于疼痛相关的科学研究,本章主要探讨以动物为基础的基础实验研究和以患者为基础的临床试验。

(一) 基础研究

基础研究是以动物、标本或其他生物材料为研究对象,揭示生命现象本质和机制的研究,属于新理论、新知识的探索性和创造性活动,其成果往往可以上升为普遍的原则、理论或定律,是医学发展的源泉,是新发明、新技术的基础,也是医学科学研究发展的动力。基础研究的开展不应以任何专门或特定的应用或使用为目的。其研究内容较广,可涉及疾病的发生、发展及转归等过程的规律及分子基础;药物的构效关系及有效成分研究等。基础研究往往都需要依托动物实验,无论是传统的病理学、药理学、毒理学、寄生虫学、微生物学和遗传学,还是近现代的分子生物学、分子遗传学以及新药的研发及临床前试验等,都离不开动物实验研究。

基础研究与临床研究存在很大的不同,因为动物和人对同一处理因素的反应既有共性又有差异性。认识到这种共性和差异性,将有助于正确理解和对待不同的实验结果对人类医学的作用。比如,大多数动物实验的结果均不能直接被用于解释人类的现象,因为动物实验也存在很大的变异性。比如,不同种系的动物有着不同的生物学特点,包括发病特点和治疗反应等,如有些小白鼠好发乳腺癌,这时为了排除疾病的发生是否与某种环境物质的致癌性有关,需要再设立同一种系的动物作为对照来消除不同动物间的差异。另外,在动物实验中,常常会发生动物意外死亡。一方面应尽量防止这种情况的发生;另一方面,一旦有动物死亡,要仔细分析死亡原因,评估动物的死亡是否具有实验价值:是实验药物中毒还是其他被忽视的原因所致,同时要根据研究工作的实际情况决定是否放弃死亡动物的实验数据。应该认识到,基础研究的结果虽然不能直接应用于临床,但它与临床试验相比的优点之一就是在实验过程中研究者可以人为控制许多干扰因素,这样可以把实验设计得更严谨,使各对照组间的可比性更强。

(二) 临床研究

基础研究很重要,它是临床研究的基础,为临床研究指明了方向,但最终还需要临床研究来验证或实现转化。临床研究是基础研究的延伸，是理论与实际应用的桥梁。比如，研究者通常会以基础研究中揭示的一般规律、形成的学术观点或理论作为指导，然后针对预防、诊断、治疗或保健中某个具体的临床实际问题展开研究，进而阐明这一现象的发生机制，同时进一步对研究技术和方法进行创新，最后形成解决临床问题的新技术和新方法。

　　临床研究涉及的内容很广泛，主要包括疾病的病因学、诊断学、疗效和预后等方面的研究。调查研究也属于临床研究，即研究者为了了解疾病的分布、患病率、发病率和病死率及相关危险因素等。在临床研究中要注意根据不同的研究目的来确定实验设计的类型、观察指标、干预措施（药物、手术和其他措施等）的科学性、受试对象的代表性、诊断的正确性以及判断指标的统一性和可靠性。在调查研究中需要先有周密的调查设计，因为它是调查研究工作的先导和依据，也是调查结果准确可靠的保证。

　　临床研究须满足四大需求：求真、求准、求懂和求用。第一是求真，即要保证临床研究的真实性。通过严谨的科学研究方法，遵循临床科研设计的基本原则，尽量排除和减少有关偏倚的干扰，从而提高研究的质量，力求研究结果的真实性与可靠性。研究结果的真实性又分为内部真实性和外部真实性，如果研究结果只是由单个研究或单个课题所获得的，称之为内部真实性；如果该研究成果能为他人所引用或证实，经得起多次被引用、证实或验证，那么这种研究成果可称之为外部真实性或普适性，这种研究结果自然也有着良好的实用价值。第二是求准，指结果的准确度。任何临床研究的结果或临床治疗的效果，有时并非固定一致的，而是存在着一定的变化范围，即适应范围，因此，在进行科研资料的总结分析时要注意其适用范围。在证据的统计学表示中，常用均值 ± 标准差及其 95% 可信区间表示，95% 表示准确度，越接近 100%，其准确度越高；可信区间的范围越小则越精确。第三是求懂，指对研究结果进行专业的解释。在临床研究过程中，资料经过统计学或临床分析评价后，无论结果在统计学上有无显著差异或者其临床效能水平如何，均需要结合临床实际全面地给予专业解释和评价，而不能只是看统计学数据，研究者应力求客观真实地分析研究结果的临床价值和意义，以获取正确的结论，为推广应用以及进一步探讨提供科学依据。同样，当应用某一研究证据时，须懂得该证据的真实性与临床价值，并且须结合患者的具体临床实际，评估该结果能否对患者应用，否则，就有可能造成不良后果。第四是求用，指对结果的应用、推广。临床研究的结果是为了提高医疗水平和为增进人民的健康服务的，因此，任何研究的最佳成果均期望能转化到临床医疗实践中去创造效益、服务大众。因此，对于研究成果的应用，一定要有明确的应用对象、应用范围、应用环境条件以及技术要求。

第二节　疼痛相关的基础研究

　　疼痛相关的基础研究往往是指通过动物实验来研究疼痛疾病的发生、发展及转归等全过程的规律及其机制;也包括镇痛药物的构效关系及有效成分的研究等内容。疼痛相关的基础研究大多数是建立在动物模型的基础之上进行的,因此,建立一个稳定的、理想的、尽可能模拟真实疼痛状况的模型是疼痛相关基础研究的前提及重要保障。与临床试验一样,动物疼痛模型的建立或在动物身上进行疼痛实验,首先也同样需要符合伦理要求,需要遵守国际权威机构的相应规定与指导意见。根据1982年国际疼痛研究学会(IASP)伦理委员会通过的关于在清醒动物身上进行疼痛实验研究的伦理指南,只有有助于了解新的、与临床疼痛相关机制的动物研究才是需要的;并且要求动物研究需要精心设计,尽可能减少在实验过程中引起动物的疼痛;更重要的是,要把实验动物看作是有生命的个体,而不仅仅只是供实验探索的物体。

疼痛的动物模型根据疼痛的特点可以分为急性和慢性疼痛模型。在正常生理情况下,当动物受到伤害性刺激时,通常会立刻产生快速的躲避或防御行为,这种情况多属于生理性反射活动,又称为急性痛反应。急性痛反应是在生理情况下对急性疼痛的正常反应,往往与急性致痛因素相关,病程较短,对全身的影响一般较小。关于急性疼痛的实验模型不多,通常使用甩尾测试、缩足反射和口面反射等简单的动物模型进行定量研究。临床上关于疼痛方面的研究大多集中在慢性疼痛,通过建立模拟临床上慢性疼痛(病理性疼痛)的实验模型,深入揭示慢性疼痛的发生机制,探索治疗慢性疼痛的有效途径和药物。通常一个理想的慢性疼痛模型应该满足以下条件:一是致痛的原因与临床实际情况类似;二是动物对疼痛的行为反应(逃避反射)与慢性疼痛的症状相似,并且可以通过客观指标进行检测;三是要有利于开展对疼痛机制的深入分析及研究;四是动物模型的制备简单、稳定,并且成功率高,易于推广。但是,在临床上由于产生慢性疼痛的原因往往都很复杂,很难仅仅只用一个模型反映多种病因引起的慢性疼痛,这就需要在研究设计时针对研究目的选择或建立恰当的疼痛模型。以下主要围绕慢性疼痛的实验相关内容进行阐述。

一、慢性疼痛的分类及其检测方法

(一) 自发性慢性疼痛

自发性慢性疼痛与刺激诱发的疼痛不同,它无明显外界的诱因,属于神经病理性疼痛的一种。自发性慢性疼痛往往持续一段时间,时间长短不固定,其疼痛性质也多种多样,可表现为烧灼样痛、电击样痛或钝痛等。对自发性慢性疼痛的检测主要依赖于观察动物的自发性行为。在20世纪70年代,Wall与他的同事观察到大鼠在完全切断后肢神经后的几天或数周内会自发地撕咬或咀嚼失去感觉的足趾,直至多个没有神经支配的足趾被咬断。大鼠的这种自残行为曾被解释为动物对自发性疼痛的一种反应,通常以一定时间内出现这种自残行为的次数来评估疼痛的严重程度。目前对自发性疼痛检测的方法主要是根据动物对自发性疼痛行为的反应进行评分与分级,如动物的保护性体位、抬腿、跛行、舔足与咬足等行为。随着科技的进步和医疗设备的发展,AI技术及电子自动检测设备等手段也逐渐伴随研究的需求应运而生,使自发性慢性疼痛的检测变得更为客观、准确。

(二) 热致敏性慢性疼痛

热致敏性慢性疼痛是指通过热刺激导致的一种疼痛,是慢性疼痛的一种常见症状,其特点是皮肤的热痛阈值显著降低,或者热痛反应程度显著增强。关于热痛敏的检测,最早的测试方法之一是甩尾测试。在甩尾测试中,将热源作用于老鼠尾部,一定时间后老鼠将会因为不能耐受疼痛而出现甩尾运动。从热源作用开始到出现尾部甩动的这段时间称为潜伏期。潜伏期通常被用来反映动物对热痛的耐受程度。后来人们根据甩尾运动原理不断对实验进行改进,研发了很多不同的检测方法。比如热板试验,它是指将老鼠放入一个圆柱形容器中,然后将容器下面的金属板加热到特定的温度,观察老鼠的行为,包括舔爪子的快速反应和更精细的跳跃反应等。另外,还有比较常见的热痛缩腿潜伏期检测法,其具体的操作方法是将被测大鼠放置在有机玻璃罩内,玻璃罩底部是一块厚度约为 2mm 的玻璃板。将动物放置于玻璃罩内先适应检测环境,待动物处于静止状态时,再将一聚焦热光束持续投射到欲检测的后肢足底,热光束积累到一定程度后热疼痛刺激会使动物出现缩腿足反应。通过软件自动计算开始光照到出现缩足反应的潜伏期来反映动物对热痛的耐受程度。出现缩足反应后,间隔 5min 再次重复实验,取 5 次照射的平均值。这种方法操作简便,是目前国内外较为常用的方法,但这种方法也容易受到很多主观因素和客观因素的影响,如检测室与玻璃板的温度,动物适应检测环境的程度,热光束照射足底的位置、范围以及测试者的意向和手法等。所以,在应用这种方法检测热致敏性慢性疼痛时应给予充分的注意,尽量避免主客观因素对结果的影响。

(三) 机械痛敏

机械痛敏是指在通常情况下只会引起轻微刺痛的机械性刺激,在病理情况下可引起的强烈持续性痛觉,即对机械痛刺激的反应强度明显增大,痛阈明显降低。机械痛敏的应用最初是由 Maximilian von Frey 用来研究神经病引起的皮肤超敏和痛觉过敏。随后的实验虽经过不断地改进,但均命名为 von Frey 法。在实验测试时,先把动物放置在一个具有高架金属网格底板的容器内,待动物熟悉环境后用一根特定刺针刺激动物后肢足底部,用力不能太大或刺破皮肤,只需轻轻地引起足底部局部皮肤微凹即可。对于正常动物而言,该刺激仅引起幅度很小的短时程(通常小于半秒)缩足反射,但如果是对于具有神经病理性疼痛的动物而言,该刺激则可能产生大幅度的长时程缩足反射,并常伴有舔足行为。评估这种机械痛敏的程度的方法也比较简单,即只需要记录该反射持续的时间即可。

(四) 机械痛异常

机械痛异常又称触诱发痛、触痛超敏,是指对机械性刺激引起的痛觉阈值明显降低,使原本不足以引起疼痛的机械刺激(如触摸、轻压等)也会引起明确的疼痛感。关于机械痛的检测装置与上述检测机械痛敏类似,只是需要制备一系列粗细或长短不等的尼龙丝,分别校正引起细丝弯曲的压力强度,可依次为 0.1~50g,分为 20 个档次,每档施加 10 次刺激。在测试时,用细丝触压后肢足底部,从低强度开始,以引起 5 次缩足反射的强度作为阈值。比如,对于正常大鼠,引起缩足反射的机械刺激阈值一般在 15g 左右,如果神经损伤后其阈值可降低到 1g 左右。同样对于具有机械痛异常的患者,即使是很微弱的机械刺激,如用棉花丝轻刷皮肤,也可能会引起强烈的烧灼样痛。

(五) 化学刺激痛异常

化学刺激痛异常指化学物质的刺激导致的一种疼痛。关于使用刺激性化学试剂作为伤害性刺激的试验已经开发了多种。与传统的试图确定伤害性阈值的测试不同,化学刺激痛的检测可以定量地检测刺激后的疼痛程度,常用的检测方法有福尔马林试验法。通常是将福尔马林(甲醛)稀溶液注射到动物的后爪中,根据动物的表现评为 0~3 分,0 分表示动物不受影响,1 分表示躲避,2 分表示将爪子抬高,3 分包括舔、咬或摇动爪子。

(六) 冷痛异常

冷痛异常又称冷诱发痛或冷痛超敏。其检测方法是观察动物对冷刺激的反应。通过将丙酮(易挥发,然后达到制冷的效果)点加在大鼠后肢足底部,随着丙酮的蒸发,局部皮肤产生冷感。对于正常大鼠,这种冷刺激是很微弱的,往往可以完全忽略这种变化或者仅产生短促的微弱甩足反应。在正常情况下丙酮的蒸发产生的冷感也仅仅是引起冷觉,不至于产生疼痛。然而如果存在神经病理性疼痛,这一致冷刺激却可诱发不同时程和幅度大小不等的缩足反射,甚至其疼痛的时间可达到三十几分钟。

二、慢性疼痛动物实验模型

(一) 神经瘤模型

神经瘤模型是模拟临床患者在截肢后产生幻肢痛和神经完全切断后的症状的模型。在 20 世纪 70 年代由 Wall 等首先报道。其制备方法较为简单:在大鼠一侧后肢的外侧,切开皮肤,分离肌肉,暴露出坐骨神经干,用丝线扎紧神经干,然后在结扎的远端将神经干完全切断,再将断面的近中端套入一端密封的医用聚乙烯管内,最后包埋缝合皮肤。切断的轴突通常在术后第 9~40 天便会形成神经瘤并长出枝芽。该模型制作的神经瘤枝芽具有以下特点:①枝芽可自发产生异位放电。这些自发性异位放电可能是因为 Na^+、K^+ 和 Ca^{2+} 等离子通道在枝芽细胞膜上蓄积,离子通道的蓄积会造成膜电位的不稳定,也可能促使枝芽对邻近轴突活动形成的离子流变得敏感。②在原先坐骨神经支配区域出现对机械刺激和冷刺激的异常敏感或痛敏,使相关疼痛刺激的阈值降低。③对去甲肾上腺素产生异常反应。如果将去甲肾上腺素注入枝芽中,进入枝芽微环境的去甲肾上腺素通过激活

α受体引起兴奋或抑制反应。除了神经瘤枝芽之外,切断轴突后的初级感觉神经元胞体(位于背根节)也可以自发产生异位放电,并对机械刺激、冷刺激和去甲肾上腺素以及离子流变化发生敏感反应。此时,在神经瘤和神经元胞体分别形成两个产生异位放电的"起搏点",仅切除神经瘤并不能消除神经元胞体的自发放电,也不能减弱其异常反应性。

神经瘤模型的大鼠,在切断坐骨神经几天后会出现术侧后肢的自残现象,即自行咬断术侧足趾甚至整个足部。大鼠出现这种自残现象的原因目前还存在争论,也许是因为局部出现的异常痛觉或者是由于局部失去感觉而被动物当作异物。尽管目前还不清楚大鼠出现自残现象是否与进行性病理性疼痛有关,但这一神经瘤模型已被广泛应用于外周神经病理性痛机制的研究。

(二) 慢性结扎损伤模型

慢性结扎损伤模型(the model for chronic constriction injury,CCI)因为制备简便,并可以引起类似临床的慢性痛症状(如痛觉过敏、机械痛异常和自发痛等)而成为应用最广泛的神经病理性痛模型之一。该模型最早是由 Bennett 和谢益宽教授在 1988 年建立的。制备方法如下:在大鼠一侧后肢的外侧,切开皮肤,分离肌肉,暴露出坐骨神经干,然后用线在神经干上分别做 3 或 4 个轻度的结扎,结间距约 1mm,结扎强度以引起小腿肌肉轻度颤动反应为宜。术后约 2 周,损伤区远端的有髓神经纤维几乎完全丧失,仅保留部分无髓神经纤维;损伤区近中段神经干内的神经纤维及位于轴突后的初级感觉神经元胞体似乎全部正常。

动物的异常疼痛行为反应出现在术后第 5~7 天,第 10~14 天发展到最严重的程度,约 2 个月后消失并代之以感觉迟钝。其异常疼痛行为反应主要表现为:①自发痛。大鼠会突然自发抬起损伤侧后肢,摇动或者用嘴反复舔足爪。动物的食欲也可因持久的自发痛受到一定程度的影响。②痛觉过敏。包括对热刺激和化学刺激都发生痛觉过敏。在热痛检测中可以看到损伤侧后足的热痛缩腿反应潜伏期较正常对照侧明显缩短,热痛刺激引起的缩腿动作的强度和持续时间也显著增大。对化学刺激也会发生痛觉过敏,比如将伤害性化学刺激物芥子油涂抹到受损后足背部皮肤,同样会引起明显加剧的甩足反应。③机械痛觉和冷痛觉异常。表现为对于正常动物不至于引起明显反应的机械刺激(0.4~2g)和冷刺激(10℃)都可在慢性结扎损伤模型动物中引起强烈的缩足反应。

(三) 背根节慢性压迫实验模型

背根节慢性压迫实验模型(the experimental model for chronic compression of dorsal root ganglion,CCD)模拟的是临床上常见的慢性痛病症(腰背痛和坐骨神经痛)。腰背痛和坐骨神经痛的重要原因之一可能是脊髓损伤、椎间盘突出以及椎间孔狭窄等对感觉神经元胞体和邻近根丝造成压迫或继发炎症。早在 1998 年,我国就有学者将一根细小钢柱插入大鼠腰部椎间孔,模拟椎间孔狭窄,建立了背根节慢性压迫模型。制备方法如下:在大鼠背部正中 L_{4-6} 部位切开所对应的皮肤,分离脊髓一侧的肌肉,暴露 L_5 乳状突与横突,找到 L_5

椎间孔,然后用一个 L 形探针头(直径约 0.6mm)按一定方向插入约 4mm,以探针头触及神经元后引起同侧后肢肌肉轻微颤动为宜。然后,抽出探针头,再将一根与探针粗细相似的 L 形不锈钢柱(长 4mm)沿探针的通道插入,然后依次缝合肌肉与皮肤。在制作模型过程中,为了维持钢柱对脊髓神经元形成适当的压力,可依据实际需要及效果选用直径不同的细钢柱。该模型制备的手术操作简便,成功率较高,其要点在于分离暴露并准确辨认出椎间孔。另外,也可根据研究需要对模型做相应的改进,比如可以对一只大鼠同时制备多个椎神经节的慢性压迫。一般在术后第 2 天便可开始观察与检测动物的疼痛行为。

这种模型所制造的慢性痛不是单一的某一种疼痛,它与临床上的慢性疼痛一样,引起至少三种疼痛行为反应:第一种是一般痛行为。当动物站立或坐位时,常抬起受损肢体;在安静时,动物也会突然舔或者轻度撕拉术侧肢体。这些一般的自发痛行为在术后 2 周内较明显,但很少出现肢体自残的现象,肢体运动也尚未出现明显的障碍。第二种是热痛敏反应。动物术后受损足底皮肤处于热痛觉过敏状态的持续时间往往会超过一个月。一般用热痛缩退反应潜伏期来检测局部痛觉过敏并判定镇痛药物的效价。在进行热痛缩退反应潜伏期检测时,动物处于清醒、自由活动状态,热刺激性质较为单纯,从而使检测到的数据较为客观、准确。第三种是机械痛敏反应。同样也是采用机械刺激缩退反应阈值来检测。检测时将大鼠置于用金属丝网孔构成底板的观察盒内,用不同直径与长度的尼龙丝制成 8 级不同机械压力强度(5~240mN)的触压刺激物,从底面开始解压后肢足底部皮肤,测定引起缩退反应的阈值强度。其原理与经典的 von Frey 毛发触觉计相同,即在一定范围内,尼龙丝端压力强度不因其弯曲程度而改变。

背根节慢性压迫模型与前面所描述的慢性结扎损伤模型以及神经瘤模型都属于神经病理性痛模型,前者与后两者的主要不同之处在于,背根节慢性压迫在产生痛觉过敏和痛觉异常的同时,仍保留外周神经的传入与传出功能。而神经瘤和慢性结扎损伤模型,其受损部位的外周神经全部或大部分传导功能丧失。背根节慢性压迫模型除了产生痛觉过敏和痛觉异常之外,还会出现受损脊髓神经元自发放电比率增高,并呈现多种异位放电节律模式。此外,背根节慢性压迫模型的病痛主要因轴突神经元胞体直接受到持续压迫和继发性炎症的刺激,而慢性结扎损伤模型和神经瘤模型的病痛主要源于轴突离断,继发改变轴突神经元的活动。背根节慢性压迫模型的特点与临床椎间孔狭窄或椎间盘突出等引起腰背痛和坐骨神经痛的情况相似,具有较好的模拟和研究价值。

(四)脊髓神经结扎模型

脊髓神经结扎模型(the spinal nerve ligation model,SNL)是美国德克萨斯大学 Chung 等人在 1992 年建立的一种神经病理性痛模型。制备方法如下:切开并暴露大鼠一侧腰部的第 5 支脊神经(L_5),并在靠近背根节部位对 L_5 进行完全结扎。在结扎后第 1 天,受损侧后肢足底便会表现出对机械刺激的显著敏感,这种敏感可持续 10 周左右,对热痛刺激在结扎后前 3d 最为敏感,这种敏感可持续约 3 周。该模型的特点是损伤神经的部位明确,可以观察与分析受损神经纤维对未受损神经纤维活动的影响。

(五) 坐骨神经分支损伤模型

坐骨神经分支损伤模型(the spared nerve injury model,SNI)的制备方法比较简单,即在大鼠一侧后肢膝窝处暴露并切断坐骨神经干的胫神经和腓总神经分支,但保留腓肠神经分支。这样,大鼠的后足爪只受腓肠神经与正常隐神经(股神经分支)的支配。检测时会发现腓肠神经支配区(足底与足背外侧缘)对机械刺激异常敏感,可持续数月,但该感受范围内的热痛阈却无明显变化。利用该模型可以分别观察正常神经与受损神经支配皮肤区域对疼痛敏感性的变化。受损区可以逐渐获得正常神经感觉轴突枝芽的再(重新)支配。

(六) 三叉神经痛模型

虽然三叉神经痛与身体其他部位神经源性疼痛的特征类似,但由于其局部解剖结构的特点和独特的靶器官,使得颅面部神经损伤的后果变得更为复杂,相关的动物模型也较少。在21世纪初,瑞典Freid等建立了一个较为简便的三叉神经痛模型(the trigeminal neuropathic pain model),又称口面神经病理性痛模型(orofacial neuropathic pain model),即切开左侧咬肌区皮肤约1cm,分离出三叉神经的眶下分支并用液体石蜡包裹防止其干燥,然后通过尾静脉注入光敏染料(erythrosin B)以触发光化学反应,再用氩离子激光(514nm,平均功率0.17W)对暴露的神经进行照射,以达到损伤神经的目的。照射持续时间不等,分别为1.5min、3min、4.5min、6min和10min。对于超过5min的长时间照射组,在5min时需要重复注射1次。对照组只暴露神经,不加照射。分别在术后的第3天、第7天、第11天、第14天检测其行为反应,然后每周复测1次。检测的行为反应包括触刺激(前文提到的von Frey细丝序列),测定眶下神经支配区(嘴边触须皮肤区)的反应阈值,以及辐射热刺激的反应潜伏期,左右两侧分别检测,再与对照组比较。这一模型不足之处是未能显示三叉神经痛的典型病症——触发痛,即通过触压面部某些部位"扳机点"来引起短阵剧痛的发作。相关的动物模型有待进一步开发。

(七) 交感神经持续痛模型

部分外周神经经过创伤后产生的神经病理性疼痛又称灼性痛(causalgia),交感神经在灼痛的发生与维持过程起着重要作用。早有研究发现,在切断兔的耳大神经之后可引起支配耳区C类伤害性感受器的去甲肾上腺素能神经敏化,而Aδ类伤害性感受器却不发生敏化。选择性损毁支配该耳区皮肤的交感神经节后也引起同样的敏化效应,提示在切断整根神经引起交感敏化的过程中,损毁交感传出纤维起着关键作用。切断坐骨神经则可以促进交感神经对背根节细胞的支配,在背根节的交感神经发出枝芽与神经细胞体建立起功能性连接。在上述慢性结扎损伤模型和坐骨神经分支损伤模型中均发现有交感神经芽生现象,这有可能成为导致C类伤害性感受器敏化的重要因素。另外,在分离大鼠尾神经与引导尾部皮肤 C 类多觉型伤害性感受器的传入纤维放电活动中,当该感受器处于静息状态或仅有少许放电时,刺激支配尾部的交感神经或向支配尾部的血管内注入去甲肾上腺素,未见放电活动的出现或增加;然而当向感受区域皮下注入复合致痛剂(含缓激肽、5-HT 和 KCl 等)诱发持续性传入放电活动时,刺激支配尾部的交感神经,或向支配尾部的血管内注入去甲肾上腺素,即可促使该感受器的持续放电活动显著增加,表明了交感神经对处于炎症状态的感受器有易化作用。这些实验现象分别为深入研究交感维持痛的发生机制提供了可以选用的实验模型。

三、组织炎症疼痛模型

(一) 角叉菜胶炎症模型

角叉菜胶炎症模型(the carrageenan inflammatory pain model)是应用角叉菜胶来制备的。角叉菜胶是从海藻中提取的含硫酸多糖物质,已用于制备多种组织炎症模型。其制备过程如下:将 0.1ml 0.5% 角叉菜胶(用 0.9% 氯化钠溶液配制)注射到大鼠一侧后肢足底部皮下,数分钟后,局部迅速肿胀,动物出现反复抬足、舔足等自发痛行为。约 2h 后,自发痛行为消失,这时可以进行热痛缩退潜伏期的检测。局部痛觉过敏反应一般持续 6~8h。作为急性组织炎症引起的持续痛模型,其个体差异较小,重复性较高,适用于检测消炎镇痛药物的效价。

(二) 蜜蜂毒炎病毒模型

蜜蜂毒炎症毒模型(the bee venom inflammatory pain model)是一种能比较真实反映临床炎症病理痛的动物模型,因为蜜蜂蜇伤引发局部炎症与剧痛本身就是临床实际存在的一种病痛,并且该模型可以出现多种疼痛反应特征。早在 1966 年,加拿大学者 Lariviere 和 Melzack 等就报道了该模型:将蜜蜂毒配制在 0.2mg/50μl 生理盐水的溶液中,然后将溶液注射到大鼠一侧后肢足底部皮下,动物立刻便出现缩腿、抬足、舔足等自发痛行为,局部显示红肿炎症反应。注射 1~2h 后,在注射部位便会出现机械刺激阈值下降和热痛刺激潜伏期缩短的现象。这就表明通过注射蜜蜂毒是一个很有应用价值的持续痛炎症模型。随后,我国学者陈军教授等经过一系列研究发现,皮下注射蜜蜂毒不仅可以引起一个长时程单相持续自发痛行为反应,而且在注射部位还可引起原发性热痛敏和机械痛敏,还在同侧肢体远离注射部位引起继发性热痛敏和在对侧肢体产生牵涉性镜像热痛敏,这就为分别研究炎症性痛敏的外周与中枢不同机制提供了有利条件。

(三) 福尔马林致痛模型

福尔马林致痛模型(the formalin induced pain model)也是一种比较常规使用的致痛模型。其制备过程如下:把福尔马林(2.5%~5%,0.05~0.1ml)注射到大鼠一侧后肢足底部皮下,可立即引起一持续约 5min 的自发缩足与舔足行为反应期(第 1 期),随后经历 15~20min 的静止期,又出现 20~40min 的持续反应期(第 2 期),自发痛行为持续约 1h,但无明显的后续痛过敏反应。电生理实验研究提示,福尔马林引发的两个疼痛行为时相是由初级传入 A_δ 和 C 纤维分别持续放电所致。

(四) 完全弗氏佐剂慢性炎症痛模型

完全弗氏佐剂慢性炎症痛模型(the complete Freund's adjuvant model, CFA)是一种常用的制备慢性炎症痛的模型。完全弗氏佐剂是一种用结核分枝杆菌制备的油悬浮液。其制备过程如下:将 0.2ml 100μg 完全弗氏佐剂注入大鼠一侧足底下,2~4h 后局部皮肤炎性红肿,出现机械痛敏与热痛敏行为反应,可持续 1~2 周,约 2~3 周后可引发多关节炎与慢性痛过敏现象。这种模型可致大鼠全身多关节出现炎症反应,影响大鼠的健康状况。

四、疾病并发的慢性疼痛模型

(一) 糖尿病神经病理性痛模型

部分糖尿病患者可能并发神经病理性痛症状,其中以对称性外周神经病理性痛最为常见。糖尿病神经病理性痛模型(painful diabetic neuropathy)首先要制备糖尿病,然后再诱发神经病理性疼痛。其制备过程如下:给大鼠腹腔或皮下注射链脲佐菌素(streptozotocin, STZ),这是一种杀死胰腺 β 细胞的毒剂。注射该药后可在 2~3 天内引发糖尿病。大部分动物在 2~3 周内就会产生明显的神经病理性痛症状,然后可分别通过前述机械痛敏与热痛敏检测方法来判定。

(二) 带状疱疹后神经痛模型

带状疱疹后神经痛(postherpetic neuralgia, PHN)是一种常见的神经病理痛。在动物身上还不能通过激活潜伏的带状疱疹病毒来模拟典型的带状疱疹后神经痛症状。有实验室将带状疱疹病毒感染的细胞注入大鼠一侧后肢足底的皮下,30~40 天后可引发神经病理痛,表现为机械痛敏和热痛敏行为反应。

(三) 小鼠骨癌症痛模型

在 2009 年,Kazuhisa M 等将 NCTC2472 肿瘤细胞培养后,再通过膝关节钻孔将肿瘤细胞注入 C3H/HeN 品系小鼠的股骨骨髓腔内,建立了小鼠骨癌疼痛模型(the mouse model of bone cancer pain)。在肿瘤细胞移植成功后,小鼠的后足抬高频率升高,可以出现明显的跛行。通过检测该模型动物患侧后肢的机械痛敏后发现,其缩足反应阈值较处理组明显降低。应用阿片类镇痛药吗啡、氧可酮和芬太尼处理后,可不同程度地翻转骨肿瘤模型小鼠的痛敏行为反应。另外,该骨肿瘤模型小鼠对热刺激产生的甩尾次数也明显增加,阿片类药物同样也可有效减轻该类痛敏行为反应。

(四) 大鼠骨癌症痛模型

在 2010 年,Louis DS 等将乳腺癌 MRMT-1 细胞转移到大鼠股骨内,8 天后通过磁共振检查可确定股骨转移癌病灶,从而建立了大鼠骨癌症痛模型(the rat model of bone cancer pain)。在术后第 14 天可观察到动物的机械痛敏和热痛过敏行为出现进行性加重。组织学和影像学都可观察到大鼠痛敏行为和骨破坏程度的加重呈时间相关性。骨结构的改变伴有脊髓 c-Fos 和背根神经节 ATF3 阳性神经元的激活,脊髓腰段的星形胶质细胞和小胶质细胞活性也呈现出相应的变化。

第三节　疼痛相关的临床研究

疼痛相关的临床研究目前较少,尤其是高质量的临床研究更是凤毛麟角,因此需要加强对疼痛相关临床研究的重视。疼痛相关的临床研究与其他临床研究一样,都需要认真对待选题、设计及实施等的每一个环节,也需要对众多的干扰因素进行严格的把控。而疼痛相关的临床研究又与其他临床研究不完全一样,因为疼痛相关临床研究的各个方面,从研究设计到患者选择再到研究持续时间、结局指标的选择等都存在着较多潜在的混杂因素。因此,为了做好疼痛相关的临床研究,不但要掌握临床研究的普遍性,而且还要了解疼痛相关临床研究的特殊性。

一、临床研究的选题

开展临床研究的目的是有效地防治疾病,保障人民的健康和促进临床医学的发展及医疗水平的提高。疼痛相关的临床研究可涉及的内容很广,包括疼痛的病因、危险因素、诊断、防治及预后等,并且在选题时不同研究者的兴趣爱好也不尽相同,肯定会涉及急慢性疼痛中的诸多领域。因此,如何进行科学的选题和立题是科学研究中首先要回答的问题和关键环节,这也是贯穿全部科研工作的主题思想,是指导科学研究各项工作设计安排的主线。临床研究选题的正确与否,不仅关系着课题本身的学术水平,更重要的是,它在一定程度上决定了研究的成果是否具有防病治病的价值和对医学发展的贡献。

(一) 临床研究选题的特点

为了能够正确地做好选题立题,应该先对临床研究选题的特点有所了解。与基础研究不同,临床研究选题的特点主要有以下四个方面。

(1) 临床医学研究有别于基础医学研究。临床研究与基础研究在本质上是不同的。

虽然基础研究对疾病本质的认识、推动临床医学研究有十分重要的意义,它会在发病机制以及某种致病因素方面做到比较深入细致的机制研究,但基础医学研究的成果,哪怕是经过反复验证的真实客观结果,也不能简单地应用于临床的诊治处理;所有基础研究得出的结果都需要经过大量的临床研究来验证,从基础研究结果到临床运用还有比较长的路要走。

(2) 临床研究对象与研究条件的复杂性。临床研究的对象是一个个具体的患者或相应的患病群体,每个患者的病情、临床症状和体征都不尽相同,其病情的生物学特征、生理学和病理学的解剖和功能障碍等在个体间也各不一样。尤其对于重症患者而言,产生疼痛的病因、疼痛的性质、特点、持续时间及对治疗的敏感性都会因人而异。此外,患者本身还受着社会、经济、环境及心理因素等的各种影响,在这些复杂条件因素的综合作用下,我们在选题或立题时,应该综合考虑患者的个性及社会—心理—生物学因素的影响。

(3) 临床研究的实用性与渐进性。临床研究不管是对疾病的诊断还是对疾病防治的研究,总体而言是一种实用性的研究,它是从现有的一些诊治措施中,或在有关新知识的开启下不断发现问题、解决问题和研究创新性的具有实用价值的成果,可有效提高对临床问题的诊治水平。因此,临床医学研究是一个不断积累、发展,不断从量变到质变的一种渐进和飞跃的过程。

(4) 临床研究的大众性和稀有性。临床研究的选题和立题是十分丰富的,既有大众性的问题,如发病率、患病率、致残率、致死率高的疾病;也有稀有性疾病的研究问题,如罕见的遗传性疾病的诊治和预防性研究等。因此,临床医学研究的重点很大程度上在于要解决大多数人健康与疾病防治的问题。

一个创新性强、科学意义和应用价值大而又可行的课题,应做到以下三点:一是目标要高:"基础研究要做到世界第一,应用研究要做到效益第一",不重复前人已做过并得到肯定的工作,也不重复近期文献已报道过的工作。二是思路要新:要善于在错综复杂的矛盾或疾病现象中寻找新的切入点和突破口,科研思路要独辟蹊径,耳目一新。三是方案要切实可行:用最简洁的路线、最简单的方法、最少的指标完成研究课题,实现研究目标。

(二) 临床研究选题的原则

临床研究的选题、立题应具体明确,切忌空泛。研究者在选题、立题时需要了解和掌握自己拟研究的课题和拟解决的关键问题、目前对该问题已研究到什么程度以及人们所关注的焦点,并进一步分析与推论今后发展的趋势,这样才能帮助自己选好一个具有长远发展的好课题。在选择重症医学疼痛相关科研课题时还应当遵循以下原则。

1. **需要性**　选题的方向必须从临床患者的需要出发,尽量选择有重要意义或目前需要迫切解决的关键问题,如癌性痛的机制、腰腿慢性痛的诊治等。

2. **创新性**　创新是科学研究的生命线和灵魂,衡量课题的先进性,主要是考核它的创新性。若为理论性课题,要求有新观点、新发现,得出新结论;若为应用课题,则要求发明新技术、新材料、新产品,或是把原有技术应用于新领域。重症医学中有很多学科间的交叉点,这些交叉点是重症医学中的盲点。根据这些交叉点设计课题,也许就会发现很多的创新点。

3. **科学性** 科学性是指选题的依据与设计理论都要具有科学性,包括专业设计和统计学设计等都要有科学性。在专业设计时,受试对象、干预因素与效应指标的选择应当尽量做到技术路线清楚,设计科学严谨,研究方案具体,实验步骤合理,实验方法和设备先进;在统计学设计时应当正确选用实验设计或调查设计类型。在实验设计中,为减少组内的系统误差,要尽量避免在诊断、年龄、疾病严重程度等方面出现系统误差。

4. **可行性** 可行性是指课题必须具备完成和实施的条件。为达到科研选题的可行性,必须做到:课题负责人要具有一定的研究经验和完成课题的研究能力;课题组全体成员是一支知识与技术结构合理的队伍;课题组既要有一定的前期工作积累,同时还要具备完成课题的客观条件,如课题的研究手段、动物供应、研究场地、设备、研究时间和协作条件等。

5. **效益性** 对于基础课题而言,效益性是指课题要求具有理论意义和/或潜在的应用价值;对于应用课题,效益性则要求具有经济效益或社会效益。

总之,科研选题在科研活动中具有重要地位,从一定意义上讲,选题如果成功,科研就成功了一半,认真做好科研选题,突出注重选题的创新性原则,是对每个科技工作者的基本要求,也应引起科研管理部门的高度重视。

二、临床研究的设计

医学临床研究设计可分为两个方面。一为专业设计,是运用医学专业理论和知识技术来进行设计,主要是为了解决实验观察结果的有用性和独创性。从医学专业理论角度来选定具体的科研课题,提出假说,围绕检验假设制订技术路线和实验方案。专业设计的正确与否是科研成败的决定因素。二为统计学设计,是运用数理统计学理论和方法来进行设计,从而减少抽样误差和排除系统误差,保证样本的代表性和样本间的可比性,确保实验观察内容的合理安排,以便对实验结果进行高效真实的统计分析,以最少的实验观察次数(例数)得出相对最优的结果和可靠的结论。因此,统计学设计是科研结果可靠性和经济性的保证。总之,专业设计和统计学设计是科研设计的两个重要组成部分,两者相辅相成,缺一不可。科研设计还包括五大要素、三大原则和四大方案。

(一) 临床研究的五大要素

临床研究中的五大要素可以归纳为"PICOT",即研究问题或受试对象(problem、patient、population,P)、研究的干预措施(intervention,I)、研究的对照(comparison,C)、研究的结果(outcome,O)以及研究的时限(time,T)。

第一个要素是研究问题(选题立题)或受试对象(P)。研究问题即选题立题,前面已讨论过；受试对象或研究对象，受试对象的选择非常重要，因为它对实验结果有着极为重要的影响。大多数医学研究的受试对象是动物或人，也可以是器官、细胞或分子。

在医学科研中，作为受试对象的前提是所选对象须同时满足三个基本条件：一是要充分考虑受试对象的来源和数量是否能够满足实验的要求。为保证研究能够顺利开展，务必要保证有足够的、合格的受试对象。如果研究需求的病例数量较大，如大型的临床试验，这时如果仅仅单靠一个单位或几个单位也许要耗费较长时间才能完成，这就需要考虑是否组织多中心的临床试验来保证受试对象的数量。另外多中心研究还能有利于保证研究的时效性。时效性也是在研究设计时需要考虑的一个重要因素，因为某些临床诊治措施或药物因为时效性可能被淘汰。比如某个治疗措施或药物在当时是比较新的，若试验需要几年甚至十几年才能完成，到时这些干预措施将会过时，临床研究也会失去临床意义，所以为了确保研究的效率，一定要保证受试对象的来源和数量。二是受试对象须对处理因素敏感。三是受试对象对试验干预措施的反应须稳定。重症医学科研中的受试对象是一组特殊的人群，即重症患者，由于病理生理过程复杂，非处理因素很多，可能会出现对处理因素不敏感或反应不稳定的问题。因此，在实验设计时要充分预估受试对象对处理因素的敏感性和反应的稳定性。

第二个要素是干预措施（I），即处理因素或受试因素，通常指外界施加于受试对象的因素，包括生物的、化学的、物理的或内外环境的。这些干预措施或干预因素首先要具有科学性。干预措施的科学性是基础，除了科学性外，干预措施还需要具有创新性。研究工作的本身是向新知识不断的探索，而不是做重复无效的劳动，所以要求任何研究措施或因素及其研究结果都要具有创新性，这样才对临床医疗和预防实践有所贡献。

为了取得很好的临床研究结果，研究者应正确、恰当地确定处理因素，一般应注意以下几点：一是抓住研究中的主要因素，根据研究目的的需要与实施的可能来确定关键性的因素；二是找出非处理因素。除了确定的处理因素以外，凡是影响试验结果的其他因素都称为非处理因素，又称混杂因素。重症患者发生疼痛时其病理生理过程往往累及多个系统和多个器官，干预因素特别多，同时非处理因素也特别多，实验设计中要完全去除这些非处理因素是非常困难的，也是不可能实现的。因此，在现实研究过程中可能出现这种现象：有意义的处理措施组间比较可能没有统计学意义，即出现假阴性；而没有意义的处理措施两组间比较可能出现统计学差异，即假阳性。所以，在解释和对待重症医学科研中得出的实验结论时需要格外谨慎；三是处理因素须标准化。处理因素的强度、频率、持续时间与施加方法等，都要通过查阅文献和预实验找出各自的最适条件，然后制订出有关实施规定和制度，并使之相对固定，否则会影响实验结果的评价。

第三个要素是对照（C）。关于对照的设置应根据研究问题的性质，合理设置相应的对照。任何临床干预性试验、诊断性试验、病因与危险因素以及疾病的预后研究，如果没有合理的对照，就会缺乏有说服力的比较，也不能获得较好的量化的证据指标，其研究水平和质量无疑会大打折扣，因此，在临床研究中对照组的设置是十分重要的，这在后面的三大原则中仍会进一步介绍。

第四个要素是研究的结果或结局(O)。研究的最终结果当然取决于课题本身欲解决临床问题的目的和目标,不能一概而论,应具体问题具体分析。当把临床上的某一重要问题作为选题时,就要根据社会、临床上对健康和疾病防治的需要、课题本身的设计和拟采取的干预措施,综合仔细思考试验开展后可能会得到哪些结果,它的防治方案以及对临床医学的理论认识和学术发展可能会产生哪些效益等,这样才会对研究增强信心和决心。

第五个要素是研究的期限(T),即时效性。课题预期完成的期限同样取决于研究课题欲通过干预、产生临床效应而所需的时间。要根据课题的性质、结合研究设计的样本量、研究对象的来源以及主客观条件而定。如果样本量来源不足,在一定期限内难以达到试验要求的话,也可以扩大研究单位,增加研究对象,开展多中心临床试验,以避免因样本来源不足而延迟研究期限。

另外,还需要注意的要素是实验效应。实验效应的内容包括实验指标的选择和对指标的观察监测方法两个部分。实验指标的选择有以下要求:一是指标的关联性。选用的指标须与所研究的主题具有直接和本质性联系,且能确切反映被试因素的效应。这也是重症医学科研的难点,选择一个与处理因素具有直接关联性的指标实属不易。有时还需要通过预实验来验证是直接还是间接关联指标。当然有时当一个研究结束时还不能确认哪些是直接关联指标,哪些是间接关联指标,尚需进一步研究才能确认;二是指标的客观性,指标数据来源决定它的主、客观性质;三是指标的灵敏度,通常是由该指标所能正确反映的最小数量级或水平来确定;四是指标测定的精确性,精确性包含精密度和准确度双重含义。精密度是重复测定值的集中程度;准确度是测定值与真实值接近的程度;五是指标的有效性,通常由该指标的敏感性与特异性来决定。对于大多数实验而言,在样本量确定的条件下,敏感性与特异性存在反比关系。因此,在选择指标时,宜将敏感性与特异性综合起来考虑。

(二) 临床研究的三大原则

临床研究的三大原则是指在试验设计中的对照、随机和重复原则,这是任何试验都应当高度注意和遵循的原则。在医学科研中,在进行具体实施之前,除了正确科学地解决五大要素中各环节的复杂问题之外,还必须进行严谨的试验设计,如对受试对象如何分组、怎样合理估计样本量、如何对非处理因素进行控制等。为了能有严谨的设计,这就需要遵循研究设计中的对照、随机和重复三大原则。

1. **对照原则** 实验设计的首要原则是对照原则。在研究中,有比较才能鉴别,对照是比较的基础。在做比较时,除了处理因素之外,其他的影响因素应该尽量在实验组与对照组中保持一致,这样才能具有高度的可比性,才能排除相关混杂因素的影响,得到可靠的结果。研究人员在试验过程中对各组的受试对象也应一视同仁,在服务和关怀以及观测指标等方面都应保持一致,以避免人为偏倚的影响。在设置对照组时,对照目的应该明确,要有清晰的课题设计以及科学假设依据。常用的对照方法有：

（1）空白对照：即对照组不施加任何处理因素。这种方法简单易行，但容易引起实验组与对照组在心理上的差异，从而影响实验效应的测定。对于观察临床疗效的研究一般不宜采用此种对照；

（2）安慰剂对照：即对照组采用一种无药理作用的安慰剂，在药物剂型或处置上都无法被受试对象所识别。但应注意在临床科研中务必遵循相关伦理规定，遵照患者利益第一的原则。一般只有对无特效治疗的慢性病相关的研究，方可使用安慰剂；

（3）实验条件对照：即对照组不施加处理因素，但施加的是某种与处理组相同的实验条件。实验条件包括操作技术、被试因素的溶媒或容量等。凡对实验效应产生影响的实验条件，宜采用实验条件对照法；

（4）标准对照：即用现有的标准方法或常规方法做对照。在观察评价某种药物或疗法对某病的疗效时，为不延误患者的治疗，应用已知的有效药物、有效疗法或公认的标准疗法作对照。但要注意，对于临床疗效的判断仅有自身前后对照是不够的，因为其与许多疾病的发生、发展与时间、季节等因素有关。其次，对于绝大多数疾病而言，历史对照也是次要的，因为随着时间年代的变迁，许多条件会发生明显变化。重症医学科研对象是重症患者，重症医学的医师应该尽一切努力去救治患者，以患者的健康利益为第一要务。科研中如果处理因素是有意义的，但对照组却没有应用常规疗法或公认的疗法，或者为避免混杂因素的干扰尽量使治疗简单化，这时可能就会涉及伦理问题，在课题设计时需要慎重考虑，尽量避免相关问题的发生。

2. 随机化原则　第二大原则是随机化原则。在实验研究中，不仅要求有对照，还要求各组间其他可能产生混杂效应的非处理因素在各组中（对照组和实验组）尽可能保持一致，防止人为主观因素对受试对象在选择或分组上的干扰，尽量降低系统误差，避免选择性偏倚的影响。贯彻随机化原则是提高组间均衡性的一个重要手段，也是资料统计分析时，进行正确统计推断的前提。但是需要注意的是，随机化不是"随意化"，更不是"随便化"。

目前在科研设计中，随机化的方法主要有两种形式，即随机抽样和随机分组。之所以要采用随机抽样，是因为在临床研究工作中，由于人力、物力和财力及时间的限制，不可能把全部的、各种类型的、符合纳入标准的目标人群都纳入课题中进行研究，只能按照研究的需要，选择一定数量的患者作为研究对象。随机抽样的目的就是要使总体中每一个研究对象都有同等机会被抽取分配到实验组或对照组。随机抽样又根据医学研究的范围大小、专业类型和研究对象的不同而有所区别。实验研究时，采用完全随机分配或分层随机分配。常用的随机方法主要有：

（1）简单随机法：可通过抛硬币法、抽签、掷骰子、查随机数字表、电子计算机或计算器随机法等方法。目前临床研究中基本上不采用这些简单随机法了，但如果样本量不大，仅在一个研究单位开展临床研究时，采用随机数字表法还是十分可行的；

（2）应用电子计算机技术随机分配法：目前国际或国内开展的大型多中心随机对照试

验均由研究中心实行计算机控制的中心随机或系统随机分组,以确保分组质量;

(3) 分层随机分配法:此法多用于中小样本量的临床随机对照试验。为保证试验组间的样本既在数量上尽量一致,又要能够消除有关干扰因素对结局的影响,增强组间基线的可比性,在随机分配样本时就可以采用分层随机;

(4) 区组随机法:即先将研究对象分为不同区组,然后再对每一区组内的个体进行随机分配;

(5) 系统随机抽样法:即先将总体的观察单位按某一特征的顺序(如按入院先后顺序)编号,再根据抽样比例将其分为若干部分,先从第一部分随机抽取第一个观察单位,然后按一固定间隔在第二、第三等各部分抽取观察单位组成样本;

(6) 多组随机抽样法:此法多用于大范围的疾病调查以反映该范围有关疾病的总体状态和问题,可为疾病防治决策提供良好的信息;

(7) 半随机法:所谓半随机法是按入组受试对象生日的奇偶性,或者按就诊号、住院号的奇偶性进行分组。这种方法虽然有点随机的意思,但不完全,故称为半随机法,该方法容易产生一定的偏倚,一般不采用。

3. **重复原则** 最后一个原则是重复原则。为了使统计量(样本指标)能够客观代表总体参数(总体指标),除了采用随机抽样的方法以缩小误差外,重复实验是保证实验结果可靠的另一种基本方法。实验要求有一定的重复次数,其目的是使均数逼真,并稳定标准差,这样才能保证来自样本的统计量具有总体参数的代表性,统计推断才具有可靠的前提。另外,在前瞻性的临床研究中,有来自研究者和研究对象的主观偏见,这种偏见可产生于设计阶段,也可产生于收集资料阶段,它可以影响研究结果的真实性和可靠性。避免这种偏倚的有效方法是盲法。盲法的主要目的是使研究的执行者和受试者均不知道接受试验的组别和干预措施的具体内容,使受试者所反应的或观测记录到的临床表现和资料以及分析结果都不受主观意愿所左右,能实实在在地记录客观真实的状况,进而保障研究结果的真实性。但需要注意的是,盲法绝非"盲目",它是在伦理学原则规范化的前提下设计出的有关盲法的临床试验,有着一系列的原则和具体执行的方法学要遵循。

盲法主要分为三种:单盲、双盲和三盲。单盲是指盲受试对象,仅研究者知道分组情况,受试对象既不知道自己属于哪一组,也不知道自己被应用的干预措施(治疗药物或对照药物)。单盲的优点是简单易行,并且研究人员如果知情的话,利于应对处理某些药物或干预措施的不良反应,有利于早期发现、早期处理,有利于维护受试对象的安全;但它最大的缺点就是容易出现主观性偏倚,因为研究人员总是期望新试验的结果优于对照组,往往给予试验组过多的关注或热情。双盲是指盲研究者和研究对象,他们都不知道每个对象分配到哪一组,这就需要第三者来安排和控制整个研究;三盲是指盲研究者、研究对象及资料收集和分析者,他们均不知道分组情况。在这种盲法下统计分析出来的结果,就能最大限度保证实事求是地、客观地反映出真实情况。在三盲法下所获得的临床数据当然才是最可信的。至于中、小型的临床试验是否需要设置三盲试验则需要根据具体的课题及现实情况而定。

(三) 临床研究的四大方案

根据研究工作开始执行的时间点(相对于原始资料来源所处的时间及特点),科研设计一般分为前瞻性、回顾性、横断面以及描述性四大类型设计方案。

前瞻性研究是以现在为起点追踪到将来的研究方法。

回顾性研究是根据研究对象在过去某时点的特征或暴露情况而入选并分组的,然后从已有的记录中追溯从那时开始到其后某一时点或直到研究当时为止这一期间内的情况。

前瞻性与回顾性研究的主要区别在于:一是根据数据获得的时间来判断——如果数据还没有,就是前瞻性研究;如果数据已存在,则是回顾性研究;二是根据因果关系的先后顺序能否确定来判断——前瞻性研究可以明确因在前果在后,回顾性研究不能明确;三是根据对研究数据的获取能否进行控制来判断——对于前瞻性研究可以有统一的诊断标准、检测标准、评判标准;而对于回顾性研究,这些都不可控。对于一个研究内容,既可做回顾性研究,也可做前瞻性研究,这并不冲突,主要根据研究者的目的来确定。如果一个课题是从现在开始收集患者,然后等所有数据全部收集完再做统一分析,这种研究是前瞻性研究。

横断面研究又称现况研究,是在特定的时间内研究特定范围的人群中疾病或健康状况的分布,并描述有关因素与疾病或健康状况关系的一种流行病学研究方法。

描述性研究又称为描述流行病学,是流行病学研究方法中最基本的类型,主要用来描述人群中疾病或健康状况及暴露因素的分布情况,目的是提出病因假设,为进一步调查研究提供线索,是分析性研究的基础。

三、临床研究的基本程序和步骤

研究者在设计课题时需要根据研究目的、现有资源(人力、物力和财力)和课题的时间要求等要素选择合理的研究设计,制订周密的研究方案。一般来说,从科学认证强度来看,前瞻性研究比回顾性研究强,随机对照研究比非随机对照研究强,纵向研究比横断面研究强,采取区组控制的设计比完全随机的设计强。但是也要意识到,科学认证性强的设计,操作起来往往也相对较难。研究方案应制订得具体而明确,做到看得见、摸得着,既要可信又要可行。研究中要正确对待主要研究问题和次要研究问题。主要研究问题就是本次研究要解决的主要问题,次要问题是进一步补充和完善研究的问题。在研究中须紧紧围绕主要问题进行各种试验安排,拟定研究计划,并采取有效的措施控制各种非处理因素的干扰,以确保本次研究的结果能对主要问题作出确切的回答。在研究设计时,不要试图通过一次试验就解决或回答很多问题,或在没有明确主要问题和次要问题的情况下盲目开始试验,更不能在试验结束后依据得到的试验结果再去归纳出迎合研究者主观愿望的所谓主要问题和次要问题。为了更好地做好临床研究,其基本程序和步骤如下。

（一）选好题

选好题是指想好拟研究或想解决的问题，是建立假说的过程。假说是根据已知的科学事实和科学理论，对准备研究的课题提出一种假定的解释。凡是以客观的事实和科学理论为基础，能够揭示问题内在特征和规律的奥秘，就是科学的假说。选题要注意创新性（提倡基础研究第一，应用研究效益第一），科学性和应用性。应选择目前对于某种疾病尚未解决的病因、发病机制、诊断、治疗和预防等问题。实际工作中，研究者应根据专业特长、临床经验以及从大量文献中得到的启示，对本领域某问题提出理论假设，并据此立题。整个研究设计都是围绕着如何验证假说而进行的。医学研究课题切忌过大或过于笼统。一个包罗万象、内容抽象、可行性差的研究方案是不可取的，也是难以得到资助的。搞科研要做到"有所为，有所不为"，尤其是对于刚加入科研行列的研究者来说，应遵循先易后难，由小到大，由浅入深，不断积累，循序渐进的选题原则。

（二）要制定详细周密的研究方案

周密的研究方案应使用较少的人力、物力、财力和时间，同时最大限度获得丰富而可靠的数据结果。为达到这个目的就应该做到：一是合理安排研究因素，提高研究质量。比如在设计时就要规定好实验组的条件，配置好适当的对照组，选择正确的研究方法；二是要严格控制非处理误差，使研究结果保持较好的稳定性。比如在对混杂因素的处理上，应对不同来源的干扰因素进行严格的控制与分析，维护好必要的均衡性等；三是要事先正确估计样本含量，通过较少的观察例数，获取尽可能丰富的信息。比如尽量多采用定量指标，多选择线性或非线性回归分析，为使用高效率的设计创造条件。样本含量一般根据主要观察指标来确定。样本含量太少，容易受偶然性因素的影响；样本量太大，不仅增加研究成本，而且耗时、费力和增加研究人员的工作量，不易控制实验误差。因此，样本含量的估计在研究设计中是一个非常关键的问题。

（三）客观全面地收集资料

观察指标有客观和主观之分。客观指标是指观察对象的客观状态，或经仪器监测到的结果或计算的统计指标，一般具有较好的真实性、可靠性，在研究设计中应着重选取这些数据作为主要指标。主观指标包括研究者根据自己的经验判断和受试对象本身的感觉、记忆和陈述等所获得的结果，在研究设计中仅可作为辅助指标。当然，在研究中会发现有些指标既有客观性的一面，又有其主观性的一面。如通过某些仪器检查所获得的图像虽然直接显示了其客观结果，但这些图像还需要经过专业人员的分析才能做出临床诊断，在这个过程中就难免含有主观性的成分。为保证研究的质量，在数据收集过程中，应有效控制一切可能干扰研究结果的因素，如实验的条件、环境和各种处理方法都应尽可能保持一致，采集和测量数据的方法也应保持不变；如果是多中心、多人合作，则需要在正式试验前进行统一培训,并经常进行一致性检验。研究过程中的所有观察结果都应认真、实事求是地记录在案,对研究中出现的异常值要持审慎的态度,不可简单地相信,也不可随意丢弃,应该查明原因,核查纠正。

(四) 正确进行数据整理与分析

严格的数据管理是研究质量的又一保证。目前数据管理一般都通过计算机软件进行处理,所建立的数据库文件须能转换成统计分析软件能够接受的数据格式。数据在录入过程中须双份独立录入,且每一位数据录入员只能录一份,录完后要对两次录入的数据进行对比,发现错误后需要双份独立修改,直至两份数据库完全一致。统计分析方法的选择是以研究目的和数据的性质为依据,以统计理论为指导的。对数据的分析(尤其是大型资料)要有统计分析计划,且计划在先,分析在后。切不可没有计划,无视统计方法的适用条件直接选择合乎主观意愿的方法和结果。最好有统计专业人员的参与。统计分析的任务不仅仅是根据研究目的对结果直接进行分析,同时还应包括对本次研究的质量进行评价和对研究过程中可能的干扰进行质量控制。进行统计分析时应尽可能选用专门的统计软件,一般应用的统计分析方法也应是国际公认的、争议少的方法。

(五) 准确清晰地撰写研究报告

研究报告包括研究总结和研究论文,是科研成果的高度概括,是从实践到理论的提炼,可供医学学术期刊或学术会议发表和交流,目的在于将有价值的研究成果进行推广、应用和转化,并接受实践的进一步检验。研究报告的质量取决于研究课题本身的学术价值,包括研究问题本身的理论价值和应用价值;取决于研究设计和手段的科学性、先进性、创新性;也取决于研究质量的可靠性和可信性;这取决于成果推广应用的普遍性、安全性和有效性。要将好的研究成果报告出来,还需要依赖于研究者的论文撰写水平。论文撰写的基本要求包括用词准备、表达清晰、行文规范、符合要求、层次清晰、便于审读、逻辑清晰、排版美观和图文并茂等。

四、临床研究应遵守的伦理学原则

临床医学的发展,必须要依赖临床医学人体试验。在我国目前医疗体制与商品经济发展的社会环境中,医患之间的矛盾十分突出,为临床医学带来了某些不利因素。为了真正有效地保障人类的健康,促进临床医学的健康发展,同时切实地保障临床医师与受试者的利益,需要建立生物医学临床研究的伦理原则并遵循和执行。在临床研究中,科学与技术解决“能干什么”的问题,而伦理学则解决“该干什么”的问题,两者是互补的,临床研究应以符合伦理原则为基础和前提。虽然伦理学会随着社会经济、科学文化和价值改变而发展,但它的一些基本价值不会改变。在 1976 年 2 月,经过保护生物医学研究人体试验对象的美国委员会专家组的多次讨论和审议发表了"Belmont 报告",确定了所有涉及人体生物医学研究都应遵循的三条基本伦理原则,即"Belmont 原则":尊重、有利和公正,为临床研究中伦理问题的解决提供了一个指导框架。

第一个原则是尊重原则。

尊重原则包括对人的尊重和对人类生命尊严的尊重。人类生命的尊严基于人或人类生命的内在价值。人有理性、有感情、有价值、有想法、有生活、有未来,即具有"自主权"。自主权也是一个人能够按照他自己的价值来决定行动的一种理性能力。尊重自主权就是承认有自主力个体的意见和选择。有独立自主权的受试者不管是否身患疾病均应享有选择决定自己行为方式的权力,这种权力在临床研究中就体现为有权选择接受或拒绝临床试验,不应受到内在疾病因素和外界环境因素的干扰。即使试验可能会给受试者带来益处,研究人员也不应强迫其参加,只能耐心解释,待其自愿参加。在试验的过程中,受试者可以随时提出他们自己的想法,也可以选择中途退出。因为受试者最终将承受试验的一切未知结果,所以,他们有权了解和知晓试验的可能利弊,享有对试验的知情同意权。

第二个原则是有利原则。

"有利"是指研究者有伦理学义务帮助受试者确保他们的健康利益。这一原则既涉及受试者,使其因参加临床研究而受益,也涉及患者群体和社会。有利原则包括了两个基本的伦理要求。第一个基本要求就是要做到"不伤害",禁止对人的故意伤害,这是"有利"原则的基本要求。临床试验需要设置对照组,所以要保证每一位受试对象都得到最佳的效果往往是不可能的,但最起码要做到不能对他们造成伤害,包括生理、心理和精神上的伤害以及经济上的损失。为了能尽可能做到不对受试者造成伤害,首先在试验之前要充分评估可能的风险和可能的伤害(包括精神和社会等方面);其次要评估受试对象在接受试验后将承受的危险程度。第二个基本要求就是需要权衡利弊,做到利益最大化,伤害最小化。"有利"是指试验中的任何行为、动机和结果均应有利于受试者。在医学研究中,受试者常常并不能直接获益,但他们的参与可让未来的患者和社会利益。现在的患者从过去的研究中获益,他们也有义务使未来的患者获益,但如果不能达到这个目的,那么使受试者哪怕忍受最低程度的伤害都是不允许的。为达到"有利"于受试者,试验选用的一切措施都应遵循最优化原则。研究设计应完善;研究者应具备足够的研究能力和保护受试者福利的能力,在实验室和动物试验基础上选用预期利益最好的诊治措施,选择目前最佳的诊治方案,降低研究可能带来的危险。总之,"有利"原则的目的是确保受试者的利益和健康。

第三个原则是公正原则。

公正原则是指在临床研究中研究者对任何受试者都应一视同仁,而不论他们的地位高低,也不论他们的职业和人种的不同。公正原则要求研究者在试验中做到分配公正、回报公正、程序公正,即应当将临床研究的利弊都公正地分配给参与研究的受试者,受试者从临床试验中获得的益处和遭受风险的概率也是相同的,而且进入和参与临床研究的程序也应当是公正的。当一个人理应获得的利益被剥夺时,或者不正当地将负担加于一个人时,就会产生不公正。不公正源于社会、种族、性别及文化的偏见,不公正的现象会在利益及负担的总体分配中表现出来。所以,在进行医学研究时,需要用完善的制度来保护受试者权利得到公正对待。

五、疼痛相关临床研究的特殊性

与其他临床研究不同,疼痛相关的临床研究具有更多的混杂干扰因素,其结果也具有更多的不确定性。很多关于镇痛药物的随机对照试验(RCT)结果提示,用已经证实具有镇痛效果的镇痛剂与安慰剂比较,镇痛剂并没有显示出比安慰剂有统计学意义的镇痛效果。虽然经过了许多讨论,但这些 RCT 研究失败的具体原因仍不是很清楚,其中一个比较合理的解释是,与其他几乎所有结果测量方法不同,在这些关于疼痛的试验中,安慰剂本身就具有潜在的"镇痛作用",即强大的安慰剂效应。这就意味着对于安慰剂的"对照组",其治疗效果可能被低估。此外,研究时间的长短也会影响到最后的结果,因为随着研究时间的延长会显示出更大的"安慰剂"效应趋势。许多随机对照试验的另一个问题是在它们的纳入对象中排除了老年患者和有精神病史的患者,而这两个群体发生疼痛在临床上是较为普遍的。将他们排除后,纳入对象的代表性就很差,严重降低了对这些患者的益处和治疗风险的评估。另外,受试者在试验中途退出也会对结果造成较大的影响。有很多受试者,尤其是对照组(安慰剂)患者会因为觉得没有得到有效的治疗而选择中途退出,缺乏完整的数据以及对这些不完整数据的不当处理也可能会影响许多临床研究的真实结果。

第四节　疼痛相关研究的执行与管理

一个创新性很好、研究设计很严谨且具有临床应用转化前景的课题,当付诸执行后,如果缺乏科学的管理和高效的质量控制与监测,往往会有夭折的危险,也无法保证良好的预期结果。因此,对研究课题执行中的科学管理也是至关重要的,应按照设计的规划要求,逐项认真履行。

一、组建高质量的执行团队

凡参加课题执行的人员,都应按不同的任务进行分工,组织相应的梯队,分别承担相应的研究任务(如研究对象的筛选、入组分配、干预的实施、实验观察记录、资料收集与统计分析等),组成一个有机的团队。参与研究的成员力争做到相对稳定,特别是骨干成员,在整个研究过程中应有始有终。同时对于参与研究的成员，应对课题研究的目的与任务、执行中的方法与要求都清楚地了解和掌握，应该对研究课题具有良好的依从性，执行中应密切观察研究对象的客观反映，如有特殊或意外反应，或发现违背临床研究设计方案的情况，应及时向课题负责人或相关研究的负责人反映，便于及时处理。研究成员应具备高度的责任感，对受试对象要高度关心、关爱和尊重，执行好伦理学的要求，不能做不利于或有害于受试对象的事情。

二、执行严格的质量控制与监督

严格执行研究中的质量控制与监督是保证研究课题成功的关键。主要包括以下几个方面：

一是纳入的研究对象一定要符合被研究疾病的诊断标准，严格把控纳入和排除标准，保证研究对象的准确性，尽量避免因纳入对象的选择产生偏倚。

二是在研究设计时，如果是随机对照试验，特别是分层随机对照分组，在随机分组时要特别注意，不可任意分组，以防止选择性偏倚，影响研究质量。

三是在研究设计实施过程中如果有盲法试验，需要严格执行，防止任意破盲情况发生而影响研究质量。

四是要严格执行实验干预措施，防止干扰，避免组间差异偏离真实值。

五是要维护良好的依从性，要监督和维护好研究对象对干预措施（药物）的依从性，从而有利于实验效能的评价；另外，对于研究者而言，也应该对设计方案的要求和执行等保持良好的依从性。

六是要做好对研究对象的追踪观察，要根据研究设计仔细观察结果指标，因为真实客观的观察指标是统计分析的基础。

七是对实验效应进行监督。实验效应的监督包括效能、安全性或称副作用以及无效性的监督，应由与实验研究利益无关的专业人员或质量监督机构执行此项功能，倘若由实验研究人员自己监督或判断，往往带有很大的偏差，难保研究结果的真实性。这类性质的错误，在我国目前的有关临床试验中比较常见，应注意并加以改进。一个有创意、设计良好的方案，也许在具体实施之前有充分的理论基础，也符合伦理学要求，但在执行实施过程中可能会出现某种预想不到的严重不良反应。当出现预料之外的不良反应时，应及时评估是否与实验干预有关，或是否与实验干预以外的因素有关，并做出正确诊断和决策处理。对于有盲法设计的实验，担任质量与效应监督者则是非盲的。他们在实验效应的监测中，经过一段时间和一定数量的实验数据积累后，如果发现实验结果已有显著性差异，或者实验结果对实验对象有不利，则可以向实验人员提供终止建议，或者提出某些调整实验方案的建议等。

八是要客观科学地对待实验结果。当获得研究数据结果后，需要对数据进行严格的科学整理、统计学分析,最后得出结论并给予合理的专业解释。

　　重症患者疼痛相关研究与其他医学研究类似,都是贯穿于选题、立题、科学的设计、严谨的执行、管理、总结乃至将成果推广运用的全过程,是一个完整的整体,其中任何环节出现疏漏都会影响到结局的成败。因此,学习、掌握和应用医学研究的基本知识、理论和方法,并密切结合疼痛相关的临床研究与基础研究,创造与应用好最佳研究成果,必将会培养和锻炼出高水平的疼痛相关的医学研究者和临床医师,为重症患者及人类造福。

(欧晓峰　华玉思)

参考文献

[1] WALL P D,SCADDING J W,TOMKIEWICZ M M. The production and prevention of experimental anesthesia dolorosa [J]. Pain,1979,6 (2):175-182.

[2] HARGREAVES K,DUBNER R,BROWN F,et al. A new and sensitive method for measuring thermal nociception in cutaneous hyperalgesia [J]. Pain,1988,32 (1):77-88.

[3] WALL P D,GUTNICK M. Properties of afferent nerve impulses originating from a neuroma [J]. Nature,1974,248 (4):740-743.

[4] BENNETT G J,XIE Y K. A peripheral mononeuropathy in the rat that produces disorders of pain sensation like those seen in man [J]. Pain,1988,33 (1):87-107.

[5] HU S J,XING J L. An experimental model for chronic compression of dorsal root ganglion produced by intervertebral foramen stenosis in the rat [J]. Pain,1998,77 (1):15-23.

[6] DECOSTERD I,BERTA T. Animal models and neuropathic pain [M]. The Senses:A Comprehensive Reference,2008,5 (1):857-864.

[7] KIM S H,CHUNG J M. An experimental model for peripheral neuropathy produced by segmental spinal nerve ligation in the rat [J]. Pain,1992,50 (3):355-363.

[8] ERIDSSON J,JABLONSKIB A,PERSSONA A K,et al. Behavioral changes and trigeminal ganglion sodium channel regulation in an orofacial neuropathic pain model [J]. Pain,2005,119 (1-3):82-94.

[9] HU S J,ZHU J. Sympathetic facilitation of sustained discharges of polymodal nociceptors [J]. Pain,1989,38 (1):85-90.

[10] SATO J,PERL E R. Adrenergic excitation of cutaneous pain receptors induced by peripheral nerve injury [J]. Science,1991,251 (5001):1608-1610.

[11] LARIVIERE W R,MELZACK R. The bee venom test:a new tonic-pain test [J]. Pain,1996,66 (2-3):271-277.

[12] 陈军. 疼痛实验模型. 神经生物学. 北京:人民卫生出版社,2004,347-354.

[13] DE CASTRO COSTA C M,DE SUTTER P,GYBELS J,et al. Adjuvant-induced arthritis in rats:a possible animal model of chronic pain [J]. Pain,1981,10 (2):173-185.

[14] COURTEIX C,ESCHAALIER A,LAVARENNE J. Streptozocin-induced diabetic rats:behavioural evidence for a model of chronic pain [J]. Pain,1993,53 (1):81-88.

[15] KAZUHISA M,MINORU H,HISANORI I,et al. Morphine,oxycodone,and fentanyl exhibit different analgesic profiles in mouse pain models [J]. J Pharmacol Sci,2009,111 (7):60-72.

［16］LOUIS D S,VALE R O,KARINE B,et al. Behavioral,medical imaging and histopathological features of a new rat model of bone cancer pain［J］. Plos One,2010,5(10):e13774.

［17］KATZ N. Methodological issues in clinical trials of opioids for chronic pain.Neurology［J］. 2005,65(12 Suppl 4):S32-49.

［18］HRÓBJARTSSON A,GØTZSCHE P C. Placebo interventions for all clinical conditions［J］. Cochrane Database Syst Rev,2010,(1):CD003974.

第十一章

重症患者疼痛管理的其他问题

对于重症患者的疼痛管理,前述章节已经针对不同疾病状态及不同人群的镇痛进行了讲解。本章将从另一个层面去探讨疼痛管理的问题,包括疼痛管理相关的教育与培训,以及终末期患者的疼痛管理等问题。

第一节　疼痛的教育、培训及管理

一、疼痛的教育

(一) 正确认识疼痛

对于疼痛的定义本书已有详细的定义,但是正确管理疼痛还需要不同层面的人员充分了解疼痛相关知识。例如,"术后疼痛不可避免,术后疼痛忍耐几天就行,认为疼痛治疗只是一种对症处理,不能解决根本问题",或者"镇痛药物不良反应大,能不用则尽量不用"等,都是对疼痛治疗的误解。在临床工作中,医护人员需要分别对不同疼痛群体进行有针对性的疼痛管理、健康教育,使其意识到解除疼痛是人类的基本权利,疼痛治疗能促进疾病的康复。在整个疼痛治疗过程中,医务人员的目标是让患者能更加平稳、舒适地度过疼痛过程,尽量消除由疼痛造成的对患者器官功能、心理层面的不良影响。规范疼痛管理,首先必须谈及如何进行疼痛管理教育。针对疼痛管理教育,本节将从医师、护理人员、患者、家属四个方面进行阐述。

(二) 医师的疼痛管理教育

医师应对患者即将经历的疼痛有预见性。疼痛的本质是机体受到伤害后产生的一种保护性反应。当患者处在医疗过程中时,不可避免地会经历治疗或者操作产生的疼痛,因此,为了能够让患者更舒适地度过治疗过程,临床医师可在治疗过程中有预见性地同患者及家属沟通整个医疗过程,并适当指出(不可过于强调疼痛,也不可告诉患者毫无疼痛)即将经历的疼痛的性质、程度,使患者提前做好心理准备,避免突如其来的疼痛和不良体验。同时应该认识到,有时患者的疼痛体验还能帮助医师判断治疗或操作中是否出现并发症等。

为了能够更好地关注患者的疼痛情况,医师应熟悉重症患者的疼痛评估手段。对于可以进行自我表达的患者,医师应通过主观疼痛评估方法评估患者疼痛的情况,及时做出调整。而对于无法表达主观感受的患者,则需使用客观指标综合判定患者的疼痛程度,还可利用疼痛客观监测手段进一步对患者的疼痛进行评估。具体评估方式可参考本书第二、三章。

医师应通过原理去熟悉镇痛治疗的不同方法。根据疼痛产生的过程,疼痛管理既是一种生理层面的管理,也是心理层面的管理。因此,临床医师应熟悉针对疼痛每一个产生环节的镇痛管理方式及其原理,即对疼痛的病理生理及疼痛产生过程熟悉,明白每一环节产生疼痛感觉的参与作用,为后续了解镇痛药物作用和非药物镇痛作用机制打下基础。医师应明白疼痛管理不是简单的药物治疗,而是一套综合的管理体系,包含了药物因素及非药物因素,如音乐、按摩、针灸、心理咨询等。

医师应熟悉每一种镇痛药物的作用机制。镇痛药物种类繁多,每一种药物的作用机制不尽相同,其在发挥镇痛作用的同时也在患者疾病治疗的其他环节扮演着不同的角色。例如,医师在加深镇痛程度的过程中,患者可能会同时因为镇痛药物的副作用而产生血压下降、肠道蠕动减弱、药物成瘾等不良反应。因此,什么时候用什么方式,选择什么药物、什么剂量和速度来维持镇痛,是医师必须掌握和决定的。临床需要加强针对镇痛药物药理学相关内容的培训,协助医务人员掌握每种镇痛药物的药理特点,药物之间的相互作用、不良反应等,同时也应及时更新新型镇痛药物的相关知识,以帮助患者获得更优、不良反应更少的镇痛方案。

医师应根据重症患者不同病情背景进行疼痛管理。重症患者器官功能存在不同程度的损伤,或器官功能代偿已处在边缘状态。因此,在为重症患者提供镇痛治疗时,脏器功能保护的关注重点也不尽相同。临床医师应在实施疼痛管理时,应同时掌握患者基础疾病背景、此次加重的原发疾病,以及脏器功能的病理生理改变,才能对疼痛和镇痛可能带来的影响有所预判,从而进一步制订精准、适宜、低伤害的疼痛管理方案。

在疼痛管理过程中,医师应及时识别戒断症状及谵妄状态。在镇痛药物撤除或减轻镇痛镇静时,患者可能会出现镇痛镇静药物的戒断反应或发生谵妄,两种情况的治疗策略不尽相同。当出现戒断反应时,可能是以减缓撤药和药物替代等手段进行治疗,而出现谵妄时,则需要更多的家属陪伴以及控制谵妄症状的抗精神病药物的辅助治疗等。因此,医师既需要掌握戒断反应的症状,也需要掌握 ICU 相关性谵妄的评估标准,以及时作出准确判断。

(三) 护理人员的疼痛管理教育

由于重症患者的病情危重,家属无法对其进行长时间的陪护。ICU护士是24h守候在其床旁的专业护理人员,作为疼痛管理方案的直接执行者,需要能够更加及时地发现患者疼痛程度的变化,给予及时处理。因此针对护理人员的疼痛管理教育极其重要。本书作者认为,对护理人员的疼痛管理教育主要包括了以下几个方面。

护理人员应对患者即将经历的疼痛有预见性。临床中许多的护理操作,包括侵入性的操作,如留置针安置,胃管、肛管、尿管等护理,相关管路的安置均可能给患者带来疼痛体验。同时,非侵入性的护理操作也可能给患者带来疼痛体验,如患者在翻身、拍背的时候。因此,在护理人员进行相应操作时,均应提前向患者做好解释。对于可能导致剧烈疼痛的操作,可请示医师是否加用药物加强预镇痛。

护理人员应熟悉ICU患者的疼痛评估方法。ICU护理人员需要24h对患者进行护理支持,需要定期进行疼痛评估,及时发现患者的疼痛及异常,及时通知医师调整镇痛方案;并在护理过程中,及时发现疼痛变化,包括主观和客观的评估方法,详见前序章节。

护理人员应熟悉疼痛管理的不同治疗方式。疼痛是患者的主观感受,因此疼痛的管理不仅需要药物的治疗,也需要非药物治疗。如当既往存在腰肌劳损的患者平卧于气垫床上时,可能会产生腰背部疼痛不适感,但由于病情需要无法改变体位,对于清醒患者,床旁护理人员应对患者进行更多的言语抚慰,解释体位必要性,取得患者的理解,缓解患者的不适感,甚至可以播放舒缓音乐对患者进行放松治疗。这是一个简单地体现床旁护理的非药物治疗例子。

药物治疗是镇痛管理的重要环节,护理人员应熟练掌握药物的用法、常规使用剂量等。而药物镇痛方式又包含了静脉、硬膜外、吸入,自控镇痛、局部镇痛等。

护理人员应熟悉每一种镇痛药物的作用机制和使用方法。床旁护理人员是镇痛药物治疗的直接实施者,在应用药物的同时需要严格做好三查八对,及时发现可能存在的医嘱原则性错误,避免对患者造成伤害。因此,要求护理人员必须了解每种镇痛药物的药理特点、常规应用方式及应用剂量。当出现异常医嘱,包括药物等异常使用方式和异常剂量的医嘱时需及时向医师提出、纠正错误。

护理人员应根据重症患者不同病情背景进行疼痛管理。重症患者的病情严重程度及脏器损伤程度存在差异,因病情所致疼痛的原因也不尽相同,护理人员应根据不同疾病背景进行个体化疼痛管理。

例如,多发创伤患者,全身多处骨折所致疼痛为其主要疼痛来源。在进行疼痛管理的过程中,需要更加注意患者骨折处的牵引情况、体位选择等,而不是单纯地应用镇痛药物进行疼痛管理。再如重症急性胰腺炎及腹腔高压的患者,疼痛来源主要来自腹腔剧烈的炎症反应和腹腔高压,因此,在护理该类患者时需要进行腹腔压力的监控,同时对于患者体位进行调整,不可盲目将床头过于抬高导致患者腹腔压力进一步增加而加剧疼痛,应围绕以缓解腹腔高压为主的护理方式,适当降低床头抬高的程度等。上述两个例子意在说明在不同重症疾病背景下的疼痛护理管理需要进行个体化调整。

护理人员应掌握戒断症状及谵妄状态的评估方法。患者在镇痛药物撤除或者镇痛镇静过程中,可能产生对药物的依赖从而导致停药时产生戒断症状,患者也可能由于 ICU 特殊的治疗环境、长期缺少家属的陪伴及丧失正常的作息规律而发生谵妄。因此,护理人员需及时识别上述情况,及时通知医师共同制订治疗措施。更为重要的是,护理人员需要熟练掌握对戒断症状和谵妄状态的评估方法。

(四) 患者的教育

疼痛的管理中,除了医护人员的教育之外,也该对患者进行疼痛相关知识教育,以便能够更好地管理疼痛。若为清醒患者,应该在进行预计产生疼痛的操作前,对患者进行解释,做好其心理建设。同时也应特别强调当其出现疼痛时,需要告知医护人员,以免造成伤害。针对患者的疼痛教育需要从认识疼痛是什么,疼痛的作用有哪些,疼痛的好处及对机体产生的伤害等方面进行。鼓励患者及时配合疼痛管理,接受有益的镇痛治疗,既不过度镇痛导致患者后续的戒断反应,也不让患者过多接受镇痛药物而影响健康。同时,医务人员应教育患者疼痛可能存在的潜在临床病情指引的意义,如患者在腹腔手术后,由于吻合口瘘,导致突发腹部疼痛加重。若患者疼痛教育未做到位,未予以重视自身的新发疼痛情况,可能错过疾病治疗的最佳时机。因此患者的疼痛教育也是不容忽视,医护人员应予以重视。

(五) 家庭的疼痛教育

ICU 患者疼痛管理如果按照整个患者的病程来进行划分,可以包括 ICU 内的疼痛管理和 ICU 外的疼痛管理。患者终将回归社会和家庭,因此,家庭的参与也是 ICU 患者疼痛管理的重要环节。

若为术后转入 ICU 的患者,医师应在术前对患者及家属进行术后疼痛管理流程的说明,同时可在术前对患者进行适当的放松训练,播放轻松的音乐舒缓其紧张焦虑的情绪,讲解手术过程及相关药物可能出现的不良反应等。

在患者进入 ICU 后的疼痛管理中,家属可利用探视时间安抚患者情绪,或用言语安抚,或用身体按摩等方式,都可在不同程度上缓解患者的疼痛。

当患者离开 ICU 环境后,患者的疾病所致疼痛可能尚未消退,因此在这一阶段,陪伴在患者身旁的家属就起到了更为重要的作用。对于患者家属的疼痛管理教育也应是患者整体疼痛管理的一部分,其中应包括教育患者家属,让其明白疼痛的意义、疼痛程度定性分级、危险疼痛的识别等,若患者出院后仍需要镇痛药物的使用(如存在肿瘤相关性疼痛的患者),则需向患者及家属教育如何安全正确使用(包括用法用量及不良反应的处理)镇痛药物。

出院后,需向患者及其家属说明可能会加重呼吸抑制和死亡风险的药物,如阿片类药物等。对于术前未长期使用阿片类药物的患者,应在术后 1~2 周逐渐减量,一般是每天剂量减少 20%~25%,直至停药;如果停药后仍有疼痛,可考虑使用对乙酰氨基酚等。对于术前长期使用阿片类药物的患者,宜逐渐减量至术前剂量。

综上,在患者治疗疾病的疼痛管理中,家庭的参与在其中占有重要地位,医师应充分给患者家属做好上述教育工作,并在必要条件下给予及时的紧急远程指导。

二、镇痛药物的管理制度

医护人员均应熟悉镇痛药物的管理制度,每家医疗机构均应有针对麻醉药品和精神药品的使用及管理制度,该管理方案应根据《中华人民共和国药品管理法》《麻醉药品和精神药品管理条例》《医疗机构麻醉药品、第一类精神药品管理规定》《处方管理办法》等法律、法规和规章,结合医院麻醉药品和精神药品使用及管理实际情况制定,适用于从事医院麻醉药品和精神药品的供应、调剂、临床使用、监督管理等相关工作的部门和人员。现以国内一家三甲医院的镇痛药物管理相关内容为例,供读者参考。该制度根据《麻醉药品和精神药品管理条例》《医疗机构麻醉药品、第一类精神药品管理规定》《处方管理办法》《麻醉药品、精神药品处方管理规定》《医疗机构麻醉药品、第一类精神药品管理规定》并结合实际临床工作总结制定,主要包含以下几个部分的内容。

(一)管理机构及职责

医院药事管理与药物治疗学委员会组织开展麻醉和精神药品的制度建设、监督、检查、考核等工作,及时纠正存在的问题和隐患。医教部负责麻醉和精神药品的人员培训、资质管理工作,组织本院执业医师、药师进行麻醉药品和精神药品相关知识的培训、考核,对于培训考试合格的医师和药师分别授予麻醉药品和第一类精神药品处方权和调剂资格。医教部应对具有麻醉药品和第一类精神药品处方权医师的处方开具和使用进行管理。护理部负责临床科室及相关医技科室麻醉和精神药品的使用、保管、剩余药液处理、空安瓿或废贴回收等工作。临床药学部(药剂科)负责麻醉和精神药品的采购、验收、在库储存、调剂、发放、日常检查等工作。保卫部门负责麻醉药品和精神药品安全保卫、安全检查、事故处理等工作,负责麻醉药品、第一类精神药品空安瓿或废贴销毁的现场监督工作。采供部门负责麻醉和第一类精神药品处方笺的印制和发放工作。信息中心在医教部的监督下负责麻醉药品和第一类精神药品医师电子处方权的开启和关闭工作,负责麻醉药品和第一类精神药品电子处方/用药医嘱软件的开发和维护工作。

(二)麻醉药品、第一类精神药品处方权及调剂资格

1. 执业医师经医院培训考核合格后,取得麻醉药品、第一类精神药品处方权。执业医师取得麻醉药品和第一类精神药品的处方权后,方可开具麻醉药品和第一类精神药品处方,医师不得为他人开具不符合规定的处方或者为自己开具麻醉药品、第一类精神药品处方。

2. 药师经医院培训考核合格后取得麻醉药品和第一类精神药品调剂资格。药师取得麻醉药品和第一类精神药品调剂资格后,方可再调剂麻醉药品和第一类精神药品。

3. 医教部应将具有麻醉药品和第一类精神药品处方权的执业医师名单及其变更情况定期报送主管卫生行政部门备案。

4. 医教部应将取得麻醉药品、第一类精神药品处方权的执业医师及取得麻醉药品、第一类精神药品调剂资格的药师签名或签章在临床药学部(药剂科)留样备查,及时通知临床药学部(药剂科)取消相关资格的医师及药师名单。

5. 麻醉药品、第一类精神药品实行"三级""五专"和批号管理。

6. 麻醉药品和第一类精神药品实行药库、药房、临床科室及相关医技科室"三级"管理。

7. 麻醉药品和第一类精神药品实行专人负责、专柜加锁、专用账册、专册登记、专用处方的"五专"管理。凡有麻醉药品、第一类精神药品储备量的科室应指定麻醉药品、第一类精神药品的责任人,日常工作由专人进行管理。

8. 麻醉药品和第一类精神药品实行批号管理,开具的药品可溯源到患者。

(1) 药库麻醉药品和第一类精神药品应由双人按批号验收合格后入库,清点验收至最小包装,并做好记录。

(2) 药库发放麻醉药品和第一类精神药品应按批号出库,近效期先出。

(3) 药房领取麻醉药品和第一类精神药品后应按批号存放于专用保险柜,并留存有批号记录的领药单。向麻醉药品和第一类精神药品调剂窗口补充基数时应按照近效期先出的原则进行发放和管理。

(4) 药房调剂麻醉药品和第一类精神药品时应记录药品批号。

(5) 护理人员在对患者使用麻醉药品和第一类精神药品时,应记录药品批号。

(三) 麻醉药品、第一类精神药品采购管理

1. 麻醉药品和精神药品采购实行《麻醉药品、第一类精神药品购用印鉴卡》(以下简称《印鉴卡》)管理:

(1) 有专职的麻醉药品和第一类精神药品管理人员。

(2) 有获得麻醉药品和第一类精神药品处方权的执业医师。

(3) 有保证麻醉药品和第一类精神药品安全储存的设施和管理制度。

(4) 药库应凭《印鉴卡》向四川省内的定点批发企业购买麻醉药品、第一类精神药品。

(5)《印鉴卡》有效期为3年,有效期前满3个月,应当向主管卫生行政部门重新提出申请。

(6)《印鉴卡》中医院名称、地址、医院负责人、医院管理部门负责人、临床药学部(药剂科)负责人、采购人员等项目发生变更时,应及时到主管卫生行政部门办理变更手续。

(7)《印鉴卡》的申领和变更工作由医教部牵头,临床药学部(药剂科)具体实施。

2. 药品采购人员凭《印鉴卡》根据医院需要量制定购药计划,向四川省内的定点批发

企业购买麻醉药品和精神药品,不得随意购买。

3. 采购麻醉药品、第一类精神药品应当由供货企业送货至医院药库,不得自行提货。

4. 采购麻醉药品和精神药品应当采用银行转账方式,不得使用现金进行交易。

5. 医院抢救患者急需麻醉药品和第一类精神药品而医院无法提供时,可以从其他医院或者麻醉药品和第一类精神药品定点批发企业紧急借用。抢救工作结束后,应及时将借用情况报卫生主管行政部门和药品监督管理部门备案。

(四) 麻醉药品、第一类精神药品入库验收、出库复核管理

1. 麻醉药品、第一类精神药品入库验收必须货到即验,双人验收到最小包装单位,填写验收记录并双人签字。

2. 入库验收中发现短少、破损或质量问题的麻醉药品和第一类精神药品应当双人清点登记,上报主管领导批准,并加盖公章后向药品供应企业查询、处理。

3. 入库验收专用账册的保存期限应当自药品有效期期满之日起不少于5年。

4. 药房凭麻醉药品、第一类精神药品的处方、空安瓿或者废贴到药库领取麻醉药品、第一类精神药品。

5. 药库发放麻醉药品、第一类精神药品应进行双人复核,并由发药人、复核人签名或签章。

(五) 麻醉药品、第一类精神药品储存管理

1. 医院药库须设立专用库房储存麻醉药品和第一类精神药品,专用库房门、窗应有防盗设施并安装报警装置。药房、临床科室及相关医技科室须配备专用保险柜储存麻醉药品和第一类精神药品,临床及相关医技科室保险柜应固定不可移动。

2. 药库、药房应当建立储存麻醉药品和第一类精神药品的专用账册,做到账物相符。专用账册的保存期限应当自药品有效期期满之日起不少于5年。

3. 麻醉药品和第一类精神药品专用库房和专用保险柜实行双人双锁管理。

4. 麻醉药品和第一类精神药品存放处应有专用标志,实行基数管理的麻醉药品、第一类精神药品存放处应贴有药品目录,明确药品的品种品规和基数量。

5. 库房、药房、临床科室及相关医技科室应设专人负责麻醉药品、第一类精神药品管理工作。

6. 药房、临床科室及相关医技科室麻醉药品和第一类精神药品按需求设置基数进行管理。基数药品的品规及数量变更由科室书面申请,科主任及护士长审核签字,经医教部批准盖章后生效执行。经医教部批准后的基数表应在医教部、临床药学部(药剂科)、护理部备案,各部门应严格执行。

7. 麻醉药品、第一类精神药品应每班交接,交接班记录应填写规范、完整,账物相符。病区备用的麻醉药品、第一类精神药品使用后,如交接班时未补充,应在交接班记录中登

记医嘱数量。

8. 药房发药窗口可根据需要设置麻醉药品、第一类精神药品专柜,存量不得超过本药房规定的数量,专柜应当每班交接,账物相符。

(六) 麻醉药品、第一类精神药品处方/用药医嘱的开具

1. 具有麻醉药品和第一类精神药品处方权的执业医师,应当按照卫生行政部门制定的《麻醉药品临床应用指导原则》和《精神药品临床应用指导原则》,开具麻醉药品或者第一类精神药品。

2. 执业医师应当使用专用处方开具麻醉药品和精神药品,开具的麻醉药品和第一类精神药品处方内容应与电子医嘱一致,并在病历中记录。

3. 除需长期使用麻醉药品和第一类精神药品的门(急)诊癌症疼痛患者和中、重度慢性疼痛患者外,麻醉药品注射剂仅限于医疗机构内使用。

4. 为门(急)诊患者开具的麻醉药品注射剂,每张处方为一次常用量;控缓释制剂,每张处方不得超过 7d 常用量;其他剂型,每张处方不得超过 3d 常用量。第一类精神药品注射剂,每张处方为一次常用量;控缓释制剂,每张处方不得超过 7d 常用量;其他剂型,每张处方不得超过 3d 常用量。哌甲酯用于治疗多动症儿童时,每张处方不得超过 15d 常用量,控缓释制剂不得超过 30d 常用量。第二类精神药品一般每张处方不得超过 7d 常用量;对于慢性病或某些特殊情况的患者,处方用量可以适当延长,医师应当注明理由。

5. 为门(急)诊癌症疼痛患者和中、重度慢性疼痛患者开具的麻醉药品、第一类精神药品注射剂,每张处方不得超过 3d 常用量;控缓释制剂,每张处方不得超过 15 日常用量;其他剂型,每张处方不得超过 7d 常用量。

6. 为住院患者开具的麻醉药品和第一类精神药品处方应当逐日开具,每张处方为 1 日常用量。

7. 对于需要特别加强管制的麻醉药品,盐酸哌替啶处方为一次常用量,仅限于院内使用。

8. 处方医师应要求长期使用麻醉药品和第一类精神药品的门(急)诊癌症患者和中、重度慢性疼痛患者,每 3 个月复诊或者随诊一次。

(七) 麻醉药品、第一类精神药品调剂

1. 药师凭取得麻醉药品和第一类精神药品处方权的执业医师开具的处方调剂麻醉药品和第一类精神药品,经取得麻醉药品和第一类精神药品调剂资格的药师复核后方可发放。

2. 麻醉药品和第一类精神药品处方的调配人、核对人应当仔细核对处方,对不符合规定的处方,拒绝发药。调配人、核对人在完成处方调剂后,应分别在处方上签名或加盖专用章。

3. 药房发放麻醉药品、第一类精神药品的窗口应当相对固定,并由取得麻醉药品和第一类精神药品调剂资格的药师负责该类药品的发放。

4. 发药后,药房应当根据麻醉药品和第一类精神药品处方开具情况,按照麻醉药品和第一类精神药品品种、规格对其消耗量进行专册登记,登记内容包括发药日期、患者姓名、用药数量。专册保存期限为3年。

5. 患者使用过麻醉药品、第一类精神药品注射剂或者贴剂的,再次调配时,患者或使用科室领药人应将原批号的空安瓿或者用过的废贴交回,并做好记录。

(八)临床科室及相关医技科室麻醉药品、第一类精神药品的领用、使用、回收管理

1. 临床科室及相关医技科室应有专人负责管理麻醉药品和第一类精神药品。

2. 领药人需凭麻醉药品和第一类精神药品处方、空安瓿或者废贴到药房领取麻醉药品和第一类精神药品,并填写空安瓿/废贴回收登记表。领取药品后应签名并在处方代办人处填写身份信息,保障麻醉药品和精神药品的溯源性。

3. 麻醉药品、第一类精神药品使用应严格执行查对制度。

4. 临床科室及相关医技科室使用麻醉、第一类精神药品,应填写完整的使用记录,详细登记剩余药液处理及空安瓿/废贴的回收情况等,双人签名,涂改处应签名或盖章。

5. 患者不再使用麻醉药品、第一类精神药品时,应当要求患者将剩余的麻醉药品、第一类精神药品无偿交回医院,由相关部门按规定销毁处理。

6. 麻醉药品、第一类精神药品的处方、空安瓿或者废贴由药库统一保管。

(九)麻醉药品和精神药品处方笺管理

1. 医院对麻醉药品和精神药品专用处方按照规定样式统一印制,麻醉药品、第一类精神药品处方统一编号。

2. 麻醉药品和第一类精神药品处方为淡红色,处方右上角分别标注"麻""精一";第二类精神药品处方为白色,处方右上角标注"精二"。

3. 采供部门负责对医院的麻醉药品和第一类精神药品纸质处方笺建立账册,对处方笺发出进行逐笔记录,记录内容包括:日期、处方编号、领用部门、数量、保管人及领用人签章,做到账物相符。临床科室及相关医技科室负责领取和保管麻醉药品和第一类精神药品处方笺。临床药学部(药剂科)负责对完成调剂的麻醉药品和第一类精神药品处方笺统一保存。

4. 麻醉药品和第一类精神药品处方保存期限为3年,第二类精神药品处方保存期限为2年。处方保存期满后,经医院业务院长批准、登记备案,方可销毁。

(十)麻醉药品、第一类精神药品报损、销毁管理

1. 医院药库具体负责麻醉药品和第一类精神药品的销毁工作。

2. 对过期、损坏的麻醉药品和第一类精神药品进行销毁时,应当向卫生主管部门提出申请,在其监督下进行销毁并登记。

3. 回收的麻醉药品、第一类精神药品空安瓿、废贴在医院保卫部监督下销毁。

(十一) 麻醉药品和精神药品值班巡查和安全管理

1. 保卫部每天对医院进行值班巡查时,应重点巡查临床药学部(药剂科)、临床科室及相关医技科室麻醉药品、精神药品的存放安全,发现问题及时报告。

2. 保卫部实行24h值班制,负责对保安值班巡查情况进行督促、检查,发现问题及时处理。

3. 保安人员值班巡查时,坚持以"预防为主"的原则,积极主动,认真负责,密切观察,及时发现、制止、解决发现的不安全问题,巡查应有相应记录。

4. 医院对麻醉药品、第一类精神药品的采购、储存、发放、调配、使用实行批号管理和追踪,开具的药品可追溯到患者,必要时可以及时查找或者追回。

5. 有下列情形之一的,要上报主管卫生行政部门:

(1) 未依照规定购买、储存麻醉药品和第一类精神药品的;

(2) 未依照规定保存麻醉药品和精神药品专用处方,或者未依照规定进行处方专册登记的;

(3) 未依照规定报告麻醉药品和精神药品的进货、库存、使用数量的;

(4) 紧急借用麻醉药品和第一类精神药品后未备案的;

(5) 未依照规定销毁麻醉药品和精神药品的。

6. 在储存、保管过程中发现下列情况,应立即采取必要的控制措施,并向公安机关、成都市卫生行政部门、成都市食品药品监督管理等主管部门报告:

(1) 在储存、保管过程中发生麻醉药品和精神药品被盗、被抢、丢失或者其他流入非法渠道的;

(2) 发现骗取或者冒领麻醉药品、第一类精神药品的。

(十二) 麻醉药品和精神药品培训、考核

1. 医教部负责定期组织对涉及麻醉药品和精神药品的管理、药学、医护人员进行有关法律、法规、规定、专业知识、职业道德的教育和培训。

2. 培训内容应包括:

(1)《中华人民共和国药品管理法》《执业医师法》《麻醉药品和精神药品管理条例》《处方管理办法》《麻醉药品、第一类精神药品购用印鉴卡管理规定》《医疗机构麻醉药品、第一类精神药品管理规定》等法律法规;

(2) 麻醉药品和精神药品使用及管理制度;

(3) 麻醉药品、精神药品临床应用指导原则;

(4) 疼痛的规范化治疗;

(5) 医源性药物依赖的防范与报告;

(6) 麻醉药品和精神药品不良反应的防治;

(7) 其他。

3. 新进的执业医师和药学专业技术人员须经考试合格方可取得麻醉药品和第一类精神药品处方权、调剂资格。

（十三）麻醉药品、第一类精神药品检查

1. 在医院药事管理与药物治疗学委员会的领导下，医教、护理、临床药学部（药剂科）每月进行麻醉药品、第一类精神药品使用及管理检查，做好检查记录。

2. 检查内容涉及临床及相关医技科室麻醉药品和第一类精神药品账务管理、处方开具、记录规范、安全管理等环节，以及药品采购，储存，发放及管理相关内容。

3. 对检查中发现的问题应及时反馈报告，并要求相关科室限期整改。

（十四）监督管理

1. 具有麻醉药品和第一类精神药品处方权的执业医师，违反规定开具麻醉药品和第一类精神药品处方，或者未按照临床应用指导原则的要求使用麻醉药品和第一类精神药品的，由医院取消其麻醉药品和第一类精神药品处方权；造成严重后果的，由原发证部门吊销其执业证书。执业医师未按照临床应用指导原则的要求使用第二类精神药品或者未使用专用处方开具第二类精神药品，造成严重后果的，由原发证部门吊销其执业证书。

2. 未取得麻醉药品和第一类精神药品处方权的执业医师擅自开具麻醉药品和第一类精神药品处方，将报卫生行政部门给予警告，暂停其执业活动；造成严重后果的，吊销其执业证书；构成犯罪的，交有关部门依法追究刑事责任。

3. 处方的调配人、核对人违反规定未对麻醉药品和第一类精神药品处方进行核对，造成严重后果的，由相关部门予以处罚。

三、疼痛的培训

基于上述对于在患者疼痛管理的各个层面的参与者，包括医师、护理人员、患者、家庭，都应接受系统的相关层面的培训。

对于医护人员，应制定相应的培训内容甚至教材，进行系统性培训。同时也应定期组织不同层面的培训，包括新入医护人员疼痛管理系统化培训、定期的相关制度考核和进阶培训，以及定期针对镇痛类毒麻药品的管理培训等。各个单位可根据情况适时调整培训方案和结构。根据医院管理制度的考核培训可参考上述章节内容。

四、疼痛的培训管理

针对疼痛的培训管理，可以从以下 3 个层面考虑：

第1个层面,新入培训管理。主要针对没有接受过系统化培训的人员进行培训。在培训中及结束后应进行不同形式的考核,以强化疼痛管理相关知识。

第2个层面,强化培训管理。此层面针对的则是通过了新入系统化管理培训的人群,对该类人群应定期和随机抽查相结合进行相关疼痛管理内容强化。

第3个层面,对外疼痛管理培训。该类培训则是面向患者及患者家属进行的疼痛管理教育内容,内容需要确保在告知患者及家属时准确无误。同时该类培训内容应形成纸质版的成体系内容,分发给患方时便于记忆和保存。当然,培训内容也应由专人进行审核和及时更新,以确保内容的可靠性。

具体培训内容可参考医院管理制度的考核培训章节。

第二节　疼痛管理的多学科协作

疼痛的产生是一个很复杂的过程,包含了身心两方面因素。躯体病理因素所导致的疼痛病因尤其复杂,常需要多个相关科室进行协作管理。

对于术后患者,特别是经历创伤大手术和需进行较长时间功能锻炼的关节置换手术等的患者,将经历手术后疼痛,即患者在手术后即刻发生的急性疼痛,包括躯体痛和内脏痛,通常持续3~7d。若术后疼痛未得到充分控制,将会对患者机体带来一系列不利影响,如增加耗氧量,加重脏器缺血;触发有害脊髓反射弧,导致肺功能障碍;胃肠蠕动减慢,胃肠功能恢复延迟等。急性疼痛不仅会增加患者的痛苦和发生并发症的风险,甚至会演变成慢性疼痛,降低患者生存质量。因此应积极采取有效的镇痛措施缓解疼痛,加速康复、提高舒适度和生活质量。

然而,非手术ICU患者的疼痛多来自一些侵入性操作、疾病本身的疼痛(如重症急性胰腺炎的腹痛)、ICU相关性管路持续放置的疼痛(如气管插管、有创动脉监测、胸腔引流管、尿管、透析管等)。该类患者的疼痛有时也许不如手术所带来的疼痛剧烈,但是因为其为持续的刺激,可对患者造成持续性疼痛和不舒适感,导致患者难以配合体位摆放或出现人机对抗,进而影响患者的疾病治疗。因此,这类非手术ICU患者仍需要进行适当疼痛控制,避免患者出现氧耗增加等情况。由于ICU患者自身器官代偿能力比较差,因此过度镇痛也可给患者带来不良的药物反应和戒断反应等。

目前,在急性疼痛管理上国内外发展较为成熟的是成立急性疼痛服务小组,小组由多学科成员如麻醉医师、病区医师、护士、临床药师等组成,每一名成员都以其特有的工作模式参与疼痛管理。疼痛服务小组的具体工作模式目前尚无统一标准,可结合实际临床疼痛管理经验,归纳总结每个学科角色的工作内容。而每个角色应包含制订疼痛管理的工作模式、疼痛健康教育的规划、疼痛评估、术后镇痛方案定制,临床药师药品相关监控、特殊人群的术后镇痛等内容。除了工作模式,其他内容已在前序章节提到,本节主要针对各个疼痛管理角色进行说明。

根据患者病情特点组成固定和个体化的疼痛管理小组。固定疼痛管理小组成员应包括 ICU 医师、ICU 护士、临床药师,而个体化疼痛管理小组应根据患者不同致痛原因,而纳入不同类型的管理人员,如手术患者,则应纳入手术医师、麻醉医师;而已顺利度过急性期的患者,小组中应增加康复科及营养科人员对患者进行综合治疗。在上岗前,所有小组成员应接受相关专业培训,经考核合格后,方可开始相关工作。在全程工作中,所有小组成员需接受医院医疗或质控部门监督和质量控制。具体小组成员的分工和职责如下。

(一) ICU 医师

在 ICU 患者疼痛管理中起主导作用,包括发现患者疼痛,评估疼痛等级,个体化制定疼痛管理方案,分配疼痛管理团队各个成员岗位职责和工作内容,外联多学科综合疼痛管理,及时根据多学科疼痛管理团队的反馈意见,调整镇痛管理方案。

(二) ICU 疼痛管理责任护士

在 ICU 患者疼痛管理中起具体实施作用。因此在评估中需要做到及时、真实评估疼痛状况,监测患者的反应并及时报告等。

(三) 临床药师

在 ICU 患者疼痛管理中起到用药指导和安全防控的监督和咨询作用。临床药师可对团队成员进行镇痛药物用药安全及疼痛评估等相关专业知识的培训教育,同时也可辅助提供阿片类药物之间的剂量转换及循证医学证据等药学服务,与外科及 ICU 医师根据相关指南证据,制定该专科常见手术术后疼痛分级目录,以及相应的术后疼痛管理预选方案。将疼痛健康教育及镇痛用药使用意见提供给患方、质控疼痛评估及参与疼痛治疗会诊等。临床药师可提前了解患者术后镇痛方案的疗效及可能出现的常见不良反应,集中汇总后,参加临床查房和多学科查房,同医护人员讨论优化镇痛方案及不良反应的处理。加强患方的疼痛健康教育,减少治疗误区,指导疼痛评估方法,积极指导参与疼痛自我管理。定期对护士疼痛评估工作进行质量控制,以保证疼痛评估的同质化、规范化。后期,可通过药学相关会诊,对镇痛疑难的患者,同临床医师一同,共同制定及调整镇痛药物方案。临床药师可根据不同药物的特点,从包括药物的配伍禁忌、患者病情整体情况、不同给药方式等多个方面同临床医师一起优化镇痛泵给药方案;对使用镇痛泵的患者进行持续的术后疼痛随访工作;对使用镇痛泵的患者进行持续的术后疼痛随访工作,检查镇痛泵的运行情况,通过患者疼痛强度评分变化,评估镇痛药物是否充足或过量;监护患者有无出现药物不良反应,出现不良反应时予以判断和基础处理以及撤泵后镇痛方案的调整,在此过程中可根据患者情况进行用药教育。

(四) 麻醉医师

在手术患者的术前、术中及术后镇痛管理中都会参与。其需要在术前根据患者的手术情况制订术中和术后麻醉和镇痛方案。在术中进行镇痛的具体实施、制定术后镇痛泵用药方案及术后镇痛方案、具体处理患者在麻醉复苏时的术后镇痛中出现的问题等,同时需要在送入 ICU 时对患者镇痛方案及术中特殊情况,特别是术中可能导致疼痛加重的情况进行交接。若有留置硬膜外麻醉的患者,需要麻醉医师交接具体药物使用情况及硬膜外麻醉护理注意事项等。

(五) 外科医师

外科医师在疼痛管理中的作用包括提供可能会影响疼痛的病史及相关诊断、干预手术相关疼痛、及时提出手术相关镇痛意见、调整镇痛治疗方案等。

(六) 心理卫生中心人员

心理卫生中心人员的参与是对于疼痛管理另一层面的认识,由于疼痛是主观的不良体验,因此患者固有对于疼痛的恐惧,自身对于疼痛强化甚至因此而无法进入优质的睡眠,需要及时的心理卫生干预。其目的在于消除患者的恐惧感,疾病心理负担等。不仅可通过谈话技巧进行,也可通过适当加用抗焦虑药物,以减少患者因心理因素所致疼痛感强化。类似的效果也可由采用弹性探视制度,让 ICU 患者家属根据患者需求进行床旁个性化陪伴形式来实现,即在患者存在家属情感支持需求的时候进行家属陪伴心理支持,在临床实践中发现其不仅可能减轻患者的疼痛体验,同时也可减少 ICU 相关性谵妄的发生。

(七) 康复科医师

早期康复治疗在 ICU 患者中的正面意义已有较多的研究。因前面已说明心理卫生干预疼痛管理,这里的康复科参与疼痛管理重在肢体活动康复。长期入住 ICU 的患者会存在由于长期卧床导致的 ICU 相关性虚弱,或者患者的各个大小关节因为长期未活动而导致关节僵硬、粘连。而康复科医师可及时进行肌肉和关节的松解治疗,从而缓解患者因肌肉和关节的僵硬所导致的疼痛感觉。

(八) 临床营养科医师

ICU 的患者常常存在不同程度的营养问题,可能是过度营养,也可能是营养不良。临床营养科医师作为 ICU 患者疼痛管理小组中一员,其主要的作用当然离不开患者的营养管理,但每所医院可根据医院设置的不同,可能营养方案的制定是完全由 ICU 医师完成。若有独立临床营养科的科室,ICU 医师可同营养科医师共同进行患者每天营养方案的制订。通过改善患者营养状态,结合肢体的康复训练,缓解患者的肌肉废用等情况,从而改善患者的疼痛感。

第三节　家庭参与的疼痛管理

人是具有社会属性的,因此患者在经历疼痛过程中,需要周围不同角色的帮助。而患者的家人在患者的疼痛治疗中的作用不可小觑。家庭参与的疼痛管理不仅局限于患者的血缘关系,更多的是指在生活中长期同患者密切接触,能够在生活和精神上为其提供支持和帮助的人。他们的参与能够从真正意义上帮助患者。本节将从以下几个方面对家庭在疼痛管理中的角色进行说明。

首先作为患者长期接触的家人,由于更加了解患者的脾气性格,从而能够在患者经历疼痛时给予适当的心理支持。患者家属在这之前必须充分认识到疼痛对患者的益处和可能造成的伤害,既不能过分夸张地表现出对于患者出现疼痛时的紧张和焦虑情绪加重患者的心理负担,也不能对患者所经历的疼痛置若罔闻。因此家庭参与的疼痛管理第一个要解决的问题就是正确认识疼痛。而这样的认识,必须通过临床医护团队及药师的共同教育来完成。例如,可向患者的家庭成员宣教疼痛的简单知识、疼痛简单的视觉评估方式等,来帮助家属充分理解疼痛,达到既重视又不过于紧张的程度。在患者可能要经历疼痛之前,疼痛管理团队应提前同患者和家属进行预沟通,以达到能够让患方理解疾病过程以及操作过程等,对于疼痛有预先心理准备。而对于过度紧张的患者,疼痛管理团队也需要通过各种方法,如音乐、香薰、心理疏导、提前放松动作练习等方式教导患者及其家庭成员,做到在充分准备下面对患者的疼痛问题。

对于 ICU 的患者,当家属探视时,可能会因为目睹患者经历疼痛的情况而感到焦虑。因此疼痛管理团队,特别是 ICU 医护人员,应对患者状态进行家庭成员预先告知,说明患者的疼痛情况及疼痛管理状态,避免家属在探视时表现出过于紧张的情绪而导致患者情绪波动,甚至导致患者疼痛加剧。

对于部分 ICU 患者在脱离 ICU 环境后,有时会因为一些无法迅速消除的疼痛,需要后续继续进行疼痛管理,这就需要患者家庭更多地参与进来。特别是患者在脱离了 ICU 环境后,护理监护力度下调,更多的是家庭的陪伴。所以,患者疼痛管理团队需要提前为患者制定离开 ICU 后的详细的疼痛管理方案和家庭参与方案。制定的方案应包括:

第一,患者目前所存在的疼痛问题,目前所处的疼痛程度,以及患者的镇痛目标。

第二,患者目前的疼痛管理方式,如进行镇痛时使用的药物、用药剂量,镇痛药物的递减方案等。除了药物的镇痛治疗,还需要制定非药物的疼痛管理,如音乐疗法,也包括心理和肢体康复治疗等。部分肢体康复运动甚至可教育患者在家庭参与完成,这样参与性更强,参与量更大。

第三,家庭参与还必须包括对患者在药物疼痛管理过程中,可能出现的不良反应的及时识别。因此在患者离开 ICU 医疗环境后,疼痛管理团队均应对镇痛药物所致不良药物反应进行患者家庭教育和告知,最好能够制定书面的镇痛药物不良反应告知书,同时应书面告知患者家庭如何在发生不良反应时进行急诊处理及求助方式。在不良反应的告知中,应包括两类不良反应,其一为致命性的药物不良反应特点和处理;其二为常见非致命性的不良反应特点和处理。

第四,随访制度的制订。应给患者家庭制定针对患者疼痛管理的随访方案,包括随访的时间、地点以及随访人的设定。同时也应对随访内容和随访前准备进行提前告知,避免无效或者低效随访。

第四节　临终关怀及伦理问题

ICU 的收治对象一般都是器官功能可逆的重症患者,因此可能会很少面临直接进行临终关怀的情况。但是,由于 ICU 患者的病情危重,可能在治疗过程中,出现自身的器官功能无法恢复,或原发病无法治疗,生命难以挽救的情况,因此 ICU 医师仍然会面临临终关怀问题。而"无痛苦地"终结生命是每一位患者和家属的愿望。

一、充分认识临终患者镇痛的需求

当患者的生命即将结束时,其痛苦可能没有得到真正的认识或治疗。而面对需要临终关怀的患者,我们应安全有效地进行疼痛管理,以减轻每位患者的痛苦。在 2017 年美国的临终期关怀指南中,就提出支持将早期护理与跨学科的姑息治疗团队相结合,并在适当时转介至临终关怀。因此,作为重症的医护人员,充分理解临终关怀的定义和内容是相当有必要的。一项纳入过去四十年 52 项研究的荟萃分析发现,有 64% 的晚期癌症患者存在疼痛,所有患者中有三分之一将其疼痛定为中度或重度。在对即将生命终结的患者的症状发生率进行系统回顾时发现疼痛的总体发生率高达 52.4%。而一项连续的队列研究描述了在急诊病房(70%),在有姑息治疗支持的急诊医院(8.7%)或在家中(8.7%)即将死去的 18 975 名患者的症状的强度和普遍性发现,尽管有一半以上的患者并没有表现出痛苦的症状,但在确实有痛苦表现的患者中,有 22.2% 的人认为疼痛是有问题的,而4.2% 的人则表示存在严重的疼痛。而针对临终患者的一项关于怎样才能是"良好的死亡"的调查发现,有 81% 的受访者认为好的死亡基本核心是"无痛状态"。同时,最近的一项系统回顾也确立,临终患者的生命周期最后一程至关重要的内容应包括疼痛和其他症状的管理。

二、姑息治疗和临终疼痛管理的内涵

(一) 姑息治疗的定义

姑息治疗是指以患者和家庭为中心的护理,可通过预期、预防和治疗痛苦来优化生活质量。在整个疾病过程中,姑息治疗包括满足身体、智力、情感、社会和精神上的需求,并需要维护患者的自主权,信息的获取和选择权。

(二) 患者进入临终状态的判断

患者是否进入临终状态是我们是否需要开始转变治疗策略的开始。因此,如何能够及时有效识别和监测是否有逆转可能是临终关怀的第一步。

具体识别是否进入临终状态的方式包括医师对患者的整体疾病把握及患者目前的症状、体征、辅助检查等。如异常躁动,陈-施呼吸,意识水平下降,皮肤花斑,呼吸道分泌物增多和体重减轻等症状;或出现疲劳和食欲减退等。同时注意患者的社会功能性观察,如沟通变化,活动能力或表现状态恶化或社交退缩等。当然,功能性观察在 ICU 临终期患者身上可能表现更少。若患者出现上述表现,需要收集并记录以下的信息:患者的生理、心理、社会和精神需要,当前的临床体征和症状;病史和临床背景等。除非有临床需要,否则应避免进行可能在生命的最后几天不影响护理的监测,以减少患者的不适感。而且至少每 24h 对患者进行评估,以明确所处状态,及时更新护理计划。当极不确定患者是否进入生命的最后阶段时(如模棱两可或相互矛盾的临床体征或症状),应进行多学科讨论,共同评估帮助确定患者是否已接近死亡、恶化、抑或稳定或改善,甚至有可能暂时重新启动患者的积极治疗。

(三) 做好临终关怀的沟通

在临终期间,应同患方充分沟通,尊重其决定,以保持患者的舒适和尊严,而不引起无法接受的情况。

同时还应考虑建立患方沟通需求,了解患方期望,包括是否需要家属陪伴、言语抚慰、获取更多预后的信息或者更多宗教、精神层面的支持等。当需要沟通患者预后时,需要根据能力和患者信息,选定有经验的专业人员进行。

预后沟通需要在评估患者进入姑息治疗后进行,除非患者不希望被告知。沟通内容还可包括患方愿意沟通的其他内容。

沟通团队需要在告知预后时提供准确的预后信息(除非他们不希望被告知),解释任何不确定性因素以及如何处理,需注意避免盲目的乐观情绪。同时可沟通关于如何面对恐惧和焦虑情绪,并且同团队交流以找到能够更恰当沟通的方法。

沟通团队需要同临终关怀的患者及其重要的人进行沟通,包括是否调整治疗内容,任何的治疗决定和预先的拒绝治疗决定,或任何相关法律授权书等。

(四) 做好共同决策

进行共同决策前,需要确定患者希望并愿意参与共同决策的程度,并确保在护理计划的制订和实施的讨论中保持诚实、透明。在做任何共同决策过程中都需要考虑:患者是否有事先声明或事先决定拒绝接受治疗,或是否提供了有关健康和福利的任何法律持久授权书的详细信息、患者目前的目标和愿望,是否有任何文化、宗教、社会或精神的信仰。然后确定一位主要医务人员,鼓励患者在生命的最后时刻共同作出决策。

(五) 进行个体化的临终关怀

尽早建立临终患者所需资源(如膳食,设备,夜间护理,志愿者支持或组织的协助)及评估其可实施性。

个体化临终关怀内容包括:患者的目标和愿望、需要的护理环境、当前和预期的护理需求(症状管理、死亡后的护理需求的需求)。

因为随着病情进展,患者参与其护理决策的能力和愿望可能会随时发生变化,因此,团队应持续关注临终者以及对他们重要家人的愿望,随时更新护理计划。必要时可寻求多学科协作。

(六) 临终患者的疼痛管理

临终患者的疼痛管理包括了药物和非药物治疗。非药物治疗包括环境的改变、音乐治疗、按摩以及其他舒适护理。而药物治疗则是镇痛药物的应用以减轻患者的痛苦。

面对即将到来的死亡,患者所面临的疼痛是身体承受的重要感受。医护人员应同患者及重要家属进行共同商讨疼痛管理方案。同时医护人员也应在患方未意识到疼痛需要管理的时候,及时进行疼痛管理介入,以提高患者的舒适度。

当然,对于临终疼痛管理的方式同普通的 ICU 患者类似,也分为了药物治疗和非药物治疗。而由于临终患者可能会经历更多的痛苦,因此可能会导致患者对于疼痛药物的需求量更大。而大量的镇痛药物,特别是阿片类药物的需求可能会带来患者的顾虑,包括成瘾的顾虑、不良反应的顾虑等,因此医护人员应在使用阿片类药物镇痛治疗时,应充分做好解释工作,减轻患者负担。当然医护人员自身也应进行定期临终关怀的教育,避免出现由于担心某些道德问题或者担心使用镇痛药物而抑制患者呼吸或使患者成瘾的心理负担。

(周 然 谢筱琪)

参考文献

[1] 李慧,饶跃峰. 对 2016 年版美国《术后疼痛管理指南》的药学解读[J]. 中国药房,2017,28(35):5007-5011.
[2] CHOU R,GORDON D B,DE LEON-GASASOLA O A,et al. Management of postoperative pain:a clinical

practice guideline from the American Pain Society, the American Society of Regional Anesthesia and Pain Medicine, and the American Society of Anesthesiologists, Committee on Regional Anesthesia, Executive Committee, and Adminitrative Council [J]. J Pain, 2016, 17(2): 131-157.

［3］冷希圣,韦军民,刘连新,等.普通外科围手术期疼痛处理专家共识[J].中华普通外科杂志,2015,30(2): 166-173.

［4］谢菌,马正良,陈正香,等.临床药师在多学科疼痛管理团队中的作用及工作模式[J].药学与临床研究, 2015,23(3):331-336.

［5］马艳辉,王天龙.术后镇痛方案的专家共识[J].中华麻醉学杂志,2017,37:24-28.

［6］COYNE P, MULVENON C, PAICE J A. American society for pain management nursing and hospice and palliative nurses association position statement: pain management at the end of life [J]. Pain Management Nursing, 2018, 19(1): 3-7.

［7］VAN DEN BEUKEN-VAN EVERDINGEN M H J, DE RIJKE J M, KESSEL A G, et al. Prevalence of pain in patients with cancer: a systematic review of the past 40 years [J]. Annals of Oncology, 2007, 18(9): 1437-1449.

［8］KEHL K A, KOWALKOWSKI J A. A systematic review of the prevalence of signs of impending death and symptoms in the last 2 weeks of life [J]. American Journal of Hospice & Palliative Care, 2013, 30(6): 601-616.

［9］CLARK K, CONNOLLY A, CLAPHAM S, et al. Physical symptoms at the time of dying was diagnosed: a consecutive cohort study to describe the prevalence and intensity of problems experienced by imminently dying palliative care patients by diagnosis and place of care [J]. Journal of Palliative Medicine, 2016, 19(12), 1288-1295.

［10］MEIER E A, GALLEGOS J V, THOMAS L P, et al. Defining a good death (successful dying): literature review and a call for research and public dialogue [J]. American Journal of Geriatric Psychiatry, 2016, 24(4): 261-271.

［11］VIRDUN C, LUCKETT T, DAVIDSON P M, et al. Dying in the hospital setting: a systematic review of quantitative studies identifying the elements of end-of-life care that patients and their families rank as being most important [J]. Palliative Medicine, 2015, 29(9): 774-796.

［12］NATIONAL CONSENSUS PROJET FOR QUALITY PALLIATIVE CARE. Clinical practice guidelines for quality palliative care [J]. Pediatrics, 2014, 133(4): 16.

［13］NATIONAL GUIDELINE ALLIANCE(UK). End of life care for infants, children and young people with life-limiting conditions: planning and management [M]. London: National Institute for Health and Care Excellence(UK), 2016.

索引